Monographien aus dem
Gesamtgebiete der Psychiatrie

53

Herausgegeben von
H. Hippius, München · W. Janzarik, Heidelberg
C. Müller, Prilly-Lausanne

Band 44 **Psychopathie – Soziopathie – Dissozialität**
Zur Differentialtypologie der Persönlichkeitsstörungen
Von H. Saß

Band 45 **Biologische Marker bei affektiven Erkrankungen**
Von H. E. Klein

Band 46 **Psychopharmakoendokrinologie und Depressionsforschung**
Von G. Laakmann

Band 47 **Hirnmechanismen normalen und schizophrenen Denkens**
Eine Synthese von Theorien und Daten
Von M. Koukkou-Lehmann

Band 48 **Die Sprache der Psychiatrie**
Eine linguistische Untersuchung
Von H. Feer

Band 49 **Phase-IV-Forschung**
Antidepressiva in der Nervenarztpraxis
Von M. Linden

Band 50 **Verläufe behandelter und unbehandelter Depressionen und Angststörungen**
Eine klinisch-psychiatrische und epidemiologische Verlaufsuntersuchung
Von H. U. Wittchen und D. v. Zerssen

Band 51 **Halluzinationen**
Ein Beitrag zur allgemeinen und klinischen Psychopathologie
Von M. Spitzer

Band 52 **Basissymptome und Endphänomene der Schizophrenie**
Eine empirische Untersuchung der psychopathologischen Übergangsreihen zwischen defizitären und produktiven Schizophreniesymptomen
Von J. Klosterkötter

Band 53 **Psychisch kranke Straftäter**
Epidemiologie und aktuelle Praxis
des psychiatrischen Maßregelvollzugs
Von N. Leygraf

Norbert Leygraf

Psychisch kranke Straftäter

Epidemiologie und aktuelle Praxis
des psychiatrischen Maßregelvollzugs

Mit 95 Abbildungen

Springer-Verlag
Berlin Heidelberg New York
London Paris Tokyo

Privatdozent Dr. Norbert Leygraf
Westf. Wilhelms-Universität Münster
Klinik für Psychiatrie
Albert-Schweitzer-Straße 11
D-4400 Münster

ISBN-13:978-3-642-83487-5 e-ISBN-13:978-3-642-83486-8
DOI: 10.1007/978-3-642-83486-8

CIP-Titelaufnahme der Deutschen Bibliothek
Leygraf, Norbert:
Psychisch kranke Straftäter : Epidemiologie u. aktuelle Praxis d. psychiatr. Massregelvollzugs /
N. Leygraf. – Berlin ; Heidelberg ; New York ; London ; Paris ; Tokyo : Springer, 1988
   (Monographien aus dem Gesamtgebiete der Psychiatrie ; 53)
   ISBN-13:978-3-642-83487-5

NE: GT

Dieses Werk ist urheberrechtlich geschützt. Die dadurch begründeten Rechte, insbesondere die der Übersetzung, des Nachdrucks, des Vortrags, der Entnahme von Abbildungen und Tabellen, der Funksendung, der Mikroverfilmung oder der Vervielfältigung auf anderen Wegen und der Speicherung in Datenverarbeitungsanlagen, bleiben, auch bei nur auszugsweiser Verwertung, vorbehalten. Eine Vervielfältigung dieses Werkes oder von Teilen dieses Werkes ist auch im Einzelfall nur in den Grenzen der gesetzlichen Bestimmungen des Urheberrechtsgesetzes der Bundesrepublik Deutschland vom 9. September 1965 in der Fassung vom 24. Juni 1985 zulässig. Sie ist grundsätzlich vergütungspflichtig. Zuwiderhandlungen unterliegen den Strafbestimmungen des Urheberrechtsgesetzes.

© Springer-Verlag Berlin Heidelberg 1988
Softcover reprint of the hardcover 1st edition 1988

Die Wiedergabe von Gebrauchsnamen, Handelsnamen, Warenbezeichnungen usw. in diesem Werk berechtigt auch ohne besondere Kennzeichnung nicht zu der Annahme, daß solche Namen im Sinne der Warenzeichen- und Markenschutz-Gesetzgebung als frei zu betrachten wären und daher von jedermann benutzt werden dürften.

Produkthaftung: Für Angaben über Dosierungsanweisungen und Applikationsformen kann vom Verlag keine Gewähr übernommen werden. Derartige Angaben müssen vom jeweiligen Anwender im Einzelfall anhand anderer Literaturstellen auf ihre Richtigkeit überprüft werden.

2125/3130-543210 – Gedruckt auf säurefreiem Papier

VORWORT

*Wenn Du mir keine Salben für meine Wunden geben kannst,
so kannst Du mir helfen, indem Du kein Salz hineinstreust.*
(Persisches Sprichwort)

Die vorliegende Arbeit versucht, die Befunde einer umfassenden epidemiologischen Untersuchung darzustellen und deren Ergebnisse in kritischer Abwägung adäquater Interpretationsmöglichkeiten zu beschreiben. Dabei wurde im Text so weit wie möglich auf tabellarische Darstellungen verzichtet bzw. diese möglichst durch graphische Darstellungen ersetzt. Für den an Einzeldaten interessierten Leser erfolgt jeweils ein Hinweis auf die entsprechenden Tabellen, die im Anhang zusammengefaßt sind.

Die Ergebnisse der Untersuchung werden in zwei Teilen dargestellt: Einer Beschreibung der Patienten des Maßregelvollzuges folgt die Darstellung ihrer Unterbringung und Behandlung. Diese Unterteilung erscheint in einigen Abschnitten vielleicht etwas willkürlich. So wird die Unterbringungsdauer bereits im ersten Teil beschrieben, obwohl dieses Thema strenggenommen zum Themenbereich der Unterbringungspraxis gehört.

Diese Zweiteilung hat hauptsächlich folgenden Grund: Während im ersten Teil Befunde dargestellt werden, die sich unmittelbar auf die gewonnenen Daten stützen, gehen im zweiten Teil darüber hinaus auch persönliche Beobachtungen des Verfassers in die Darstellung der Unterbringung und Behandlung ein. Dabei wird versucht, den Gesamteindruck wiederzugeben, der bei der Untersuchung (fast) aller Einrichtungen des psychiatrischen Maßregelvollzuges in der Bundesrepublik entstand.

Die Durchführung dieser Untersuchung wäre nicht ohne die Hilfe zahlreicher Personen und Institutionen möglich gewesen. Ihnen allen sei an dieser Stelle noch einmal herzlich gedankt.

Die finanzielle Unterstützung der Untersuchung erfolgte seitens des Schwerpunktprogramms 'Empirische Sanktionsforschung' der Deutschen Forschungsgemeinschaft.

Den Leitern der einzelnen Einrichtungen sowie ihren Mitarbeitern ist nicht nur für ihre Unterstützung bei der Erhebung, sondern auch für die hierbei vielfach gewährte großzügige Gastfreundschaft zu danken.

Herr Professor Dr. G. Heinz und Herr Professor Dr. R. Tölle haben die Untersuchung durch ihre vielfältige Unterstützung möglich gemacht und sie mit vielen hilfreichen Anregungen und Hinweisen begleitet. Herrn Dr. K. Windgassen danke ich für die Durchsicht des gesamten Textes und eine Reihe kritischer Anmerkungen.

Die Durchführung dieser bundesweiten Erhebung hat mehr als zwei Jahre lang eine fast ständige Abwesenheit von der Familie mit sich gebracht. Auch während der späteren Auswertung der Daten war ich für meine Frau und unsere Kinder mehr äußerlich als innerlich präsent. Ein besonderer Dank gilt daher meiner Frau, die meine äußere und innere Abwesenheit nicht nur wohlwollend ertragen, sondern mich stets auch zur Fortführung der Arbeit ermuntert hat.

Münster, im April 1988
Norbert Leygraf

INHALTSVERZEICHNIS

A. Einleitung

1	Historischer Hintergrund des Maßregelvollzuges	1
2	Praxis des psychiatrischen Maßregelvollzuges	3
2.1	Anwendungshäufigkeit	3
2.2	Organisationsstruktur	6

B. Aufgabenstellung und Methodik

1	Untersuchungsziele	8
2	Methodik	10
2.1	Erfassungskriterien	10
2.2	Untersuchungsmethode	11
2.3	Erhebungsinstrumente	12
2.4	Exkurs: Zum Realitätsbezug der Aktenunterlagen	15
3	Erfaßte Patienten und Repräsentativität	17
4	Statistische Auswertung	18

C. Ergebnisse

I Die Patienten des psychiatrischen Maßregelvollzuges

1	Demographische Daten	19
1.1	Methodische Vorbemerkung	19
1.2	Alter	20
1.3	Familienstand	23
1.4	Geschlechterverteilung	24
1.5	Soziographische Daten	27
1.5.1	Methodische Vorbemerkung	27
1.5.2	Herkunftsfamilie	28
1.5.2.1	Familienstruktur	28
1.5.2.2	Psychische Störungen und dissoziales Verhalten	29
1.5.2.3	Sozialstatus	31
1.5.3	Schul- und Berufsausbildung	32
1.5.4	Sozialdaten im biographischen Verlauf	34
1.5.5	Diskussion der soziographischen Daten	37
1.5.5.1	Primärfamilie und Bildungsniveau	37
1.5.5.2	Soziale Schicht	40

2	Rechtsgrundlage der jetzigen Unterbringung	43
3	**Krankheitsformen**	45
3.1	Methodische Vorbemerkung	45
3.2	Einweisungsdiagnosen	46
3.3	Aktuelle Diagnosen	47
3.4	Intelligenzbefunde	50
3.5	Suchtproblematik	54
3.6	Vorbehandlung	54
3.7	Soziobiographische Faktoren und Erkrankung	56
3.8	Gutachtenmängel	60
3.8.1	Einleitung und Übersicht	60
3.8.2	Untersuchungsmängel	64
3.8.3	Negative Voreinstellungen	66
4	**Unterbringungsdelikte**	67
4.1	Art, Häufigkeit und soziobiographischer Hintergrund	67
4.2	Schuldfähigkeit	71
4.3	Vordelinquenz	75
5	**Epidemiologie**	84
5.1	Prävalenz und Inzidenz der Unterbringung	84
5.1.1	Bundesländer	84
5.1.2	Krankheitsformen	90
5.1.3	Deliktgruppen	94
5.2	Alkohol und Delinquenz	97
5.3	Krank oder kriminell?	99
6	**Unterbringung: Dauer und Bedingungen**	106
6.1	Bisherige Untersuchungen und Methodik	106
6.2	Unterbringungsdauer	109
6.3	Krankheiten	110
6.4	Delikte	115
6.5	Regionale Unterschiede	119
6.6	Soziale Bedingungen	122
7	**Wiederholte Unterbringung**	126
7.1	Vorunterbringungen	126
7.1.1	Häufigkeit und Zeitpunkt	126
7.1.2	Regionale Unterschiede	127
7.1.3	Deliktgruppen	129
7.1.4	Krankheitsformen	130
7.2	Widerruf einer bedingten Aussetzung	131
7.2.1	Häufigkeit und Gründe	131
7.2.2	Widerrufsdelikte	133
7.3	Gefährdung der Öffentlichkeit?	135

II Die Praxis des psychiatrischen Maßregelvollzuges

1	Die Einrichtungen	138
1.1	Das äußere Bild	138
1.2	Sicherheitsaspekte	139
1.3	Organisationsformen und personelle Ausstattung	143
1.3.1	Forensisch-psychiatrische Stationen	143
1.3.2	Forensisch-psychiatrische Abteilungen	144
1.3.3	Forensisch-psychiatrische Krankenhäuser	145
1.3.4	Zentralisation oder Dezentralisierung?	145
2	Die Behandlung	148
2.1	Therapeutisches Klima	148
2.1.1	Bauliche Voraussetzungen	149
2.1.2	Stationsordnung	150
2.1.3	Entmündigung	151
2.1.4	Voreinstellungen	155
2.2	Stufenplan und Vollzugslockerungen	156
2.3	Arbeitstherapie	160
2.4	Bildungsmöglichkeiten	162
2.5	Somatische Behandlung	163
2.6	Psychotherapie	165
2.7	Sozialkontakte und Übergangseinrichtungen	166
3	Die Fortdauer der Unterbringung	169
3.1	Das Prognoseproblem	170
3.2	Prognosepraxis	171
3.3	Folgerungen	174

D. Zusammenfassung

1	Soziale Bedingungen	176
2	Krankheiten	177
3	Delikte	178
4	Widerrufsunterbringungen	179
5	Unterbringungsdauer	180
6	Epidemiologie	181
7	Einrichtungen	182
8	Behandlung	182
9	Gefährlichkeitsprognose	183
10	Ausblick	183

E. Literatur ... 185

F. Anhang

1	Abbildungen	197
2	Tabellen	203
3	Erhebungsbögen	264

A. EINLEITUNG

1 Historischer Hintergrund des Maßregelvollzuges

Die rechtliche Grundlage des psychiatrischen Maßregelvollzuges geht zurück auf das am 24. November 1933 von der nationalsozialistischen Reichsregierung erlassene "Gesetz gegen gefährliche Gewohnheitsverbrecher und über Maßregeln der Sicherung und Besserung". § 42b a.F. StGB dieses Gesetzes bestimmte die Unterbringung zurechnungsunfähiger oder vermindert zurechnungsfähiger Straftäter in eine Heil- und Pflegeanstalt, soweit "die öffentliche Sicherheit es erfordert". Bis zum Inkrafttreten dieses Gesetzes war die Einweisung - auch straffällig gewordener - psychisch Kranker lediglich in polizeirechtlichen Bestimmungen (vergleichbar den jetzigen Landesunterbringungsgesetzen) geregelt, die Entscheidung hierüber oblag den jeweiligen Polizeibehörden.

Zwar erfolgte die Einführung dieses Maßregelkataloges (der u.a. auch die Einweisung in eine "Trinkerheilanstalt", die Unterbringung in einem "Arbeitshaus", die Sicherungsverwahrung sowie die "Entmannung gefährlicher Sittlichkeitsverbrecher" regelte) erst durch die Nationalsozialisten, und auch die Handhabung dieses Gesetzes war in der Zeit bis 1945 offensichtlich durch nationalsozialistisches Gedankengut geprägt (s. hierzu u.a. Hürten 1937 und Exner 1939). Vorausgegangen war dieser "gewaltigen Neuerung" (Meggendorf 1940) jedoch eine bereits jahrzehntelange Beratung über mögliche Sicherungsmaßnahmen gegenüber gefährlich erscheinenden psychisch Kranken (Übersicht s. Blau 1984). Die Entwicklung spezialpräventiver, sichernder Maßregeln wurden zur damaligen Zeit im übrigen nicht nur in Deutschland, sondern auch in den meisten anderen europäischen Ländern erörtert (z.B. Böhrsch 1927, Bromberg 1927, Goll 1927, Delaquis 1927).

Entsprechend der zwiespältigen Stellung des Maßregelvollzuges "zwischen ärztlichem und juristischem Denken" (Peters 1985) hatte sich diese Diskussion aus zwei unterschiedlichen Intentionen heraus entwickelt:

Juristischerseits wurzelte die Forderung nach einem psychiatrischen Maßregelvollzug in den Bestrebungen, durch gesetzliche Regelungen die Öffentlichkeit besser vor gefährlichen Geisteskranken zu schützen. So meinte z.B. Amon (1896) eine erhebliche Zunahme der "Geisteskranken unter den Verbrechern" festzustellen. War jedoch bei einem Straftäter die Schuldfähigkeit entsprechend dem damaligen § 51 a.F. StGB aufgehoben, so mußte er freigesprochen werden, ohne daß dem Strafrichter anderweitige Interventionsmöglichkeiten offenstanden. Dabei fühlten sich die gutachterlich tätigen Psychiater häufig mit dem Makel behaftet, durch die Feststellung einer aufgehobenen Schuldfähigkeit den "Verbrecher der gerechten Bestrafung zu entziehen" (Rasch 1984a,

S. 16). So stellte auch Hürten (1937) nach Einführung des Maßregelvollzuges mit einer gewissen Genugtuung fest, daß "der sattsam zitierte 'Jagdschein' ... mit dem neuen Strafrecht ein für allemal aus der Mentalität des Publikums verschwinden" werde.

Den strafrechtstheoretischen Hintergrund eines solchen Maßregelrechtes bildete im wesentlichen die durch Franz v. Liszt konzipierte *"Zweispurigkeit"* des Strafrechtes (eine Übersicht dieses sog. "Marburger Programms" gibt Frisch 1982). Unter Betonung des spezialpräventiven Charakters der Strafe wurde die *Bestrafung* für die Tatschuld ergänzt durch die *Sicherung* bei sozialer Gefährlichkeit. Bereits Bleuler (1904/05) kritisierte jedoch die in diesem Konzept enthaltene "Doppelbestrafung der vermindert Zurechnungsfähigen". Ausgehend von den von v. Liszt gemachten Vorschlägen werde diese Tätergruppe zunächst - entsprechend dem Ausmaß ihrer Schuld - bestraft, um dann in Hinblick auf ihre Gefährlichkeit in eine Heil- und Pflegeanstalt untergebracht zu werden.

Die zweite - psychiatrische - Wurzel des Maßregelrechtes lag in den vermehrten Liberalisierungsbemühungen der psychiatrischen Krankenhäuser. Mit diesem "open door-" bzw. "no restraint-" System wurde die "Vermischung von irren Verbrechern, von Mördern, Einbrechern, Straßenräubern usw. mit schuldlosen Kranken" (Flügge 1904/05) als unhaltbarer Zustand angesehen. Basierend auf solchen "quasi-moralischen Begründungen" (Rasch 1984b) begann eine Ausgrenzung der psychisch kranken Rechtsbrecher aus dem Bereich der allgemein-psychiatrischen Versorgung - ein Trend, der trotz gegenteiliger Vorschläge der Psychiatrie-Enquête weiter fortdauert (Burghardt u. Rasch 1985). Dabei standen im Kernpunkt dieser um die Jahrhundertwende geführten Diskussion bereits die gleichen Fragen, die bis heute als unvermindert aktuell anzusehen sind (eine Übersicht der damaligen Diskussion findet sich bei Aschaffenburg 1912): Ist die Behandlung psychisch kranker Straftäter in die allgemeine psychiatrische Versorgung zu integrieren (Sander 1886 und 1904/05) oder ist eine Unterbringung in zentrale Sonderanstalten anzustreben (Amon 1896); sind solche Einrichtungen dem Strafvollzug oder dem psychiatrischen Krankenhaus anzugliedern (Aschaffenburg 1902).

Nach dem Kriegsende 1945 wurde der psychiatrische Maßregelvollzug zunächst in beiden Folgestaaten des Deutschen Reiches fortgeführt. Die in beiden Staaten einsetzenden Beratungen zu einer Reform der Strafgesetzgebung erbrachte jedoch schließlich eine unterschiedliche Entwicklung. Seit dem Jahre 1969 ist im Strafgesetzbuch der DDR ein Maßregelvollzug nicht mehr vorgesehen. Die Unterbringung psychisch kranker Straftäter, sofern sie auch weiterhin als gefährlich anzusehen sind, erfolgt hier im Rahmen des allgemein-psychiatrischen Unterbringungsrechtes (Szewcyk 1964, Späte u. Rogoli 1984).

In der Bundesrepublik entschloß sich der Gesetzgeber dagegen zu einer Beibehaltung des Maßregelsystems. Es wurde im Rahmen der 2. Strafrechtsreform 1975 auch in die neue Strafgesetzgebung übernommen, wobei in der Umkehrung der Überschrift des entsprechenden Abschnittes (jetzt: "Maßregeln der Besserung und Sicherung" statt zuvor: "Maßregeln der Sicherung und Besserung") eine "programmatische" Absichtserklärung des Gesetzgebers zu einer "Abkehr vom Verwahrungsgedanken" gesehen wurde (Venzlaff 1977a). Auf seiten der forensischen Psychiatrie wurde diese Reformgesetzgebung als ein "imponierendes Programm für die künftige Kriminalpolitik" begrüßt (Ehrhardt 1969).

Die jetzige Grundlage des psychiatrischen Maßregelvollzuges ist geregelt im § 63 des Strafgesetzbuches:

§ 63. Unterbringung in einem psychiatrischen Krankenhaus
Hat jemand eine rechtswidrige Tat im Zustand der Schuldunfähigkeit (§ 20) oder der verminderten Schuldfähigkeit (§ 21) begangen, so ordnet das Gericht die Unterbringung in einem psychiatrischen Krankenhaus an, wenn die Gesamtwürdigung des Täters und seiner Taten ergibt, daß von ihm infolge seines Zustandes erhebliche rechtswidrige Taten zu erwarten sind und er deshalb für die Allgemeinheit gefährlich ist.

Die Dauer dieser Unterbringung blieb - wie im § 42b a.F. StGB - primär unbegrenzt. Die Voraussetzungen einer (bedingten) Entlassung werden im § 67d Absatz 2 StGB genannt:

§ 67d. Dauer der Unterbringung
(2) Ist keine Höchstfrist vorgesehen ..., so setzt das Gericht die weitere Vollstreckung der Unterbringung zur Bewährung aus, sobald verantwortet werden kann zu erproben, ob der Untergebrachte außerhalb des Maßregelvollzugs keine rechtswidrigen Taten mehr begehen wird. Mit der Aussetzung tritt Führungsaufsicht ein.

Hieß es im § 42 a.F. StGB lediglich: "Die Unterbringung dauert so lange, wie ihr Zweck es erfordert", so erscheint mit dieser neuen Formulierung - "sobald verantwortet werden kann zu erproben" - die Schwelle für eine mögliche Entlassung deutlich herabgesetzt (zu den diesbezüglichen Anforderungen im einzelnen siehe z.B. Horstkotte 1986). Dabei muß das Gericht zumindest innerhalb jährlicher Fristen prüfen, "ob die weitere Vollstreckung der Unterbringung zur Bewährung auszusetzen ist" (§ 67e StGB). Zuständig für diese Überprüfungen sind die entsprechenden Strafvollstreckungskammern der Gerichte. Grundlage ihrer Entscheidung bilden zumeist die zuvor angeforderten Berichte des zuständigen Krankenhauses (im folgenden als "Jahresstellungnahmen" bezeichnet, wobei dieser Begriff insofern etwas vereinfachend ist, als daß solche Überprüfungen in einigen Fällen auch in kürzeren Zeitabständen erfolgen). Die Aussetzung der Unterbringung erfolgt stets zunächst nur zur Bewährung. Bis zur Dauer von 5 Jahren unterstehen die entlassenen Patienten der Führungsaufsicht (§ 68 StGB), wobei dem Patienten mit der Aussetzung bestimmte Weisungen bzw. Auflagen erteilt werden können. Unter bestimmten Voraussetzungen kann während dieser Zeit die Bewährung widerrufen und der Patient erneut in den Vollzug der Maßregel eingewiesen werden (§ 67g StGB).

2 Praxis des psychiatrischen Maßregelvollzuges

2.1 Anwendungshäufigkeit

Die Zahl der nach § 63 StGB in der Bundesrepublik untergebrachten Patienten wies in den letzten 2 Jahrzehnten eine stetig rückläufige Tendenz auf. Waren am 31.3.1967 noch 4.493 Patienten entsprechend dem damaligen § 42b a.F. StGB in einem Psychiatrischen Krankenhaus untergebracht, so befanden sich am 31.3. 1984 nur noch 2.362 Patienten im psychiatrischen Maßregelvollzug (Tabelle A1). Eine hiervon unterschiedliche Entwicklung zeigte die Unterbringung in eine Entziehungsanstalt (nach § 64 bzw. 42c a.F. StGB). Auch hier sank die Zahl der Untergebrachten zunächst von einem Maximum im Jahre 1964 (286 Untergebrachte) stetig ab und hatte 1972 mit 129 Patienten ein Minimum erreicht. Seit 1975/76 ist jedoch eine kontinuierlich steile Zunahme der in einer Entziehungsanstalt untergebrachten alkohol- oder drogenabhängigen Straftäter festzustellen. 1984 hatte diese Zahl mit 864 Patienten ihr (bisheriges) Maximum erreicht. Als Ursache für diesen Anstieg wird zumeist die sogenannte "Drogenwelle" angesehen (Rasch 1986a).

Im Rahmen unserer Erhebung zeigte sich jedoch, daß nur ein Drittel der derzeit in einer Entziehungsanstalt untergebrachten Straftäter wegen eines Drogenmißbrauches eingewiesen wurde (Leygraf 1987). Die Zahl der wegen eines Alkoholmißbrauches untergebrachten Patienten ist z.Z. fast viermal so hoch, wie die Gesamtzahl der 1972 in einer Entziehungsanstalt Untergebrachten. Der erhebliche Anstieg der Unterbringungszahlen nach § 64 StGB ist also nur zu einem kleineren Teil auf die vielzitierte Drogenwelle zurückzuführen. Er entspricht vielmehr - wie der zeitliche Vergleich zeigt - dem ebenfalls feststellbaren Anstieg der unter Alkoholeinfluß begangenen Straftaten und der hiermit steigenden Tendenz in der Zuerkennung einer verminderten Schuldfähigkeit (Rasch u. Volbert 1985).

Die seit 1967 feststellbare Abnahme der nach § 63 StGB im psychiatrischen Krankenhaus Untergebrachten entspricht jedoch nicht einer ebenfalls abnehmenden Einweisungsrate. Die Zahl der jährlichen Ab- bzw. Verurteilungen unter Anwendung des § 63 StGB ist in der Bundesrepublik seit 1967 zunächst relativ konstant geblieben, in den letzten Jahren war sogar eine leichte Zunahme zu verzeichnen (Tabelle A2). Wurden zwischen 1967 und 1974 im Mittel jährlich 340 Straftäter im psychiatrischen Krankenhaus untergebracht, so waren dies zwischen 1975 und 1984 durchschnittlich 388 Patienten pro Jahr.

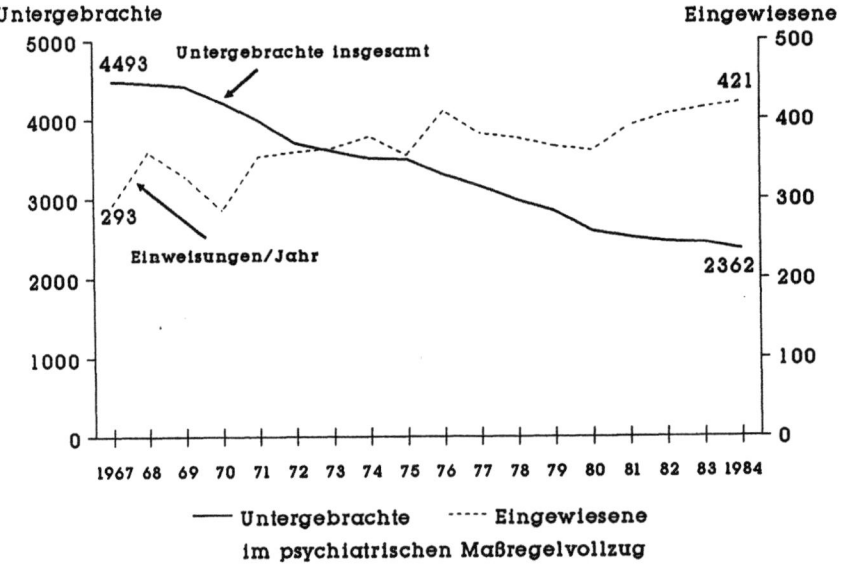

Abb. 1. Gesamtzahl der nach § 63 (42b a.F.) StGB in der BRD untergebrachten Patienten in den Jahren 1967 - 1984 im Vergleich mit den jährlichen Neueinweisungen in den Maßregelvollzug innerhalb dieses Zeitraumes (Einzeldaten s. Tabelle A1 und A2). Kontinuierliche Abnahme der Untergebrachten trotz leichten Anstiegs der Unterbringungen

Diese Schere - abnehmende Zahl untergebrachter Patienten bei gleichbleibender bzw. leicht ansteigender Unterbringungshäufigkeit - läßt eine allgemeine Verkürzung der Unterbringungsdauer im psychiatrischen Maßregelvollzug vermuten. Schumann

(1983) weist jedoch darauf hin, daß die Aussetzung der strafgerichtlichen Unterbringung nicht unbedingt mit einer tatsächlichen Entlassung dieser Patienten aus dem psychiatrischen Krankenhaus gleichzusetzen sei. Bei vielen Patienten habe lediglich eine "Umwandlung" der Rechtsgrundlage stattgefunden. Die zuvor strafgerichtliche Unterbringung werde häufig mittels zivilrechtlicher Bestimmungen (Vormundschaft oder Pflegschaft) fortgeführt.

So fanden Gretenkord u. Lietz (1983) unter den 149 Patienten, die zwischen dem 1.7.1977 und 31.12.1982 aus dem hessischen Maßregelvollzug entlassen worden waren, nur in 73 Fällen auch eine tatsächliche Entlassung aus dem psychiatrischen Krankenhaus. 76 Patienten befanden sich dagegen auf der Grundlage des Hessischen Freiheitsentzugsgesetzes (HFEG) weiterhin in stationärer psychiatrischer Behandlung. Im Hintergrund dieser "Umwandlungspraxis" seien die mangelnden Möglichkeiten von Vollzugslockerungen zu sehen, die vor dem Erlaß des hessischen Maßregelvollzugsgesetzes bei strafgerichtlich Untergebrachten kaum hätten erfolgen können.

Bischof (1987) untersuchte 520 Patienten des Bezirkskrankenhauses Haar b. München, bei denen in einem Zeitraum von 20 Jahren (1961-1982) eine bedingte Aussetzung des Maßregelvollzuges erfolgt war. 213 (41 %) dieser Patienten verblieben weiterhin im Krankenhaus, in 86 % der Fälle auf vormundschaftsgerichtlichen Beschluß. In den übrigen 14 % wird als Rechtsmodus der weiteren Behandlung ein freiwilliges Einverständnis der Patienten aufgeführt. Hier lag jedoch zumeist die vollstreckungsgerichtliche Auflage vor, nach der bedingten Aufhebung der Maßregel weiterhin im psychiatrischen Krankenhaus zu verbleiben. Die "Freiwilligkeit" dieser Patienten ist somit auf dem Hintergrund der sonst drohenden Wiedereinweisung in den Vollzug der Maßregel zu sehen. Zum Untersuchungszeitpunkt waren bereits 8 % dieser "umgewandelten" Patienten während ihres weiteren Aufenthaltes im psychiatrischen Krankenhaus verstorben. Bei mehr als der Hälfte der Patienten betrug die Dauer dieser zivilrechtlichen Unterbringung mehr als ein Jahr, 36 % waren sogar bereits länger als 5 Jahre derart untergebracht. Rasch (1984a, S. 22) vermutet, "daß hier eine Armee von Verschollenen herangewachsen ist, die noch nicht einmal mehr in einer Statistik auftauchen".

Angesichts der in den letzten Jahrzehnten deutlich angestiegenen Kriminalitätsziffern (Schneider 1987, S. 283 ff.) überrascht die insgesamt nur geringe Zunahme in der Einweisungshäufigkeit psychisch kranker Straftäter. So stieg die Zahl der (nach allgemeinem Strafrecht) Verurteilten in der Bundesrepublik von 452.995 im Jahre 1963 auf 636.105 im Jahre 1983 (Statistisches Bundesamt Wiesbaden). Darüber hinaus zeigte sich in diesem Zeitraum eine zunehmende Tendenz in der Anerkennung einer erheblich verminderten Schuldfähigkeit (1963 bei 4.995 Verurteilten entsprechend 1,1 % aller Verurteilungen, 1983 bei 14.086 Verurteilten und 2,2 % aller Verurteilungen). Ritzel (1978) vermutet in diesem Zusammenhang eine nachlassende "Unterbringungsfreudigkeit" der psychiatrischen Sachverständigen sowie eine stärkere Berücksichtigung des Verhältnismäßigkeitsprinzips. Dies habe zu einem Rückgang der früheren Praxis geführt, bereits bei relativ geringfügigen Straftaten eine Maßregel anzuordnen.

Rasch (1986b, S. 79-81) äußert zwei weitere Vermutungen: Einerseits könnte die unterschiedliche Entwicklung im Maßregelvollzug und in der allgemeinen Kriminalität darauf hinweisen, daß zwar die Kriminalität der "Normalen", nicht jedoch die der seelisch Kranken zunehme. Es sei aber ebenso denkbar, daß die Entwicklung im Maßregelvollzug dem allgemeinen Trend lediglich "hinterherhinke". Für die letztere Vermutung spricht u.a. die in den letzten Jahren wieder - wenn auch bislang nur geringfügig - steigende Einweisungshäufigkeit. So zeigte auch die Anzahl der im Strafvollzug Inhaftierten trotz zunehmender Kriminalitätsziffer zunächst einen deutlichen Rückgang (von 48.171 Strafgefangenen im Jahre 1966 auf 32.513 im Jahre 1971), um dann jedoch wieder stetig anzusteigen (auf 49.072 im Jahre 1984). Inwieweit der Maßregelvollzug in den nächsten Jahren diesem Trend folgen wird, bleibt abzuwarten.

Dies betrifft auch die möglichen Auswirkungen der mittlerweile erfolgten Streichung des § 65 StGB. Diese Maßregel der "Unterbringung in eine sozialtherapeutische Anstalt" war bereits 1969 in das Strafgesetzbuch *aufgenommen*, ihr Inkrafttreten jedoch insgesamt dreimal *aufgeschoben* und schließlich mit dem Gesetz zur Änderung des Strafvollzugsgesetzes vom 20.12.1984 wieder *aufgehoben* worden. Neben ökonomischen Gesichtspunkten (Rehn 1984) wird hier die in den letzten Jahren häufig propagierte "Abkehr von der Behandlungsideologie" (Hilbers u. Lange 1973) von Bedeutung gewesen sein, obschon die Effektivität einer sozialtherapeutischen Behandlung mehrfach aufgezeigt werden konnte (Rasch u. Kühl 1978, Hoekstra 1979, Rehn 1979a und b, Dünkel 1979 und 1980). Ob die Aufhebung des § 65 StGB nun zu einer vermehrten Einweisung in das psychiatrische Krankenhaus führen wird, wie u.a. von Rasch (1982a und 1983) gefordert, wird die weitere Entwicklung des Maßregelvollzuges zeigen müssen. Zumindest wird sich die vielfach geäußerte Hoffnung einer "Entlastung" des psychiatrischen Maßregelvollzugs durch die sozialtherapeutischen Anstalten (u.a. bei Guth 1983) nicht mehr erfüllen können.

2.2 Organisationsstruktur

Bereits lange vor der gesetzlichen Einführung des psychiatrischen Maßregelvollzugs wurde vor allem die Frage der Zuständigkeit (Integration in die psychiatrische Gesamtversorgung oder justizeigene Sonderanstalten) kontrovers diskutiert (Sander 1886 und 1904/05). Hier hat der Gesetzgeber im Zuge der Strafrechtsreform eine klare Entscheidung getroffen: Der Vollzug findet im psychiatrischen Krankenhaus und somit innerhalb des allgemeinen psychiatrischen Versorgungssystems statt. Dies entspricht u.a. auch der Forderung der Psychiatrie-Enquête 1975 (S. 282).

Trotz dieser generellen Zuständigkeit der Psychiatrie auch für die strafgerichtlich eingewiesenen psychisch Kranken erfolgt die Vollstreckung der Maßregel durch die Staatsanwaltschaft (§ 463 I StPO). Dabei ist der Staatsanwalt in der Auswahl des psychiatrischen Krankenhauses an den jeweiligen Vollstreckungsplan der Landesjustizverwaltungen der einzelnen Bundesländer gebunden.

Entsprechend den unterschiedlichen Vollstreckungsplänen bestehen in den einzelnen Bundesländern auch unterschiedliche Versorgungsstrukturen des psychiatrischen Maßregelvollzugs. Dies betrifft vor allem Art und Ausmaß ihrer Zentralisierung (zu den zuständigen Krankenhäusern im einzelnen s. Tabelle A3):

Eine (fast) vollständige Zentralisierung auf eine einzige Maßregelvollzugsklinik bzw. -abteilung findet sich (neben den Stadtstaaten Hamburg und Bremen sowie in Berlin) in Hessen, Schleswig-Holstein, im Saarland sowie in Westfalen-Lippe. Ebenfalls weitgehend zentralisiert ist die Unterbringung in Niedersachsen. Etwas dezentralisierter ist der Vollzug in Rheinland-Pfalz und dem Rheinland. Hier findet sich zwar auch eine Konzentrierung in größere forensische Abteilungen, die jeweils über "feste Häuser" verfügen. Darüber hinaus werden hier aber noch in weiteren psychiatrischen Krankenhäusern Maßregelvollzugspatienten behandelt. (Wegen der deutlich unterschiedlichen Versorgungsstruktur im Rheinland und in Westfalen-Lippe werden bei der Darstellung der Untersuchungsergebnisse der einzelnen Bundesländer diese beiden Landesteile von Nordrhein-Westfalen jeweils gesondert aufgeführt.)

Weitgehend dezentralisiert ist der Vollzug in Baden-Württemberg. Hier bestehen jeweils kleinere forensische Abteilungen in verschiedenen Landeskrankenhäusern. Diese Abteilungen haben aber die Möglichkeit, besonders gefährliche oder entweichungsgefährdete Patienten in die besonders gesicherte forensische Abteilung des Landeskrankenhauses Wiesloch zu verlegen. Lediglich in Bayern existiert bislang keine derartig zentrale Abteilung. Sämtliche psychiatrischen Fachkrankenhäuser der bayrischen Bezirke sind auch für die Aufnahme forensisch-psychiatrischer Patienten ihres Versorgungsbereiches zuständig. Es ist aber auch in Bayern eine zentrale forensische Abteilung (in Straubing) geplant, die speziell die besonders gefährlich erscheinenden Patienten des ganzen Bundeslandes aufnehmen soll (Kroiss u. Witti 1974, Athen 1985).

B. AUFGABENSTELLUNG UND METHODIK

1 Untersuchungsziele

Trotz der Versuche des Gesetzgebers, im Zuge der 2. Strafrechtsreform den Hauptakzent des Maßregelvollzugs auf die "Besserung", also auf die Behandlung und Resozialisierung des psychisch kranken Straftäters zu legen, ist die strafgerichtliche Unterbringung in einem psychiatrischen Krankenhaus weiterhin äußerst problematisch und umstritten geblieben. Laut Feststellung der Psychiatrie-Enquête (S. 281-284) nimmt die Behandlung dieser "doppelt stigmatisierten" Patienten innerhalb der psychiatrischen Versorgung "eine absolute Schlußlichtposition" ein. Einige aufsehenerregende Einzelfälle brachten den Maßregelvollzug vermehrt in die öffentliche Diskussion, wobei - je nach Lage des Einzelfalles - entweder die zu leichtfertige oder die zu restriktive Unterbringungspraxis hervorgehoben wurde (vgl. z.B. Mauz 1984 gegenüber 1986). Von juristischer Seite wurde die Situation dieser Patienten als "katastrophal", die äußeren Bedingungen der Unterbringung als ein "Verstoß gegen die Menschenwürde" bezeichnet (Tondorf 1983). Dürberhinaus wurden vor allem eine mangelnde Behandlung sowie unverhältnismäßig lange Unterbringungsdauern beklagt (Albrecht 1978).

Dieser z.T. außerordentlich heftigen Kritik (s. hierzu z.B. auch Krönke 1984 und Kusserow 1984) steht ein ausgeprägter Mangel an empirisch gesicherten Befunden über die tatsächliche Unterbringungspraxis gegenüber. Die Literatur über den psychiatrischen Maßregelvollzug zeigt große Lücken, und die meisten Befunde sind im wesentlichen widersprüchlich. Nach Ritzel (1978) ist in "keinem Bereich der Psychiatrie ... eine solche wissenschaftliche Abstinenz wie hier anzutreffen". Sowohl die Hintergründe der strafgerichtlichen Unterbringung als auch die praktischen Modalitäten dieser Behandlung sind bisher kaum wissenschaftlich untersucht.

Die wenigen Publikationen betreffen jeweils nur Patienten des eigenen Krankenhauses oder Bundeslandes und sind allein schon in den einfachsten Grunddaten außerordentlich divergent. Der Anteil schizophrener Patienten wird zwischen ca. 10 % und 43 %, der der Oligophrenen zwischen ca. 18 % und 47 % angegeben. Die Angaben über den Anteil von Gewaltdelikten schwanken zwischen ca. 10 % und 38 % (Übersicht s. Ritzel 1978). Da es keinen Anhalt dafür gibt, daß psychisch Kranke in verschiedenen Bundesländern mit unterschiedlicher Inzidenz delinquent werden, weisen die divergenten Befunde auf regionale Unterschiede in der gerichtlichen Einweisungs- und nachfolgenden Unterbringungspraxis hin. Hierfür sprechen alleine schon die unterschiedlichen Unterbringungsdauern (im Mittel zwischen 3,6 und 11,8 Jahren; Albrecht

1978, Leygraf 1984). Damit stellt sich aber die Frage nach der Gleichheit vor dem Gesetz.

Ziel der Untersuchung war daher zum einen eine topographische Deskription der aktuellen Praxis des psychiatrischen Maßregelvollzuges in der Bundesrepublik Deutschland. Dabei sollte zunächst ein Überblick über folgende Fragenkomplexe gewonnen werden:

Wegen welcher Delikte wird derzeit in der Bundesrepublik eine "Maßregel der Besserung und Sicherung" angeordnet? Im Rahmen welcher psychischen Erkrankungen werden diese Delikte begangen? Bestehen Zusammenhänge zwischen Deliktart, Krankheitsdiagnose und Dauer der strafgerichtlichen Unterbringung? Welche regionalen Unterschiede bestehen bezüglich Delikt- und Diagnoseverteilung sowie Unterbringungsdauer?

Hierbei wurde eine möglichst vollständige Erhebung aller in der Bundesrepublik untergebrachten Patienten angestrebt, um den Einfluß regionaler Faktoren zu mindern bzw. um derartige regionale Unterschiede aufzeigen zu können.

Weiterhin sollte untersucht werden, wie diese Patienten untergebracht sind, welche Behandlung sie erfahren und welcher Freiheitsraum ihnen jeweils zugestanden wird. Hier ist die Effizienz bestimmter Versorgungsmodelle zu prüfen, denn es ist bisher nicht bekannt, welche der verschiedenen Möglichkeiten der Behandlung dieser Patienten erfolgversprechend und zugleich praktikabel sind.

Trotz der ansonsten erheblichen Divergenzen zwischen den Ergebnissen bisheriger Untersuchungen zeichneten sich jedoch zwei Befunde mit bemerkenswerter Übereinstimmung ab: Der Anteil untergebrachter Frauen beträgt fast übereinstimmend jeweils nur ca. 5 %. Diese Geschlechterrelation entspricht der von in Strafanstalten inhaftierten Delinquenten, nicht aber der von nicht straffälligen psychisch kranken Patienten (Ritzel 1978). Übereinstimmend wurde auch die extreme soziale Randständigkeit dieser Patientengruppe festgestellt. Auch hierin gleicht sie mehr der Gruppe der Strafgefangenen als den nicht dissozialen psychisch Kranken (Albrecht 1978, Ritzel 1978, Schumann 1983). Es gibt also Hinweise dafür, daß für die Delinquenz dieser Patienten bzw. für deren strafgerichtliche Unterbringung - abgesehen von der psychischen Erkrankung - soziale Faktoren mehr maßgeblich sind, als bisher angenommen.

In einer von uns 1982 in Hessen durchgeführten Pilotstudie konnte gezeigt werden, daß in Hessen zumindest die Dauer einer angeordneten Unterbringung maßgeblich von Faktoren der Soziographie abhängig ist (Leygraf 1984). Außerdem ließ sich in einigen Fällen zeigen, daß bei diesen Patienten Krankheitsfaktoren alleine nicht für das delinquente Verhalten ursächlich sein konnten, da die dissozialen Verhaltensweisen bereits vor dem Auftreten der jetzt bestehenden Erkrankung zutage getreten waren. Hieraus wäre zu folgern, daß die Behandlung der psychischen Krankheit nur ein Teil der notwendigen Rehabilitationsmaßnahmen sein und allein nicht ausreichen kann, um eine künftige Legalbewährung des Patienten zu ermöglichen. Ein weiteres Ziel dieser Studie war somit eine Untersuchung des Zusammenhanges von soziobiographischen Faktoren, seelischer Erkrankung und Delinquenz bei dieser Patientengruppe.

In der ursprünglichen Konzeption der Studie war zunächst nur die Untersuchung des psychiatrischen Maßregelvollzugs nach § 63 StGB vorgesehen. Im Rahmen der organisatorischen Vorbereitungen erwies es sich aber als sinnvoll, auch die nach § 64 StGB eingewiesenen suchtkranken Straftäter in die Erhebung mit einzubeziehen, zumal diese

Patientengruppe zumeist in den gleichen Einrichtungen untergebracht ist, die auch für den Maßregelvollzug nach § 63 StGB zuständig sind. Während der Durchführung der Erhebung selbst und bei der Auswertung der erhobenen Befunde zeigte sich jedoch, daß eine zusammenfassende Darstellung der Untersuchungsergebnisse für beide Patientengruppen gemeinsam kaum sinnvoll wäre. Die jeweiligen Problembereiche dieser beiden Maßregelformen erscheinen zu unterschiedlich, um sie in einer gemeinsamen Arbeit gleichermaßen berücksichtigen zu können.

Die unterschiedliche Problematik liegt vor allem in den verschiedenen rechtlichen Grundlagen bzw. Konsequenzen dieser Maßregelformen begründet: Kann eine Einweisung nach § 63 StGB nur dann erfolgen, wenn bei dem Täter eine zumindest erheblich verminderte Schuldfähigkeit (§ 21 StGB) vorlag, so ist die Unterbringung nach § 64 StGB völlig unabhängig von der Frage der Schuldfähigkeit. Der Hauptunterschied liegt jedoch bei der zeitlichen Begrenzung: Während die "Unterbringung in eine Entziehungsanstalt" den Zeitraum von 2 Jahren nicht überschreiten darf (§ 67d Abs. 1 StGB), ist die "Unterbringung in einem psychiatrischen Krankenhaus" ohne jede zeitliche Befristung.

Aus diesem Grunde beschränkt sich die vorliegende Arbeit allein auf die Problematik des Maßregelvollzugs nach § 63 StGB. Einige Untersuchungsergebnisse hinsichtlich der nach § 64 StGB eingewiesenen Suchtkranken wurden bereits an anderer Stelle beschrieben (Leygraf 1987). Eine weitere Veröffentlichung hierzu ist in Vorbereitung.

2 Methodik

2.1 Erfassungskriterien

In die Erhebung einbezogen wurden diejenigen Maßregelvollzugseinrichtungen, die laut Vollstreckungsplan der einzelnen Bundesländer für den psychiatrischen Maßregelvollzug zuständig sind. Als Grundlage diente eine im Jahre 1983 vom "Ständigen Arbeitskreis der für die Psychiatrie zuständigen Referenten des Bundes und der Länder" erfolgte Aufstellung der betreffenden Einrichtungen.

Die Aufstellung war anhand der jeweiligen Vollstreckungspläne der einzelnen Bundesländer erstellt worden, so daß eine entsprechende Vollständigkeit angenommen werden kann. Lediglich in zwei Fällen erwies sie sich als veraltet: Für das PLK Winnenden (Baden-Württemberg) waren 10 Planbetten nach § 63 StGB und für das PKH Merxhausen (Hessen) 25 Planbetten nach § 64 StGB noch aufgeführt, obschon in beiden Krankenhäusern seit einigen Jahren keine Maßregelpatienten mehr behandelt wurden.

Zwei spezielle Patientengruppen konnten jedoch trotz dieser Aufstellung nicht hinreichend sicher erfaßt werden:

Dies betrifft zum einen die Gruppe der jugendlichen Untergebrachten. Nach § 63 StGB eingewiesene Patienten werden bis zum 18. Lebensjahr häufig abweichend vom genannten Vollstreckungsplan in spezielle Abteilungen für Kinder- und Jugendpsychiatrie untergebracht. Mit Erreichen des 18. Lebensjahres werden diese Patienten dann in die entsprechenden Einrichtungen des allgemeinen Maßregelvollzuges verlegt. Die o.g. Aufstellung wies jedoch nur für Hessen eine derart gesonderte Abteilung für jugendliche Untergebrachte auf (Klinik für Kinder- und Jugendpsychiatrie "Lahnhöhe" in Marburg mit 4 Behandlungsplätzen). Aus diesem Grunde wurde in der Erhebung wahrscheinlich ein Teil der (noch) jugendlichen Untergebrachten nicht erfaßt.

Der Anteil Jugendlicher im Maßregelvollzug insgesamt läßt sich nicht sicher feststellen. Die Daten des Statistischen Bundesamtes über den Anteil der jährlich nach dem Jugendstrafrecht Untergebrachten (s. Tabelle A2) gibt hierfür keinen Anhalt. Hierunter fallen auch die Patienten, die bei Begehung des Unterbringungsdeliktes zwischen 18 und 21 Jahre alt waren und bei denen aufgrund einer mangelnden Reife das Jugendstrafrecht Anwendung fand. Diese Patienten werden jedoch nicht mehr in den genannten speziellen Kinder- und Jugendpsychiatrischen Abteilungen untergebracht, sondern sofort in die "normalen" Maßregelvollzugseinrichtungen übernommen. Legt man die offiziellen Angaben des Vollzugsplanes in Hessen zugrunde (4 Behandlungsplätze für Jugendliche gegenüber 216 im "Erwachsenen-" Maßregelvollzug), dann dürfte es sich hier um eine vergleichsweise kleine Untergruppe handeln (zur Problematik dieser Patientengruppe s. Schmitz 1964 sowie Schniedermeyer 1985).

Als ebenfalls nur unvollständig erfaßbar erwiesen sich die nach § 63 StGB untergebrachten Patientinnen. Dies trifft vor allem auf Bundesländer mit einem dezentralisierten Maßregelvollzug und vergleichsweise kleinen forensisch-psychiatrischen Abteilungen zu. Diese Abteilungen verfügen zumeist weder über eine Frauen-, noch über eine gemischtgeschlechtliche Station. Die - insgesamt wenigen - weiblichen Untergebrachten sind hier auf Abteilungen der allgemeinen Psychiatrie verteilt, was ihre Erfassung in der Erhebung deutlich erschwerte. Eine vollständige Erfassung gelang hier nur in Bundesländern mit einer zentralen Unterbringung.

2.2 Untersuchungsmethode

Die Untersuchung wurde als Stichtagserhebung in den einzelnen Institutionen durchgeführt. Ein Problem dieser Vorgehensweise bestand darin, daß eine Untersuchung mit einem für die Bundesrepublik insgesamt gleichbleibenden Stichtag nur mit einem unverhältnismäßig hohen organisatorischen Aufwand möglich gewesen wäre. Vor allem wäre hierzu eine größere Zahl von Untersuchern erforderlich gewesen. Es wurde daher für jedes Bundesland bzw. für jedes Versorgungsgebiet ein eigener Stichtag gewählt. Ein Vorteil dieses Vorgehens ist, daß die Erhebung in allen Einrichtungen (mit einer Ausnahme, s. B: 3) von *einem* Untersucher durchgeführt werden konnte, also mit einer verläßlich gleichbleibenden Methodik. Der Erhebungszeitraum insgesamt erstreckte sich über 24 Monate (1.6.1984 - 31.5.1986). Dabei entstand die Möglichkeit einer Doppelerfassung von Patienten, die während des Erhebungszeitraumes von einem bereits untersuchten in ein noch nicht untersuchtes Krankenhaus verlegt wurden. Dieses Problem erwies sich aber insofern als gering, als das Faktum und der Zeitpunkt einer derartigen Verlegung jeweils aus den Krankenblattunterlagen zu ersehen war. Festgestellt wurde eine solche Verlegung bei insgesamt 8 Patienten. Diese wurden in der zweiten Einrichtung (in die sie verlegt worden waren) in die Erhebung nicht mehr mit einbezogen.

Diese Methodik impliziert zudem einige Besonderheiten, die bei der Interpretation der Ergebnisse berücksichtigt werden müssen:

Es handelt sich um eine Querschnittserhebung an noch untergebrachten Maßregelpatienten. Die hierbei erhobenen Daten betreffen somit zunächst allein die Unterbringungsprävalenz und erlauben nur bedingt Rückschlüsse auf die Inzidenz, also die Anordnung einer solchen Maßregel. Aufgrund der zu vermutenden Unterschiede der

Unterbringungszeiten ist zu erwarten, daß Merkmale, die mit einer langen Unterbringungszeit verknüpft sind, zu einer erhöhten Prävalenzrate derjenigen Patienten führen, bei denen dieses Merkmal vorliegt.

Im Rahmen einer Untersuchung an untergebrachten psychisch kranken Straftätern läßt sich zudem stets nur die sogenannte "administrative Prävalenz" erfaßen (vgl. z.B. Schepank 1986). Maßregelvollzugspatienten sind nämlich nicht unbedingt repräsentativ für psychisch kranke Straftäter; denn bei der Unterbringung in den Maßregelvollzug ist neben der Erkrankung und der Straftat vor allem die Gefährlichkeitsprognose ausschlaggebend. Wenn also in dieser Arbeit z.B. bestimmte soziobiographische Parameter bei Patienten des Maßregelvollzuges in besonderer Häufigkeit gefunden werden, muß hieraus nicht auf eine entsprechende Häufigkeitsverteilung bei psychisch kranken Straftätern überhaupt geschlossen werden. Diese Merkmale können auch bzw. gerade diejenigen Selektionskriterien widerspiegeln, anhand derer bei einem straffällig gewordenen Kranken eine Einweisung in den Maßregelvollzug erfolgt oder eventuell auch nicht erfolgt (Näheres hierzu s. C: I 1.5.5.2).

Außerdem stellen die in der Untersuchung ermittelten Unterbringungszeiten auf den einzelnen Patienten bezogen natürlich jeweils nur vorläufige Werte dar, befanden sich doch alle Patienten noch weiterhin in der Unterbringung. Die tatsächliche Verweildauer zum Entlassungszeitpunkt ließe sich nur durch eine Längsschnittuntersuchung bzw. katamnestisch ermitteln. In einer solchen katamnestischen Untersuchung an entlassenen Patienten (z.B. Ritzel 1978) wird jedoch die Gruppe der langzeituntergebrachten Patienten unvermeidbar zu wenig berücksichtigt (Näheres hierzu s. C: I 6.1).

2.3 Erhebungsinstrumente

Die Erhebung der patientenbezogenen Daten erfolgte auf dem Wege der Sekundäranalyse der in den Institutionen befindlichen Aktenunterlagen. Diese Methode der Datensammlung durch Krankenakten ist zwar mit allen methodischen Problemen von Sekundäranalysen behaftet, erscheint aber für unsere Zwecke insgesamt sinnvoller als eine Untersuchung der einzelnen Patienten selbst (vgl. Waller 1982, S.111). Zum einen lassen sich viele Daten (z.B. Einweisungsdiagnose, Art der Begutachtung) überhaupt nur durch Aktenanalyse erheben. Zum anderen wäre es angesichts der erheblichen psychischen Störungen bei einem großen Teil der Patienten kaum möglich gewesen, auf dem Wege von Interviews die für die Untersuchung reliablen Informationen zu erhalten. Außerdem ist bei dieser Patientengruppe mit z.T. jahrzehntelanger Unterbringungsdauer neben dem grundsätzlichen Problem der Verläßlichkeit der Antworten noch der von Garfinkel (1956) als "Reinterpretation der eigenen Biographie" bezeichnete Faktor zu beachten. Eine psychiatrische Nachuntersuchung der Patienten, die z.T. bereits seit mehr als 30 Jahren untergebracht waren, hätte für die Beurteilung der zur Unterbringung führenden Faktoren weitaus weniger gebracht als die sekundäre Auswertung der zum Einweisungszeitraum erhobenen Befunde (so auch Böker u. Häfner 1973).

Es wurde daher ein Erhebungsinstrument (s. Anhang) entwickelt, das sich auf die Daten beschränkte, die im allgemeinen den in den Institutionen vorhandenen Aktenunterlagen zu entnehmen sind. Dabei waren in den Aktenunterlagen neben der eigentlichen Krankengeschichte in der Regel das psychiatrische Gerichtsgutachten, der Urteilstext (zumeist zusätzlich mit einem "Auszug aus dem Bundeszentralregister"), die zwischenzeitlichen "Jahresstellungnahmen" der Klinik und die Fortdauerbeschlüsse der Strafvollstreckungskammern sowie eventuell neu erfolgte Prognosegutachten verfügbar.

Im Rahmen einer Pilotstudie wurde zunächst ein vorläufiges Erhebungsinstrument entwickelt und hiermit eine Stichtagsuntersuchung an allen in Hessen nach dem § 63 StGB untergebrachten Patienten durchgeführt (Leygraf 1984). Anhand der hierbei gewonnenen Erfahrungen wurde der Erhebungsbogen verbessert und erweitert. Schließlich wurde aufgrund der Erfahrungen im Verlaufe der Erhebung selbst noch auf die Fortführung einiger Items verzichtet, teilweise wegen eines zu hohen Anteils an "missing data" (etwa bezüglich vorangegangener ambulanter Behandlungen), z.T. erwies sich aber auch eine zweifelsfreie Zuordnung als nicht hinreichend sicher möglich. So war z.B. zunächst geplant, bei den Delikten neben der Straftatsbezeichnung zusätzlich den Schweregrad des jeweiligen Deliktes anhand einer Ordinalskala mit aufzuführen. Es zeigte sich jedoch rasch, daß ein solches Vorgehen nicht mit einer genügenden Reliabilität durchführbar war.

Zwei Problembereiche, die sich erst im Verlaufe der Untersuchung als besonders bedeutsam erwiesen (Straftaten während der Unterbringung und Prognosegutachten), waren im ursprünglichen Erhebungsbogen nicht berücksichtigt worden. Es wurden daraufhin im weiteren Erhebungsverlauf einige Variablen in Form einer "Zusatzfrage" dokumentiert, deren Ergebnisse somit jeweils nur auf den Daten einer begrenzten Zahl der einbezogenen Einrichtungen und untersuchten Krankengeschichten basieren (Einzelheiten hierzu s. C: II 1.2 und C: II 3.2).

Eine definitorische Umgrenzung der im einzelnen erhobenen Variablen erfolgt - soweit erforderlich - in den betreffenden Abschnitten des Ergebnisteils. Vorab erscheint jedoch die Definition und Klassifikation der Delikte und Diagnosen nützlich:

A) Delikte

Bei den Delikten wurde jeweils der entsprechende Straftatsbestand des Strafgesetzbuches in der Fassung vom 2. Januar 1975 registriert. Bei den nicht vom StGB erfaßten Straftatsbeständen wurde lediglich summarisch festgehalten, in welchem Gesetzeszusammenhang das Delikt fällt (z.B. Verstoß gegen das Betäubungsmittelgesetz, das Waffengesetz, das Straßenverkehrsgesetz etc.), also ohne eine weitergehende Untergliederung. Für die Delinquenz, die zur Unterbringung oder zum Widerruf einer bedingten Entlassung geführt hatte, wurde die Dokumentation von bis zu zwei unterschiedlichen Delikten vorgesehen. Von der vorausgegangenen Delinquenz (also vor dem Unterbringungsdelikt) wurde das erste aktenkundige Delikt und zudem das schwerwiegenste Vordelikt dokumentiert.

Um eine Übersicht zu gewinnen, wurden die Delikte zu 5 Gruppen zusammengefaßt:

a) "Straftaten gegen Leib und Leben"

Diese wurden aufgegliedert in "Tötungsdelikte" (§§ 211-217, 222, 226, 251 StGB) und "Körperverletzungen" (§§ 223-225, 227-230 StGB).

b) "Sexualdelikte"

Hier erfolgte eine Untergliederung in "Sexualdelikte ohne Gewalt" (§§ 173 - 176, 179-180a, 181a - 184b StGB, soweit diese Taten nicht mit einer Gewaltanwendung - z.B. mit einer Vergewaltigung, sexuellen Nötigung oder Körperverletzung - verbunden waren) und in "Sexualdelikte mit Gewalt" (§§ 177, 178, 181 StGB, sowie die unter "ohne Gewalt" gekennzeichneten Tatbestände, soweit sie mit einer Gewaltanwendung verbunden waren).

c) "Eigentumsdelikte"
Neben den Eigentumsdelikten (z.B. Diebstahl oder Raub) wurden hier auch die Vermögensdelikte (z.B. Betrug) aufgeführt. Auch in dieser Deliktsgruppe erfolgte eine Untergliederung in "Eigentumsdelikte ohne Gewalt" (§§ 242, 243, 246 - 248c, 263 - 266, 283 - 283d, 292, 293 StGB) und "Eigentumsdelikte mit Gewalt" (§§ 239a, 239b, 244, 249, 250, 252 - 255, 316a StGB).

d) "Brandstiftungen"
(§§ 306 - 310a StGB)

e) "sonstige Delikte"
(sämtliche unter den o.g. Paragraphen nicht erfaßten Straftatsbestände)

B) Diagnosen

Die Klassifikation der vom Gutachter im Erkennungsverfahren festgestellten Diagnosen erfolgte gemäß der 9. Revision der internationalen Klassifikation der Krankheiten der WHO (International Code of Diseases, ICD). Dabei konnten bis zu zwei unterschiedliche gutachterliche Diagnosen aufgeführt werden. Waren im Erkennungsverfahren mehrere psychiatrische Gutachter beteiligt und waren diese zu unterschiedlichen diagnostischen Einschätzungen gelangt, so wurde diejenige diagnostische Einschätzung aufgeführt, die das erkennende Gericht seinem Urteil schließlich zugrunde gelegt hatte.

Auch hier wurden zur Übersicht und zu Vergleichszwecken Diagnosegruppen gebildet. Dieses Hauptdiagnosenschema fand darüber hinaus Anwendung bei der Dokumentation der "aktuellen Diagnose" (s. C: I 3.1):

a) "hirnorganische Störungen"
(ICD Nr. 290 - 294, 310)

b) "schizophrene Psychosen"
(einschließlich paranoider Syndrome, ICD Nr. 295, 297)

c) "affektive Psychosen"
(ICD Nr. 296)

d) "Persönlichkeitsstörung ohne Minderbegabung"
(einschließlich Neurosen und sexueller Deviationen, ICD Nr. 300 - 302, sofern nicht gleichzeitig eine intellektuelle Minderbegabung vorlag)

e) "Persönlichkeitsstörung mit Minderbegabung"
(einschließlich Neurosen und sexueller Deviationen, ICD Nr. 300 - 302, sofern gleichzeitig eine intellektuelle Minderbegabung vorlag)

f) "intellektuelle Behinderung mit deutlichen Verhaltensstörungen"
(ICD Nr. 300 - 302, sofern zusätzliche Faktoren einer intellektuellen Behinderung - ICD Nr. 317, 318 - überwogen)

g) "primäre Suchterkrankung"
(ICD Nr. 303 - 305, sofern die Sucht nicht eine vorwiegend sekundäre Entwicklung im Rahmen einer der o.g. Krankheitsformen darstellte)

Die Problematik eines solchen Diagnoseschemas liegt vor allem im Bereich der Persönlichkeitsstörung und intellektuellen Behinderung. Wie sich in früheren Untersuchungen hatte zeigen lassen, stehen diese Diagnosen bei Patienten des Maßregelvollzugs in enger Beziehung zueinander (Ritzel 1978, Schumann 1983). Dabei erwies sich der Gesamtanteil beider Krankheitsformen in den bisherigen Studien jeweils recht konstant, nicht jedoch ihr Verhältnis zueinander (Übersicht s. Schumann 1983). Ausgehend von der Überlegung, daß bei dieser Patientengruppe nicht die geistige Behinderung als solche, sondern erst die gleichzeitig vorhandene Persönlichkeitsstörung zur Straffälligkeit führt, verzichtete Schumann (1983, S. 32) ganz auf eine diagnostische Berücksichtigung der geistigen Behinderungen und dokumentierte stattdessen den testpsychologisch ermittelten Intelligenzgrad als gesondertes Merkmal.

Das Vorgehen von Schumann zielt auf eine differenziertere Diagnostik im Bereich der Intelligenz- und Persönlichkeitsstörungen ab, als bisher in der forensischen Psychiatrie üblich war. Bis dahin wurde der Feststellung einer Intelligenzminderung stets der Vorrang eingeräumt vor den Persönlichkeitsbefunden, wenn es um die kategoriale Zuordnung ging. Das Ergebnis war jeweils eine sehr große, inhomogene Gruppe von "Schwachsinnigen". Das Vorgehen von Schumann ist daher sicher ein Fortschritt. Dennoch haben wir es in dieser Untersuchung aus folgenden Gründen nicht anwenden können:

Nur in etwa der Hälfte der von uns untersuchten Fälle war den Krankenblattunterlagen ein testpsychologischer Befund zu entnehmen; das Merkmal "Intelligenz" (als eine Befundreihe unserer Untersuchung) war also außerordentlich unvollständig (s. C: I 3:4). Wir mußten uns daher zusätzlich auf die Globalbeurteilung der Intelligenz durch den Gutachter ("Gutachtendiagnose") bzw. der Einrichtung ("aktuelle Diagnose") stützen. Aus dieser Sicht erschien es sinnvoll, die einzelnen Fälle in 3 Diagnosegruppen (Gruppen d bis f, s.o.) aufzuteilen. Auf diese Weise wird eine sinnvolle Klassifikation möglich, die zugleich Intelligenz- und Persönlichkeitsmerkmale berücksichtigt.

2.4 Exkurs: Zum Realitätsbezug der Aktenunterlagen

In den Gesprächen, in denen die Patienten um ihr Einverständnis zur Einsichtnahme in ihre Krankengeschichte gebeten wurden, führten diese vielfach an, daß den Aktenunterlagen nur eine verfälschte Darstellung ihrer Lebensgeschichte zu entnehmen sei. Häufig waren derartige Angaben als offensichtliche Abwehrphänomene zu interpretieren, z.T. entsprachen sie anscheinend auch einer paranoiden Erkrankung des Patienten. So erklärte sich z.B. ein Patient mit der Einsichtnahme in sein Krankenblatt mit der Begründung nicht einverstanden, daß es über ihn überhaupt keine Aktenunterlagen gebe. Lediglich durch die Willkür der Ärzte werde er schon seit vielen Jahren völlig unrechtmäßig festgehalten. In einigen Fällen tauchten bei der Durchsicht der Krankenblattunterlagen aber auch tatsächlich Zweifel auf, ob einzelne Angaben oder Vermerke nicht in der Tat als fehlerhaft anzusehen waren, wie das folgende kasuistische Beispiel verdeutlicht.

Fallgeschichte 01:
Patient AA befand sich zum Untersuchungszeitpunkt wegen unbefugten Gebrauches eines Kraftfahrzeuges in drei Fällen (jeweils tateinheitlich mit Trunkenheit am Steuer sowie Fahrens ohne Fahrerlaubnis) seit fast 6 Jahren im Maßregelvollzug nach § 63 StGB. Diagnostisch lag eine chronifizierte schizophrene Psychose mit sekundärem Alkoholmißbrauch vor. In allen bisherigen Stellungnahmen des Krankenhauses und den Beschlüssen der Strafvollstreckungskammer war auf dieses Urteil aus dem Jahre 1978 Bezug genommen worden. In der letzten Jahresstellungnahme des Krankenhauses wurde jedoch plötzlich aufgeführt, daß AA laut Urteil aus dem Jahre 1979 wegen eines versuchten Totschlages untergebracht sei. Weitere Hinweise auf dieses Urteil oder auf ein entsprechendes Strafverfahren überhaupt ließen sich dem Krankenblatt nicht entnehmen, auch der erneute Beschluß der Strafvollstreckungskammer bezog sich wieder auf das ursprünglich angeführte Delikt (ohne auf die anderslautenden Angaben in der Jahresstellungnahme einzugehen oder diese zu kommentieren). Einige Monate später stellte der Patient einen Urlaubsantrag, um die Weihnachtstage im Elternhaus zu verbringen, was bereits in den drei vorhergehenden Jahren jeweils ohne Zwischenfälle erfolgt war. Aus der hierzu erfolgten Stellungnahme des Krankenhauses: "Zum gegenwärtigen Zeitpunkt muß es ärztlicherseits als verfrüht angesehen werden, AA in Hinblick auf die Schwere seiner Delikte (versuchter Totschlag) gewisse Vergünstigungen im Rahmen seiner Unterbringung einzuräumen."

Im Gespräch mit dem zuständigen Stationsarzt ließ sich klären, daß es sich hier tatsächlich um eine Verwechslung zweier Patienten handelte. Dieser Fall stellt sicher ein extremes Beispiel für die Fehlerhaftigkeit einiger Krankengeschichten dar. Eine derartig eindeutige Verwechslung fand sich lediglich noch in einem weiteren Fall. Hier war ein Patient in den Maßregelvollzug auf dieselbe Station eingewiesen worden, auf der auch sein Sohn (der zudem noch den gleichen Vornamen trug) schon seit längerer Zeit untergebracht war. In einem der folgenden Beschlüsse bezog die Strafvollstreckungskammer die über den Sohn des Patienten abgegebene Jahresstellungnahme des Krankenhauses auf den Vater, dem somit die Erkrankung seines Sohnes und das von diesem begangene Unterbringungsdelikt zugeschrieben wurde. Häufiger als derartig schwerwiegende Irrtümer waren z.B. fehlerhafte Datumsangaben (etwa des Aufnahmedatums), die - einmal in einer Stellungnahme aufgetaucht - in der Folgezeit stets fehlerhaft übernommen wurden.

Im Bereich der Deliktsbezeichnung fand sich jedoch noch eine relativ häufige Fehlerquelle. Sowohl in den Beschlüssen der Strafvollstreckungskammern wie auch in den Krankengeschichten wurde die *Straftatsbezeichnung* nahezu durchgängig dem Titel entnommen, unter dem die seinerzeitige Hauptverhandlung eröffnet worden war (entsprechend der Einleitungsformel der Urteile: "In dem Verfahren gegen .... wegen ..."). Dabei wurde jedoch nicht berücksichtigt, daß der tatsächliche Straftatsbestand, von dem das Gericht im Urteil später ausgegangen war, dem zunächst angeklagten in einigen Fällen nicht entsprach. Diese Fehlerquelle bestand vor allem bei schuldunfähigen Patienten, wenn im Urteilstenor lediglich die Unterbringung des Angeklagten vermerkt wurde und die rechtliche Würdigung des Straftatsbestandes nur der Urteilsbegründung im einzelnen zu entnehmen war. Am deutlichsten zeigte sich dies bei folgendem Patienten:

Fallgeschichte 02:
Herr AB war von einem Polizisten beim Einbruch in ein Radio- und Fernsehgeschäft überrascht worden. Er widersetzte sich einer Festnahme u.a. dadurch, daß er mit einem Messer auf den Polizisten einzustechen versuchte, ohne diesen jedoch zu verletzen. Es erfolgte ein Verfahren wegen versuchten Mordes. Entsprechend lautete auch die einleitende Formel des späteren Urteils: "In dem Verfahren gegen AB ... wegen versuchten Mordes ...". Im Urteilstenor wurde lediglich die Unterbringung des Angeklagten angeordnet. Der weiteren Urteilsbegründung war jedoch folgendes zu entnehmen:
Der Patient litt an einer paranoiden Psychose und hatte sich "von verschiedenen Sendern bestrahlt" gefühlt. Das "Zentrum" dieser Sender vermutete er in jenem Geschäft; der Einbruch war mit dem Ziel erfolgt,

die Sender zu zerstören. In dem Polizisten hatte er nun einen seiner vermeintlichen Verfolger gesehen, dem er mit dem Messer lediglich "eine Lektion" habe erteilen wollen. In der rechtlichen Würdigung des Straftatbestandes wird weiter ausgeführt, daß eine Tötungsabsicht offensichtlich nicht vorgelegen habe, so daß hier lediglich von einer versuchten gefährlichen Körperverletzung auszugehen sei. Ungeachtet dieser rechtlichen Würdigung wurde jedoch im gesamten Vollstreckungsverfahren ebenso wie in der Krankengeschichte als Delikt ein "versuchter Mord" aufgeführt.

Abgesehen von diesem Sonderfall eines mehrfach zu beobachtenden Fehlers erschienen die Krankenblattunterlagen aber hinsichtlich der bei dieser Patientengruppe notwendigen Dokumentation zumindest unter formalen Gesichtspunkten durchweg korrekt geführt (was jedoch keine Rückschlüsse auf den psychiatrischen Informationsgehalt der eigentlichen Krankengeschichten zuläßt, s. C: II 2.1.4).

3 Erfaßte Patienten und Repräsentativität

Tabelle A3 gibt eine Übersicht der 31 Krankenhäuser, die in die Untersuchung einbezogen wurden. Bis auf Bayern und Baden-Württemberg - wo einige kleinere Abteilungen aus organisatorischen Gründen nicht mit einbezogen werden konnten - ließ sich für die übrigen Bundesländer eine Vollerhebung des psychiatrischen Maßregelvollzugs erreichen.

Tabelle 1. Zahl der in der Untersuchung erfaßten Patienten

Gesamtzahl der untergebrachten Patienten (31.3.1984, Statistisches Bundesamt Wiesbaden):	
nach *§ 63 StGB*:	n = 2362
hiervon in der Untersuchung:	
erfaßte Patienten:	n = 2042 (86,5 %)
einbezogene Krankengeschichten:	n = 1973 (83,5 %)
nach *§ 64 StGB*:	n = 864
hiervon in der Untersuchung:	
erfaßte Patienten:	n = 728 (84,3 %)
einbezogene Krankengeschichten:	n = 674 (78,0 %)

Insgesamt wurden dabei 2.042 nach § 63 StGB und 728 nach § 64 StGB untergebrachte Patienten erfaßt (Tabelle 1). Die Differenz zwischen der Zahl erfaßter Patienten und der Zahl einbezogener Krankengeschichten beruht einerseits darauf, daß einige Krankengeschichten während des jeweiligen Untersuchungszeitraumes im Krankenhaus selbst nicht vorlagen (sie waren z.B. noch bei einem Gutachter, manchmal auch beim Krankenhausträger). Zum anderen erklärten sich einige Patienten mit einer Einsicht in ihre Krankengeschichte nicht einverstanden. Diese Ausfallsquote war jedoch bei den nach § 63 StGB Untergebrachten mit insgesamt nur 3,4 % recht gering, so daß eine Verzerrung der tatsächlichen Verhältnisse hierdurch nicht zu vermuten ist.

Bis auf die Patienten eines der erfaßten Krankenhäuser (Landeskrankenhaus Neustadt, s.u.) erfolgte die Datenerhebung in allen anderen untersuchten Fällen (n = 2497) durch den Untersuchungsleiter (Dr. N. Leygraf) selbst, im einzelnen unterstützt durch einen wissenschaftlichen Mitarbeiter (Dr. phil. K. H. Orlowski).

Bei den im Krankenhaus Neustadt (Schleswig-Holstein) untergebrachten Patienten (n = 150) erfolgte die Datenerhebung dagegen durch einen in diesem Krankenhaus tätigen Psychiater (Herrn H. J. Schmidt). Um eventuelle Beurteilungsdifferenzen bei sogenannten "weichen Daten" möglichst zu reduzieren, wurden derartige Items (z.B. Berufsqualifikation und Sozialschicht) in diesem Krankenhaus vom Erheber zunächst in freier Form in den Erhebungsbogen übertragen und erst später vom Untersuchungsleiter sekundär verschlüsselt. Trotzdem läßt sich für die Daten dieses Krankenhauses im Vergleich zur gesamten Untersuchungsgruppe ein Einfluß eventueller Beurteilungsdifferenzen nicht sicher ausschließen. Die hinsichtlich einzelner Variablen deutliche Sonderstellung des Bundeslandes Schleswig-Holstein (s. Ergebnisteil) läßt sich hierdurch jedoch kaum erklären, da diese Sonderstellung vorwiegend auf sogenannten "harten Daten" (wie z.B. der Unterbringungsdauer) basiert.

4 Statistische Auswertung

Die entsprechend verschlüsselten Daten wurden mit Hilfe des Statistik-Programm-Systems "SPSS" (10. Version, s. Schubö u. Uehlinger 1986) ausgewertet. Dabei wurden zunächst Häufigkeitsberechnungen der einzelnen Merkmale sowie Kontingenztafeln erstellt. Auftretende Unterschiede wurden mit chi^2-Tests auf Signifikanz geprüft, bei intervallskalierten Daten wurde zusätzlich der Kruskal-Wallis-Test für Rangdaten als parameterfreies Testverfahren durchgeführt.

Multivariate Verfahren, speziell zur Überprüfung kausaler Zusammenhänge (z.B. Pfadanalyse), waren bei der Art des Datenmaterials nicht sinnvoll. Zum einen war die hierfür notwendige Voraussetzung einer Normalverteilung und Linearität der untersuchten Zusammenhänge bei den von uns erhobenen Daten nicht vorhanden. Vor allem aber hatten die wenigsten unserer Variablen das für multivariate Testverfahren notwendige Skalenniveau. Die meisten unserer Variablen waren lediglich nominalskaliert, vor allem diejenigen, die sich für die beobachteten Unterschiede als besonders bedeutsam erwiesen (z.B. Diagnoseklassifikation, Deliktsgruppen, Bundesländer; s. dazu näher im Ergebnisteil).

Hinsichtlich der Berechnung statistisch signifikanter Zusammenhänge bzw. Unterschiede im Rahmen dieser Untersuchung ist darüber hinaus noch eine grundsätzliche Einschränkung zu beachten:

Es handelt sich hier für die meisten Bundesländer um eine Vollerhebung und für die Bundesrepublik insgesamt um eine Fast-Vollerhebung (s. Tabelle 1). Aus den hierbei ermittelten Daten mit Hilfe statistischer Testverfahren Rückschlüsse auf eine fiktive Grundgesamtheit zu ziehen, ist daher nicht möglich. Die Ergebnisse dieser Untersuchung beziehen sich auf die Grundgesamtheit der zum Untersuchungszeitpunkt im psychiatrischen Maßregelvollzug untergebrachten Patienten. Inwieweit diese Ergebnisse auch für die zukünftig Untergebrachten gelten, läßt sich durch keinerlei statistische Verfahren vorhersagen. Entscheidend hierfür ist allein die weitere Entwicklung des Maßregelvollzugs.

C. ERGEBNISSE

I Die Patienten des psychiatrischen Maßregelvollzuges

1 Demographische Daten

1.1 Methodische Vorbemerkung

Wenn in den folgenden Kapiteln die wichtigsten demographischen Daten der Maßregelvollzugspatienten beschrieben werden, ist zu bedenken, daß eine Darstellung der Alters- und Geschlechtsverteilung oder des schulischen Bildungsniveaus dieser Patienten für sich genommen nur wenig besagt. Die Bedeutung dieser Faktoren kann sich nur in einem Vergleich mit entsprechenden Daten der Allgemeinbevölkerung und besonders im Vergleich mit nicht straffälligen psychisch Kranken bzw. nicht erkrankten Straftätern erweisen. Hierbei konnten wir uns jedoch nicht auf eigene Erhebungen an entsprechenden "Kontrollgruppen" stützen. Solche Kontrollgruppen selbst zusammenzustellen und zu untersuchen, hätte den Rahmen dieser Studie gesprengt, abgesehen von den kaum überwindbaren methodischen Schwierigkeiten bei der Bildung tatsächlich vergleichbarer Bezugsgruppen. Daher werden beim Vergleich der untergebrachten psychisch kranken Straftäter mit verschiedenen Bezugspopulationen entsprechende Befunde in der Literatur herangezogen:

Alter, Geschlecht und Familienstand der "strafmündigen Bevölkerung" wurden dem "Statistischen Jahrbuch 1984" entnommen. Die entsprechenden Daten für die strafrechtlich Verurteilten entstammen der Reihe "Strafverfolgung", für die Häftlinge im Strafvollzug der Reihe "Strafvollzug" (jeweils vom Statistischen Bundesamt Wiesbaden).

Wo soziographische Parameter der psychisch kranken Straftäter mit "normalen Tätern im Strafvollzug" verglichen werden sollen, wurden die entsprechenden Ergebnisse der "Tübinger Jungtäter-Vergleichsuntersuchung" (Göppinger 1983) hinzugezogen.

Zum Vergleich der Maßregelpatienten mit nicht straffälligen, stationär behandelten psychisch Kranken wurde auf die entsprechenden Daten von Dilling u. Weyerer (1978) zurückgegriffen. Wenn diese Vergleichsgruppe im folgenden (zur Übersichtlichkeit der Darstellung) als "nicht delinquente Patienten" bezeichnet wird, so gilt dies natürlich nur mit Einschränkungen. Über Art und Häufigkeit eines delinquenten Verhaltens der von Dilling u. Weyerer untersuchten Patientengruppe liegen keine Daten vor. Es handelt sich um eine hinsichtlich strafrechtlicher Faktoren unselektierte Vergleichsgruppe von Patienten eines psychiatrischen Krankenhauses. Aufgrund der Ergebnisse von Böker u.

Häfner (1973) ist jedoch zu vermuten, daß diese Patienten von Dilling u. Weyerer zumindest hinsichtlich schwerwiegender Deliktformen keine größere Straffälligkeit aufweisen als die "strafmündige Bevölkerung". Bei einigen, von Dilling u. Weyerer nicht erhobenen Variablen (z.B. familiäre Belastung mit psychischen Störungen oder dissozialem Verhalten) wurde zum Vergleich die Gruppe psychisch kranker "Nichttäter" der Studie von Böker u. Häfner (1973) hinzugezogen.

Derartige Vergleiche sind natürlich grundsätzlich nur mit Einschränkungen möglich: Unterschiede können sich hier bereits durch verschiedene Erhebungsmethoden ergeben, desweiteren durch den Abstand der jeweiligen Untersuchungszeiträume. Darüber hinaus ist speziell bei den Befunden von Göppinger zu berücksichtigen, daß sich diese lediglich auf sogenannte "Jungtäter" (Strafhäftlinge zwischen dem 20. und 30. Lebensjahr) beziehen, Patienten des psychiatrischen Maßregelvollzugs jedoch im Mittel ein höheres Lebensalter aufweisen (s.u.). Aber auch bei Berücksichtigung dieser Einschränkungen erscheint es nützlich, die von uns erhobenen Befunde bei psychisch kranken Straftätern mit diesen Bezugsgruppen zu vergleichen. Schließlich stellt die Frage der "Zugehörigkeit" der Maßregelpatienten zur Gruppe der "Kranken" oder der "Kriminellen" ein zentrales (wenn nicht sogar das zentrale) Problem in der Diskussion des Maßregelvollzuges dar.

Um Wiederholungen zu vermeiden, schließt sich in einigen der folgenden Kapitel der Darstellung der Ergebnisse jeweils bereits eine Diskussion dieser Befunde an. Eine zusammenfassende Diskussion erfolgt im Schlußkapitel.

1.2 Alter

Das mittlere Lebensalter zum Erhebungszeitpunkt lag bei 39,3 Jahren, der jüngste Patient war 16, der älteste bereits 83 Jahre alt. Die Altersverteilung der untergebrachten psychisch kranken Straftäter gleicht derjenigen der nicht kranken Strafhäftlinge und unterscheidet sich deutlich von der Altersverteilung bei nichtdelinquenten Patienten und der strafmündigen Bevölkerung (Abb. 2 und Tabelle A4). Bei beiden Straftätergruppen findet sich ein Altersgipfel zwischen dem 30. und 40. Lebensjahr, wobei die im Maßregelvollzug Untergebrachten vermehrt in den älteren, die Strafgefangenen dagegen vermehrt in den jüngeren Altersklassen vertreten sind.

Entsprechend einer mittleren Unterbringungsdauer von 6,3 Jahren (s. C: I 6.2) betrug das Alter zu Beginn der Unterbringung im Mittel 33,0 Jahre (Tabelle A5). Das mittlere Alter der Patienten zum Zeitpunkt des Deliktes, das zur Unterbringung Anlaß gab, lag mit 30,5 Jahren noch deutlich niedriger. Dies erklärt sich zum einen durch die z.T. recht lange Zeitspanne zwischen Tatbegehung und rechtskräftiger Unterbringung. Zum anderen waren 15 % der Patienten durch Widerruf einer zur Bewährung ausgesetzten Maßregel untergebracht worden (s. C: I 2); daher lag zwischen dem Beginn der jetzigen Unterbringung (aufgrund des Bewährungswiderrufes) und dem seinerzeitigen Unterbringungsdelikt naturgemäß ein längerer Zeitraum.

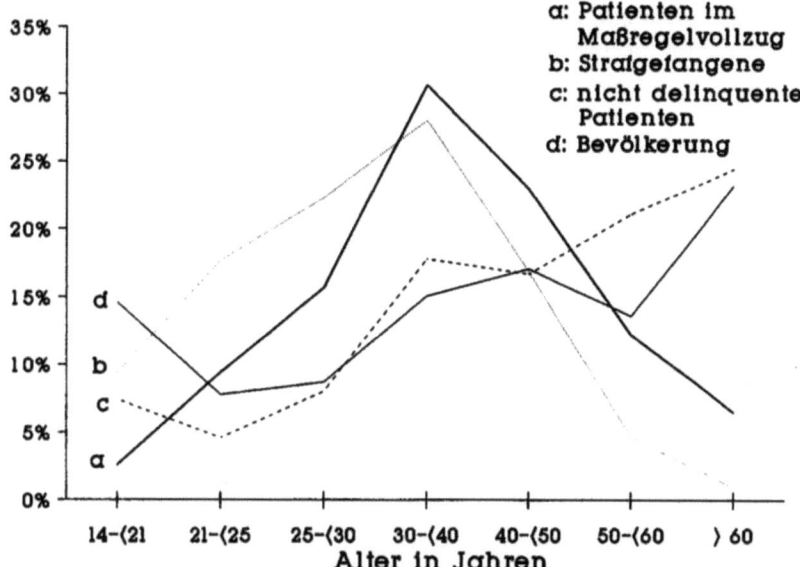

Abb. 2. Altersverteilung der im Maßregelvollzug untergebrachten psychisch kranken Straftäter (N = 1973, Einzeldaten s. Tabelle A4)). Zum Vergleich: Häftlinge im Strafvollzug (31.3.1984, Statistisches Bundesamt; N = 49.072); nicht delinquente Patienten im psychiatrischen Krankenhaus (Vergleichsgruppe "Geistesgestörte Nichttäter" von Böker/Häfner, 1973; N = 3.392). Strafmündige Bevölkerung (Statistisches Bundesamt, N = 53.282.016). Bei beiden Straftätergruppen deutlicher Altersgipfel zwischen dem 30. und 40. Lebensjahr

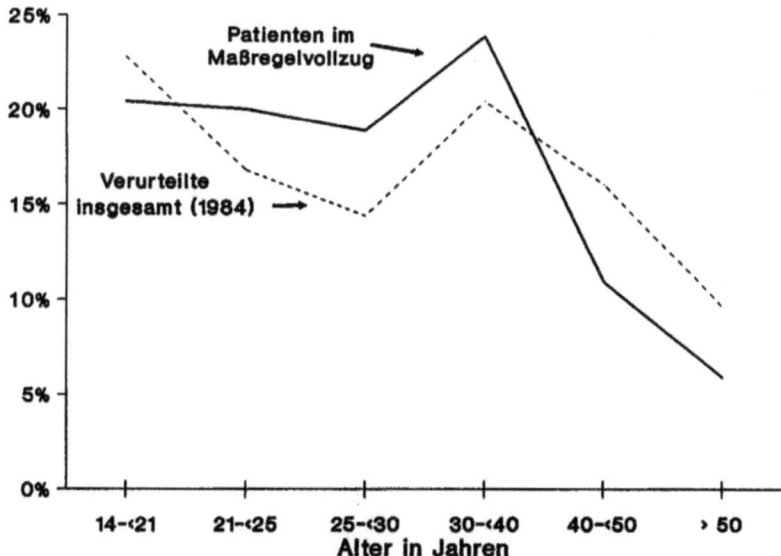

Abb. 3. Vergleich der Altersverteilung der Patienten des Maßregelvollzuges z.Z. des Unterbringungsdeliktes (N = 1973) mit der Altersverteilung sämtlicher im Jahre 1984 Verurteilten (Statistisches Bundesamt, N = 753.397). Altersgipfel beider Gruppen zwischen dem 30. und 40. Lebensjahr. Überwiegen mittlerer Altersgruppen bei Maßregelpatienten

Ein Vergleich des Alters der Maßregelpatienten zum Zeitpunkt des Unterbringungsdeliktes mit der Altersverteilung sämtlicher im Jahre 1984 strafrechtlich Verurteilten zeigt für beide Gruppen wiederum einen Altersgipfel zwischen dem 30. und 40. Lebensjahr (Abb. 3). Dabei findet sich ein leichtes Überwiegen der insgesamt Verurteilten bei Jugendlichen und Heranwachsenden (zwischen 14 und 21 Jahren) sowie in den höheren Altersstufen. Bei Maßregelvollzugspatienten sind dagegen die mittleren Altersklassen (zwischen 21 und 40 Jahren) stärker vertreten. Hierbei ist jedoch zu berücksichtigen, daß in die allgemeine Verurteilungsstatistik ein hohes Maß relativ geringfügiger Delikte eingeht (Schneider 1987, S. 285 f., Kerner 1981), deren Schweregrad kaum mit den Straftatsbeständen, die eine Unterbringung nach § 63 StGB begründen können, vergleichbar sind. Daher wird die Frage nach dem Lebensalter bei der Darstellung der einzelnen Straftatsbestände erneut aufzugreifen sein (C: I 4.1).

Im Bereich der allgemeinen Kriminologie ist der Zusammenhang von hoher Kriminalitätsbelastung und jüngerem Lebensalter seit langem bekannt, wobei die Ergebnisse der Dunkelfeldforschung eine noch stärkere Delinquenzbelastung jüngerer Jahrgänge vermuten lassen, als es den offiziellen Kriminalstatistiken zu entnehmen ist (Schneider 1987, S. 210). Dabei war im Rahmen des allgemeinen Kriminalitätsanstieges in den letzten Jahren eine überproportionale Zunahme junger Straftäter festzustellen (Kerner 1981). Das allgemeine Nachlassen der Vitalität läßt ältere Menschen eher zu Opfern als zu Tätern von Straftaten werden (Schulte 1959). Auch bei bereits mehrfach straffällig gewordenen Menschen kommt es anscheinend im zunehmenden Lebensalter häufig zu einem Rückgang der "kriminellen Energie" und einer besseren sozialen Anpassung (Rotthaus 1971). Dem entsprechen die Ergebnisse psychiatrischer Forschungen über die Abschwächung pathologischer und speziell auch soziopathischer Persönlichkeitsmerkmale mit zunehmendem Lebensalter (Tölle 1966 und 1986).

Dies trifft offensichtlich auch für die untergebrachten psychisch kranken Straftäter zu. Im Vergleich zu den nicht delinquenten Patienten sind hier jüngere Jahrgänge deutlich überrepräsentiert, wobei jedoch ein etwas späterer Altersgipfel festzustellen ist, als bei den nicht erkrankten Tätern im Strafvollzug. Hiermit übereinstimmend berichten auch Böker u. Häfner (1973), daß kriminelles Verhalten bei seelisch Kranken später beginnt als im Bereich der allgemeinen Gewaltkriminalität. Diese mittlere Altersdifferenz ist allerdings in den einzelnen Diagnosegruppen unserer Probanden unterschiedlich ausgeprägt (s. C: I 3.7).

Trotz des - im Vergleich zum Strafvollzug - insgesamt höheren Anteils älterer Patienten im Maßregelvollzug läßt sich jedoch die von Ritzel (1978) berichtete überproportional häufige Unterbringung von Altersdelinquenten nicht (mehr) feststellen. Waren unter den von Ritzel untersuchten Patienten noch 17,4 % in einem Alter von mehr als 50 Jahren untergebracht worden, so traf dies in den von uns untersuchten Fällen nur noch bei 7,8 % zu. Dieser Rückgang älterer Maßregelpatienten zeigt sich vor allem im Bereich der Sexualdelinquenz (C: I 4.1). Möglicherweise ist hier in der Praxis der einweisenden Gerichte eine Änderung der von Ritzel noch als ausgesprochen niedrig beklagten Toleranzschwelle eingetreten.

1.3 Familienstand

Der Familienstand der Maßregelvollzugspatienten zu Beginn ihrer Unterbringung unterscheidet sich deutlich von den entsprechenden Verhältnissen in der allgemeinen Bevölkerung (Abb. 4 und Tabelle A6). Die Anzahl lediger Patienten im Maßregelvollzug liegt deutlich über dem - im Vergleich zur Allgemeinbevölkerung ebenfalls bereits erhöhten - Ledigenanteil bei Strafhäftlingen und ist auch höher als bei den nicht kriminellen Patienten im psychiatrischen Krankenhaus. Nur ca. jeder 10. Patient war bei Beginn der Unterbringung verheiratet. Diese Zahl läßt jedoch nicht direkt auf die tatsächlichen partnerschaftlichen Verhältnisse zu diesem Zeitpunkt schließen. Ein Teil der Verheirateten lebte bereits von seinem Ehepartner getrennt und einige Ledige bzw. Geschiedene lebten mit einem (neuen) Partner in einer "eheähnlichen" Gemeinschaft.

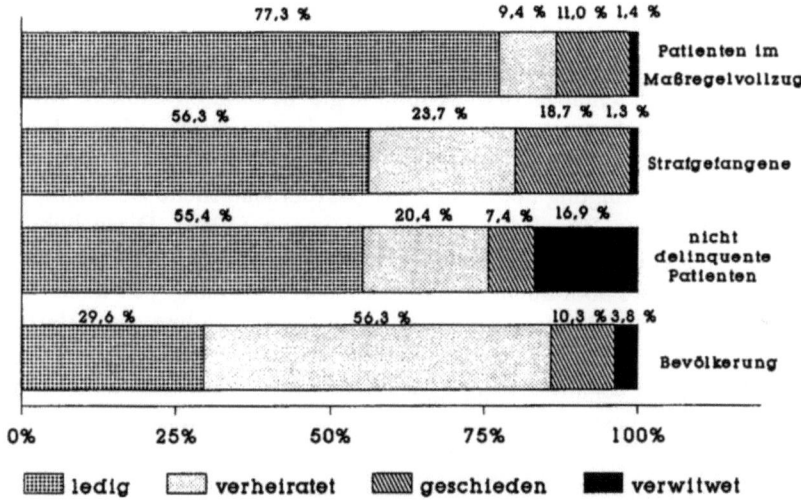

Abb. 4. Familienstand der Maßregelvollzugspatienten bei Beginn der Unterbringung (N = 1973, Einzeldaten s. Tabelle A6). Zum Vergleich: Häftlinge im Strafvollzug (31.3.1984, Statistisches Bundesamt, N = 49.072); nicht delinquente Patienten im psychiatrischen Krankenhaus (Dilling/Weyerer 1978, N = 623); strafmündige Bevölkerung (31.12.1984 Statistisches Bundesamt, N = 52.516.280). Deutliches Überwiegen der Ledigen unter den Maßregelpatienten. Die hohe Quote Verwitweter unter den nicht delinquenten Patienten erklärt sich aus dem hier großen Anteil älterer Patienten (29,9 % älter als 64 Jahre)

Aber auch unter Berücksichtigung der Wohnsituation lebte nur ca. jeder 10. Patient vor der Unterbringung gemeinsam mit einem (Ehe-) Partner (Tabelle 2). Jeweils etwa ein Drittel der Patienten wohnte noch in der Primärfamilie oder lebte allein. Jeweils etwa 10 % waren in einem Wohnheim untergebracht oder galten als "nichtseßhaft". 58 Patienten befanden sich zum Zeitpunkt des Unterbringungsdeliktes in stationärer psychiatrischer Behandlung.

Die Ergebnisse psychiatrisch-epidemiologischer Forschungen zeigten stets eine höhere Erkrankungsprävalenz bei ledigen als bei verheirateten Patienten. Dies gilt für schizophrene Erkrankungen ebenso wie für Neurosen oder Persönlichkeitsstörungen

(Tölle 1966, Huber et al. 1979, Schepank et al. 1984). Noch höher, als es ihrem Anteil unter der Erkrankungsprävalenz entspricht, ist die Hospitalisierungsrate lediger Patienten (Malzberg 1964, Ødegård 1971). Auch unter "normalen" Straftätern ist ein erhöhter Anteil Lediger festzustellen (Göppinger 1983).

Tabelle 2. Wohnsituation vor dem Unterbringungsdelikt (N = 1973)

Wohnsituation	Patienten abs.	%
mit Angehörigen der Primärfamilie	693	35,1
mit Angehörigen der Sekundärfamilie	220	11,2
alleinstehend	603	30,6
Wohnheim	205	10,4
psychiatrisches Krankenhaus	58	2,9
ohne festen Wohnsitz	194	9,8
Summe	1973	100,0

Der Anteil lediger Patienten im Maßregelvollzug liegt jedoch noch deutlich über den aus der allgemeinen Psychiatrie bzw. Kriminologie bekannten Zahlen. Mehr als die Hälfte der Patienten wohnten bei der Einweisung in das psychiatrische Krankenhaus außerhalb einer familiären oder partnerschaftlichen Bindung. Nur ca. jeder 10. Patient verfügte vor der Unterbringung über eine feste partnerschaftliche Beziehung. Zu ähnlichen Ergebnissen kamen Ritzel (1978) und Schumann (1983). Diese hohe Ledigenquote könnte auf bereits frühzeitig bestehende Auffälligkeiten dieser Patientengruppe hinweisen. Denkbar wäre aber auch ein anderer Zusammenhang, daß nämlich die mangelnde partnerschaftliche Bindung mitbestimmend für das delinquente Verhalten dieser Patienten war, oder daß das Fehlen einer stabilen Partnerschaft seitens der Gutachter und Gerichte als ein negativer Faktor für die Legalprognose angesehen wurde. Von großer Bedeutung ist dieser Mangel an einem stabilen sozialen Umfeld jedenfalls in Hinblick auf die Rehabilitationsmöglichkeiten (Ritzel 1978), worauf im Zusammenhang mit der Unterbringungspraxis (C: II 2.7) noch einzugehen sein wird.

1.4 Geschlechterverteilung

In sämtlichen Kriminalstatistiken findet sich ein signifikantes Überwiegen der männlichen Straftäter gegenüber den weiblichen (Gipser 1981). Unter den 1984 in der Bundesrepublik insgesamt strafrechtlich Verurteilten lag der Anteil weiblicher Straftäter bei 16,1 %. Unter den Tätern, die zu einer nicht zur Bewährung ausgesetzten Freiheitsstrafe verurteilt wurden, befanden sich sogar nur zu 5 % Frauen. Noch geringer war der Anteil weiblicher Strafhäftlinge mit 3,4 % (am 31.3.1984 laut Statistischem Bundesamt). Sowohl die Inzidenz- als auch die Prävalenzraten psychiatrischer Erkrankungen weisen dagegen ein leichtes Überwiegen des weiblichen Geschlechtes auf (Dilling u. Weyerer 1978). Rasch (1986b, S.132) zieht hieraus die Schlußfolgerung: "Wenn psychische Krankheit ein entscheidender Faktor bei der Entstehung von Kriminalität wäre, müßten Männer und Frauen zumindest unter den psychisch kranken Rechtsbrechern zu gleichen Teilen vertreten sein."

Bereits in früheren, auf einzelne Bundesländer oder Krankenhäuser beschränkten Untersuchungen wurde stets auf den geringen Anteil weiblicher Maßregelpatienten hingewiesen (Lewenstein 1959, Müller u. Hadamik 1966, Ritzel 1978). Hiermit übereinstimmend fanden sich auch in unserer Erhebung bundesweit nur zu 3,0 % weibliche Untergebrachte (Tabelle A7). Die Daten des statistischen Bundesamtes weisen für das Jahr 1984 mit 4,1 % einen etwas höheren Frauenanteil auf. Dies bestätigt die bereits geäußerte Vermutung, daß in unserer Erhebung eine etwas erhöhte Ausfallsquote bei weiblichen Maßregelvollzugspatienten zu erwarten war. Aber auch wenn man von dieser etwas höheren Ziffer ausgeht, ändert dies nichts an dem Ungleichgewicht der Geschlechterrelation.

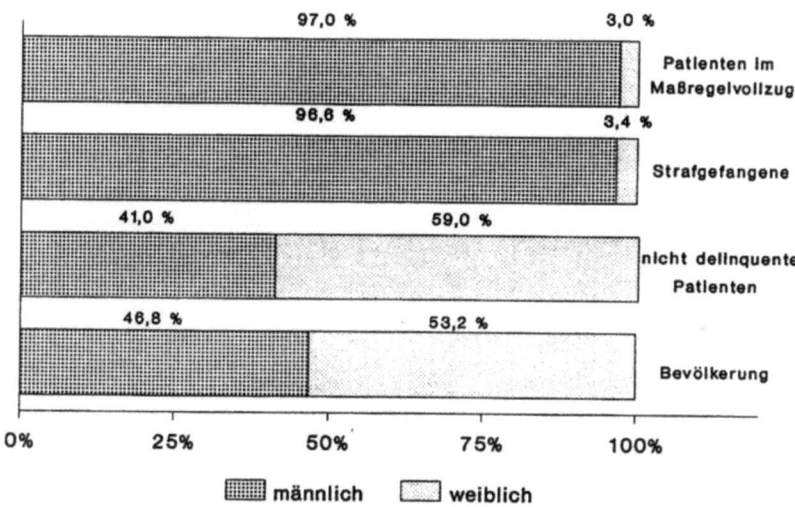

Abb. 5. Geschlechterrelation der untergebrachten psychisch kranken Straftäter (N = 1973, Einzeldaten s. Tabelle A7). Zum Vergleich: Häftlinge im Strafvollzug (31.3.1984, Statistisches Bundesamt, N = 49.072); nicht delinquente Patienten im psychiatrischen Krankenhaus (Dilling/Weyerer, 1978; N = 639); strafmündige Bevölkerung (Statistisches Bundesamt, N = 53.282.016)

Abb. 5 verdeutlicht die Unterschiede in der Geschlechterrelation: Während bei nicht delinquenten Patienten ebenso wie in der strafmündigen Bevölkerung der Frauenanteil leicht überwiegt, beträgt bei den untergebrachten psychisch kranken Straftätern das Verhältnis Frauen zu Männer etwa 1 : 25 und entspricht somit den diesbezüglichen Verhältnissen bei nicht seelisch erkrankten Strafhäftlingen.

Diese Geschlechterdifferenz läßt sich nicht auf Unterschiede im Vollzug zurückführen, sondern geht auf die unterschiedliche Häufigkeit der gerichtlichen Anordnung einer solchen Maßregel zurück (Tabellen A1 und A2): Auf den Zeitraum zwischen 1975 und 1984 bezogen war der Anteil weiblicher Patienten unter den Untergebrachten insgesamt nur geringfügig niedriger (im Mittel 4,2 %) als es ihrem jeweiligen Anteil unter den jährlichen Neueinweisungen entsprach (im Mittel 6,4 %). Diese im Vergleich zur Unterbringungsprävalenz leicht erhöhte Einweisungshäufigkeit entspricht einer insgesamt etwas kürzeren Unterbringungsdauer der weiblichen Patienten in unserer Untersuchung (im Mittel 5,3 Jahre bei weiblichen gegenüber 6,3 Jahren bei männlichen Patienten). Die von Ritzel (1978) für Niedersachsen ermittelte und als unverhältnismäßig lang bezeichnete Unterbringungsdauer gerade der weiblichen Patienten (im Mittel 18,2 Jahre gegenüber 7,0 Jahren für die gesamte Untersuchungsgruppe) läßt sich also bundesweit nicht bestätigen.

Deutliche geschlechtsspezifische Unterschiede finden sich hinsichtlich des Familienstandes (Tabelle 3). Der Anteil Lediger ist bei den Frauen um die Hälfte niedriger als bei den Männern, entsprechend höher sind die Anteile verheirateter und geschiedener weiblicher Patienten. Dies erklärt sich, ebenso wie der höhere Anteil verwitweter Frauen, z.T. durch das insgesamt höhere Lebensalter der weiblichen Untergebrachten. Das mittlere Lebensalter zum Zeitpunkt des Unterbringungsdeliktes betrug 34,9 Jahre bei weiblichen gegenüber 30,4 Jahre bei männlichen Maßregelpatienten (Kruskal-Wallis-Test: $chi^2 = 11,6$; $p < 0,001$). Dies entspricht den Befunden der allgemeinen Kriminalstatistik über eine insgesamt erst in einem höheren Lebensalter beginnende weibliche Kriminalität (Grunau 1975).

Tabelle 3. Familienstand der Maßregelvollzugspatienten nach Geschlecht (N = 1973)

Familienstand	männlich abs.	männlich %	weiblich abs.	weiblich %	Summe 1
ledig	1503	78,5	23	39,0	1526
verheiratet	168	8,8	18	30,5	186
geschieden	217	11,3	16	27,1	233
verwitwet	26	1,4	2	3,4	28
Summe 2	1914	100,0	59	100,0	1973

$Chi^2 = 54,0$ df = 3 $p < 0,001$

Nach Ritzel (1978, S.49) stellt diese Geschlechterrelation die Patienten des Maßregelvollzugs "eindeutig in größere Nähe zu den in den Gefängnissen einsitzenden Strafgefangenen, als zu den stationären nicht straffälligen Kranken in den psychiatrischen Institutionen". Böker u. Häfner (1973), die unter psychisch kranken Gewalttätern ebenfalls einen signifikant geringeren Anteil weiblicher Täter gefunden hatten, vermuteten, "daß die Geschlechtszugehörigkeit ganz allgemein mehr Einfluß auf das Gewalttatenrisiko hat als die Krankheit". Eine Ausnahme hiervon fanden sie lediglich bei Tätern mit einer affektiven Psychose. Hier betrug die Geschlechtsverteilung ca. 1 : 3,5 zugunsten weiblicher Täter (Böker u. Häfner 1973, S.244). Patienten mit einer solchen Erkrankungsform finden sich im psychiatrischen Maßregelvollzug jedoch ausgesprochen selten (C: I 3.2).

1.5 Soziographische Daten

1.5.1 Methodische Vorbemerkung

Der Beschreibung der psychosozialen Herkunft des Patienten dienten mehrere Items, die entweder als Kriterien primärer, "angeborener" Stigmata anzusehen sind (z.B. unehelicher Geburtsstatus) und/oder als Indikatoren für gestörte Außenfaktoren der primären Sozialisation (z.B. psychische Erkrankungen und delinquentes Verhalten in der Herkunftsfamilie, primäre oder sekundäre Heimaufnahme). Zur Qualität der innerfamiliären Beziehungen in der Herkunftsfamilie sind bei dieser Sekundäranalyse des vorliegenden Aktenmaterials keine Aussagen möglich.

Zum Sozialstatus der Herkunftsfamilie wurden die Sozialschicht und die Berufsqualifikation der Eltern getrennt erfaßt. Gerade bei der hier vorliegenden Probandengruppe und in Hinblick auf die Fragestellung der Untersuchung war eine Erfassung der primären Sozialschicht der Patienten erforderlich, auch wenn sich eine Sozialschichtsbestimmung nur auf wenige Merkmale stützen und von daher nicht umfassend sein kann. Das (vielgebräuchliche) 5-Schichten-Modell von Hollingshead u. Redlich (1967) konnten wir nicht übernehmen, da unter den drei dort benutzten Kriterien (Ausbildung, Beruf und Wohngegend) vor allem der Charakter der Wohngegend durch Analyse der Aktenunterlagen nur selten bestimmbar war. Demgegenüber ließ sich das Kriterium der Berufstätigkeit der Eltern fast durchgehend den psychiatrischen Gutachten entnehmen.

Aus diesem Grund wurde der Erhebung das Schichtenmodell von Moore u. Kleining (1960) zugrundegelegt, welches ausschließlich am Kriterium des Berufes orientiert ist. Entsprechend der Vorgehensweise von Dilling u. Weyerer (1978), die in ihrer psychiatrisch-epidemiologischen Studie ebenfalls diese Schichteinteilung zugrunde legten, wurde das ursprüngliche Sieben-Schichten-Modell von Moore u. Kleining durch Zusammenfassung der beiden jeweils oberen und unteren Schichten auf insgesamt fünf Schichten reduziert, um eine Vergleichbarkeit mit den Daten von Dilling u. Weyerer zu ermöglichen.

Durch die Zusammenfassung der jeweils oberen und unteren Schicht ergaben sich folgende 5 soziale Schichten:

Schicht I: Oberschicht und obere Mittelschicht
Schicht II: Mittlere Mittelschicht
Schicht III: Untere Mittelschicht
Schicht IV: Obere Unterschicht
Schicht V: Untere Unterschicht und sozial Verachtete

Als Vergleichsdaten bezüglich der Schichtverteilung in der Bevölkerung diente die Stichprobe von Kleining u. Moore (1968). Beim Vergleich der Patientengruppe mit nicht erkrankten Strafhäftlingen ("Häftlingsgruppe" von Göppinger, 1983) wurden wegen der dort gewählten Einteilung die Schichten I und II jeweils zu einer Gruppe zusammengefaßt.

Beim Merkmal der Berufstätigkeit war zunächst geplant, sowohl die Art als auch die Qualifikation der Berufstätigkeit zu erfassen. Im Rahmen der ersten Erhebungphase wurde daher das Item der Berufstätigkeit zunächst als offene Frage geführt, um die Kodierungsmöglichkeiten nach Vorliegen einer größeren Fallzahl zu überprüfen. Die Zwischenauswertung nach den ersten 6 Erhebungsmonaten zeigte jedoch, daß anhand der Aktenunterlagen zwar eine hinreichend sichere Zuordnung der qualifikatorischen beruflichen Stellung möglich war, nicht jedoch eine Verkodung der Art der Berufstätigkeit, z.B. nach dem modifizierten internationalen ISCO-Code oder einer anderen gebräuchlichen Berufsklassifizierung (z.B. Statistisches Bundesamt, 1975: Klassifizierung der Berufe). Für eine derartige Kodifizierung erwiesen sich die Angaben in der Krankengeschichte oder im Einweisungsgutachten als zu unpräzise (s. hierzu auch Ritzel 1978, S.56). Es wurde daher bei der weiteren Erhebung jeweils nur noch die berufliche Stellung (unabhängig von der Art der Berufstätigkeit) erfaßt, auch wenn hierdurch ein gewisser Informationsverlust nicht vermeidbar war.

Beim Patienten selbst wurden an soziographischen Daten die höchste in der bisherigen Biographie erreichte Qualifikation im Berufsleben dokumentiert, sowie die Stellung im Erwerbsleben, Sozialschicht und Wohnsituation zu bestimmten Zeitpunkten der Biographie (erstmalige psychiatrisch-stationäre Behandlung, erstmalig bekanntgewordenes delinquentes Verhalten, erstmalige Aburteilung, erstmalige strafrechtliche Unterbringung, aktuelle Unterbringung und ggfls. beim Widerruf der bedingten Entlassung). Diese differenzierte Erfassung der Lebensverhältnisse der Patienten erfolgte, um sowohl eine Intergenerationenmobilität (Unterschiede im sozialen Status des Patienten gegenüber seiner Herkunftsfamilie) als auch eine Intragenerationenmobilität (Änderungen der Sozialschicht des Patienten in dessen Lebenslauf) zu erfassen.

1.5.2 Herkunftsfamilie

1.5.2.1 Familienstruktur

Die Bedeutung spezieller Verhaltensmuster in der Herkunftsfamilie, z.B. der innerfamiliären Kommunikation, wurde in umfangreichen Studien bereits mehrfach aufgezeigt. Dies betrifft in gleicher Weise die Entstehungsbedingungen krimineller Entwicklungen (z.B. Glueck u. Glueck 1950, 1968) wie auch den Hintergrund und Verlauf seelischer Erkrankungen (z.B. Wynne u. Singer 1965). Eine Erfassung derart spezifischer Verhaltensmuster in der Ursprungsfamilie von Maßregelvollzugspatienten war im Rahmen unserer Untersuchungsmethode nicht möglich. Wir mußten uns daher auf die Erhebung leicht faßbarer, äußerer bzw. struktureller Merkmale der Herkunftsfamilie beschränken.

Tabelle 4. Strukturelle Familienverhältnisse bei Maßregelpatienten (N = 1973). Zum Vergleich die entsprechenden Daten von Göppinger (1983): a) Häftlingsgruppe (N = 200); b) Vergleichsgruppe nicht delinquenter Probanden (N = 200)

	nach § 63 StGB Untergebrachte		Strafhäftlinge	Vergleichsgruppe (s.o.)
	abs.	%	%	%
durchgehend in strukturell unvollständiger Familie aufgewachsen	276	14,0	15,8	15,5
Heimaufenthalte	637	32,3	43,0	6,0
nichteheliche Geburt	291	14,7	18,4	3,5
Proband ist Einzelkind*	374	19,2	15,8	12,0
Proband hat mehr als 4 Geschwister*	431	22,1	15,8	8,5

*) N = 1947, da bei 26 Patienten die Geschwisterzahl nicht erhebbar war.

Tabelle 4 zeigt einige dieser Merkmale im Vergleich mit den von Göppinger (1983) beschriebenen Befunden. 14 % der Maßregelvollzugspatienten waren durchgehend ohne Vater und/oder Mutter aufgewachsen. Sie unterscheiden sich hierin weder von den Strafgefangenen noch von der Kontrollgruppe aus der "Normalbevölkerung", die in der Studie von Göppinger untersucht worden war. Auch Böker u. Häfner (1973) fanden keinen signifikanten Unterschied in der Häufigkeit einer "broken-home"-Situation zwischen gewalttätigen (26,8 %) und nicht gewalttätigen (22,0 %) Patienten. Die insgesamt etwas höhere Häufigkeit bei Böker u. Häfner beruht vermutlich darauf, daß hier auch Verluste eines Elternteils im weiteren Verlaufe der Kindheitsentwicklung mit aufgeführt wurden.

Signifikante Unterschiede zwischen Häftlings- und Vergleichsgruppe waren von Göppinger hinsichtlich einer nichtehelichen Geburt und der Häufigkeit von Heimunterbringungen gefunden worden. Maßregelvollzugspatienten gleichen hierin deutlich den Strafhäftlingen.

Verschiedentlich wurde das Aufwachsen in einer Familie mit großer Kinderzahl als ein Risikofaktor für eine spätere delinquente Entwicklung angesehen (Robins 1978). In der Studie von Göppinger hatten 15,8 % der Strafhäftlinge mehr als 4 Geschwister und unterschieden sich hierin signifikant von der Vergleichsgruppe (8,5 %). Bei den Maßregelpatienten fand sich ein noch höherer Anteil an Patienten (22,1 %) mit einer derart großen Geschwisterzahl.

1.5.2.2 Psychische Störungen und dissoziales Verhalten

Wenn man die familiäre Belastung mit psychischen Krankheiten untersucht, muß man sich darüber im klaren sein, daß psychiatrische Krankengeschichten hierüber nur sehr unvollständig Auskunft geben. Erfahrungsgemäß bleibt ein großer Teil von psychischen Krankheiten bei Angehörigen unbekannt. Hiervon ist auch bei unseren Probanden und ihren Krankengeschichten auszugehen. Daher können die in diesem Zusammenhang erhobenen Zahlen nicht als absolute Größen gewertet werden. Wohl aber ist es möglich, innerhalb unserer Population einzelne Gruppen von Kranken (z.B. gegliedert nach Diagnose) auf die familiäre Belastung hin vergleichend zu prüfen. Dabei kommt es nicht allein auf die sogenannte "einschlägige" Belastung an (z.B. schizophrene Angehörige eines schizophrenen Patienten), sondern auf das Vorkommen psychischer Störungen in der Familie des Probanden überhaupt. Die bekanntgewordenen psychischen Störungen bei Angehörigen insgesamt anzugeben (also ohne Berücksichtigung der speziellen Diagnose) empfiehlt sich bei dieser Untersuchung auch deshalb, weil die Krankenblattunterlagen und die Gutachten eine diagnostische Spezifizierung nicht durchgehend zuließen.

Es zeigte sich bei den Patienten des Maßregelvollzuges eine Belastung mit psychischen Störungen in der Verwandtschaft 1. Grades von 25,5 %. Diese liegt geringfügig höher als die vergleichbare familiäre Belastung bei nicht delinquenten Patienten (Tabelle 5). Dabei ist jedoch zu berücksichtigen, daß die Frage nach familiären Belastungen bei den psychisch kranken Straftätern vermutlich sorgfältiger dokumentiert worden war als in der entsprechenden Vergleichsgruppe (so auch Böker u. Häfner 1973, S. 101), so daß eine wesentliche Differenz in der familiären Belastung mit psychischen Erkrankungen zwischen den untergebrachten delinquenten und den stationär behandelten nicht delinquenten Patienten nicht anzunehmen ist.

Tabelle 5. Ernstere psychische Störungen in der Herkunftsfamilie der untergebrachten psychisch kranken Straftäter (N=1973) und der stationär behandelten psychisch kranken "Nichttäter" (Vergleichsgruppe von Böker/ Häfner 1973, N=466)

psychische Auffälligkeiten in der Herkunftsfamilie	nach § 63 StGB Untergebrachte abs.	%	psychisch kranke "Nichttäter" abs.	%
vorhanden	503	25,5	106	22,8
nicht vorhanden	1470	74,5	360	77,2
Summe	1973	100,0	466	100,0

Neben den psychiatrischen Auffälligkeiten wurden auch dissoziale Verhaltensweisen bei den Angehörigen der Herkunftsfamilie registriert. Wir beschränkten uns hierbei auf eindeutig strafrechtlich relevante Verhaltensweisen, wobei zunächst auch eine Einteilung auf entsprechende Deliktsgruppen (Eigentums-, Sexual-, Gewaltdelikte, sonstige Delinquenz) durchgeführt wurde. Aufgrund der insgesamt geringen Fallzahl dieser Untergruppen zeigte sich schließlich jedoch lediglich eine Unterteilung nach fehlenden oder vorhandenen "Straftaten in der Herkunftsfamilie" sinnvoll.

Tabelle 6. Disssoziale Verhaltensweisen bei Angehörigen der Herkunftsfamilie der untergebrachten psychisch kranken Straftäter (N=1973)

dissoziales Verhalten in der Herkunftsfamilie	nach § 63 StGB Untergebrachte abs.	%
vorhanden	166	8,4
nicht vorhanden	1807	91,6
Summe	1973	100,0

Das Vorliegen von Straftaten bei weiteren Familienangehörigen war bei 8,4 % der Maßregelvollzugspatienten dokumentiert (Tabelle 6). Die "Dunkelziffer" ist hier sicher groß. Ähnlich wie bei der Auswertung der Krankheitsbelastung in den Familien kommt es auch hier weniger auf die absoluten Zahlen als auf die relativen Unterschiede in den einzelnen diagnostischen Gruppen an (C: I 5.3).

Ein Vergleich der in unserer Erhebung ermittelten Delinquenzbelastung der Herkunftsfamilie mit den entsprechenden Befunden von Böker u. Häfner (1973) und Göppinger (1983) ist nicht möglich; denn beide Arbeiten legen eine erheblich weitergehende und weniger scharf umgrenzte Definition von dissozialen Auffälligkeiten der Herkunftsfamilie zugrunde (z.B. sämtliche aggressiven wie autoagressiven Verhaltensweisen und Alkoholabusus bei Böker u. Häfner oder promiskes Sexualverhalten, Alkoholmißbrauch und "Einschätzung als Sonderling" bei Göppinger). Erwartungsgemäß lag daher die Quote solcher Auffälligkeiten in der Herkunftsfamilie in beiden genannten Arbeiten deutlich höher (22,8 % der geistesgestörten Gewalttäter von Böker u. Häfner und 49,0 % bzw 40,4 % bei den Eltern bzw. den Geschwistern der "Häftlingsgruppe" von Göppinger).

1.5.2.3 Sozialstatus

Auf die soziale Randständigkeit der Maßregelvollzugspatienten wurde bereits in früheren Arbeiten mehrfach hingewiesen (z.B. Albrecht 1978, Ritzel 1978, Schumann 1983). Jedoch wurde in diesen Arbeiten zumeist nicht unterschieden zwischen der sozialen Herkunft der Patienten, ihrem eigenen sozioökonomischen Werdegang sowie ihrer Sozialschicht bei Beginn der Maßregel.

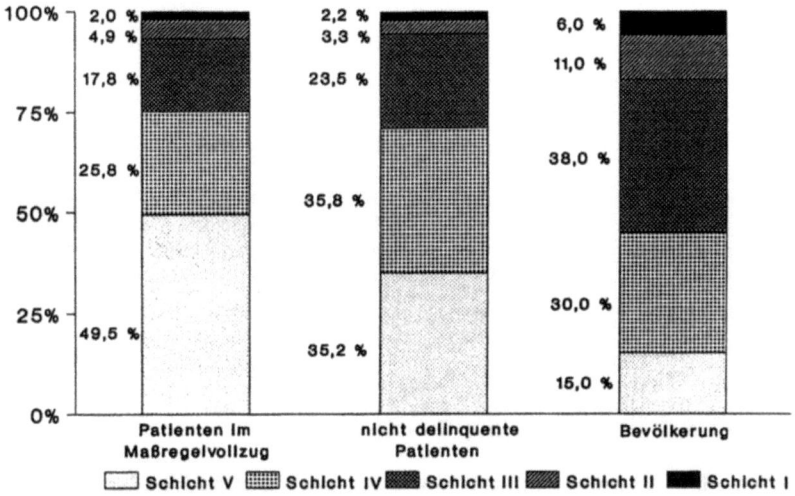

Abb. 6. Sozialschichtsverteilung bei Patienten des Maßregelvollzugs entsprechend ihrer Herkunftsfamilie (N = 1946, da bei 27 Patienten die Sozialschicht der Herkunftsfamilie nicht erhebbar war; Einzeldaten s. Tabelle A8); Zum Vergleich: nicht delinquente Patienten im psychiatrischen Krankenhaus (Dilling/Weyerer 1978; N = 639); strafmündige Bevölkerung (Kleining/Moore 1968; N = 14.375). Zur Beachtung: Bei den nicht delinquenten Patienten bezieht sich die Schichtverteilung auf die Patienten selbst und nicht auf deren Herkunftsfamilie. Zum Vergleich des sozioökonomischen Status der Maßregelvollzugspatienten selbst im Verlaufe ihrer Biographie s. Abb. 10

Bei insgesamt 1946 der von uns untersuchten Fälle (entsprechend 98,6 % der untersuchten Gesamtgruppe) ließ sich der sozioökonomische Status der Herkunftsfamilie hinreichend sicher feststellen (Abb. 6 und Tabelle A8). Es zeigt sich ein deutliches Überwiegen niedriger sozialer Schichten im Vergleich zur Schichtverteilung in der Gesamtbevölkerung. Die relative Häufung unterer Sozialschichten ist bei Maßregelpatienten deutlicher als bei den nicht delinquenten Patienten im psychiatrischen Krankenhaus.

Im Vergleich mit nicht erkrankten Strafgefangenen findet sich ein leichtes Überwiegen der Ober- und Mittelschicht, aber auch der unteren Unterschicht in den Herkunftsfamilien der untergebrachten Straftätern, die Strafgefangenen entstammen dagegen häufiger aus der oberen Unterschicht (Abb. 7).

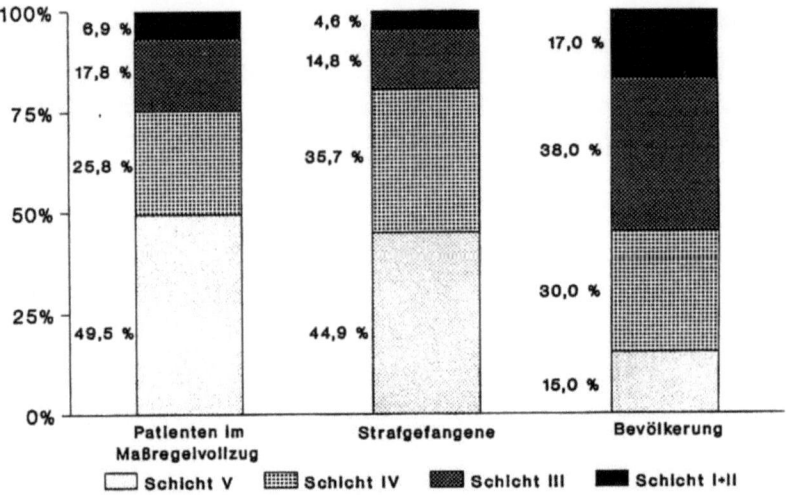

Abb. 7. Soziale Herkunft bei Patienten des Maßregelvollzuges (N=1946) und bei nicht erkrankten Strafhäftlingen ("Häftlingsgruppe" von Göppinger 1983; N=196), jeweils entsprechend der Sozialschicht der Herkunftsfamilie. Sozialschichten I und II werden zusammengefaßt dargestellt (entsprechend der von Göppinger gewählten Unterteilung). Zum Vergleich: strafmündige Bevölkerung (Kleining/Moore 1968; N=14.375)

1.5.3 Schul- und Berufsausbildung

In vorangegangenen Untersuchungen an einzelnen Maßregelvollzugseinrichtungen wurde stets auf einen deutlichen Mangel an schulischer Bildung und beruflicher Qualifikation der untergebrachten Patienten hingewiesen (Albrecht 1978, Gretenkord u. Lietz 1983, Schumann 1983). Dieser Befund ließ sich in unserer Erhebung auch bundesweit bestätigen (Tabelle 7). Die Zahl der Analphabeten (soweit dies den Krankenblattunterlagen zu entnehmen war) betrug 268 Patienten (13,6 %). Vermutlich liegt die tatsächliche Zahl dieser Patienten jedoch noch höher. Im Rahmen der Pilotstudie (Leygraf 1984) hatte sich gezeigt, daß ein solcher Befund in den Krankenblättern oft nicht dokumentiert worden war.

In der Studie von Göppinger (1983) hatten sich signifikante Unterschiede in der Schul- und Berufsausbildung zwischen "Häftlingsgruppe" und "normaler" Vergleichsgruppe zeigen lassen. Unsere Befunde weisen für die untergebrachten, psychisch kranken Straftäter ein im Vergleich zu den Strafhäftlingen noch geringeres Bildungsniveau auf (Abb. 8 und 9).

Tabelle 7. Schulische Bildung und berufliche Qualifikation der Maßregelpatienten (N = 1973)

	Patienten abs.	%
Schulbildung:		
kein Schulbesuch	36	1,8
Sonderschule ohne Abschluß	445	22,6
Sonderschule mit Abschluß	192	9,7
Hauptschule ohne Abschluß	465	23,6
Hauptschule mit Abschluß	652	33,0
mehr als Hauptschule	183	9,3
Summe	1973	100,0
abgeschlossene Berufsausbildung:		
nicht vorhanden	1491	75,6
vorhanden	482	24,4
Summe	1973	100,0

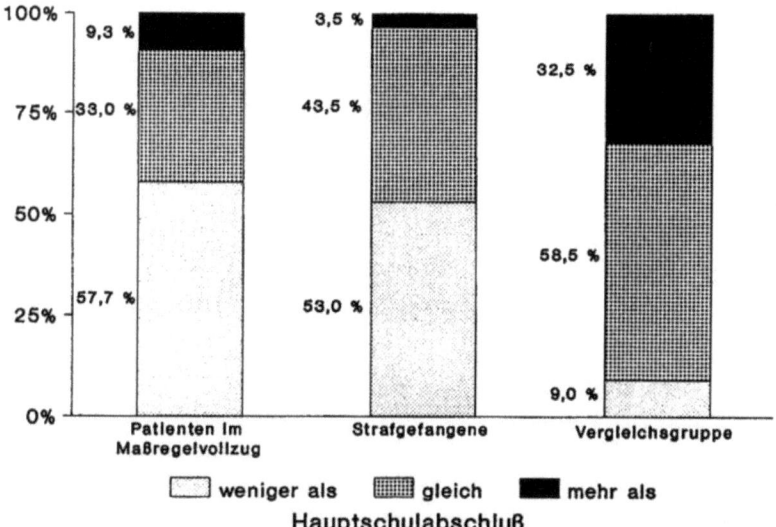

Abb. 8. Vergleich der Schulbildung bei Patienten des Maßregelvollzugs (N = 1973) mit den entsprechenden Ergebnissen von Göppinger (1983) bei Strafgefangenen (N = 200) und der Vergleichsgruppe aus der "Normalbevölkerung" (N = 200). Deutliches Überwiegen eines geringen Bildungsniveaus bei beiden Straftätergruppen gegenüber der Vergleichsgruppe

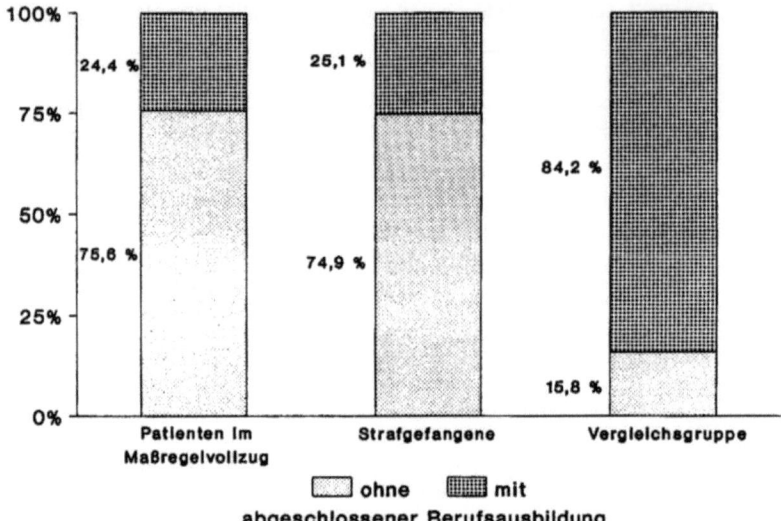

Abb. 9. Vergleich der Berufsausbildung bei Patienten des Maßregelvollzugs (N = 1973) mit den entsprechenden Ergebnissen von Göppinger (1983) bei Strafgefangenen (N = 200) und der Vergleichsgruppe aus der "Normalbevölkerung" (N = 200). Deutliches Überwiegen eines geringen Ausbildungsniveaus bei beiden Straftätergruppen gegenüber der Vergleichsgruppe

1.5.4 Sozialdaten im biographischen Verlauf

Um einen Einblick in eventuelle Änderungen der Sozialdaten im Lebenslauf der Patienten zu gewinnen, wurden die soziale Herkunft (s. o.) und die vom Patienten erreichte Sozialschicht sowie die Schichtverteilung zum Zeitpunkt des jeweiligen Unterbringungsdeliktes verglichen. Dabei zeigte sich eine signifikante Inter- sowie Intragenerationenmobilität dieser Patientengruppe (Abb. 10 und Tabelle A9).

Der von den Patienten selbst erreichte sozioökonomische Status liegt im Mittel deutlich unter dem der Herkunftsfamilie (Zunahme der untersten Sozialschicht und Abnahme höherer Schichten). Dieser soziale Abstieg setzt sich im biographischen Verlauf der Patienten weiter fort: Zum Zeitpunkt des Unterbringungsdeliktes befanden sich ca. 9 von 10 Patienten in der untersten Sozialschicht. Dies entspricht den von Schumann (1983) berichteten Befunden für die in Westfalen-Lippe untergebrachten Maßregelpatienten.

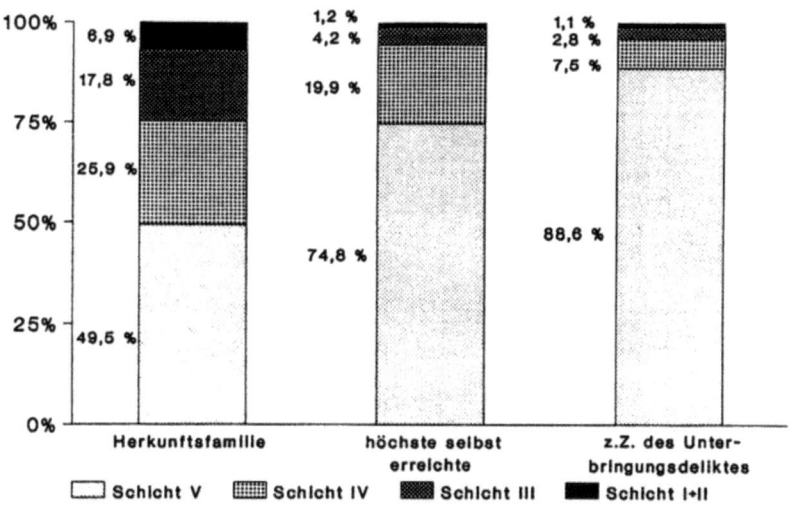

Abb. 10. Verteilung der Sozialschichten bei Patienten des Maßregelvollzugs im biographischen Verlauf (N = 1946, Einzeldaten s. Tabelle A9). Im Vergleich zur Herkunftsfamilie vermehrtes Auftreten der untersten Sozialschicht und Abnahme der höheren Sozialschichten beim (höchsten) vom Patienten selbst erreichten sozioökonomischen Status. Bei Begehung des Unterbringungsdeliktes weitere Verschiebung zur untersten Schicht

Tabelle 8. Stellung im Erwerbsleben zum Zeitpunkt des Unterbringungsdeliktes (N = 1973)

Stellung im Erwerbsleben	Patienten abs.	%
durchgehend berufstätig	418	21,2
wechselnde Gelegenheitsarbeiten	273	13,8
schulische/berufliche Ausbildung	44	2,2
beschützende Werkstätte	65	3,3
Rentner	04	5,3
arbeitslos	1069	54,2
Summe	1973	100,0

Entsprechend gering war auch die Zahl der Patienten, die vor Beginn der Unterbringung eine feste berufliche Integration aufwiesen (Tabelle 8). Nur jeder fünfte Patient verfügte zum Zeitpunkt des Unterbringungsdeliktes über ein festes Arbeitsverhältnis. Ähnliche Ergebnisse berichteten Schumann (1983) und Binsack (1973).

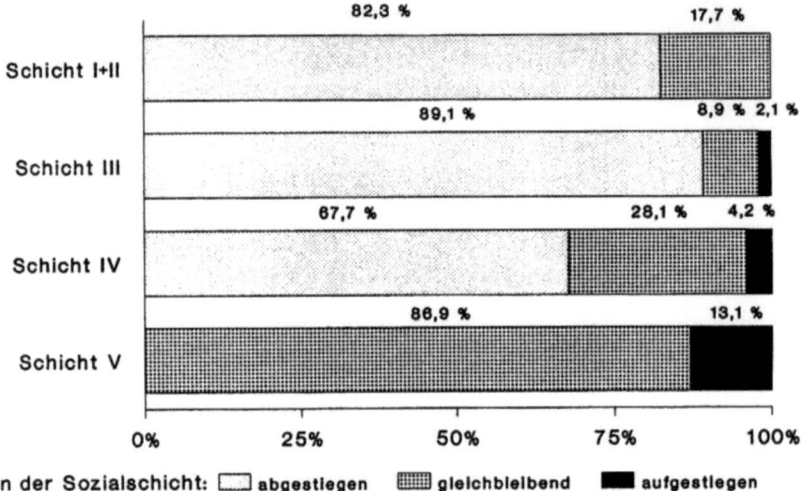

Abb. 11. Vergleich einzelner Sozialschichten (Schicht I und II zusammengefaßt) hinsichtlich des Anteils sozialer "Auf-" und "Absteiger" (höchste selbst erreichte Sozialschicht gegenüber der Sozialschicht der Herkunftsfamilie; N = 1946)

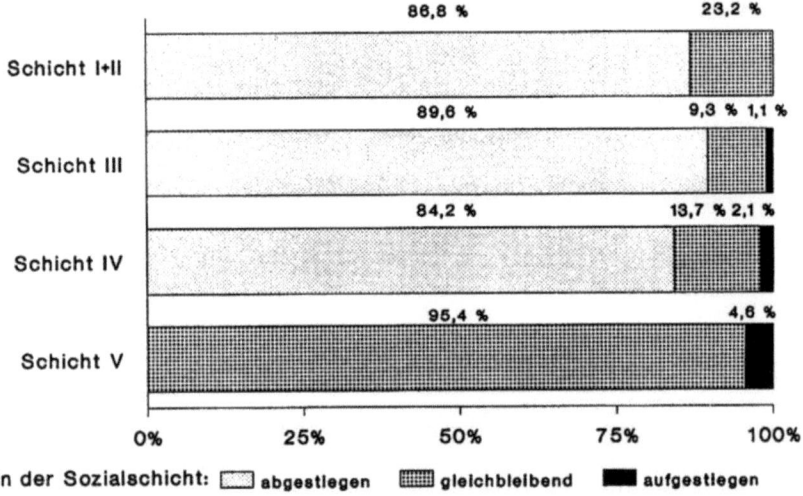

Abb. 12. Vergleich einzelner Sozialschichten (Schicht I und II zusammengefaßt) hinsichtlich des Anteils sozialer "Auf-" und "Absteiger" (eigene Sozialschicht z.Z. des Unterbringungsdeliktes gegenüber der Sozialschicht der Herkunftsfamilie; N = 1946). Im Vergleich zu Abb. 11: Abnahme der "Aufsteiger" (aus den Schichten III bis V) und der Patienten mit unveränderter Sozialschicht (in den Schichten I bis IV), dagegen Zunahme der "Absteiger" (aus den Schichten I bis IV) und der in der untersten Schicht Verbliebenen

Über die Zahl der jeweiligen "Aufsteiger" bzw. "Absteiger" aus den einzelnen Sozialschichten informieren die Abb. 11 und 12. Zum Zeitpunkt des Unterbringungsdeliktes hatte sich die ohnehin bereits geringe Anzahl der "Aufsteiger" (im Vergleich zur Herkunftsfamilie) noch deutlich reduziert, die Zahl der "Absteiger" sowie der in der untersten Schicht Verbliebenen war dagegen erheblich angestiegen.

1.5.5 Diskussion der soziographischen Daten

Bei der Diskussion der soziographischen Befunde ist zunächst zu berücksichtigen: Es gibt nicht "den" Maßregelvollzugspatienten und somit auch nicht "den" sozialen Hintergrund des Maßregelvollzuges. Unter den von uns untersuchten Fällen waren Patienten, die sich zeitlebens in einer erheblichen sozialen Randständigkeit befunden hatten, aber z.B. auch solche mit einer abgeschlosssenen akademischen Ausbildung. Einige Patienten stammten aus recht wohlhabenden Familien. Auf die unterschiedliche Verteilung dieser soziographischen Merkmale innerhalb der Gesamtgruppe der Patienten des Maßregelvollzugs wird im Rahmen der Untergruppenvergleiche näher eingegangen werden (C: I 5.3). Trotz dieser Unterschiede zeichnen sich jedoch für die Mehrzahl der untergebrachten psychisch kranken Rechtsbrecher eine Reihe gemeinsamer soziographischer Merkmale ab.

1.5.5.1 Primärfamilie und Bildungsniveau

Zunächst ist festzustellen, daß unter den strukturellen Aspekten der Primärfamilie dem Faktor eines "broken home" bei Patienten des Maßregelvollzugs zumindest zahlenmäßig keine stärkere Bedeutung zukommt. Auch Böker u. Häfner (1973) konnten - entgegen ihren anfänglichen Erwartungen - in einer zerbrochenen Elternfamilie keine erhöhte Disposition zur Gewaltkriminalität erkennen. Dies entspricht den in der allgemeinen Kriminologie bekannten Befunden, daß nicht die unvollständige, sondern die in sich zerrüttete Primärfamilie zu einer erhöhten Delinquenzbelastung führt (Brauneck 1961, Jessor et al. 1968).

Die Kategorie einer unvollständigen Primärfamilie dürfte also ein zu grobes Raster darstellen, um kriminogene Einflüsse der familiären Situation zu erfassen. Dies trifft wohl ebenfalls auf die Frage nach psychischen Störungen und/oder dissozialen Verhaltensweisen in der Herkunftsfamilie zu. Im kriminologischen Untersuchungen hatte sich zeigen lassen, daß bei (psychisch gesunden) Straftätern häufig auch die Eltern schon zu kriminellen Verhaltensweisen geneigt hatten, wobei die Kinder von den Eltern weniger deren kriminelle Techniken, sondern überwiegend die kriminelle Einstellung übernahmen (McCord 1980). Die von uns in diesem Zusammenhang erhobenen Befunde können jedoch für sich genommen kaum etwas zur Frage nach eventuellen Faktoren einer (sozialen) Heredität bei psychisch kranken Straftätern aussagen. Die Höhe der "Dunkelziffer" der Eltern, deren Straffälligkeit in den Aktenunterlagen nicht dokumentiert war, läßt sich kaum abschätzen. Außerdem fehlen (mit gleicher Methodik ermittelte) Daten bei nicht delinquenten seelisch Kranken. Die Häufigkeit solcher Verhaltensweisen in der Herkunftsfamilie der Untergebrachten wird daher nur beim Vergleich einzelner Untergruppen unserer Population herangezogen (C: I 5.3).

Entsprechend zurückhaltend zu interpretieren ist auch die Häufigkeit einer hohen Geschwisterzahl der Untersuchten, die sich bei psychisch kranken Rechtsbrechern noch häufiger finden ließ, als bei den von Göppinger (1983) untersuchten Strafhäftlingen. Hierin dürfte sich weniger eine spezifische innerfamiliäre Situation widerspiegeln, sondern eher die niedrige Sozialschicht der betreffenden Herkunftsfamilien. 88,3 % der Patienten mit mehr als 4 Geschwistern entstammten der untersten Sozialschicht. Dies entspricht den von Kleining u. Moore (1968) beschriebenen Verhältnissen in der allgemeinen Bevölkerung: Von den Familien mit mehr als 4 Kinder befanden sich 31 % in der unteren Unterschicht bzw. der Schicht der sozial Verachteten, was für die insgesamt untersuchte Bevölkerungsgruppe nur zu 15 % zutraf.

Bedeutsamer erscheint dagegen die Häufigkeit früherer Heimaufenthalte der Untergebrachten. Jeder 3. Patient des Maßregelvollzuges hatte zumindest einen Teil seiner Kindheits- und Jugendentwicklung in einem Heim verbracht. 4,8 % der Patienten (n=94) waren direkt im Anschluß an ihre Geburt in ein Heim gekommen. Bei 218 Patienten (11,0 %) erfolgte die Heimaufnahme wegen bereits vorliegender Verhaltensauffälligkeiten, mit denen die Familie offensichtlich überfordert war. Zumeist war in diesen Fällen vom Jugendrichter eine Fürsorgeerziehung angeordnet worden. 16,5 % der Untergebrachten (n=325) waren jedoch wegen Störungen in der Primärfamilie in die Obhut eines Heimes gegeben worden. Hier war in der Regel durch das Jugendamt den Eltern das Sorgerecht entzogen worden. Dieser Vorgang läßt eher auf eine Beeinträchtigung der primären Sozialisationsbedingungen dieser Patienten schließen als die Feststellung einer unvollständigen Primärfamilie.

Welche Bedeutung einer solchen "Heimsozialisation" zukommt, zeigen die Schicksale der Patienten im einzelnen. Viele von ihnen hatten den größten Teil ihres bisherigen Lebens in den verschiedensten Institutionen verbracht: Vom Kinderheim aus waren sie wegen ihrer Verhaltensauffälligkeiten in spezielle Erziehungsheime verlegt worden. Von dort waren sie sozusagen nahtlos in den Jugend- später dann in den Erwachsenenstrafvollzug gekommen, bis schließlich die Einweisung in das psychiatrische Krankenhaus erfolgte. Beispielhaft für ein solche "Institutionskarriere" erscheint die Lebensgeschichte folgendes Patienten:

Fallgeschichte 03:
Herr AC hatte die ersten Lebensjahre durchgehend in einem Säuglings- bzw. Kinderheim verbracht. Die bei seiner Geburt erst 15-jährige Mutter heiratete 4 Jahre später und nahm ihn nach einem weiteren Jahr zu sich. Schon wenige Monate später wurde er jedoch in das Heim zurückgebracht, da Mutter und Stiefvater mit der Erziehung des damals 5-jährigen Jungen gänzlich überfordert waren. Im Kinderheim zeigte er sich in den folgenden Jahren durch ein zunehmend aggressives Verhalten auffällig. Mehrfach wurde er bei kleineren Diebstählen erwischt, die Leistungen in der Heimschule waren durchgehend mangelhaft. Mit 12 Jahren erfolgte eine zweiwöchige stationäre Untersuchung in einer kinder- und jugendpsychiatrischen Abteilung, wo eine "Debilität mit soziopathischem Verhalten" festgestellt wurde. Im Alter von 14 Jahren wurde er aus der 5. Klasse der Heimschule entlassen und kam zu einem Landwirt in Familienpflege. Nachdem er in der Folgezeit durch verschiedentliche Diebstähle aufgefallen war, wurde er nach einem halben Jahr in ein Fürsorgeheim gebracht. Dort entwich er häufig und beging während der Entweichungszeiten mehrere Einbrüche.
Im Alter von 16 Jahren kam der Patient deswegen erstmals in die Jugenstrafanstalt, wurde nach einem Jahr in das Erziehungsheim entlassen, beging nach 14 Tagen einen erneuten Einbruch und kam in die Jugendhaft zurück. Es folgten eine Reihe weiterer Haftverbüßungen (jeweils wegen Einbruchsdiebstählen, außerdem einmal wegen Körperverletzung und Bedrohung), wobei der Zeitraum zwischen Entlassung aus der JVA und erneuter Inhaftierung maximal 4 Monate, einmal sogar nur 3 Tage betrug. In zwei Strafverfah-

ren wurde AC psychiatrisch begutachtet, wobei jeweils die Diagnose einer "halt- und willensschwachen Psychopathie in Verbindung mit einem grenzwertigen Schwachsinn" gestellt, die volle Schuldfähigkeit jedoch bejaht worden war. Im Alter von 27 Jahren (bis zu diesem Zeitpunkt hatte er bereits insgesamt 9 Jahre an Freiheitsstrafen verbüßt) beging er schließlich im alkoholisierten Zustand eine versuchte Vergewaltigung. Nunmehr wurde vom Gutachter das Vorliegen einer verminderten Schuldfähigkeit ebenso wie eine weitere Gefährlichkeit angenommen und es erfolgte (zusätzlich zu einer 4-jährigen Freiheitsstrafe) die Einweisung in das psychiatrische Krankenhaus.

Unabhängig von der - kaum zu beantwortenden - Frage nach Ursache und Wirkung bei einer solchen institutionellen und kriminellen "Karriere" zeigt das Beispiel dieses Patienten die Schwierigkeiten auf, mit denen der psychiatrische Maßregelvollzug in seiner gesetzlichen Pflicht zur "Besserung" und Rehabilitation konfrontiert ist. Viele der hier untergebrachten Patienten haben vor ihrer Einweisung kaum außerhalb bestimmter Institutionen gelebt bzw. waren beim Versuch einer eigenständigen Lebensführung jeweils nach kurzer Zeit durch eine erneute Delinquenz gescheitert. Hier erscheinen die Möglichkeiten einer stationären Behandlung allein kaum ausreichend, um diesen Patienten künftig eine bessere Lebensbewältigung und soziale Anpassung zu ermöglichen. Zu befürchten ist vielmehr, daß die Unterbringung im Maßregelvollzug, der hinsichtlich seiner Struktur und seinem Reglementierungsgrad (C: II 2.1.2) sicher eine "totale Institution" (Goffman 1961) darstellt, eher zu einer Verfestigung solcher Verhaltensdefizite und zu einer weiteren Hospitalisierung führt. Solche Hospitalisierungsfolgen dienen dann in nicht wenigen Stellungnahmen der Krankenhäuser dazu, die Notwendigkeit einer weiteren Unterbringung zu begründen. Damit pflanzt sich die Unterbringung sozusagen aus sich selbst weiter fort.

Fallgeschichte 04:
So wurde z.B. bei einem seit 16 Jahren untergebrachten Patienten in der letzten Jahresstellungnahme des Krankenhaus lediglich folgendes ausgeführt: "Im Vergleich zur letzten Stellungnahme ist grundsätzlich nichts Neues zu berichten. AD gehört zu den chronisch hospitalisierten Patienten, bei dem es keine weiteren Ansätze hinsichtlich einer Therapie gibt. Ein Leben außerhalb unserer Einrichtung dürfte für ihn kaum noch möglich sein."

Bei einigen Patienten erschien es angesichts ihrer bisherigen Lebensgeschichte zweifelhaft, ob die Fähigkeit zu einer eigenständigen Lebensführung überhaupt ein realistisches Ziel der Behandlung darstellen konnte. Es mangelt in diesem Bereich aber an Alternativen zur Unterbringung. Auch diese Problematik zeigt sich deutlich in den jährlichen Stellungnahmen der Krankenhäuser, in denen oftmals als alleiniger Grund für die Notwendigkeit einer weiteren Unterbringung auf ein nicht vorhandenes "Entlassungsumfeld" verwiesen wird (C: II 2.7).

Deutlich bestätigt wurden in unserer Untersuchung die bereits früher beschriebenen erheblichen schulischen und beruflichen Defizite der Maßregelvollzugspatienten (Gretenkord u. Lietz 1983, Schumann 1983). Mehr als die Hälfte der Untergebrachten verfügte über keinen Hauptschulabschluß, und nur jeder 4. hatte eine Berufsausbildung erfolgreich abgeschlossen. Es ist schwer zu entscheiden, wie weit diese mangelnde Bildung durch vorausgehende psychische Störungen oder Behinderungen bedingt oder als Folgen eingeschränkter Sozialisationsmöglichkeiten anzusehen ist, und wie weit die Bildungsmängel das sozial auffällige Verhalten der Patienten verursachten.

So läge bei den geistig behinderten Patienten natürlich die Annahme nahe, die mangelnden schulischen Leistungen als Folge dieser geistigen Behinderung anzusehen. Die Gruppe der tatsächlich geistig Behinderten unter den untergebrachten psychisch kranken Rechtsbrechern erwies sich jedoch - im Gegensatz zu einigen Hinweisen in der Literatur (z.B. Albrecht 1978) - als zahlenmäßig vergleichsweise gering (C: I 3.4). Häufiger war dagegen festzustellen, daß vorhandene Teilleistungsstörungen nicht als solche erkannt und die Patienten frühzeitig als geistig behindert angesehen worden waren, wodurch schulische Förderungsbemühungen oft nicht intensiviert, sondern eingestellt wurden. Hier sind sicher auch sozialschichtspezifische Faktoren von erheblicher Bedeutung (Wolf 1977). Aufgrund ihres eigentlichen intellektuellen Leistungsvermögens wären viele dieser Patienten zumindest zu einem Hauptschulabschluß, häufig wohl auch zu einer Berufsausbildung durchaus in der Lage gewesen.

Diese erheblichen Bildungsdefizite begründen sicherlich die Forderung, schulische und berufliche Weiterbildungsmöglichkeiten in die Maßregelbehandlung einzubeziehen (Schumann 1983). So konnten Berckhauer u. Hasenputsch (1982a und b), die bei Strafgefangenen vergleichbare Ausbildungsmängel fanden (62,3 % ohne Hauptschul- und 74,4 % ohne beruflichen Abschluß), eine Verbesserung der späteren Legalbewährungsquote nach schulischen und beruflichen Bildungsmaßnahmen während des Strafvollzugs feststellen. Auf die Frage, ob der Maßregelvollzug diesen Anforderungen bislang gerecht wird, wird noch einzugehen sein (C: II 2.4).

1.5.5.2 Soziale Schicht

Die Frage des Zusammenhanges von sozialer Schichtzugehörigkeit und Häufigkeit psychiatrischer Erkrankungen war in den letzten Jahrzehnten Gegenstand einer Reihe von epidemiologischen Untersuchungen. Diese betrafen vor allem den Einfluß sozialer Schichten auf Häufigkeit und Verlauf schizophrener Erkrankungen. Faris u. Dunham (1939) stellten eine erhöhte Häufigkeit schizophrener Psychosen in den Industriezentren von Chicago fest, ein Befund, der sich auch in einer westdeutschen Großstadt (Mannheim) nachweisen ließ (Häfner et al. 1969). Richtungsweisend waren in diesem Zusammenhang die Arbeiten von Hollingshead u. Redlich (1958), die in ihrer New Haven-Studie eine erhöhte Prävalenzrate schizophrener Erkrankungen bei Angehörigen der unteren Sozialschichten aufzeigen konnten.

Strittig blieb jedoch die Interpretation dieser Befunde. Einerseits wurde vermutet, daß ein Aufwachsen unter schlechteren psychohygienischen Verhältnissen im Sinne einer sozialen Verursachung die Entstehung schizophrener Erkrankungen begünstige. Dieser "Stress-and-Strain" bzw. "non-starter" Hypothese wurde die Vermutung einer sozialen Selektion (Drifthypothese) entgegengestellt (Uchtenhagen 1984). Laut dieser Drift- bzw. Verelendungshypothese führt die schizophrene Erkrankung (oder bereits das präpsychotische Verhalten) zu einem sozialen Abstieg und somit zu einer Häufigkeitszunahme der Erkrankung in unteren Sozialschichten. Die Ergebnisse der Mehrgenerationenstudie von Goldberg u. Morison (1963) sowie die katamnestischen Untersuchungen von Huber et al. (1979) scheinen die Vermutung einer erkrankungsbedingten sozialen Selektion zu bestätigen.

Relativiert wird die Bedeutung dieser, zumeist an hospitalisierten oder ambulant behandelten Patienten erfolgten Untersuchungen jedoch durch die Ergebnisse der Studie von Weyerer et al. (1982), die eine Untersuchung stationär und ambulant behandelter Patienten mit einer Feldstudie verknüpften. Es zeigte sich zwar auch hier eine klare

Übervertretung psychiatrisch behandelter Patienten in der Unterschicht, was besonders auf die hospitalisierten Patienten zutraf. In der Feldstudie hingegen ließ sich keine signifikante Häufung schizophrener Patienten in der Unterschicht nachweisen. Demzufolge stünde die Häufung schizophrener Psychosen in der Unterschicht weniger mit einer erhöhten Krankheitsgefährdung durch die Unterschichtsangehörigkeit im Zusammenhang, sondern mehr mit Selektionsmechanismen im Vorfeld der Behandlung.

Die Angaben zur Häufigkeit von Persönlichkeitsstörungen in einzelnen Sozialschichten sind unterschiedlich (Tölle 1986). Hier sind die Ergebnisse epidemiologischer Untersuchungen noch stärker als im Bereich der schizophrenen Psychosen von vorgegebenen Selektionsfaktoren (unterschiedliche Diagnoseklassifikation, Auswahl der Untersuchungsgruppe) abhängig. In einer umfassenden Untersuchung der Epidemiologie psychogener Störungen ("Mannheimer Kohortenstudie") fand sich jedoch auch bei Persönlichkeitsstörungen ein Überwiegen unterer Sozialschichten (Schepank 1986).

Die kriminologische Forschung sieht die Bedeutung sozialer Schichtzugehörigkeit für die Entstehung kriminellen Verhaltens ebenfalls als sehr problematisch an. Einigkeit herrscht lediglich in der Feststellung, daß die offiziell ausgewiesene Kriminalität, die sich z.B. in der Verurteiltenstatistik ausweist, vornehmlich ein Problem der Angehörigen unterer sozialer Schichten ist (Rasch 1986b, S. 138). Die Ergebnisse der Dunkelfeldforschung haben diesen Befund zwar deutlich relativiert und eine nicht unbeträchtliche Delinquenz auch in höheren Sozialschichten aufweisen können. Häufigere und schwerwiegende Straftaten fanden sich dennoch auch hier in den unteren sozialen Schichten (Remschmidt et al. 1975, Elliot u. Ageton 1980). Zur Erklärung der höheren Kriminalitätsbelastung von Unterschichtsangehörigen wurde eine Reihe sehr unterschiedlicher Hypothesen formuliert, von denen hier zwei Erklärungsmodelle kurz beschrieben werden sollen (Übersicht s. Schneider 1987).

Die von Merton (1949) weiterentwickelte *Anomielehre* versucht, kriminelles Verhalten als eine Auflehnung der Unterschichtsangehörigen gegen die ständig erlebte soziale Benachteiligung zu erklären. Die Häufung dissozialer Verhaltensweisen bei wirtschaftlich benachteiligten Bevölkerungsgruppen wird hier also im Sinne einer sozialen Verursachung angesehen. Dagegen sieht der Ansatz des "*Labeling Approach*" in der Überrepräsentation von Unterschichtsangehörigen unter den strafrechtlich Verurteilten und den Insassen der Haftanstalten lediglich das Endergebnis einer kriminellen Etikettierung (z.B. Sack 1968, Quensel 1970, Peters 1973). Deviantes Verhalten werde letztlich erst durch eine - den jeweiligen Machtverhältnissen entsprechende - gesellschaftliche Definition als kriminell deklariert. Dabei werde durch schichtspezifische Unterschiede in der Sanktionierung bestimmter Verhaltensweisen der Entwicklung krimineller "Karrieren" bei Unterschichtsangehörigen Vorschub geleistet.

Die deutliche Überrepräsentation von Patienten der untersten Sozialschicht im psychiatrischen Maßregelvollzug wurde auch von Albrecht (1978) als Folge einer solchen selektiven Sanktionierung angesehen. Von seinen Patienten gehörten 85 % vor der Unterbringung zur unteren Unterschicht bzw. der Gruppe der sozial Verachteten (Schicht V unseres Einteilungsschemas). Schumann (1983) fand sogar bei 92,6 % der in Westfalen untergebrachten Maßregelvollzugspatienten vor Beginn der Unterbringung eine Zugehörigkeit zur untersten Sozialschicht, ähnlich auch Ritzel (1978).

Die Ergebnisse unserer Untersuchung bestätigen ebenfalls die erhebliche soziale Randständigkeit der im Maßregelvollzug Untergebrachten. Dies zeigen bereits die Herkunftsfamilien dieser Patienten, die etwa zur Hälfte der untersten Sozialschicht angehören. Auch hierin gleichen die untergebrachten psychisch kranken Rechtsbrecher mehr den "normalen" Straftätern als den nicht delinquenten seelisch Kranken.

Ausgehend von den beschriebenen Ansätzen der Kriminologie (Anomie versus Labeling Approach) bieten sich zwei Erklärungsmöglichkeiten an: Die soziale Randständigkeit könnte Ursache für kriminelles Verhalten gleicherweise bei seelisch Kranken wie bei "normalen" Straftätern sein. In Hinblick auf die dissozialen Verhaltensweisen wären somit vor allem die sozioökonomischen Faktoren von Bedeutung. Die psychische Erkrankung wäre dann eher als ein zusätzlich hinzutretender und die Rehabilitation erschwerender Faktor anzusehen. Andererseits wäre es denkbar, daß die Reaktion auf die Straftat eines seelisch Kranken in Abhängigkeit von der sozialen Schicht unterschiedlich ausfällt, z.B. allgemeinpsychiatrische Behandlung bei Patienten der Oberschicht und strafgerichtliche Einweisung bei Unterschichtspatienten.

Hier ist das bereits beschriebene methodische Problem der Untersuchung zu berücksichtigen (B: 2.2): Die erhobenen Daten geben lediglich die Verhältnisse bei den untergebrachten, nicht jedoch bei psychisch kranken Straftätern insgesamt wieder. Zum einen führt die Zugehörigkeit zur untersten Sozialschicht zu einer im Mittel längeren Unterbringungsdauer und somit zu einer erhöhten Prävalenzrate bei einer Querschnittserhebung. Darüber hinaus sind aber bereits bei der Einweisungshäufigkeit in den Maßregelvollzug Selektionsfaktoren zu vermuten, welche die Überrepräsentation bestimmter soziobiographischer Parameter erklären könnten. So gaben Richter und Staatsanwälte in einer Befragung an, ihren Entscheidungen zumeist folgende intuitive Prognosekriterien zugrundezulegen (Fenn 1981): Für eine ungünstige Legalprognose sprächen vermehrter Alkoholkonsum, schlechte familiäre Verhältnisse sowie Arbeitslosigkeit. Eine günstige Prognose sei dagegen anzunehmen bei intakten Familienverhältnissen, ausreichender Schul- und Berufsausbildung, fester partnerschaftlicher Beziehung und beruflicher Integration, also sämtlich Faktoren, die Patienten des Maßregelvollzuges gerade nicht aufweisen. Möglicherweise bedingen also derartige soziobiographische Faktoren, daß unter den psychisch kranken Straftätern einige als weiterhin gefährlich "etikettiert" werden, andere hingegen nicht (zur Prognoseproblematik allgemein s. C: II 3).

Zudem ist bei einem Teil der Patienten zu bedenken, daß die Behandlungsmöglichkeiten auch im Vorfeld der Delinquenz von der Sozialschicht abhängig sind. So fanden Böker u. Häfner (1973) sowie Rink (1982) bei straffällig gewordenen schizophrenen Patienten einen zumeist langjährigen Erkrankungsverlauf vor der Begehung des Deliktes. Die Patienten waren also behandlungsbedürftig. Jedoch ist bekannt, daß bei Unterschichtspatienten eine psychiatrische Behandlung zumeist erst bei einer bereits fortgeschrittenen Krankheitssymptomatik erfolgt (Waller 1982, S.62), außerdem weist die Qualität der behandelnden Einrichtungen eine sozialschichtsabhängige Selektion der Patienten auf (Müller 1980). Möglicherweise führen also die schlechteren Behandlungsmöglichkeiten für Patienten der unteren Sozialschichten nicht nur zu einem insgesamt ungünstigeren Krankheitsverlauf, sondern erhöhen zusätzlich noch die Gefahr strafrechtlicher Komplikationen.

Wahrscheinlich eher im Zusammenhang mit der Erkrankung zu sehen ist der erhebliche soziale Abstieg, den die Patienten des Maßregelvollzuges im Vorfeld ihrer Unterbringung durchlaufen. Dieser Abstieg zeigt sich bereits beim Vergleich der höchsten selbst erreichten Sozialschicht der Patienten mit der sozialen Stellung ihrer Herkunftsfamilie und ist noch deutlicher zum Zeitpunkt des Unterbringungsdeliktes zu erkennen. Übereinstimmend mit den Angaben in der Literatur (Albrecht 1978, Ritzel 1978, Schumann 1983) befanden sich auch in unserer Untersuchung ca. 90 % der Patienten zu diesem Zeitpunkt in der untersten Sozialschicht. Wie bei Vergleich einzelner Erkrankungsformen noch gezeigt werden soll, konzentriert sich das Problem des sozialen Abstiegs jedoch vorwiegend auf die Gruppe der schizophrenen Patienten (C: I 3.7).

2 Rechtsgrundlage der jetzigen Unterbringung

Eine Übersicht der Rechtsgrundlagen der Unterbringung gibt Tabelle 9. 82,8 % der Patienten befanden sich erstmalig im Maßregelvollzug nach § 63 StGB, bei 17,2 % waren dagegen bereits eine oder mehrere Unterbringungen vorangegangen. Ähnliche Anteile an Wiederuntergebrachten berichteten Müller u. Hadamik (1966) für das Rheinland (20,6 %), Schumann (1983) für Westfalen (16,6 %) und Bischof (1986a) für das Bezirkskrankenhaus Haar b. München (17,1 %).

Bei insgesamt 80 Patienten (4,1 %) wurde nach einer bedingten Entlassung und Ablauf der Führungsaufsicht wegen einer neuen Straftat erneut eine Unterbringung nach § 63 StGB angeordnet. 46 Patienten (2,3 %), die während der Zeit der Führungsaufsicht wieder straffällig geworden waren, wurden zusätzlich zu dem bereits erfolgten Bewährungswiderruf in einem neuen Strafverfahren wiederum nach § 63 StGB in das psychiatrische Krankenhaus eingewiesen. Bei diesen Patienten lagen somit nunmehr zwei voneinander unabhängige Anordnungen der Maßregel vor. Dies traf ebenfalls auf 4 der erstmalig untergebrachten Patienten zu, die während ihrer Unterbringung (im Rahmen gewährter Vollzugslockerungen) eine weitere Straftat begangen hatten.

Tabelle 9. Rechtsgrundlage der jetzigen Unterbringung nach § 63 StGB (N = 1973). Zusammengefaßt ergeben sich zu 82,8 % erstmalige und zu 17,2 % erneute Unterbringungen

Rechtsgrundlage	Patienten abs.	%
Erstmalige Unterbringung nach § 63 StGB	1597	80,9
Widerruf (§ 67g StGB) nach primärer Aussetzung der Unterbringung nach § 63 StGB zur Bewährung (§ 67b StGB)	37	1,9
Widerruf nach bedingter Entlassung (§ 67g StGB) aus einer Unterbringung nach § 63 StGB	213	10,8
Erneute Unterbringung nach § 63 StGB	80	4,1
Widerruf nach bedingter Entlassung und zusätzlich erneute Unterbringung nach § 63 StGB	46	2,3
Summe	1973	100,0

Seit der 2. Strafrechtsreform im Jahre 1975 kann der Vollzug einer Maßregel bereits durch das erkennende Gericht zugleich mit der Anordnung zur Bewährung ausgesetzt werden, "wenn besondere Umstände die Erwartung rechtfertigen, daß der Zweck der Maßregel auch dadurch erreicht werden kann" (§ 67b StGB). Unter den von uns untersuchten Fällen fanden sich 37 Patienten (1,9 %), bei denen die Unterbringung nach § 63 StGB bereits im Erkennungsverfahren zur Bewährung ausgesetzt worden war. Die strafgerichtliche Einweisung dieser Patienten war dann im Verlaufe der Führungsaufsicht durch einen Bewährungswiderruf erfolgt (zu den Gründen des Bewährungswiderrufs s. C: I 7.2).

Wie häufig die Gerichte von der Möglichkeit des § 67b StGB tatsächlich Gebrauch machen, läßt sich den amtlichen Verurteilungsstatistiken nicht entnehmen. Auch aus den von uns erhobenen Daten lassen sich hierzu keine Rückschlüsse ziehen, da lediglich diejenigen Patienten von uns erfaßt wurden, bei denen der Bewährungsversuch letztlich gescheitert war. Wie häufig ein solcher Versuch jedoch gelingt, ist nicht bekannt. In den von uns untersuchten Fällen war die Anregung, den Vollzug der Unterbringung zunächst zur Bewährung auszusetzen, z.T. von den psychiatrischen Sachverständigen ausgegangen. Diese hatten im Rahmen der Hauptverhandlung entweder ambulante Behandlungsmaßnahmen oder eine stationäre Behandlung (zumeist nach dem jeweiligen Landesunterbringungsgesetz) unter dem Sicherungsaspekt für ausreichend gehalten.

In anderen Fällen trug die Entscheidung, eine Unterbringung zwar anzuordnen, den Vollzug jedoch zur Bewährung auszusetzen, offensichtlich den Charakter eines richterlichen Kompromisses. Es handelte sich hierbei um Patienten mit einer großen Vorstrafenhäufigkeit und hohen Rückfallgefahr, jedoch nicht mit besonders schweren Delikten:

Fallgeschichte 05:
Patient AE, zu Beginn der Unterbringung 24 Jahre alt, war bereits sechsmal wegen exhibitionistischer Handlungen verurteilt worden. Aufgrund einer leichten Minderbegabung sowie deutlichen Defiziten in der psychosexuellen Entwicklung war jeweils von den Voraussetzungen des § 21 StGB ausgegangen worden. Nachdem er im ersten Verfahren vom Jugendrichter lediglich ermahnt und ihm im zweiten Verfahren eine stundenweise Tätigkeit in einer caritativen Einrichtung auferlegt worden war, folgten 3 Verurteilungen zu einer jeweils mehrmonatigen Freiheitsstrafe, nach denen der Patient stets während der laufenden Bewährungszeit rückfällig wurde. Im Rahmen des letzten vorangegangenen Strafverfahrens war vom Gutachter eine Injektionsbehandlung mittels Antiandrogenen vorgeschlagen worden, mit der sich AE auch einverstanden erklärte. Die Haftstrafe (von 9 Monaten) wurde daraufhin erneut zur Bewährung ausgesetzt. Anderweitige Behandlungsversuche waren bis dahin noch nicht unternommen worden.

Die Antiandrogenbehandlung wurde vom Hausarzt des Patienten (einem praktischen Arzt) durchgeführt. Nach sechs Monaten setzte dieser die Behandlung ab, nachdem der Patient über depressive Verstimmungen klagte, die vom Arzt als bedrohliche Nebenwirkung des Medikamentes angesehen wurden. Wenige Wochen später beging der Patient eine erneute exhibitionistische Handlung. Der bereits in den früheren Verfahren hinzugezogene Gutachter hielt die Voraussetzungen des § 21 StGB wiederum für gegeben. Weitere Straftaten dieser Art seien von AE "mit Sicherheit zu erwarten".

Daraufhin ordnete das Gericht neben einer 12-monatigen Freiheitsstrafe eine Unterbringung nach § 63 StGB an, setzte jedoch erneut sowohl die Vollstreckung der Freiheitsstrafe als auch der Unterbringung zur Bewährung aus. In der Urteilsbegründung wurde hierzu auf den relativ geringen Schweregrad der einzelnen Straftaten verwiesen. Dieser lasse einen nochmaligen Bewährungsversuch gerechtfertigt erscheinen. "Dabei ist zu hoffen, daß der Angeklagte sich die ihm nunmehr drohende Unterbringung in ein psychiatrisches Krankenhaus zur Warnung dienen läßt, um künftig mit den ihm noch zur Verfügung stehenden Steuerungskräften seine krankhaften Handlungsimpulse im Zaum zu halten." (aus der schriftlichen Urteilsbegründung). Sechs Wochen nach der Hauptverhandlung wurde AE bei einer erneuten exhibitionistischen Handlung festgenommen und nach Widerruf der Bewährung in den Maßregelvollzug eingewiesen.

Aus juristischer Sicht dürfte es zumindest bedenklich erscheinen, die im § 67b StGB geforderten "besonderen Umstände" im Einzelfall allein mit dem geringen Schweregrad des zur Frage stehenden Deliktes zu begründen. Denn die Anordnung einer Unterbringung nach § 63 StGB setzt die Gefährlichkeit des Täters voraus. Zudem ist die primäre Aussetzung der Unterbringung nach § 67b StGB in gleicher Weise an eine günstige Täterprognose geknüpft, wie die bedingte Entlassung nach § 67d Abs. 2 StGB (s. hierzu zusammenfassend Schreiber 1986, S. 64). Dabei können die hier gemeinten "besonderen Umstände" z.B. in der Möglichkeit einer Therapie in einer bestimmten Einrichtung bestehen (BGH NStZ 1983, 167). Im Falle dieses Patienten fanden sich im Urteil jedoch weder Hinweise auf eventuelle Alternativen, noch auf etwaige Behandlungsmöglichkeiten, die den Vollzug der Unterbringung hätten entbehrlich erscheinen lassen.

Am Schicksal dieses Patienten wird daher noch ein weiteres Problem deutlich, nämlich die Beschränkung forensisch tätiger Psychiater auf den rein gutachterlichen Bereich: Nachdem Herr AE zuvor bereits in 5 Verfahren psychiatrisch begutachtet und für vermindert schuldfähig erachtet worden war, wurde erstmals im 6. Strafverfahren auf die Behandlungsfrage eingegangen. Auch die darauf folgende Antiandrogenbehandlung wurde nicht durch einen Psychiater, sondern von einem (hiermit sicher überforderten) praktischen Arzt durchgeführt. Dieser deutete eine sich nach einigen Monaten entwickelnde depressive Verstimmung fälschlicherweise als schwerwiegende Nebenwirkung und nicht als Reaktion des Patienten auf die "Hauptwirkung" des Medikamentes und brach die Behandlung ab. Und auch das nun auf einen erneuten Rückfall folgende Strafverfahren endete lediglich mit der Hoffnung, daß die nun "drohende" Einweisung in das psychiatrische Krankenhaus eine Verhaltensänderung des Patienten bewirken werde.

3 Krankheitsformen

3.1 Methodische Vorbemerkung

Wie die Diagnosen gestellt und dokumentiert wurden, ist in Kapitel A: 2.3 beschrieben worden. Bei der Diagnose von Persönlichkeitsstörungen zeigte sich, daß die vorgesehene typologische Untergliederung (entsprechend der vierstelligen ICD-Klassifikation) vielfach nicht möglich war. Von den Gutachtern wurde oft lediglich das Vorliegen einer Persönlichkeitsstörung (zumeist unter den Bezeichnungen "Psychopathie", "abnorme Persönlichkeit" oder "charakterliche Fehlentwicklung") festgestellt, ohne daß eine Zuordnung zu einer der speziellen Formen erfolgte. In einigen Fällen wurde sogar lediglich das Vorliegen einer "Abartigkeit" festgestellt, also ein Rechtsbgriff an die Stelle einer medizinischen Diagnose gesetzt. Sofern eine nähere Beschreibung der Art der Persönlichkeitsstörung erfolgte, fanden sich als zusätzliche Bezeichnung zumeist die Adjektive: "haltlos", "aggressiv", "gemütsarm", "unreif", "retardiert", "gewissenlos", "asozial", "antisozial" oder "soziopathisch", häufig in Kombination miteinander. Eine Zuordnung zu den im ICD aufgeführten Einzelkategorien war auch in diesen Fällen nur selten möglich, so daß wir uns dazu entschlossen, das Vorliegen einer Persönlichkeitsstörung in allen Fällen ohne eine weitere Differenzierung zu dokumentieren.

In erstaunlich vielen Gutachten wurde auf eine Unterscheidung von "Neurosen", "Persönlichkeitsstörungen" und "sexuellen Verhaltensabweichungen und Störungen" verzichtet. Unter der hier zumeist benutzten diagnostischen Bezeichnung "Psychopathie" wurden recht verschiedenartige Krankheitsformen subsummiert (Patienten mit einer antisozialen Persönlichkeitsstörung ebenso wie solche mit einer sexualpathologischen Entwicklung oder z.B. auch eine Patientin mit einer chronifizierten Anorexia nervosa).

Bereits in früheren Publikationen (Ritzel 1978, Schumann 1983) wurde darauf hingewiesen, daß sich nicht selten die ursprüngliche Diagnose (des im Erkennungsverfahren hinzugezogenen Gutachters) im Verlaufe der Unterbringung als änderungsbedürftig erwies. Um eine eventuelle Korrektur der Einweisungsdiagnose erfassen zu können, wurde in unserer Erhebung zusätzlich die sogenannte "aktuelle Diagnose" dokumentiert. Hierunter wurde diejenige Erkrankungsform verstanden, die nach derzeitiger Einschätzung der für den Patienten zuständigen Ärzte (oder Psychologen) beim Patienten zum Zeitpunkt des Unterbringungsdeliktes vorlag. Ein späterer Wandel des Krankheitsbildes (z.B. das jetzige Überwiegen hirnorganischer Altersveränderungen bei einem früher schizophren erkrankten Patienten) fand keine Berücksichtigung. Als Grundlage dieser "aktuellen Diagnose" diente entweder der zeitlich letzte entsprechende Vermerk in der Krankengeschichte oder - sofern der Erhebung zeitlich näherliegend - die in der letzten "Jahresstellungnahme" des Krankenhauses aufgeführte Diagnose.

Beim Vergleich einzelner Krankheitsgruppen mit anderen Variablen unserer Untersuchung wurde dieser "aktuellen Diagnose", die sich auf eine lange - oft jahrelange - Beobachtung stützt, der Vorzug gegeben gegenüber der diagnostischen Einschätzung des Gutachters, die von einer weit kürzeren Beobachtung ausging (einschränkend hierzu s. C: I 3.8).

3.2 Einweisungsdiagnosen

Eine Übersicht der in den Erkennungsverfahren gutachterlicherseits erstellten Diagnosen vermittelt Tabelle 10. Bei 898 Patienten (45,5 %) war im Gutachten eine zweite (Teil-) Diagnose vermerkt worden. Eine Gesamtübersicht aller Teildiagnosen sowie eine Gegenüberstellung von Erst- und Zweitdiagnose findet sich im Anhang (Tabellen A10 und A11).

Im Vergleich mit früheren Erhebungen findet sich unter den Erstdiagnosen ein relativ geringer Anteil hirnorganischer Erkrankungen. Über ähnlich geringe Anteile hirnorganischer Störungen wurde nur von Gretenkord u. Lietz (1983) für Hessen sowie von Albrecht (1978) für Niedersachsen berichtet (einen Überblick über die Diagnoseverteilungen in der Literatur vermittelt Tabelle A12). Der relativ hohe Anteil hirnorganischer Störungen unter den Zweitdiagnosen erklärt sich durch die Häufigkeit leichtgradiger, überwiegend frühkindlicher Hirnschädigungen, die bei vielen Patienten mit einer Persönlichkeitsstörung bzw. einer intellektuellen Behinderung als zusätzlicher, die Steuerungsfähigkeit beeinträchtigender Faktor angeführt wurden.

Der niedrige Anteil affektiver Psychosen entspricht den Erwartungen. Das geringe Risiko manischer Patienten zumindest hinsichtlich gewalttätiger Straftaten wurde bereits von Böker u. Häfner (1973) betont. Im Rahmen melancholischer Krankheitsphasen bildet dagegen die Antriebshemmung und Skrupelhaftigkeit dieser Patienten gewissermaßen einen "Schutzwall" gegenüber dem Straffälligwerden (Schulte 1954). Auch der "erweiterte Selbstmord" stellt eine eher seltene, wenn auch ausgesprochen krankheitsspezifische Deliktform dar: Jeder der nur drei Patienten, bei denen als Hauptdiagnose eine Melancholie festgestellt worden war, hatte ein derartiges Tötungsdelikt begangen.

Tabelle 10. Häufigkeit der im Erkennungsverfahren vom Gutachter gestellten Diagnosen (entsprechend der ICD-Klassifikation), getrennt nach Erstdiagnose (N = 1973) und Zweitdiagnose (N = 898). Absolute Häufigkeiten der Teildiagnosen (entsprechend der vierstelligen ICD-Klassifikation) s. Tabelle A10

		Erstdiagnose abs.	%	Zweitdiagnose abs.	%
hirnorganische Störung	(ICD Nr. 290 - 294, 310)	131	6,6	262	29,2
schizophrene Psychose	(ICD Nr. 295, 297)	699	35,4	7	0,8
affektive Psychose	(ICD Nr. 296)	20	1,0	1	0,1
Neurose	(ICD Nr. 300, 309, 312)	22	1,1	1	0,1
Persönlichkeitsstörung	(ICD Nr. 301)	363	18,4	298	33,2
sexuelle Deviation	(ICD Nr. 302)	84	4,3	60	6,7
Sucht	(ICD Nr. 303, 304)	85	4,3	125	13,9
Oligophrenie	(ICD Nr. 317 - 319)	569	28,9	144	16,0
Summe		1973	100,0	898	100,0

Am häufigsten miteinander kombiniert waren die Diagnosen "Persönlichkeitsstörung" und "Oligophrenie" (Tabelle A11). Dies bestätigt die bereits geäußerte Vermutung über den engen Zusammenhang zwischen diesen beiden Störungen bei Patienten des Maßregelvollzugs (B: 2.3). Zusammengenommen umfaßt der Bereich der Persönlichkeitsstörungen (einschließlich Neurosen und sexueller Deviation) und geistigen Behinderungen 52,7 % der Erstdiagnosen. Abgesehen von wenigen Ausnahmen (Binsack 1973, Häger-Hofferberth 1976, Bischof 1986a) liegt der Gesamtanteil der Diagnosen Persönlichkeitsstörung/Oligophrenie auch in der Literatur recht konstant zwischen ca. 50 - 55 % (Tabelle A12).

Der Anteil schizophrener Erkrankungen weist dagegen in der Literatur erhebliche regionale Unterschiede auf und schwankt zudem je nach Untersuchungsmethode und Erhebungszeitraum. Die mit 14,7 % niedrigste Rate schizophrener Psychosen fand Ritzel (1978) in Niedersachsen unter entlassenen Patienten. Bei den noch untergebrachten Patienten des gleichen Bundeslandes lag dagegen nach Albrecht (1978) in 33,0 % der Fälle eine schizophrene Psychose vor. Den bisher höchsten Anteil schizophrener Patienten fand Bischof (1986a) im Krankenhaus Haar b. München (50,0 bzw. 48,3 % in den Jahren 1961 und 1981). Hierauf wird beim Vergleich der einzelnen Bundesländer einzugehen sein (C: I 5.1.1).

3.3 Aktuelle Diagnosen

Eine Änderung der Einweisungsdiagnose im Verlaufe einer Unterbringung nach § 63 (42b a.F.) StGB fand Ritzel (1978) in 28,4 % der von ihm untersuchten Fälle. Am stabilsten zeigte sich dabei die Diagnose einer Schizophrenie. Die Diagnose einer Oligophrenie war am Vollzugsende deutlich seltener, die einer Persönlichkeitsstörung oder sexuellen Deviation dagegen häufiger als bei Beginn der Unterbringung. Schumann (1983) stellte ebenfalls eine häufige Änderung der Diagnose "Oligophrenie" im

Verlaufe der Unterbringung fest und vermutete, daß das tatsächliche Intelligenzniveau dieser Patienten ursprünglich zu gering eingeschätzt worden war.

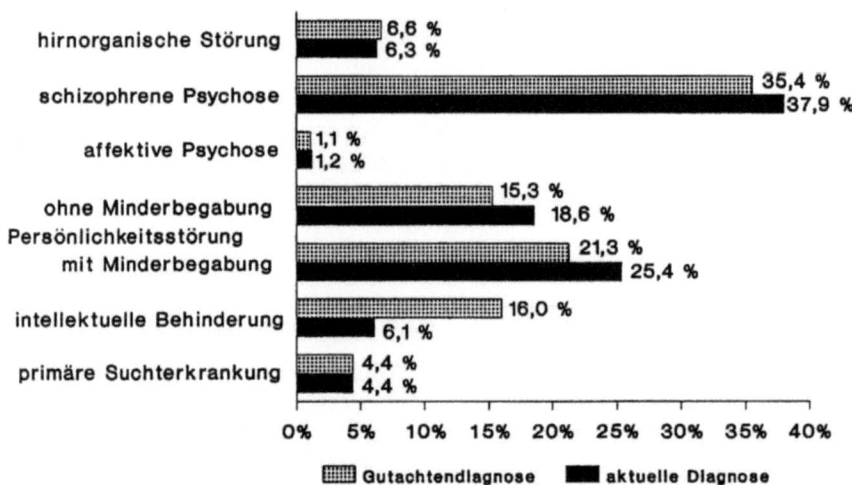

Abb. 13. Verteilung der Hauptdiagnosen laut Gutachten im Erkennungsverfahren im Vergleich zur Verteilung der aktuellen Diagnosen (N=1973; Einzeldaten s. Tabellen A13 und A14). Schizophrene Psychosen sowie Persönlichkeitsstörungen unter den aktuellen Diagnosen stärker vertreten, deutlicher Rückgang dagegen bei den intellektuellen Behinderungen. Nur geringfügige Änderungen im Anteil der hirnorganischen Störungen, affektiven Psychosen und primären Suchterkrankungen

Vergleicht man die ausgezählten Gutachter-Diagnosen unserer Patienten mit den aktuellen Diagnosen (Abb. 13 und Tabelle A13), erscheinen die Unterschiede gering: Zum Erhebungszeitpunkt war die Diagnose Schizophrenie etwas häufiger, die Diagnose intellektuelle Behinderung etwas seltener als in den Gutachten. Dieses Bild täuscht jedoch; denn in zahlreichen Fällen wurde die Diagnose geändert (Tabelle 11 und Abb. 14). Insgesamt zeigte sich in unserer Untersuchung die Hauptdiagnose des Gutachtens bei 1410 Patienten (71,5 %) als - bisher - unverändert. Die Häufigkeit einer Diagnoseänderung (563 Patienten, 28,5 %) ist also nahezu identisch mit den diesbezüglichen Ergebnissen von Ritzel (1978).

Die geringste Änderungsquote weist die Diagnose einer schizophrenen Psychose auf, eine Änderung erfolgte hier nur in 4,3 % der Fälle. War eine solche Diagnose im Gutachten gestellt worden, wurde sie im Verlaufe der Unterbringung nur noch in wenigen Ausnahmefällen revidiert. Etwas größer als die Zahl der "falsch" diagnostizierten Schizophrenien (*Abgänge* in der Abb. 14) war die Zahl der nicht erkannten (*Zugänge* in der Abb. 14). Dieser Befund könnte auf eine vergleichsweise hohe Untersucherkonstanz einer solchen Diagnose hinweisen. Es wäre aber ebenfalls möglich, daß gerade im Bereich der schizophrenen Erkrankungen eine Tendenz besteht, eine einmal gestellte Diagnose "fortzuschreiben", ohne sie im weiteren Verlauf auf ihre Richtigkeit hin zu überprüfen (s. C: I 3.8).

Tabelle 11. Konstanz oder Änderung der Hauptdiagnose des Gutachtens (N = 1973)

	Gutachtendiagnose				Summe 1
	unverändert		geändert		
	abs.	%	abs.	%	abs.
hirnorganische Störung	99	75,6	32	24,4	131
schizophrene Psychose	670	95,7	30	4,3	700
affektive Psychose	20	95,2	1	4,8	21
Persönlichkeitsstörung (ohne Minderbegabung)	198	65,8	103	34,2	301
Persönlichkeitsstörung (mit Minderbegabung)	262	62,4	158	37,6	420
intellektuelle Behinderung mit deutlichen Verhaltensstörungen	100	31,7	215	68,3	315
primäre Suchterkrankung	61	71,7	24	28,3	85
Summe 2	1410	71,5	563	28,5	1973

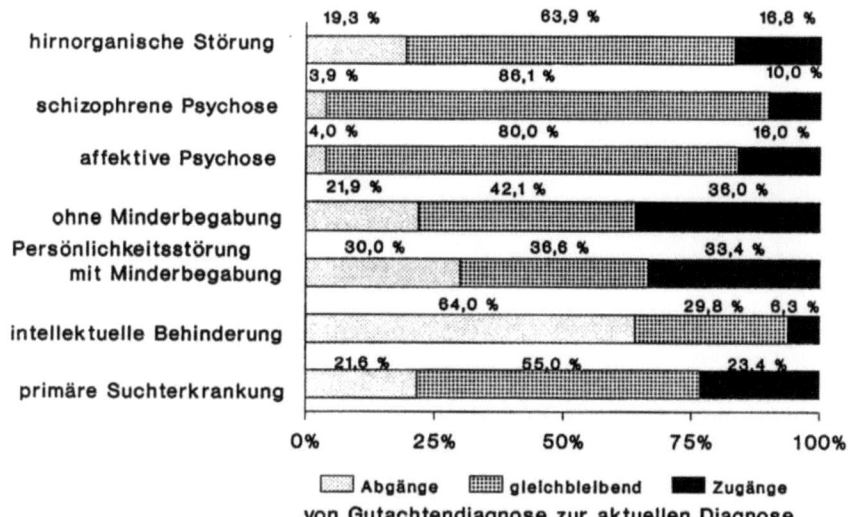

Abb. 14. Vergleich der Hauptdiagnosen laut Gutachten im Erkennungsverfahren mit den aktuellen Diagnosen (N = 1973; Einzeldaten s. Tabelle A15). Aufgeteilt in *"Zugänge"* (bei aktueller Diagnose dieser Erkrankungsform zugerechnet, jedoch anderslautende Gutachtendiagnose), *"gleichbleibend"* (sowohl bei aktueller Diagnose als auch in der Gutachtendiagnose dieser Erkrankungsform zugerechnet) und *"Abgänge"* (bei Gutachtendiagnose dieser Erkrankungsform zugerechnet, jedoch anderslautende aktuelle Diagnose)

Häufiger erfolgte dagegen eine Diagnoseänderung bei den hirnorganischen Störungen, den Suchterkrankungen sowie vor allem bei den Persönlichkeitsstörungen, wobei sich hier der Anteil von "Zu-" und "Abgängen" jeweils in etwa die Waage hielt. Am geringsten war der Anteil konstanter diagnostischer Bewertungen bei den intellektuellen Behinderungen. Hier überwogen deutlich die "Abgänge", also die Fälle, in denen eine solche Gutachtendiagnose revidiert werden mußte. Die hohe Rate änderungsbedürftiger Diagnosen im Bereich der Persönlichkeitsstörungen bzw. intellektueller Minderbegabung besagt jedoch nicht, daß es sich in jedem Fall um eine Fehldiagnose des Gutachters gehandelt hatte. Denn häufig beschränkte sich hier die Veränderung der Diagnose auf eine Verschiebung innerhalb des Feldes dieser Störungen, z.B. von "intellektueller Behinderung" zu "Persönlichkeitsstörung mit Minderbegabung". Es handelte sich also mehr um unterschiedliche Gewichtungen als um eine qualitative Diagnoseänderung.

3.4 Intelligenzbefunde

Angesichts des hohen Anteils als oligophren diagnostizierter Patienten im Maßregelvollzug, der in der Literatur immer wieder betont wird (s. Tabelle A12), wurde bislang nur wenig über die tatsächlich bei diesen Patienten ermittelten Intelligenzwerte berichtet. Häger-Hofferberth (1976) fand nur in 44 % der Fälle (N=150) einen testpsychologisch ermittelten Intelligenzbefund. Schumann (1983) konnte jedoch bei 91,3 % der Untersuchungsgruppe (N=312) auf einen testpsychologischen Intelligenzbefund zurückgreifen.

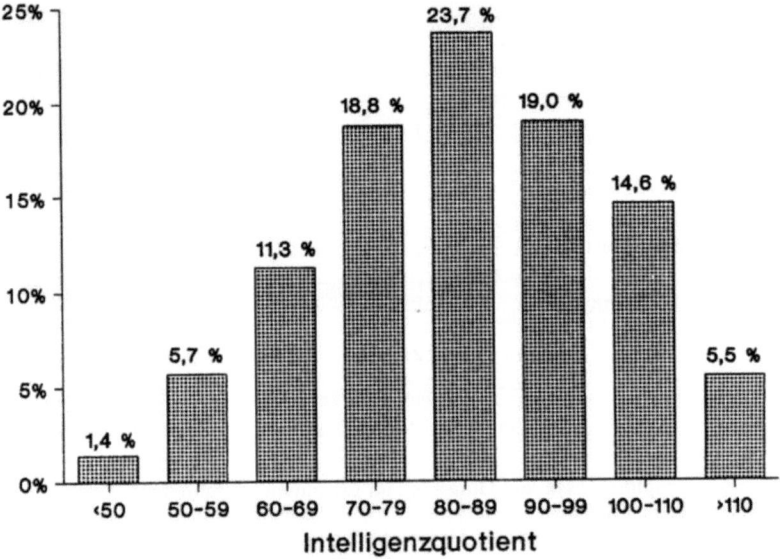

Abb. 15. Verteilung der Intelligenzquotienten bei 1139 Patienten. (Bei 834 Patienten - 42,3 % der Gesamtgruppe - lag kein testpsychologischer Intelligenzbefund vor)

In unserer Erhebung ließen sich bei 1139 Patienten (57,7 % der Gesamtgruppe) entsprechende Untersuchungsergebnisse dem Krankenblatt oder Gutachten entnehmen. Dokumentiert wurden dabei allein die Befunde standardisierter Testverfahren (z.B. Hamburg-Wechsler-Intelligenztest für Erwachsene oder Progressive Matrices nach Raven), nicht jedoch Einschätzungen des Intelligenzniveaus etwa in Form einer sog. "klinischen Intelligenzprüfung". Wie fehlerhaft die Schätzungen der Intelligenz bei den Begutachtungen waren, zeigten die später während der Unterbringung durchgeführten testpsychologischen Befunde (s.u.).

Bei 7,1 % der untersuchten Patienten lag der Intelligenzquotient unter 60, in 61,5 % der Fälle lag er im Bereich zwischen 70 und 99 (Abb. 15). Dies entspricht den von Schumann (1983) berichteten Befunden. Im Mittel liegen diese Werte niedriger als die von Wechsler (1964) für den Bevölkerungsdurchschnitt ermittelten Befunde. Laut Wechsler findet sich in der Durchschnittsbevölkerung in 25 % ein IQ von weniger als 91; bei den (entsprechend untersuchten) Patienten des Maßregelvollzugs traf dies jedoch in 60,9 % der Fälle zu. Ebenfalls 25 % der Durchschnittsbevölkerung weist einen IQ von 110 und höher auf; bei den Maßregelpatienten fand sich dagegen nur zu 5,5 % ein vergleichbar hohes Intelligenzniveau.

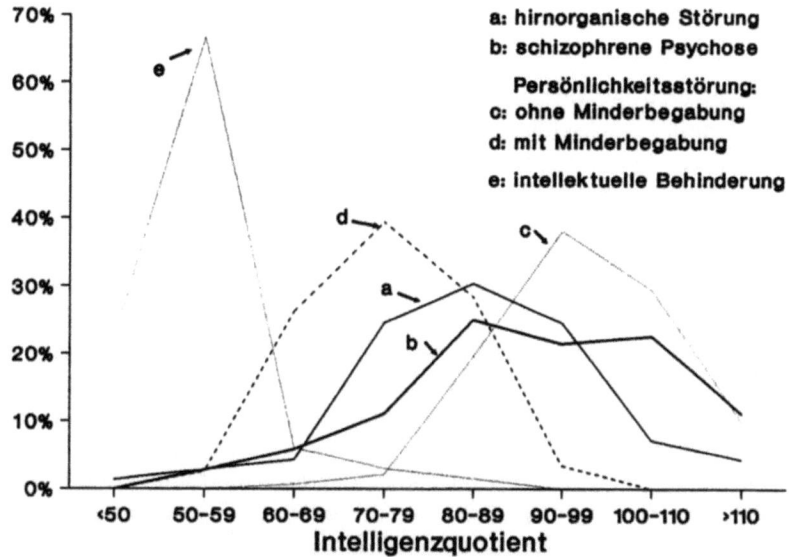

Abb. 16. Verteilung der Intelligenzquotienten auf einzelne Diagnosegruppen (N = 1139, da bei 834 Patienten kein testpsychologischer Intelligenzbefund vorlag). Wegen der geringen Fallzahl sind affektive Psychosen und Suchterkrankungen nicht mit abgebildet (Einzelwerte s. Tabelle A16). Patienten mit einer intellektuellen Behinderung haben zu 89,4 % einen IQ unter 60. Breiterer Kurvenverlauf bei "Persönlichkeitsstörung mit Minderbegabung" (94,1 % im IQ-Bereich zwischen 60 und 89, Gipfel bei 70 - 79) und "hirnorganischen Störungen" (79,6 % im IQ-Bereich zwischen 70 und 99, Gipfel bei 80 - 89). Deutliche Tendenz zu höheren IQ-Werten bei "Persönlichkeitsstörung ohne Minderbegabung" und "schizophrenen Psychosen"

Angesichts des mit 42,3 % hohen Anteils nicht entsprechend untersuchter Patienten besagt eine solche Gesamtgegenüberstellung jedoch nur wenig. Es ist zu vermuten, daß eine testpsychologische Intelligenzprüfung vergleichsweise häufiger bei den Patienten durchgeführt wurde, bei denen sich bereits klinisch die Frage nach einer eventuellen Minderbegabung gestellt hatte. Hierauf weist auch die unterschiedliche Häufigkeit einer erfolgten Intelligenztestung im Vergleich einzelner Krankheitsgruppen hin (Tabelle A16). Während sich bei 76,6 % der persönlichkeitsgestörten Patienten (einschließlich der Gruppe mit einer Minderbegabung) ein entsprechender Testbefund dokumentieren ließ, war dies bei den schizophrenen Kranken nur zu 38,5 % der Fall.

Erwartungsgemäß weist die Verteilung des Intelligenzniveaus in den einzelnen Diagnosegruppen deutliche Unterschiede auf (Abb. 16). Die vergleichsweise niedrigen IQ-Werte bei einigen Patienten der Diagnosegruppe "Persönlichkeitsstörung ohne Minderbegabung" erklärt sich aus methodischen Gründen: Die Dokumentation der aktuellen Diagnose erfolgte allein anhand der im Krankenblatt vermerkten diagnostischen Einschätzung der jeweiligen Einrichtung. Dies war unabhängig davon, ob diese Einschätzung (bei Berücksichtigung von z.B. in der Vergangenheit erhobenen Befunden) auch zutreffend erschien (s. C: I 3.8.1). Es mußten somit auch solche Patienten dieser Diagnosegruppe zugeordnet werden, bei denen das Vorliegen einer Minderbegabung weder im Krankenblatt, noch in den entsprechenden Stellungnahmen des Krankenhauses jemals erwähnt worden war, obschon sich in früheren testpsychologischen Untersuchungen eine deutliche Intelligenzminderung gezeigt hatte. In gleicher Weise wurden auch 13 Patienten trotz eines Intelligenzquotienten von über 90 den "Persönlichkeitsstörungen mit Minderbegabung" zugeordnet.

Das z.T. recht niedrige Intelligenzniveau auch vieler schizophrener Patienten läßt keine weitergehenden Rückschlüsse zu. Da insgesamt nur bei etwa jedem dritten schizophrenen Patienten ein entsprechender Testbefund vorlag, ist zu vermuten, daß eine solche Untersuchung vermehrt bei denjenigen schizophrenen Patienten erfolgt war, bei denen bereits klinisch der Verdacht auf eine ebenfalls bestehende intellektuelle Beeinträchtigung bestand.

Es wurde bereits darauf hingewiesen, daß die im Verlaufe der Unterbringung erhobenen testpsychologischen Befunde häufig eine Änderung der ursprünglichen Diagnose einer "Oligophrenie" erforderlich machten. Dabei wurde in unserer Untersuchung eine "Oligophrenie" nur dann als "Erstdiagnose" des Gutachtens dokumentiert, wenn die geistige Behinderung vom Gutachter auch als ein forensisch relevanter "Schwachsinn" (i.S. der §§ 20/21 StGB) angesehen worden war.

Einschränkend ist hier jedoch zu beachten: Für die Beurteilung einer geistigen Behinderung stellt der Intelligenzquotient nur ein einzelnes, wenn auch vergleichsweise gut standardisiertes Merkmal dar. Zusätzliche Maßstäbe sind z.B. psychopathologische Kriterien und soziobiographische Merkmale (Schulbildung und Berufsausbildung, praktische Lebensbewältigung; vgl. Wegener 1981, Specht 1986). Dabei besteht jedoch die Gefahr, aufgrund individueller Sozialisationsdefizite die tatsächlich vorhandenen intellektuellen Fähigkeiten zu unterschätzen. Aus diesem Grund wurde bei Einteilungen der geistigen Behinderung in den letzten Jahrzehnten bevorzugt der Maßstab des Intelligenzquotienten als Kriterium zugrundegelegt (Specht 1986).

Angaben über Häufigkeiten und Ausprägungsgrade von Oligophrenien erweisen sich jedoch auch bei Zugrundelegung des Intelligenzquotienten als ausgesprochen unterschiedlich, je nach Abgrenzung der Einteilungsintervalle. Laut Einteilung der Weltgesundheitsorganisation aus dem Jahre 1967 und der entsprechenden Klassifikation in der 9. Fassung des ICD entspricht ein IQ von 50-70 einer leichten intellektuellen Behinderung (Debilität), ein deutlicher Schwachsinn (Imbezillität) liegt bei einem IQ von 35-49 vor. Problematischer noch als die psychiatrische Einteilung der Oligophrenien ist eine definitorische Begrenzung des im § 20 StGB gemeinten "Schwachsinns". Faßt man hierunter sämtliche Ausprägungsgrade eines unterdurchschnittlichen Intelligenzniveaus (IQ < 90), träfe dieses Merkmal des § 20 StGB auf 25 % der gesamten Bevölkerung zu. Schränkt man den Bereich des forensisch relevanten "Schwachsinns" auf einen IQ-Bereich von zumindest niedriger als 80 ein, so betrifft dies immerhin noch ca. 9 % der Gesamtbevölkerung (Wechsler 1964).

Bemerkenswert erscheint zunächst, daß bei jedem 4. Patienten (27,5 %) die Diagnose einer Oligophrenie gestellt worden war, ohne daß den Unterlagen ein testpsychologischer Befund zu entnehmen war. Zudem waren die vorliegenden testpsychologischen Untersuchungen vielfach erst im Verlaufe der Unterbringung erfolgt, so daß gutachterlicherseits zu einem noch deutlich höheren Prozentsatz eine Oligophrenie diagnostiziert worden war, ohne diese durch entsprechende Testverfahren zu sichern. Dies traf vor allem auf diejenigen Patienten zu, bei denen sich die vom Gutachter angenommene geistige Behinderung bei einer späteren testpsychologischen Untersuchung nicht verifizieren ließ.

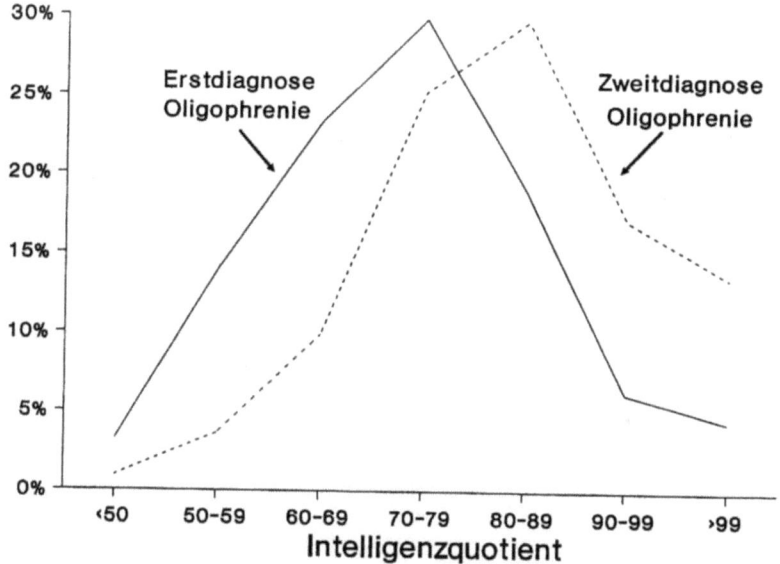

Abb. 17. Verteilung der Intelligenzquotienten bei Patienten, bei denen gutachterlicherseits die Diagnose einer Oligophrenie (als Erst- oder Zweitdiagnose) gestellt worden war (N=517, da bei 196 Patienten kein testpsychologisch ermittelter Intelligenzbefund vorlag; Einzeldaten s. Tabelle A17)

Von den regelrecht untersuchten Fällen wiesen (bezogen auf Oligophrenie als Erst- oder Zweitdiagnose) 14,9 % einen IQ von 90 und höher auf, also eine durchschnittliche Intelligenz. Bei weiteren 21,3 % lag der IQ zwischen 80 und 89. Nur bei etwa jedem dritten Patienten (35 %) entsprach der Testbefund tatsächlich auch einer (leichten) Oligophrenie i.S. der WHO-Definition (IQ < 70). Dabei fanden sich höhere IQ-Werte häufiger bei den Patienten, bei den eine Oligophrenie als Zweitdiagnose vermerkt worden war (Abb. 17 und Tabelle A17). Aber auch bei Patienten mit der Erstdiagnose einer Oligophrenie fand sich in 29,6 % der Fälle ein IQ von 80 und höher. Der gutachterlicherseits in diesen Fällen angenommene "Schwachsinn" i.S. des § 20 StGB dürfte hier also einer kritischen Würdigung kaum standhalten.

3.5 Suchtproblematik

Unabhängig von der eigentlichen Diagnoseklassifikation wurde das Vorliegen einer Suchtproblematik gesondert dokumentiert, um ein eventuell zusätzlich vorliegendes Suchtverhalten ebenfalls erfassen zu können. In den Jahresstellungnahmen der Krankenhäuser wird häufig auf einen erneuten Alkoholkonsum des Patienten verwiesen und hiermit die Notwendigkeit einer weiteren Unterbringung begründet (Rasch 1984a und b). Es sollte daher versucht werden, einen Überblick über die allgemeine Suchtproblematik der Maßregelvollzugspatienten zu gewinnen.

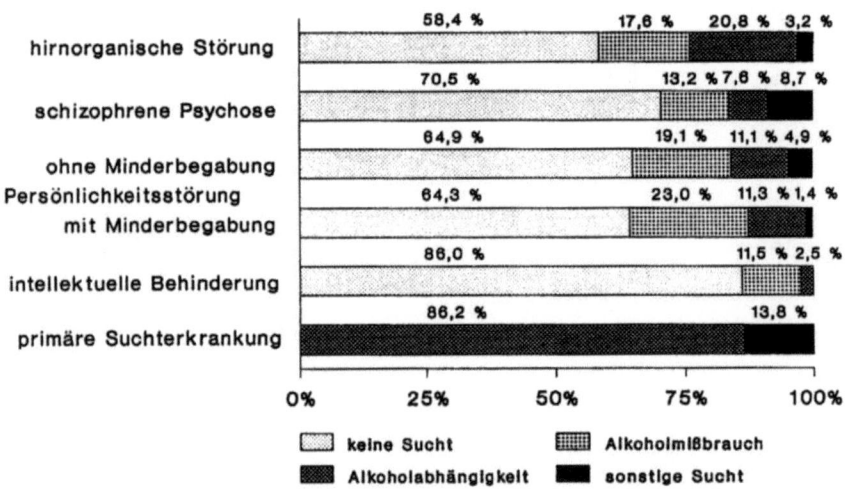

Abb. 18. Häufigkeit einer zusätzlichen Suchtproblematik, gegliedert nach Diagnosen (N = 1973, Einzeldaten s. Tabelle A18). Affektive Psychosen wegen der geringen Fallzahl nicht mit dargestellt. Alkoholabhängigkeit und - mißbrauch vermehrt bei Persönlichkeitsstörungen und hirnorganischen Störungen

Eine Suchtproblematik lag insgesamt bei 693 Patienten vor (35,1 %). Bei 13,3 % bestand eine Alkoholabhängigkeit, bei weiteren 16,4 % war ein - zumindest zeitweilig - erheblicher Alkoholmißbrauch festzustellen. Ein Mißbrauch oder eine Abhängkeit von Drogen (zumeist Heroin) oder Medikamenten bestand bei 5,4 % der Patienten. Gegliedert nach Diagnosen (Abb. 18 und Tabelle A18) fand sich eine zusätzliche Suchtproblematik vor allem bei hirnorganischen Erkrankungen und Persönlichkeitsstörungen, dagegen kaum bei Patienten mit einer stärkeren intellektuellen Behinderung.

3.6 Vorbehandlung

Bei 61,3 % der Patienten (n = 1209) waren der Unterbringung nach § 63 StGB bereits eine oder mehrere stationäre psychiatrische Behandlungen vorausgegangen. Diese betrafen häufiger Patienten mit einer schizophrenen oder affektiven Psychose sowie hirnorganischen Störungen, seltener dagegen Patienten mit einer Persönlichkeitsstörung (Abb. 19 und Tabelle A19).

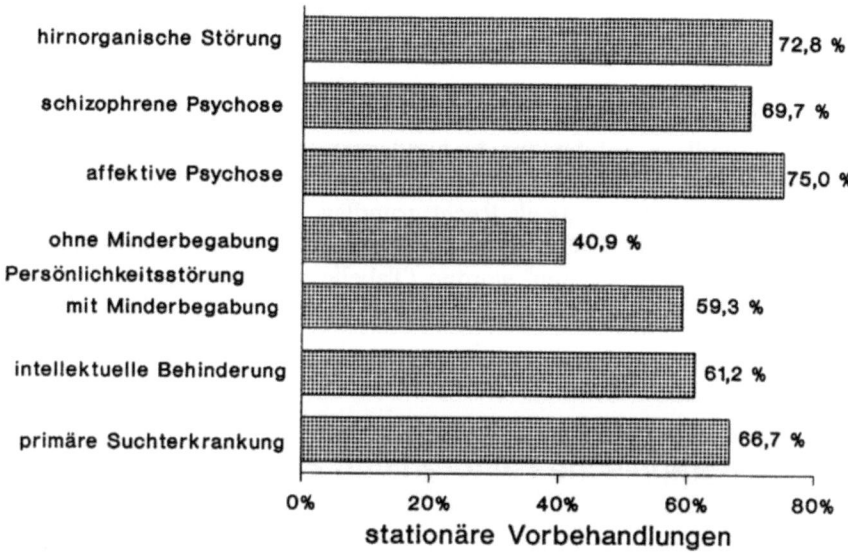

Abb. 19. Häufigkeit stationärer psychiatrischer Vorbehandlungen vor der ersten Unterbringung nach § 63 StGB, gegliedert nach Diagnosen (N=1973; Einzeldaten s. Tabelle A19)

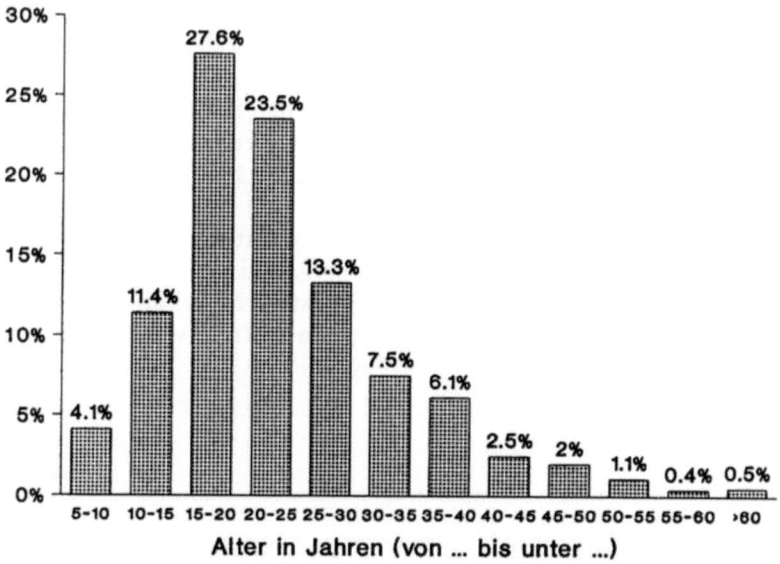

Abb. 20. Alter bei Beginn der ersten stationären psychiatrischen Behandlung (N=1209, da bei 764 Patienten erstmalig mit der Unterbringung nach § 63 StGB eine stationäre psychiatrische Behandlung erfolgte; Einzeldaten s. Tabelle A20)

Das Alter zum Zeitpunkt der ersten stationär-psychiatrischen Vorbehandlung lag im Mittel bei 22,9 Jahren (Abb. 20 und Tabelle A20). In 4,1 % der Fälle waren die Patienten bereits vor dem 10. Lebensjahr erstmalig in ein psychiatrisches Krankenhaus aufgenommen worden. Zumeist waren sie in Heimen aufgewachsen, die sich aufgrund der Verhaltensauffälligkeiten dieser Kinder nicht mehr in der Lage sahen, deren Erziehung zu gewährleisten.

Bei ca. 70 % der vorbehandelten Patienten war die erste stationäre Behandlung auf gesetzlicher Grundlage erfolgt (nach Landesunterbringungsgesetz oder vormundschaftsrechtlich). Bei 3,5 % hatte eine strafrichterliche Behandlungsauflage bestanden. Nur bei jedem 4. Patienten hatte als Rechtsgrundlage ein Einverständnis des Patienten vorgelegen (Tabelle A21). Dabei waren Patienten aus unteren Sozialschichten signifikant häufiger "zwangseingewiesen" worden (Tabelle A22), was den Erfahrungen über die Sozialschichtsabhängigkeit von Zwangsunterbringungen allgemein entspricht (Waller 1982).

3.7 Soziobiographische Faktoren und Erkrankung

Patienten des psychiatrischen Maßregelvollzugs sind in ihren demographischen Daten gekennzeichnet durch eine niedrige Sozialschicht, ein niedriges Niveau der schulischen Bildung und beruflichen Qualifikation, ein junges Lebensalter sowie einen geringen Frauenanteil und eine hohe Ledigenquote. Diese Befunde (s. C: I 1) sollen hier in Hinblick auf die einzelnen Diagnosegruppen aufgegriffen werden. Der Anteil der Frauen ist bei den Persönlichkeitsstörungen sowie vor allem den intellektuellen Behinderungen am geringsten (Tabelle A23). Diese Kranken sind auch seltener noch als andere verheiratet (bzw. verheiratet gewesen; Tabelle A24). Unter den Suchtkranken finden sich erwartungsgemäß viele Geschiedene, vermutlich bedingt durch die häufige Zerrüttung einer Ehe durch einen suchtkranken Ehepartner (Feuerlein 1967).

Das Lebensalter im Zeitraum des Unterbringungsdeliktes lag bei persönlichkeitsgestörten und/oder geistig behinderten Patienten niedriger als bei schizophren erkrankten (Abb. 21 und Tabelle A25). Ein zu diesem Zeitpunkt im Mittel noch höheres Lebensalter bestand bei Patienten mit einer hirnorganischen Störung, was vor allem durch die Gruppe der cerebralen Alterskrankheiten bedingt ist.

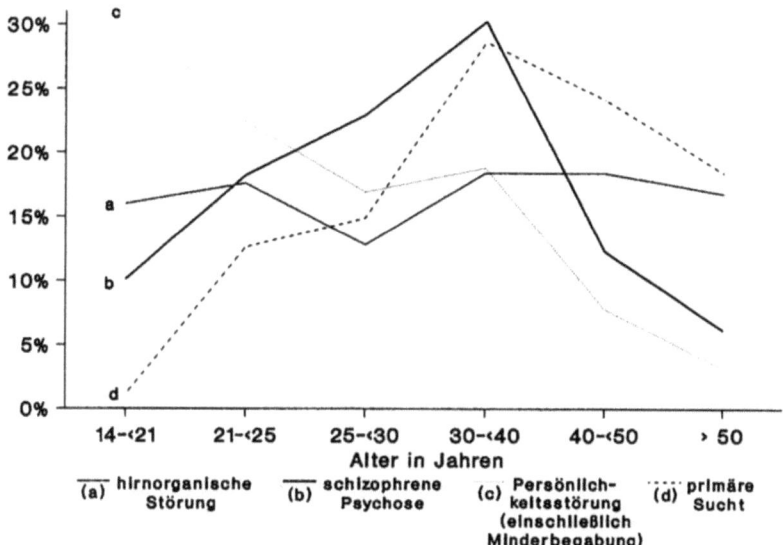

Abb. 21. Alter z.Z. des Unterbringungsdeliktes, gegliedert nach Diagnosen (N = 1973; Einzeldaten s. Tabelle A25). Affektive Psychosen wegen der geringen Fallzahl nicht mit dargestellt. Deutliches Überwiegen jüngerer Altersklassen bei persönlichkeitsgestörten und/ oder intellektuell behinderten Patienten, dagegen vermehrt höhere Altersklassen bei schizophrenen und besonders bei suchtkranken Patienten

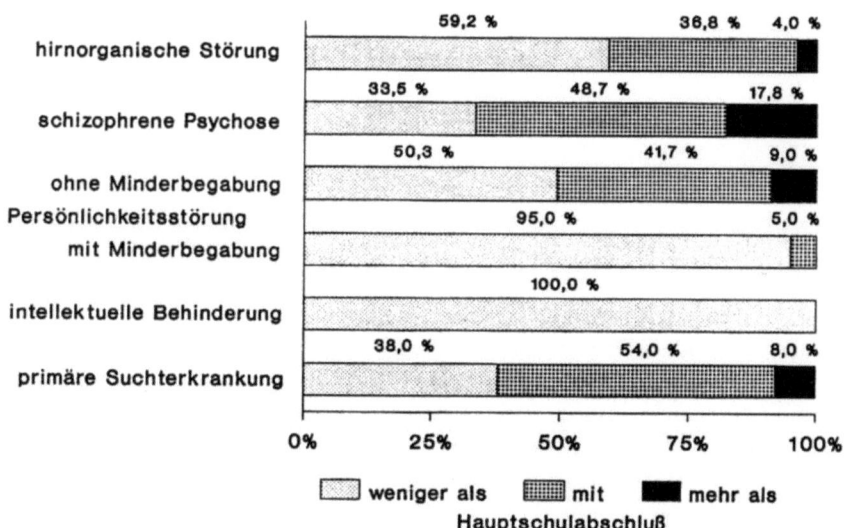

Abb. 22. Schulbildung der Maßregelpatienten, gegliedert nach Diagnosen (N = 1973; Einzeldaten s. Tabelle A26). Affektive Psychosen wegen der geringen Fallzahl nicht mit dargestellt. Erwartungsgemäß niedrige Schulbildung bei minderbegabten und intellektuell behinderten Patienten, aber auch bei persönlichkeitsgestörten Patienten ohne Minderbegabung schlechtere schulische Bildung als bei den schizophrenen Kranken

Das schulische Bildungsniveau sowie die Berufsqualifikation zeigen sich erwartungsgemäß am niedrigsten bei Patienten mit einer intellektuellen Minderbegabung/Behinderung (Abb. 22 und 23 sowie Tabelle A26). Aber auch bei persönlichkeitsgestörten Patienten ohne Minderbegabung ist das entsprechende Bildungsniveau geringer als z.B. bei den schizophrenen Kranken. Dabei findet sich eine vermehrte familiäre Belastung mit psychischen Störungen ebenfalls vorwiegend bei minderbegabten bzw. geistig behinderten Patienten. Ein dissoziales Verhalten bei weiteren Familienangehörigen war bei dieser Patientengruppe sogar insgesamt ca. dreimal häufiger dokumentiert als bei den schizophrenen Psychosen (Tabelle A27).

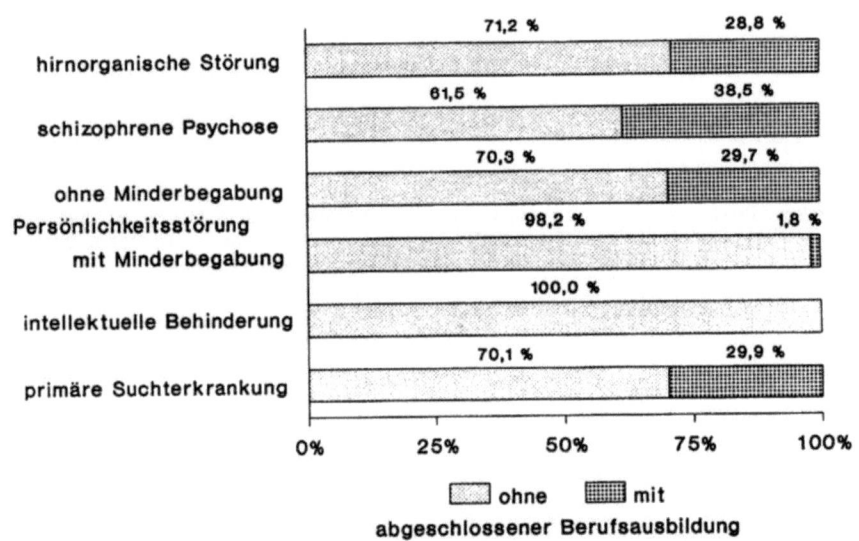

Abb. 23. Berufliche Qualifikation der Maßregelpatienten, gegliedert nach Diagnosen (N = 1973; Einzeldaten s. Tabelle A26). Affektive Psychosen wegen der geringen Fallzahl nicht mit dargestellt. Auch hier weisen schizophrene Patienten ein (im Vergleich) besseres Ausbildungsniveau auf

Persönlichkeitsgestörte und vor allem intellektuell behinderte Patienten entstammen überzufällig oft aus den unteren Sozialschichten (Abb. 24 und Tabelle A28). In den Herkunftsfamilien der schizophren Erkrankten sind dagegen vergleichsweise häufiger auch höhere Sozialschichten feststellbar. Wie bereits in Kapitel C: I 1.5.4 beschrieben findet sich bei den Maßregelpatienten ein erheblicher Drift der sozioökonomischen Stellung: Im Vergleich zur sozialen Herkunft läßt sich bei der Einweisung in den Maßregelvollzug nur bei 2,5 % der Patienten eine höhere Sozialschicht nachweisen, 53,1 % verblieben in der sozialen Schicht des Elternhauses, bei 44,6 % hatte ein sozialer Abstieg stattgefunden.

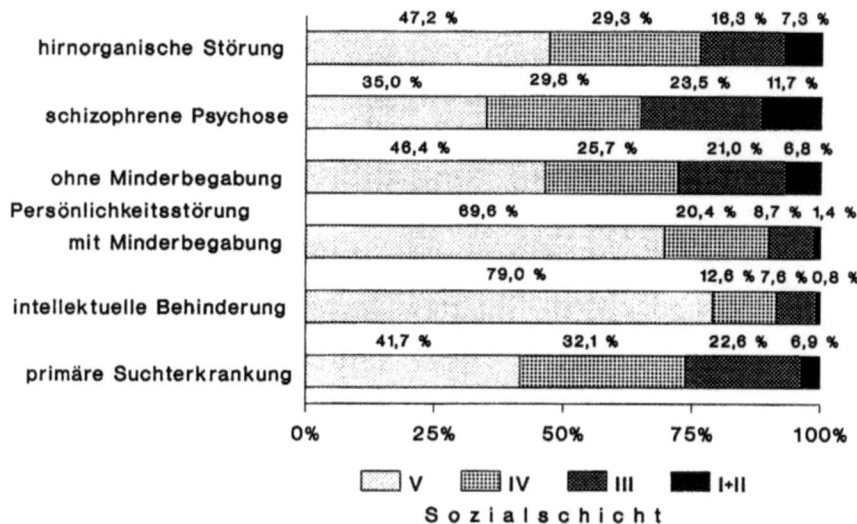

Abb. 24. Soziale Herkunft der Maßregelpatienten (entsprechend der Sozialschicht der Primärfamilie), gliedert nach Diagnosen (N=1946; Einzeldaten s. Tabelle A28). Affektive Psychosen wegen der geringen Fallzahl nicht mit dargestellt; Schichten I und II zusammengefaßt. Höhere Sozialschichten vermehrt bei schizophrenen Patienten, bei minderbegabten oder geistig behinderten Patienten überwiegt dagegen die unterste Sozialschicht

Unter Berücksichtigung der Diagnose zeigt sich, daß der sozioökonomische Abstieg vorwiegend die schizophrenen Patienten betrifft (Abb. 25 und Tabelle A29). Dabei ist jedoch zu bedenken, daß ein sozialer Abstieg mit größerer Wahrscheinlichkeit eintreten kann, wenn es sich um Patienten handelt, die aus höheren sozialen Schichten entstammen. Das ist bei Schizophrenen relativ häufig der Fall (s.o.). Dennoch ist dieser Befund bemerkenswert. Er weist darauf hin, daß das in Kapitel C: I 1.5.4 beschriebene soziale Drifting der Maßregelpatienten offenbar weniger im Zusammenhang mit dem delinquenten Verhalten dieser Patienten zu sehen ist, sondern dem sozialen Abstieg gleicht, der im Rahmen einer schizophrenen Psychose allgemein häufig feststellbar ist (Huber et al. 1979). Entsprechendes gilt für die Suchterkrankungen (Feuerlein 1967). Bei persönlichkeitsgestörten bzw. geistig behinderten Patienten, bei denen sich bereits die Herkunftsfamilie vermehrt in der untersten Sozialschicht befand, war ein sozialer Abstieg - zumindest in dem von uns benutzten Einteilungsschema - faktisch kaum mehr möglich.

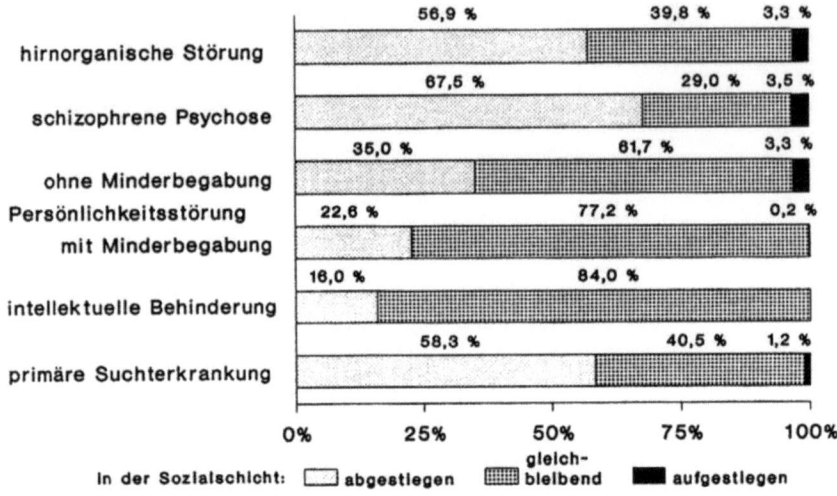

Abb. 25. Vergleich einzelner Krankheitsformen hinsichtlich des Anteils sozialer "Auf-" und "Absteiger" (Sozialschicht der Herkunftsfamilie gegenüber der eigenen Sozialschicht z.Z. des Unterbringungsdeliktes; N = 1946; Einzeldaten s. Tabelle A29). Affektive Psychosen wegen der geringen Fallzahl nicht mit dargestellt. Abstieg in der Sozialschicht vor allem bei schizophrenen Patienten

3.8 Gutachtenmängel

3.8.1 Einleitung und Übersicht

Wenn der psychiatrischen Diagnostik die wissenschaftliche Grundlage abgesprochen wird (hierzu s. Hippius u. Lauter 1976), dienen insbesondere forensisch-psychiatrische Fehlbegutachtungen als Argument. Tatsächlich gehen die Beurteilungen mehrerer Gutachter an denselben Patienten oft auseinander und nicht wenige Gutachten lassen Mängel erkennen. Eine Übersicht über den bisherigen Stand der Fehlerquellenforschung findet sich bei Heinz (1982), der in einer eingehenden Untersuchung forensisch-psychiatrischer Gutachten erhebliche Mängel in der Anamnese- und Befunderhebung sowie in der Beurteilung aufzeigen konnte. Auf einzelne dieser Fehlerquellen, die auch in unserer Untersuchung nicht zu übersehen waren, wird im folgenden näher einzugehen sein.

Betrachtet man die Mängel einiger Gutachten, die als Grundlage einer Einweisung in den psychiatrischen Maßregelvollzug dienten, dann erscheint eine kritische Würdigung nur unter gleichzeitiger Betrachtung der Konsequenzen möglich, die das gutachterliche Urteil für den betroffenen Patienten hat: Die Einweisung in den psychiatrischen Maßregelvollzug bedeutet - aus der Sicht der Patienten noch mehr als es der rechtlichen Situation und der tatsächlichen Praxis entspricht - grundsätzlich die Gefahr eines lebenslangen Freiheitsentzuges und zwar unter Bedingungen, die in einigen Fällen auch heute noch als "katastrophal" (Tondorf 1983) bezeichnet werden müssen (s. C: II 1.1 und 2.1.1).

Dabei können die im vorangegangenen Kapitel genannten Zahlen über die Häufigkeit, mit der eine gutachterliche Diagnose im Verlauf der Unterbringung revidiert werden mußte, der eigentlichen Bedeutung dieses Problems nicht hinreichend gerecht werden.

Denn zum einen sind Angaben über die tatsächliche Häufigkeit fehlerhafter Gutachten im Rahmen der von uns gewählten Untersuchungsmethode nicht möglich. Es konnte hier lediglich die Häufigkeit von Unterschieden zwischen der diagnostischen Beurteilung, die sich im Verlauf der Unterbringung ergeben hatte, und der vorangegangenen gutachterlichen Beurteilung erfaßt werden. Dies besagt aber zunächst nichts über Fehlerhaftigkeit oder Richtigkeit der einen wie der anderen Diagnose (mit Ausnahme vielleicht der Fälle einer gutachterlicherseits festgestellten Oligophrenie, bei denen sich später ein durchschnittlicher Intelligenzwert zeigen ließ). Unsere im einleitenden Kapitel bereits begründete Annahme, daß die "aktuelle Diagnose" mit einer höheren Wahrscheinlichkeit auch der "tatsächlichen" Diagnose entspricht, erscheint zwar plausibel, ist aber letztlich nicht beweisbar. Außerdem gilt diese Annahme nur im statistischen Sinn, nicht aber im Einzelfall. In einigen Fällen war nämlich auch eine offensichtlich zutreffende Einweisungsdiagnose im Verlaufe einer langjährigen Unterbringungszeit (vermutlich in Unkenntnis der Anamnese und der vorliegenden Problematik) fälschlicherweise geändert worden.

Fallgeschichte 06:
So z.B. bei dem Patienten AF, der über einen gut durchschnittlichen Volksschulabschluß sowie eine erfolgreich abgeschlossene Schreinerlehre verfügte. Im Rahmen einer akuten paranoiden Psychose hatte er ein Körperverletzungsdelikt begangen, weswegen er bereits seit fast 30 Jahren durchgehend untergebracht war. Seit mehreren Jahren war nun in den Stellungnahmen des Krankenhauses festgestellt worden, daß bei dem Patienten eine "erhebliche geistige Behinderung auf der Grenze zwischen Debilität und Imbezillität" vorliege.

Aus methodischen Gründen mußte auch eine solche, dem Untersucher offensichtlich falsch erscheinende Beurteilung als "aktuelle Diagnose" dokumentiert werden. Die Alternative, in allen Fällen die diagnostische Einschätzung des Untersuchers als eine zusätzliche Variable aufzuführen, schied im Rahmen unserer Methodik (Sekundäranalyse von Aktenunterlagen ohne eigene Untersuchung des Patienten) aus grundsätzlichen Erwägungen aus.

Ebenfalls nicht erfaßt wurden somit auch diejenigen Fälle, in denen während der Unterbringung an einer gutachterlichen Fehlbeurteilung weiter festgehalten wurde bzw. diese Diagnose zumindest keine "offizielle" Änderung (im Krankenblatt oder in den Stellungnahmen des Krankenhauses) erfuhr. Ein solcher Verdacht drängte sich in einigen Fällen bei Durchsicht der Krankenblätter auf.

Fallgeschichte 07:
Patient AG war im Alter von 22 Jahren wegen Betrugs und gefährlicher Körperverletzung in den Maßregelvollzug eingewiesen worden. Unehelich geboren, hatte er seine gesamte Kindheit und Jugendzeit in Heimen verbracht, dabei die Heimschule (ohne Abschluß) besucht und anschließend verschiedenste Tätigkeiten als Hilfsarbeiter ausgeführt. Im Gutachten wird anamnestisch ein Selbstmordversuch im Alter von 18 Jahren erwähnt (mißglückter Versuch einer Strangulation), ohne hierauf weiter einzugehen. Nachdem er mit 21 Jahren erstmals eine eigene Wohnung bezogen hatte, verschuldete er sich innerhalb weniger Monate in einem Maße, das in keinerlei Verhältnis zu seinen Einkünften als Arbeiter in einer Straßenbaufirma stand.

Den größten Teil des Geldes gab er bei nächtlichen Barbesuchen aus, bestellte bei mehreren Firmen gleichzeitig die teuersten Wohnungseinrichtungen und kündigte die Arbeitsstelle, nachdem es wegen mehrmaligen Fehlens zu Auseinandersetzungen mit dem Vorarbeiter gekommen war.

Als dieser Vorarbeiter ihn einige Tage nach der Kündigung in seiner Wohnung aufsuchte, um ihn auf die noch ausstehenden Geldforderungen der Firma - wegen vorangegangener Lohnvorauszahlungen - aufmerksam zu machen, erregte sich AG hierüber immer heftiger. Es kam zu einer körperlichen Auseinandersetzung, bei der er dem Vorarbeiter mit einem Küchenmesser am Oberschenkel starke Verletzungen beibrachte. Die Auseinandersetzung wurde schließlich von der Polizei beendet, die von Mitbewohnern des Hauses verständigt worden war. AG wurde in Untersuchungshaft genommen.

Dort wurde er bereits nach wenigen Wochen gutachterlich untersucht. Im schriftlichen Gutachten wird der Patient als "aufbrausend" beschrieben, sein Verhalten in der Gutachtensituation sei "streckenweise dummdreist und unverschämt" gewesen. Diagnostisch wurde eine "haltlose und hyperthyme Psychopathie" festgestellt. Die Voraussetzungen des § 51.2 a.F. StGB wurden bejaht, außerdem die Notwendigkeit einer Unterbringung. Die Erfahrung in der Vergangenheit habe gezeigt, "daß AG außerhalb einer beschützenden Institution nicht lebensfähig ist".

Es erfolgte eine Verurteilung zu einer 18-monatigen Freiheitsstrafe und die Einweisung in das psychiatrische Krankenhaus. Dort findet sich im Aufnahmebefund lediglich der Vermerk, daß sich der Patient "bei der Aufnahme ruhig und nicht grob auffällig" verhalten habe. In den insgesamt wenigen Verlaufseintragungen des Krankenblattes (z.Z. der Untersuchung war der Patient bereits seit 15 Jahren untergebracht) finden sich in zeitlicher Abfolge von jeweils mehreren Monaten Bemerkungen wie: "In der letzten Zeit wieder sehr gereizt ... man kann im Moment kaum ein ruhiges Wort mit ihm sprechen", dann wieder: "Jetzt wieder sehr still, man hört auf der Station kaum etwas von ihm". Mehrfach finden sich aber auch über einen längeren Zeitraum Einträge wie: "Geht ruhig und zuverlässig seiner Arbeit nach ... in den letzten Monaten keinerlei Auffälligkeiten".

Darüber hinaus war den Eintragungen in den Pflegeberichten zu entnehmen, daß der Patient mehrfach über einige Monate hinweg mit Antidepressiva bzw. Neuroleptika behandelt worden war, unterbrochen von längeren Phasen (bis zu 1 1/2 Jahren) ohne eine Medikation. Hinweise auf die medikamentöse Behandlung oder auf eine etwaige Änderung der Gutachtendiagnose ließen sich jedoch dem Krankenblatt nicht entnehmen, auch nicht den jährlichen Stellungnahmen für die Strafvollstreckungskammer, in denen der Patient weiterhin als ein "haltloser, hyperthymer Psychopath" bezeichnet wurde.

Die Vermutung eines derartigen "Fortschreibens" einer einmal gestellten Diagnose, ohne diese noch einmal auf ihre Richtigkeit hin zu überprüfen, drängte sich im Rahmen der Erhebung häufiger auf als der Verdacht auf eine im nachhinein zu unrecht geänderte Diagnose.

Aber nicht nur eine gänzlich falsche Diagnose kann für das weitere Schicksal eines Patienten von entscheidender Bedeutung sein, sondern bereits die unsachgemäße Herausstellung eines Nebenaspektes. Dies betrifft vor allem den Bereich der intellektuellen Minderbegabung und der leichten Hirnschädigungen. So etwa führt die gutachterliche Betonung einer zusätzlichen Minderbegabung bei einem schizophrenen Kranken im Vollzug der Maßregel vielfach zu einer therapeutischen "a priori-" Resignation. Dies spiegelt sich z.B. in den Jahresstellungnahmen des Krankenhauses wieder, in denen dann - wenn nicht bereits schon im Gutachten - bei diesen Patienten das Vorliegen einer "Pfropfschizophrenie" konstatiert wird, bei der keinerlei therapeutische Erfolge zu erwarten seien.

Auch bei persönlichkeitsgestörten Patienten wurden leichte Hirnschädigungen zuweilen zu stark hervorgehoben (zur Häufigkeit einer solchen Zweitdiagnose s. Tabelle 10). Da gerade die Feststellung einer frühkindlichen Hirnschädigung im Verlaufe der Unterbringung kaum mehr überprüft wird, lassen sich zu der eventuellen Fehlerhaftigkeit einer solchen Zweitdiagnose keine Aussagen treffen. Bei der Durchsicht vieler Krankengeschichten erschienen die gutachterlichen Annahmen jedoch durch die erhobenen anamnestischen Daten und Befunde zu wenig gestützt. Häufig basierten sie lediglich auf einem mehrdeutigen anamnestischen Einzelbefund (z.B.: "Der Untersuchte hat nach eigenen Angaben erst spät laufen und sprechen gelernt"). In anderen

Fällen erschienen die Ergebnisse sogenannter "objektiver" Untersuchungsmethoden überinterpretiert, wenn z.B. allein aufgrund fraglicher Allgemeinveränderungen oder unspezifischer Reaktionen in der Hyperventilationsphase des EEG's das Vorliegen eines Hirnschadens konstatiert und auf die testpsychologische Sicherung einer solchen Diagnose verzichtet wurde.

Der Grund für die Häufigkeit einer solchen Zweitdiagnose liegt vermutlich in der Absicht vieler Gutachter, die Annahme einer verminderten Schuldfähigkeit bei einem persönlichkeitsgestörten Patienten noch zusätzlich "biologisch" abzusichern. Dabei besteht aber die Gefahr, die Bedeutung frühkindlicher Hirnschädigungen hinsichtlich ihrer direkten Auswirkungen z.B. auf das Steuerungsvermögen zum Tatzeitpunkt zu überschätzen (Venzlaff 1983b). Ihre eigentliche Bedeutung liegt weniger in der aktuellen Auswirkung i.S. eines hirnorganisch bedingten Mangels der Impulssteuerung als in ihrer vielfältigen und sich im Wechselspiel mit der Umwelt entwickelnden Funktion als "Kristallisationskern" einer Persönlichkeitsfehlentwicklung (Lempp 1978).

Wird im Gutachten die Bedeutung eines "hirnorganischen Anteils" für das aktuelle Persönlichkeitsbild und für die Tatbegehung hervorgehoben, führt dies im Verlaufe der Unterbringung leicht zu einem prognostischen, zumindest aber zu einem therapeutischen Pessimismus. Auch diese Problematik zeigt sich am deutlichsten in den Jahresstellungnahmen, in denen vielfach darauf verwiesen wird, daß der bei dem Patienten vorhandene Hirnschaden nicht reversibel, der Patient also auch nicht behandelbar sei. Auf die Problematik solch fehlerhafter Rückschlüsse von psychischer Störung oder Behinderung auf eine weiterbestehende und nicht veränderbare Gefährlichkeit wird noch gesondert einzugehen sein (C: II 3).

Am Beispiel der leichten Hirnschädigung wird darüber hinaus ein weiteres Problem gutachterlicher Fehlentscheidungen deutlich, deren Häufigkeit sich ebenfalls aus der Zahl der im Verlauf der Unterbringung revidierten Diagnosen nicht ableiten läßt. Dies betrifft die Fälle, in denen zwar eine richtige diagnostische Feststellung erfolgt war, die forensische Schlußfolgerung des Gutachtens jedoch (zumindest in ihrer diagnostischen Begründung) fehlerhaft erschien.

Fallgeschichte 08:

Patient AH war erstmals im Alter von 14 Jahren wegen Diebstahlshandlungen vom Jugendrichter ermahnt worden. Bis zu seinem 45. Lebensjahr erfolgten weitere 16 Verurteilungen wegen Eigentumsdelikten, zumeist Einbruchsdiebstählen. Er hatte bis dahin bereits insgesamt 18 Jahre an Freiheitsstrafen verbüßt. Darüber hinaus war bei der letzten Verurteilung die Sicherungsverwahrung ausgesprochen worden, aus der er nach 5-jähriger Unterbringung bedingt entlassen worden war. Einen Monat nach dieser Entlassung erlitt er als Beifahrer bei einem Autounfall eine contusionelle Hirnschädigung, die sich bei der späteren Begutachtung noch in einer fokalen EEG-Veränderung aufzeigen ließ, nicht jedoch in Form charakteristischer psychopathologischer Auffälligkeiten oder in der testpsychologischen Untersuchung. Insgesamt verblieb der Patient 3 Monate im Krankenhaus. 4 Monate später wurde er bei einem erneutem Einbruch verhaftet.

Aufgrund der erlittenen Hirnschädigung ließ sich nach Ansicht des Gutachters das Vorliegen einer erheblich verminderten Steuerungsfähigkeit zum Tatzeitpunkt positiv feststellen, obschon sich dieser Einbruchsversuch weder hinsichtlich der Planung noch in der Tatausführung von den früheren Delikten (bei denen die Schuldfähigkeit nie in Frage gestellt worden war) unterschied. Bei der Gefährlichkeitsprognose bezog sich der Gutachter dann aber gerade auf diese kriminelle Vorgeschichte und begründete hiermit - neben der Irreversibilität des Hirnschadens - eine hohe Rückfallgefahr. Der Patient wurde zu einer 18-monatigen Freiheitsstrafe verurteilt, zusätzlich wurde die Unterbringung nach § 63 StGB angeordnet.

Zwar lassen sich aufgrund der von uns erhobenen Daten keine empirisch abgesicherten Angaben zur Häufigkeit bestimmter gutachterlicher Fehlerquellen machen.

Dies war auch nicht Gegenstand der Untersuchung. Die Durchsicht der Akten zeigte jedoch, daß sich in einzelnen Bereichen der Begutachtung die problematischen Beurteilungen häufen, so daß im folgenden auf einige Einzelpunkte näher eingegangen werden soll. Die in diesem Zusammenhang dargestellten Kasuistiken sind jeweils als Extrembeispiele zu werten, die sicherlich nicht als repräsentativ für die Gutachtenpraxis insgesamt anzusehen sind. Sie verdeutlichen jedoch die jeweilige Problematik und lassen die Fehlerquellen erkennen.

3.8.2 Untersuchungsmängel

Als formales Kriterium der Gutachtenerstattung wurde dokumentiert, ob ein *schriftliches* Gutachten oder nur ein *mündliches* (im Rahmen der Hauptverhandlung) erstattet wurde und ob der Begutachtung eine (ambulante oder stationäre) *Untersuchung* vorangegangen war. Bei 20 Patienten (1,0 %) ließ sich die Art der Begutachtung den Unterlagen nicht entnehmen. Nur in 8 dieser Fälle war darüber hinaus nicht einmal feststellbar, ob überhaupt ein Sachverständiger vom Gericht hinzugezogen worden war. Die im Bereich der Unterbringung nach § 64 StGB häufig festzustellenden Praxis, trotz der zwingenden Vorschrift des § 246a StPO ohne Hinzuziehung eines Sachverständigen die Unterbringung eines Täters in die Entziehungsanstalt anzuordnen (Leygraf 1987), läßt sich also für den Maßregelvollzug nach § 63 StGB nicht bestätigen.

Eine nur mündlich erstattete Begutachtung, die in der Untersuchung von Heinz (1982) die größte Fehlerquote aufwies, fand sich nur in 3,7 % der Fälle (Tabelle 12). Noch seltener war die Gutachtenerstellung ohne eine vorhergehende Untersuchung erfolgt, also allein aufgrund vorliegender Aktenunterlagen bzw. der Teilnahme an der Hauptverhandlung. Zumeist handelte es sich hier um Patienten, die bereits seit vielen Jahren untergebracht waren. Diese Gutachten älteren Datums waren auch vergleichsweise häufiger äußerst knapp gehalten und durch Nicht-Fachärzte erstellt worden. So bestand das schriftliche Gutachten des Patienten AR (s. C: I 6.4) lediglich aus der halbseitigen Stellungnahme eines Amtsarztes.

Tabelle 12. Art der jeweils erfolgten Begutachtung (N = 1953, da bei 20 Patienten die Art der Begutachtung den Unterlagen nicht zu entnehmen war)

	Patienten abs.	%
schriftliche und mündliche Gutachtenerstattung	1881	96,3
nur mündliche Gutachtenerstattung	72	3,7
Summe	1953	100,0
nach vorangegangener Untersuchung	1919	98,3
ohne vorhergehende Untersuchung	34	1,7
Summe	1953	100,0

Etwas häufiger erschien die Anamneseerhebung der Gutachten mangelhaft, z.B. weil Berichte über frühere Behandlungen unberücksichtigt blieben. So waren bei einem Patienten bereits zwei stationäre Behandlungen wegen einer schizophrenen Psychose vorhergegangen, die entsprechende Krankengeschichte vom Gutachter - der bei dem Patienten eine "haltlose Psychopathie" feststellte - jedoch nicht angefordert worden.

Der häufige Verzicht auf eine testpsychologische Untersuchung, vor allem bei der Diagnose einer Oligophrenie (C: I 3.4), war vielfach ein offensichtlicher Mangel in der Befunderhebung. Häufig orientierte sich eine solche Diagnose lediglich an den früheren schulischen Leistungen eines Patienten oder an seinen jetzigen Schreib- und Lesefertigkeiten. Manchmal waren dem Patienten kleinere Rechenaufgaben oder Fragen aus dem Bereich der "Allgemeinbildung" gestellt worden, oft berief sich der Gutachter aber auch lediglich auf seinen "klinischen Gesamteindruck".

Dabei wurde zu wenig berücksichtigt, daß eine mangelhafte Ausbildung des Allgemeinwissens allein kaum ein Beweis für eine geistige Behinderung darstellen kann. Wie sich in späteren Testungen vielfach zeigte, waren diese Patienten nicht primär intellektuell behindert, sondern nur nicht ihrem Leistungsvermögen entsprechend gefördert worden (C: I 3.4). Das mangelnde Allgemeinwissen und die geringen schulischen Fertigkeiten entsprachen hier allgemeinen Sozialisationsdefiziten. Die soziale Randständigkeit zeigte sich bei den als oligophren diagnostizierten Patienten noch erheblich deutlicher als bei den übrigen Patienten des psychiatrischen Maßregelvollzugs (C: I 3.7). Gerade unter ungünstigen sozialen Bedingungen läßt jedoch der schulische Erfolg oder Mißerfolg kaum Rückschlüsse auf die ursprünglich vorhandenen Lernvoraussetzungen zu (Goydke u. Specht 1976; eine Übersicht zum Problem der Intelligenzmessung und des sozialen Status gibt Wolf 1977).

Offensichtlich vertrauten jedoch einige Gutachter mehr ihrem "klinischen Eindruck", als den Ergebnissen testpsychologischer Intelligenzmessungen. Nicht selten wurde nämlich die Diagnose einer Oligophrenie gestellt, obwohl in früheren Untersuchungen des Patienten bereits ein durchschnittliches oder nur leicht unterdurchschnittliches Intelligenzniveau festgestellt wurde. In einem Fall wurde die vorausgegangene testpsychologische Untersuchung schlechthin ignoriert:

Fallgeschichte 09:

Patient AI war im Jahre 1972 wegen einer gefährlichen Körperverletzung erstmals in den Maßregelvollzug eingewiesen worden. Diagnostisch hatte der Gutachter eine "Imbezillität" festgestellt und den IQ (ohne Testung) auf "zwischen 25 und 50" geschätzt mit der Begründung, der Proband verfüge "allenfalls über die elementarsten Schriftkenntnisse". Dies widerlegte der Patient im Verlaufe der Unterbringung alleine schon durch seine seitenlangen und nicht ungeschickten Beschwerdebriefe. Im Rahmen einer erneuten Begutachtung wurde er 1980 auch testpsychologisch untersucht, wobei sich im HAWIE ein Gesamt-IQ von 89 fand. Dennoch wurde bei dem Patienten auch in diesem Gutachten eine Oligophrenie diagnostiziert. Der Patient habe "während der Unterbringungszeit immer einen ausgesprochen primitiven Eindruck gemacht". Er sei "im Grunde gemütsarm" und rede "lauter konfuses Zeug daher". Weiter heißt es in der Beurteilung des Gutachtens: "Seine jetzige 'Verlobte' wurde 1976 wegen Geistesschwäche entmündigt. Schon allein von dieser Vorgeschichte her ist bei dem Probanden keine allzu große Intelligenzhöhe anzunehmen." Schließlich ergebe sich auch aus der Zusammenfassung des Intelligenztestes, "daß AI maßlos dumm ist".

Die Problematik dieses Gutachtens überschreitet sicher bereits den Bereich der Untersuchungsmängel und zeigt deutliche Auswirkungen einer negativen Voreinstellung des Gutachters, auf die im folgenden Kapitel näher eingegangen werden soll.

3.8.3 Negative Voreinstellungen

Heinz (1982) fand in seiner Untersuchung fehlerhafter Gutachten eine häufig auftauchende Fehlerquelle, die er als "probandenbezogene Abwehrhaltung" bezeichnete. In diesen Gutachten fanden negative Affekte des Untersuchers dem Patienten gegenüber eindeutig Niederschlag. Im Rahmen unserer Untersuchung fanden sich ebenfalls eine Reihe von Gutachten, die in ihrem verbalen Stil (vor allem im psychischen Befund und in der Beurteilung) deutlich den von Rasch (1967) beschriebenen "Verdammungsurteilen" glichen.

So wurde ein Patient diagnostisch als ein "degenerativer Kümmerling ohne Krankheitswert" bezeichnet, mehrfach sogar fand sich die "Diagnose" einer "konstitutionellen Minusvariante". Nicht selten wurde psychiatrische Diagnostik mit juristischer Deliktsbezeichnung gleichgesetzt, indem etwa ein Patient diagnostisch als "unverbesserlicher Vergewaltiger" beschrieben wurde. Ein psychopathologischer Befund bestand lediglich aus der Feststellung: "Die Bewußtseinslage ist klar. Ansonsten zeigt sich der Patient in typischer Weise ethisch entmantelt und moralisch entkernt". In einem anderen psychischen Befund wird der "verschlagene, bösartige Blick" eines Patienten betont, in einem weiteren Fall (eines, wie sich im Verlaufe der Unterbringung herausstellte, schizophrenen Kranken) ließen sich angeblich "die charakterlichen Verbiegungen in groben Zügen genetisch nachzeichnen". Ein Patient hatte auf die Frage des Gutachters, warum man nicht stehlen dürfe, geantwortet: "Weil man sonst bestraft wird." Hieraus zog der Gutachter die Schlußfolgerung: "Die ethische Grundstruktur des Probanden ist ausgesprochen primitiv".

Nicht selten fand sich ein anderes Fehlverhalten des Gutachters, das von Heinz (1982) als "Perzeption von Prozeßrollen" bezeichnet wurde. Auch Pfäfflin (1978) stellte bei der Analyse psychiatrischer Gutachten, die über Sexualstraftäter erstattet worden waren, in mehr als der Hälfte der Fälle "eine deutliche Identifikation des Sachverständigen mit der Sanktionsgewalt der staatlichen Strafverfolgungsinstrumente" fest. Es handelte sich hierbei um Gutachten, bei denen der Sachverständige ein offensichtlich mehr tatermittelndes Interesse hatte, den Probanden etwa ermunterte "seinem Herzen einen Stoß zu versetzen" und dem Gutachter "die Tat doch endlich zu gestehen". Einige Explorationen, die im schriftlichen Gutachten in Frage - Antwort - Form festgehalten worden waren, erweckten den Anschein eines fast inquisitorischen Verhörs. Am deutlichsten zeigte sich dies im Explorationsteil des Prognosegutachtens über einen schizophrenen Patienten, der zum Gutachtenzeitpunkt bereits seit 12 Jahren wegen mehrerer exhibitionistischer Handlungen vor Kindern untergebracht war:

Fallgeschichte 10:

"(Was war das nun mit den Kindern?) 'Deswegen bin ich ja eingesperrt worden.' Er wisse, daß man so etwas nicht dürfe. (Warum nicht?) 'Weil das noch Kinder sind.' (Dann sagen sie mir die menschlichen, moralischen und rechtlichen Gründe!) 'Ich habe sie nicht am Geschlechtsteil, und so was hab ich nicht.' (Ich möchte eine Stellungnahme, warum man so etwas nicht tun darf!) 'Ich hab doch nichts Brutales gemacht.' (Was verstehen sie darunter?) 'Das Kind irgendwo wehgetan oder so.' (Oder wollen sie vielleicht zum Ausdruck bringen, so lange sie kein Kind umgebracht haben, sei alles halb so schlimm?) 'Hab ich auch nicht.' (Sie haben das Mädchen nicht angefaßt, sie haben es nicht umgebracht, also meinen sie, ist nichts Schlimmes passiert!) 'Mach ich ja auch nicht wieder.' (Welche Garantie können sie mir dafür geben?) 'Soviel Kerl bin ich selber.' (Aber fünfmal waren sie nicht so viel Kerl!) 'Aber jetzt kommt bestimmt nichts mehr vor.' (Woran haben sie das bemerkt und womit wollen sie das beweisen?) 'Ich bin nicht mehr so wie früher.' (Das ist für mich keine hinreichende Erklärung! Ich will einen Grund von ihnen hören! Nun sagen sie mir endlich, was wollten sie mit den Mädchen?) Keine Antwort. (Die Frage wird immer und immerfort wiederholt. Schließlich gibt er zur Antwort:) 'Das weiß ich auch nicht.' "

Zeigt sich in diesem Gutachten ein offensichtlich tatermittelndes und anklagendes Interesse des Gutachters, so verdeutlicht das folgende Beispiel die Gefahr der

Kompetenzüberschreitung durch den Sachverständigen. Es handelte sich um einen Patienten mit einer paranoiden Psychose, der im Rahmen seines Wahns einen "Widersacher" mit einer Tränengaspistole attackiert hatte und der bereits mehrfach wegen unerlaubten Waffenbesitzes vorbestraft war. Aus der abschließenden Beurteilung des Gutachtens:

Fallgeschichte 11:
"Der Beschuldigte ist für die Allgemeinheit erheblich gefährlich, oder will nach seiner letzten Straftat noch jemand behaupten, daß der Beschuldigte nicht gefährlich ist? Welche andere Meinung wäre sonst zu vertreten, wenn man zur Kenntnis nimmt, wie oft der Beschuldigte in seinem Leben hartnäckige Verstöße gegen das Waffengesetz verübte? Wozu braucht ein unbedeutender Mann ständig verschiedene Waffen? Nur deswegen, weil er ein Waffensammler sei? Selbstverständlich nicht. Wenn es keine tatsächlichen Feinde gibt, werden welche von ihm erfunden. Zur Zeit ist es z.B. noch Herr S., seinerzeit war es Herr Y. und Herr Z., wer kann sagen, wer jetzt oder in einem Jahr an der Reihe sein wird? Ein Richter, der den Haftbefehl eröffnete? Ein Arzt, der die richtige Diagnose stellte? Der Gutachter Dr. W.? Der behandelnde Psychiater? Der Staatsanwalt Dr. T.? Ein anderer Staatsanwalt? .... Oder ein noch nicht bekannter Bürger der Bundesrepublik Deutschland, dessen Gesicht dem Beschuldigten verdächtig vorkommt? .... Oder wird er dann den Rechtsanwalt A., den Psychiater B., den Rechtsanwalt C. erschießen. Also - der Beschuldigte gehört zur Zeit infolge seiner psychischen Krankheit .... keinesfalls in Freiheit, sondern muß unbedingt in einem psychiatrischen Krankenhaus untergebracht werden (§ 63 StGB)."

Nach Heinz (1982, S. 98) zeigt sich vor allem in der Sprache eines Gutachtens, wenn beim Sachverständigen ein "emotional-volitives" statt des erforderlichen kognitiven Interesses überwiegt. Solche, gegen den Probanden gerichtete, Voreinstellungen fand Heinz als besonders häufige Ursache von Begutachtungsfehlern. Die oben beschriebenen Fälle stellen zwar Extrembeispiele dar. In vielen Gutachten fand sich aber ein sprachlicher Stil, der auf eine ausgeprägte Vorwurfshaltung dem Probanden gegenüber hinwies mit z.T. unverhohlen aggressiv-herabsetzenden Äußerungen und einer offensichtlich zynischen Grundhaltung.

4 Unterbringungsdelikte

4.1 Art, Häufigkeit und soziobiographischer Hintergrund

Die Häufigkeit der einzelnen Straftaten, die zur Unterbringung Anlaß gegeben hatten - im folgenden als "Unterbringungsdelikte" bezeichnet - ist in Tabelle A30 zusammengestellt (zum methodischen Vorgehen im einzelnen s. B: 2.3). Um den jeweils führenden Straftatsbestand zu dokumentieren, wurde zusätzlich bei jedem Patienten das "Hauptunterbringungsdelikt" bestimmt. Hierunter ist - sofern mehrere, sich strafbestandsmäßig unterscheidende Delikte zur Unterbringung geführt hatten - das vom Schweregrad und seiner Gefährlichkeit her gravierenste Einzeldelikt zu verstehen (s. hierzu auch Ritzel 1978). Erfolgte die Unterbringung z.B. wegen eines sexuellen Mißbrauchs von Kindern (§ 176 StGB) in Tateinheit mit sexueller Nötigung (§ 178 StGB), so wurde "Sexualdelikt mit Gewalt" dokumentiert. Bei einer Vergewaltigung mit Todesfolge (§ 177 Abs. 3 StGB) erfolgte dagegen die Einordnung in die Kategorie "Tötungsdelikte".

Insgesamt überwiegen die "Straftaten gegen Leib und Leben" (Tabelle 13), die zusammengefaßt 38,9 % der Unterbringungsdelikte ausmachen, gefolgt von den Sexualdelikten (26,7 %) sowie der Eigentums- und Vermögensdelinquenz (20,9 %). Unter "sonstige Delikte" finden sich Straftatsbestände mit recht unterschiedlichem Gefährdungsgrad, wie z.B. "Angriff auf den Luftverkehr" (§ 316c StGB) oder "Störung der Totenruhe" (§ 168 StGB). Bei den Tötungsdelikten handelte es sich in mehr als einem Drittel der Fälle (37,5 %) um einen Tötungsversuch, bei 62,5 % war es zum Tod des Opfers gekommen.

Tabelle 13. Hauptunterbringungsdelikte (N = 1973, Häufigkeit einzelner Delikte s. Tabelle A30)

Unterbringungsdelikt	Patienten abs.	%
Straftaten gegen Leib und Leben		
Tötungsdelikte	546	27,7
Körperverletzungen	221	11,2
Sexualdelikte		
ohne Gewalt	251	12,7
mit Gewalt	277	14,0
Eigentumsdelikte		
ohne Gewalt	270	13,7
mit Gewalt	142	7,2
Brandstiftung	213	10,8
sonstige Delikte	53	2,7
Summe	1973	100,0

Im Vergleich zu früheren Untersuchungen (Übersicht s. Tabelle A31) fanden sich mehr Gewaltdelikte und weniger Eigentums- sowie Sexualdelikte. Eine Zunahme der Gewalt- und Abnahme der Sexualdelinquenz unter den Untergebrachten war bereits für Hessen (Gretenkord u. Lietz 1983) und für das Krankenhaus Haar b. München (Bischof 1986a) berichtet worden.

Schizophrene Patienten sind häufiger wegen Tötungs- und Körperverletzungsdelikte untergebracht, bei persönlichkeitsgestörten bzw. intellektuell behinderten Patienten findet sich dagegen ein erhöhter Anteil sexueller Delinquenz (Abb. 26 u. Tabelle A32). Dies entspricht den Ergebnissen früherer Untersuchungen (z.B. Ritzel 1978, Schumann 1983).

Bei Patienten mit cerebralen Alterskrankheiten macht die Sexualdelinquenz einen relativ großen Anteil der insgesamt nicht hohen Kriminalität aus (Schulte 1959, Bürger-Prinz u. Lewrenz 1961). So fand auch Ritzel (1978, S. 109) bei Patienten mit einer cerebralen Alterserkrankung zu 75 % eine sexuelle Delinquenz. In unserer Untersuchung lag der Anteil sexueller Delikte bei den hirnorganisch Erkrankten (worunter auch die cerebralen Alterskrankheiten subsummiert wurden) dagegen nur bei 20 %. Auch der Vergleich der Altersstruktur der Maßregelpatienten bei einzelnen Deliktgruppen (Tabelle A33) zeigt nur eine geringfügige Überrepräsentation gewaltloser Sexualdelikte im höheren Lebensalter. Demnach sind psychisch Alterskranke mit Sexualdelikten im Maßregelvollzug unerwartet selten anzutreffen. Dies ist warscheinlich eher auf eine geänderte Einweisungspraxis der Gerichte bei diesen - zumeist pädophilen - Delikten im höheren Lebensalter zurückzuführen als auf einen Rückgang pädophiler Straftaten älterer Menschen, den Wille u. Bachl (1985) vermuten.

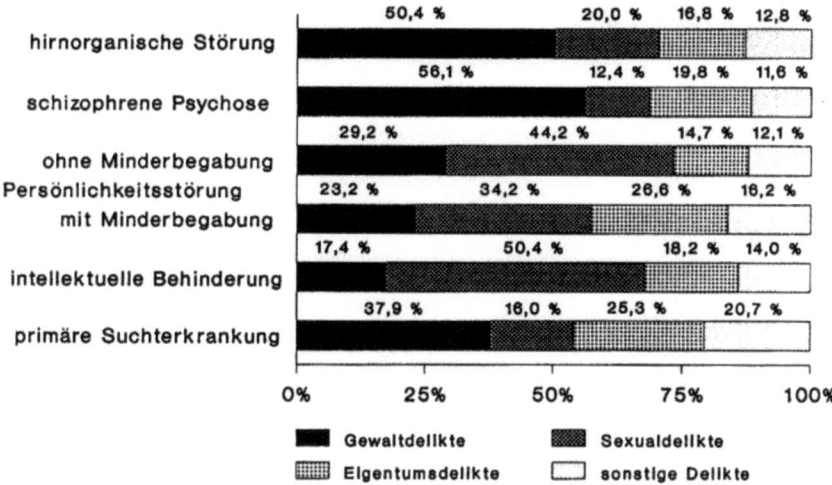

Abb. 26. Jeweiliger Anteil der Hauptunterbringungsdelikte bei einzelnen Diagnosegruppen (N = 1973; Einzeldaten s. Tabelle A32). Affektive Psychosen wegen der geringen Fallzahl nicht mit dargestellt. Bei schizophrenen Psychosen überwiegen die Tötungs- und Körperverletzungsdelikte, bei Persönlichkeitsstörungen und/oder intellektueller Behinderung dagegen die Sexualdelikte

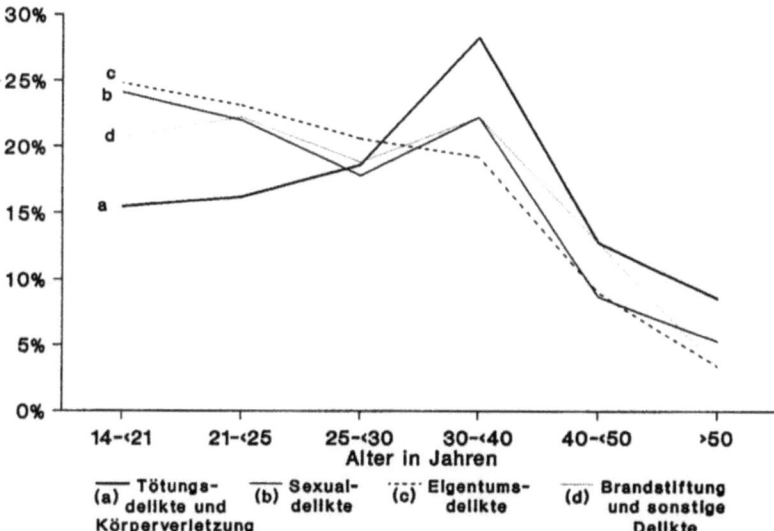

Abb. 27. Alter z.Z. des Unterbringungsdeliktes, gegliedert nach Delikten (N = 1973; Einzeldaten s. Tabelle A33). Deutliches Überwiegen jüngerer Altersklassen bei Eigentums- und Sexualdelikten, dagegen vermehrt höhere Altersklassen bei Tötungs- und Körperverletzungsdelikten

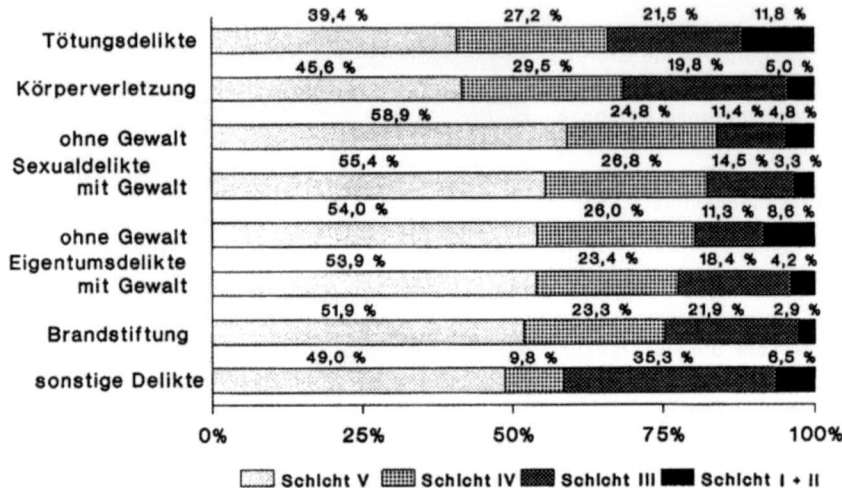

Abb. 28. Soziale Herkunft der Maßregelpatienten (entsprechend der Sozialschicht der Primärfamilie), gegliedert nach Delikten (N=1946; Einzeldaten s. Tabelle A34). Schichten I und II zusammengefaßt. Höhere Sozialschichten vergleichsweise häufiger bei Tötungs- und Körperverletzungsdelikten; bei Sexual- und Eigentumsdelikten überwiegt dagegen die unterste Sozialschicht

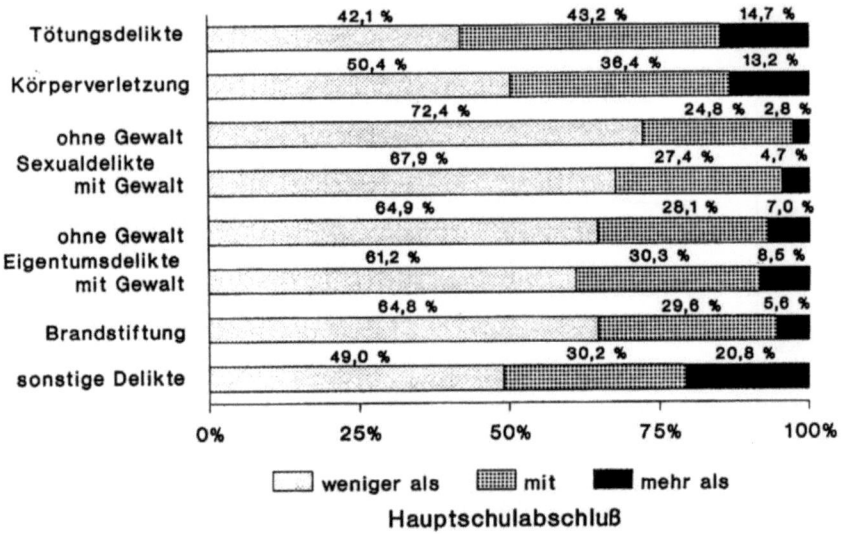

Abb. 29. Schulbildung der Maßregelpatienten, gegliedert nach Delikten (N=1973; Einzeldaten s. Tabelle A35). Schulisches Bildungsniveau besonders gering bei Sexualdelikten ohne Gewalt, deutlich besser dagegen bei Tötungsdelikten

Das mittlere Lebensalter bei Begehung des Unterbringungsdeliktes lag bei Tötungs- und Körperverletzungsdelikten im Mittel um ca. 4 Jahre höher als bei Eigentumsdelikten und ca. 6 Jahre höher als bei gewalttätigen Sexualdelikten (Abb. 27 und Tabelle A33). Mehr als die Hälfte der Patienten (56,7 %), die wegen einer Vergewaltigung oder sexuellen Nötigung eingewiesen worden waren, hatten diese Straftat vor dem 25. Lebensjahr begangen. Bei Tötungsdelikten war dies nur in 32,6 % der Fall. Deutlicher werden diese altersspezifischen Unterschiede noch bei Betrachtung der Altersstruktur zum Zeitpunkt der ersten Delinquenz (C: I 4.3).

Auch hinsichtlich der soziographischen Parameter "soziale Herkunft, schulische Bildung und berufliche Qualifikation" zeigt sich eine Sonderstellung der Tötungs- und Körperverletzungsdelikte (Abb. 28-30). Patienten, bei denen eine "Straftat gegen Leib und Leben" zur Unterbringung Anlaß gegeben hatte, stammten häufiger aus höheren Sozialschichten, verfügten im Mittel über ein höheres schulisches Bildungsniveau und hatten häufiger eine Berufsausbildung erfolgreich abgeschlossen (Tabellen A34 und A35; $p<0{,}001$). Außerdem findet sich in dieser Patientengruppe eine geringere familiäre Belastung mit psychischen Störungen ($p<0{,}05$) und dissozialen Verhaltensweisen ($p<0{,}01$, Tabelle A36).

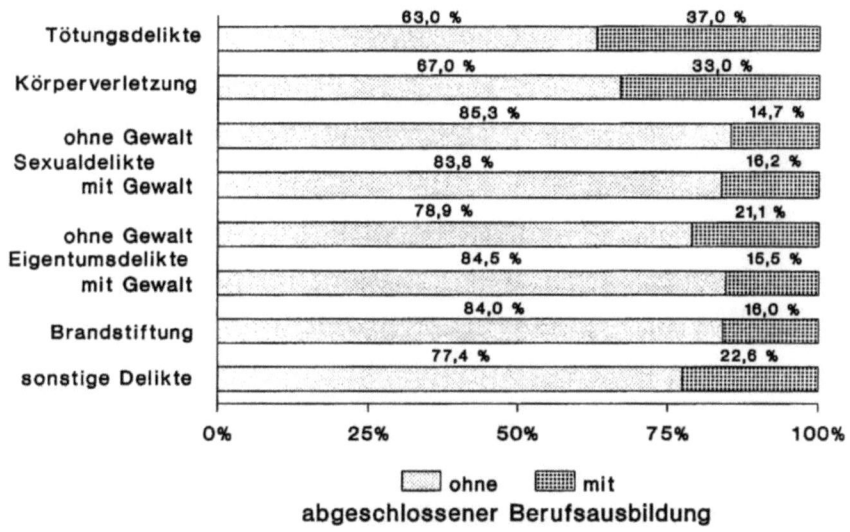

Abb. 30. Berufliche Qualifikation der Maßregelpatienten, gegliedert nach Delikten (N = 1973; Einzeldaten s. Tabelle A35). Auch hier weisen Patienten mit Tötungs- und Körperverletzungsdelikten ein (im Vergleich) besseres Ausbildungsniveau auf

4.2 Schuldfähigkeit

Bereits wenige Jahre nach Einführung des psychiatrischen Maßregelvollzugs wurde seitens der zuständigen Krankenhäuser der hohe Anteil "nur" vermindert schuldfähiger Straftäter beklagt, durch deren Einweisung sich die Heilanstalten von "Stätten des

Schicksals ... zu Stätten der Schuld" (Hürten 1937) gewandelt hätten. Die Angaben über den Anteil vermindert Schuldfähiger differieren in der Literatur jedoch erheblich: Einen hohen Anteil fand Schumann (1983) in Westfalen (46 %), ebenso Ritzel (1978) bei den - bereits entlassenen - Patienten in Niedersachsen (47 %). Albrecht (1979) fand dagegen bei den noch untergebrachten Patienten desselben Bundesland nur zu 30 % eine verminderte Schuldfähigkeit. Zu einem hiermit vergleichbaren Ergebniss kamen Gretenkord u. Lietz (1983) für Hessen (31,9 %) und Müller u. Hadamik (1966) für das Rheinland (30,1 %). Einen deutlich geringeren Prozentsatz fand Häger-Hofferberth (1976) in Berlin (15,3 %).

In unserer Erhebung waren die einweisenden Gerichte weit häufiger von einer aufgehobenen als von einer verminderten Schuldfähigkeit ausgegangen (1272 gegenüber 701 Patienten bzw. 64,5 % gegenüber 35,5 %). Erwartungsgemäß liegt der Anteil Schuldunfähiger am höchsten bei den Schizophrenen; hier hatte das einweisende Gericht nur bei 7,1 % der Patienten auf eine lediglich erheblich verminderte Schuldfähigkeit erkannt (Abb. 31). Es handelte sich dabei z.T. um Patienten, bei denen erst im Verlauf der Unterbringung die Diagnose einer schizophrenen Erkrankung gestellt worden war. Zum anderen Teil waren hier gutachterlicherseits zwar Hinweise auf eine frühere schizophrene Krankheitsphase bzw. mehr oder minder deutliche Reststörungen festgestellt worden, jedoch kein direkter Zusammenhang des Tatgeschehens mit einer akuten Krankheitssymptomatik (zur Problematik der Schuldfähigkeitsbeurteilung nach abgelaufener schizophrener Psychose siehe z.B. Rauch 1952, Venzlaff 1986b). Unter den Persönlichkeitsstörungen überwiegen dagegen die als vermindert schuldfähig beurteilten Patienten, insbesondere in den Fällen, in denen keine zusätzliche Minderbegabung festgestellt worden war.

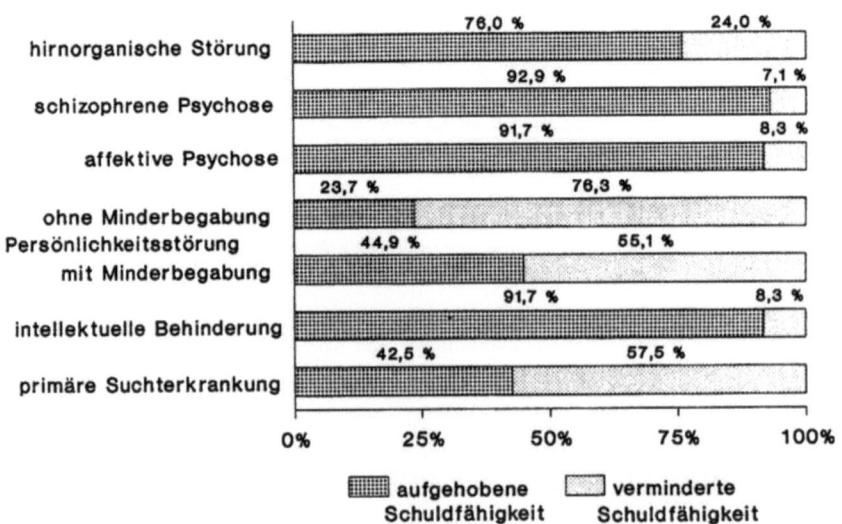

Abb. 31. Häufigkeit der De- bzw. Exculpation, gegliedert nach Diagnosen. Deutlicher geringerer Anteil Schuldunfähiger bei Persönlichkeitsstörungen und Sucht. (N = 1973; $chi^2 = 686,7$; df = 6; p < 0,001)

Bei Tötungs- und Körperverletzungsdelikten war vom einweisenden Gericht zu ca. 75 % eine Schuldunfähigkeit angenommen worden. Bei Sexualdelikten, vor allem solchen mit Gewaltanwendung, überwiegen jedoch die vermindert Schuldfähigen (Abb. 32). Dies entspricht der unterschiedlichen Deliktverteilung innerhalb der einzelnen Diagnosegruppen (Tabelle A32): "Straftaten gegen Leib und Leben" sind häufiger bei schizophrenen Patienten vertreten (56,1 %), bei Patienten mit einer Persönlichkeitsstörung bzw. intellektuellen Behinderung besteht dagegen ein erhöhter Anteil sexueller Delikte (39,8 %).

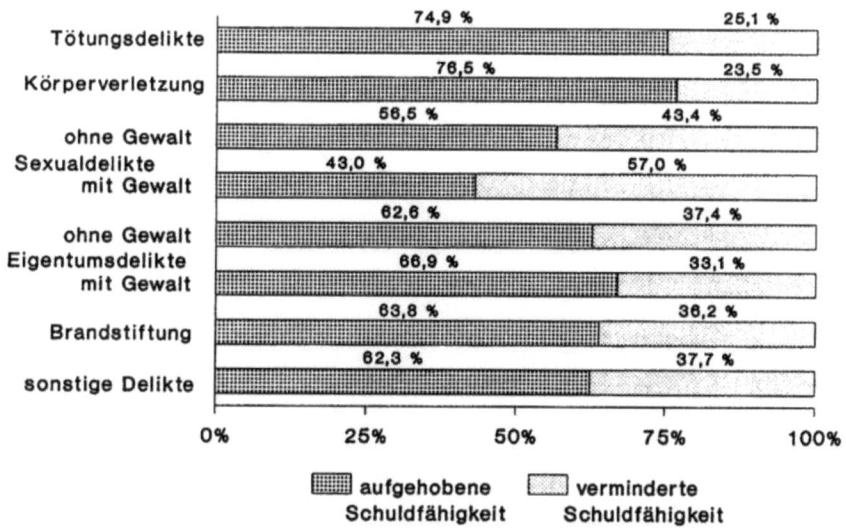

Abb. 32. Häufigkeit der De- bzw. Exculpation, gegliedert nach Unterbringungsdelikten. Geringerer Anteil Schuldunfähiger bei Sexualdelikten, hoher Anteil dagegen bei Tötungs- und Körperverletzungsdelikten. (N = 1973; chi^2 = 103,6; df = 7; p < 0,001)

In 12 Fällen hatte das Gericht - obschon es nur die Voraussetzungen des § 21 StGB angenommen hatte - allein die Unterbringung nach § 63 StGB angeordnet und auf einen zusätzlichen Strafausspruch verzichtet. Es handelte sich hierbei ausschließlich um Verurteilungen nach dem Jugendstrafrecht. 686 Patienten (97,9 % der vermindert Schuldfähigen bzw. 34,8 % der Gesamtgruppe) waren dagegen neben der Unterbringung zu einer zeitlich begrenzten Freiheitsstrafe verurteilt worden.

Die Dauer dieser zusätzlichen Freiheitsstrafe betrug im Mittel 3,6 Jahre. In einem Drittel der Fälle betrug sie weniger als 2 Jahre, lag also in einem Zeitrahmen, der bei alleiniger Freiheitsstrafe noch eine Strafaussetzung zur Bewährung zugelassen hätte (Abb. 33). Die im Mittel längste Dauer der vom Gericht zusätzlich verhängten Freiheitsstrafe findet sich bei Tötungsdelikten (8,3 Jahre). Bei Sexual- und Eigentumsdelikten wurden erwartungsgemäß längere Freiheitsstrafen ausgesprochen, wenn das Delikt mit einer Gewaltanwendung verbunden war (Abb. 34).

Drei Patienten waren neben der Unterbringung zu einer lebenslangen Freiheitsstrafe verurteilt worden. Hier hatte das Gericht zwar eine erheblich verminderte Schuldfähigkeit angenommen, jedoch von einer Strafmilderung nach § 49 Abs. 1 StGB aufgrund der Schwere des speziellen Tatvorwurfes abgesehen. Inwieweit die Unterbringung in ein psychiatrisches Krankenhaus in diesen Fällen überhaupt sinnvoll ist, erscheint fragwürdig. Hier ist der psychiatrische Maßregelvollzug - zumindest für einen Zeitraum von 15 Jahren (§ 57a StGB) - fast vollkommen auf eine Sicherungsfunktion beschränkt. Für diesem Zeitraum lassen sich jedenfalls keinerlei Entlassungsperspektiven in einen Behandlungsplan integrieren und auch die Gewährung von Vollzugslockerungen erschien den zuständigen Therapeuten bei diesen Patienten allein schon aus rechtlichen Gründen als zu gewagt.

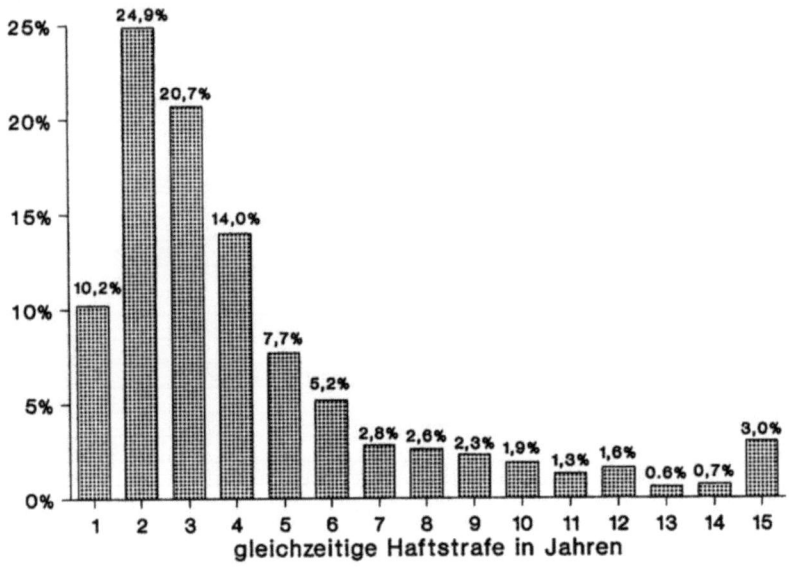

Abb. 33. Dauer der zusätzlich zur Unterbringung verhängten Haftstrafe (N = 686). M = 3,6 Jahre; Median = 2,5 Jahre; Min = 0,5 Jahre; Max = 15,0 Jahre

Ein Vollzug der Haftstrafe vor der Unterbringung war bei 189 Patienten (27,4 % der Fälle mit einer zusätzlichen Freiheitsstrafe) vom Gericht angordnet worden. Es handelte sich hier zumeist um Patienten, die bereits vor der 2. Strafrechtsreform im Jahre 1975 verurteilt worden waren. Bis zu diesem Zeitpunkt stellte der Vorwegvollzug der Freiheitsstrafe den Regelfall dar, häufig als "Doppelbestrafung" beklagt (Venzlaff 1977a). Seit Inkrafttreten der 2. Strafrechtsreform muß in der Regel zunächst die Unterbringung vollstreckt werden, wobei die Dauer der Unterbringung auf die Verbüßung der Freiheitsstrafe angerechnet wird (seit dem 23. Strafrechtsänderungengesetz vom 1.5.1986 jedoch nur noch bis zu 2/3 der Freiheitsstrafe). Ein Vorwegvollzug der Freiheitsstrafe erfordert als Abweichung von dieser Regelreihenfolge einer besonderen Begründung. Hierzu bedarf auch die früher häufig herangezogene "Erhöhung der Therapiemotivation" durch eine zunächst vollzogene Freiheitsstrafe einer eingehenden Begründung im Einzelfall (BGHSt 33, 285).

Von den 500 Patienten, bei denen zunächst die Unterbringung vor dem Vollzug der Freiheitsstrafe angeordnet worden war, waren insgesamt 51 zwischenzeitlich in den Strafvollzug überwiesen (und danach erneut in den Maßregelvollzug verlegt) worden.

Hier war die Überweisung in den Strafvollzug durchweg mit einer mangelnden Behandelbarkeit der psychischen Störung wegen einer nicht vorhandenen Behandlungsmotivation begründet worden. Vorangegangen waren in einigen Fällen Zwischenfälle im Verlaufe der Unterbringung (z.B. Entweichungen in Verbindung mit erneuten Straftaten, C: II 1.2). Ein "Hin- und Her-Vikariieren" des Patienten zwischen Straf- und Maßregelvollzug, welches im Rahmen der Maßregel nach § 64 StGB nicht selten zu beobachten ist (Leygraf 1987), fand sich hier jedoch nur in wenigen Ausnahmefällen. Häufiger erfolgte eine zwischenzeitliche Verlegung in den Strafvollzug zur Verbüßung einer noch offen Haftstrafe aus vorangegangenen Verurteilungen (s.u.).

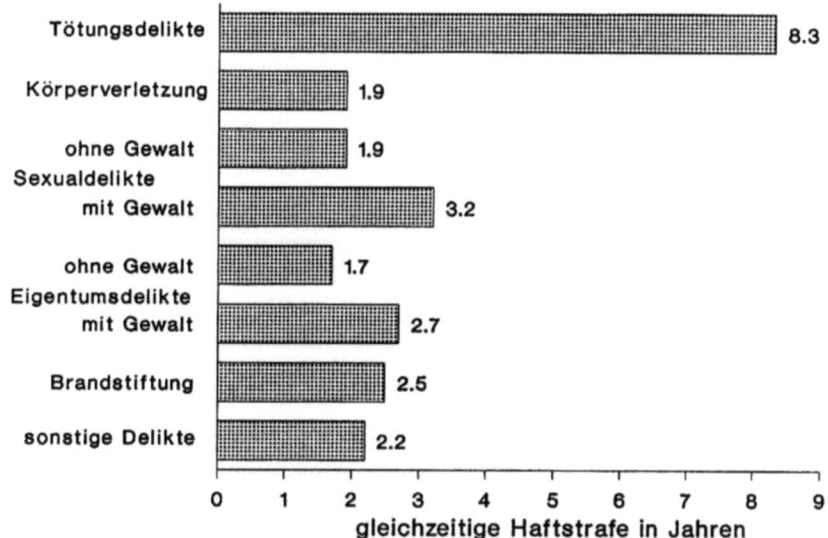

Abb. 34. Dauer der zusätzlich zur Unterbringung verhängten Haftstrafe, gegliedert nach Unterbringungsdelikten (N = 686). Dargestellt ist jeweils der arithmetische Mittelwert, wobei 3 Patienten (mit Tötungsdelikten) nicht berücksichtigt wurden, da hier neben der Unterbringung eine lebenslange Freiheitsstrafe ausgesprochen worden war. Signifikanz (Kruskal-Wallis): chi^2 = 282,6; p < 0,001

4.3 Vordelinquenz

Bei der Dokumentation der Delikte, die von den jeweiligen Patienten bereits vor Begehung des Unterbringungsdeliktes verübt worden waren (im folgenden als "Vordelikte" bezeichnet) wurden einerseits Art und Anzahl aller aktenkundigen Aburteilungen (einschließlich Verfahrenseinstellungen nach § 20 StGB und § 153b StPO) berücksichtigt. Diese Daten konnten zumeist den Auszügen des Bundeszentralregisters entnommen werden. Um das sich hierbei ergebende Problem der Dunkelziffer (Übersicht s. McClintock 1970) etwas zu reduzieren, wurde zusätzlich die jeweils erste aktenkundige Delinquenz eines Patienten dokumentiert (im folgenden als "Erstdelikt" bezeichnet), auch wenn dies Delikt nicht zu einem offiziellen Strafverfahren geführt hatte.

Tabelle 14. Häufigkeit der Aburteilungen vor der Unterbringung (N = 1973)

Aburteilungen	Patienten abs.	%
0	707	35,8
1	236	11,9
2	173	8,8
3	188	9,5
4	133	6,7
5	106	5,4
6 - 10	228	11,6
11 - 20	175	8,9
21 - 30	21	1,1
> 30	6	0,3
Summe	1973	100,0

Fast zwei Drittel der Patienten (64,2 %) waren bei Begehung des Unterbringungsdeliktes schon ein- oder mehrmals vorbestraft, ein Patient wies sogar 42 Vorstrafen auf (Tabelle 14). Ein vergleichbarer Anteil vorbestrafter Patienten im Maßregelvollzug wurde bereits mehrfach in der Literatur berichtet (Müller u. Hadamik 1966, Binsack 1973, Häger-Hofferberth 1976). Ritzel (1978) und Schumann (1983) fanden eine noch höhere Quote Vorbestrafter (77 % bzw. 82 %).

Tabelle 15. Zahl der Aburteilungen (einschließlich des jetzigen Unterbringungsverfahrens) bei der erstmals eine De-/Exculpation erfolgte (N = 1266, da bei 707 Patienten keine Aburteilungen vor der Unterbringung vorlagen)

Erste Anwendung der § 20/21 StGB bei der	Patienten abs.	%
1. Aburteilung	314	24,8
2. Aburteilung	193	15,2
3. Aburteilung	142	11,2
4. Aburteilung	160	12,6
5. Aburteilung	92	7,3
6. - 10. Aburteilung	199	15,7
11. - 20. Aburteilung	143	11,2
21. - 30. Aburteilung	17	1,3
> 30. Aburteilung	6	0,5
Summe	1266	100,0

Nur bei jedem 4. vorbestraften Patient war bereits bei der ersten Aburteilung eine verminderte oder aufgehobene Schuldfähigkeit angenommen worden. Größtenteils (81,2 %) handelte es sich um Schizophrene (Tabelle 15). Angaben zur früheren Schuldfähigkeitsbeurteilung bei vorbestraften Maßregelpatienten finden sich in der Literatur lediglich bei Ritzel (1978, S. 98), der zu einem ähnlichen Ergebnis kam. 3/4 der Vorbestraften waren dagegen zumindest einmal als voll schuldfähig verurteilt worden. Bei 512 Patienten (40,4 % der Vorbestraften) wurde eine verminderte oder aufgehobene Schuldfähigkeit erstmals im jetzigen Unterbringungsverfahren angenommen (so auch bei dem bereits 42mal vorbestraften Patienten, bei dem in allen vorangegangenen Verfahren eine volle Schuldfähigkeit angenommen worden war). Zum Teil scheint bei diesen - zumeist persönlichkeitsgestörten - Patienten letztlich die "Unverbesserlichkeit" ihres Verhaltens, die ständige Rückfälligkeit trotz mehrfacher Bestrafung, den Ausschlag dafür gegeben zu haben, diesem Verhalten nunmehr doch einen "Krankheitswert" zuzumessen.

764 Patienten (38,7 % der Gesamtgruppe bzw. 60,4 % der Vorbestraften) hatten vor der Unterbringung bereits eine oder mehrere Freiheitsstrafen verbüßt, wobei "vorwegvollzogene" zusätzliche Freiheitsstrafen aus dem der Unterbringung zugrundeliegenden Verfahren hier nicht berücksichtigt wurden. Am häufigsten fanden sich frühere Strafverbüßungen bei persönlichkeitsgestörten Patienten ohne Minderbegabung (61,5 %); hier zeigte sich auch die längste mittlere Vorhaftdauer (5,5 Jahre). Patienten mit einer schizophrenen Psychose wiesen dagegen nur zu 29,7 % frühere Strafhaften auf mit einer mittleren Dauer von 2,9 Jahren (Abb. 35). Dennoch erscheint es bemerkenswert, wie häufig auch diese Patienten Haftstrafen verbüßt hatten, weil ihre Erkrankung (noch) nicht erkannt worden waren.

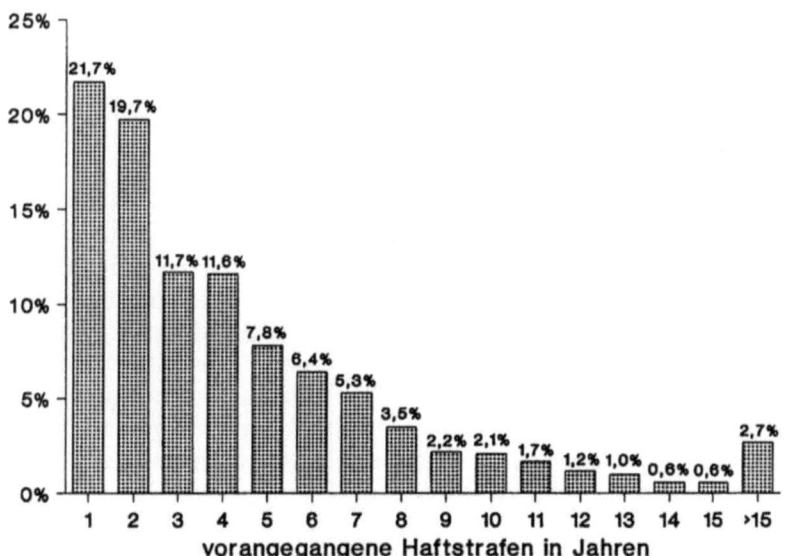

Abb. 35. Dauer der vor der Unterbringung insgesamt verbüßten Strafhaften (N=764). M = 3,8 Jahre; Median = 2,5 Jahre; Min = 1 Monat; Max = 42,4 Jahre

Zusätzlich zu den bereits vorbestraften Patienten waren noch bei weiteren 10,5 % der Patienten in den Aktenunterlagen zwar frühere Straftaten, aber keinerlei Strafverfahren dokumentiert. Insgesamt ließ sich also nur bei jedem 4. Patienten keine Vordelinquenz feststellen.

Unter der Vordelikten dominieren deutlich die Diebstahlshandlungen. Tötungsdelikte finden sich dagegen nur in 2,1 %, wobei die 48 (z.T versuchten) Tötungsdelikte von insgesamt 36 Patienten begangen worden waren (Tabelle 16). Ebenfalls geringer als bei den Straftaten, die zur Unterbringung führten, ist hier der Anteil gewalttätiger Deliktformen unter den Eigentums- und Sexualdelikten.

Tabelle 16. Vordelikte, zu Hauptdeliktsgruppen zusammengefaßt (N = 1474, Häufigkeit einzelner Delikte s. Tabelle A37)

Vordelikt	Patienten abs.	%
Straftaten gegen Leib und Leben		
Tötungsdelikte	48	2,1
Körperverletzungen	314	13,5
Sexualdelikte		
ohne Gewalt	295	12,7
mit Gewalt	202	8,7
Eigentumsdelikte		
ohne Gewalt	904	38,8
mit Gewalt	103	4,4
Brandstiftung	103	4,4
sonstige Delikte	363	15,8
Summe*	2332	100,0

*) Zahl der Vordelikte > 1474, da bis zu 2 verschiedene Vordelikte aufgeführt werden konnten

Der höchste Anteil vordelinquenter Patienten findet sich bei den gewaltlosen Eigentumsdelikten (Abb. 36). Ebenfalls recht hoch ist dieser Anteil bei gewalttätigen Eigentums- und Sexualdelikten, niedriger dagegen bei Tötungsdelikten. Ein Vergleich der Vordelikte mit dem Hauptunterbringungsdelikt (Abb. 37 und Tabelle A38) zeigt einen hohen Anteil einschlägiger Vordelinquenz bei Eigentums-, aber auch Sexualdelikten ohne Gewalt. Patienten, die wegen derartiger Straftaten untergebracht worden waren, hatten also häufig bereits früher ein solches Delikt begangen. Sehr gering ist diese Quote dagegen bei den Tötungsdelikten. Von den insgesamt 445 Patienten, die wegen eines Tötungsdeliktes untergebracht waren, hatten nur 12 Patienten zuvor bereits einmal, weitere 8 Patienten bereits zweimal ein solches Delikt begangen. Trotz der bei gewalttätigen Eigentums- und Sexualdelikten recht hohen Vordelinquenzhäufigkeit (s. Abb. 36) ist der Anteil einer einschlägigen Vordelinquenz bei diesen Straftaten ebenfalls vergleichsweise gering. Dies deutet darauf hin, daß es sich hier um eine Patientengruppe mit einer eher polytropen Kriminalität handelt.

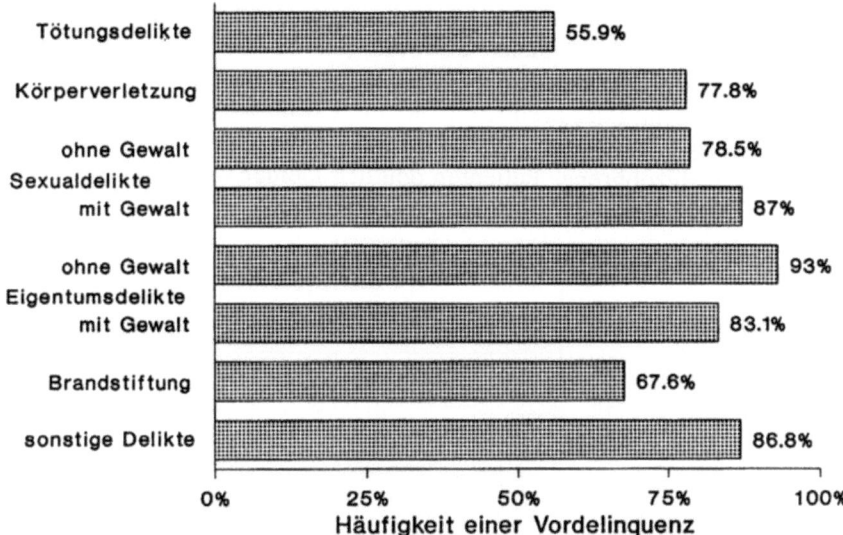

Abb. 36. Häufigkeit einer Vordelinquenz, gegliedert nach Unterbringungsdelikten (N = 1973). Deutlich geringerer Anteil vordelinquenter Patienten bei Tötungsdelikten (chi^2 = 190,5; df = 7; p < 0,001). Daten zur Art der Vordelinquenz im einzelnen s. Tabelle A38

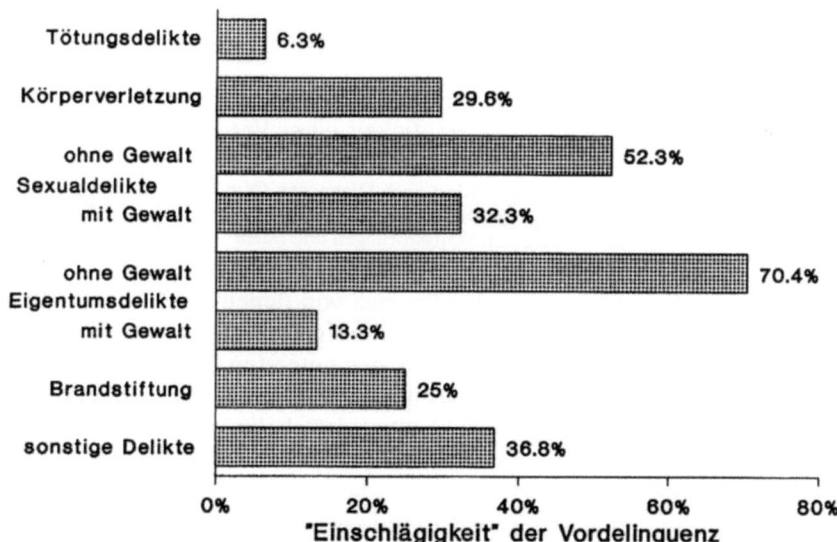

Abb 37. "Einschlägigkeit" einer Vordelinquenz (Vordelikt entspricht dem Unterbringungsdelikt), gegliedert nach Unterbringungsdelikten (N = 1474 Patienten mit Vordelinquenz, die Prozentangaben beziehen sich jedoch auf N = 2332, da bis zu 2 verschiedene Vordelikte berücksichtigt wurden; Einzeldaten s. Tabelle A38)

Unter den einzelnen Krankheitsformen findet sich der höchste Anteil Vordelinquenter bei Patienten mit einer Persönlichkeitsstörung (ca. 83-90 %, Abb. 38). Bei schizophrenen Patienten war dagegen zu fast 40 % vor dem Unterbringsdelikt keinerlei straffälliges Verhalten bekannt. Dies erklärt z.T. die insgesamt höhere Quote Vorbestrafter in den Untersuchungen von Ritzel (1978) und Schumann (1983), in deren Patientengruppen der Anteil schizophrener Patienten deutlich kleiner war als in unserer Untersuchung.

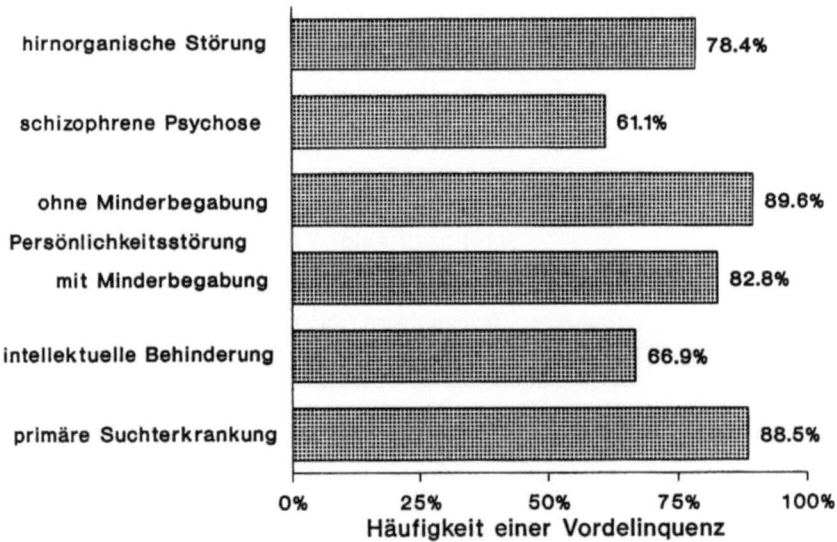

Abb. 38. Häufigkeit einer Vordelinquenz, gegliedert nach Diagnosen (N = 1973). Affektive Psychosen wegen der geringen Fallzahl nicht mit dargestellt. Geringerer Anteil vordelinquenter Patienten bei schizophren Erkrankten, höherer Anteil dagegen bei Persönlichkeitsstörungen und Sucht

Patienten ohne Vordelikte unterscheiden sich von denen mit vorausgegangener Delinquenz deutlich hinsichtlich verschiedener soziobiographischer Parameter: Patienten mit Vordelinquenz entstammen häufiger aus der untersten Sozialschicht (Abb. 39 und Tabelle A39) und verfügen über ein schlechteres schulisches Bildungsniveau sowie eine geringere berufliche Qualifikation (Abb. 40 und Tabelle A40). Außerdem sind ihre Herkunftsfamilien häufiger mit psychischen Störungen und dissozialen Verhaltensweisen belastet (Tabelle A41).

In der Literatur finden sich nur wenig Hinweise auf den zeitlichen Beginn der "kriminellen Karriere" von Patienten des Maßregelvollzugs. Nach Ritzel (1978) waren 20,0 % der von ihm untersuchten Patienten bereits vor dem 18. Lebensjahr erstmals verurteilt worden, weitere 22,4 % vor dem 21. Lebensjahr. Schumann (1983) fand bei 12,4 % der Maßregelvollzugspatienten in Westfalen ein delinquentes Verhalten bereits im strafunmündigen Alter (von unter 14 Jahren), zwei Drittel der Patienten waren erstmals im Alter zwischen 14 und 23 Jahren straffällig geworden.

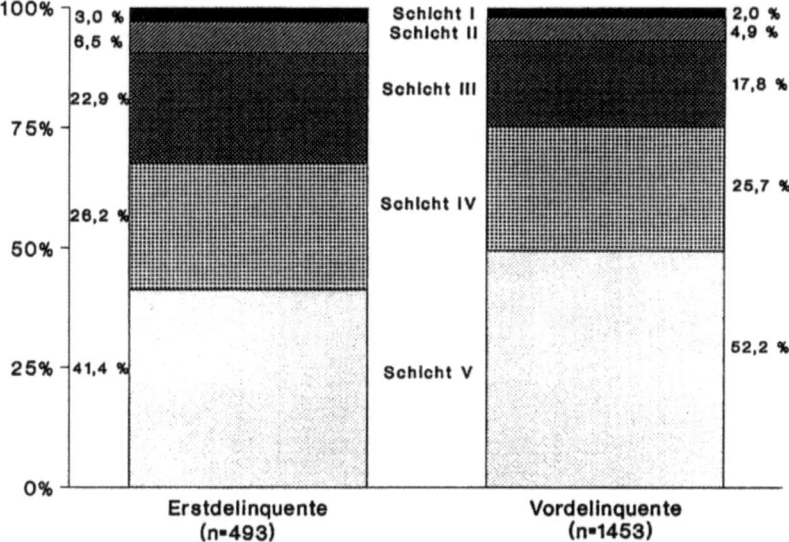

Abb. 39. Vergleich der sozialen Herkunft (entsprechend der Sozialschicht der Primärfamilie) bei Patienten mit und ohne Vordelinquenz (N = 1946, Einzeldaten s. Tabelle A39). Patienten mit Vordelinquenz entstammen häufiger der untersten Sozialschicht

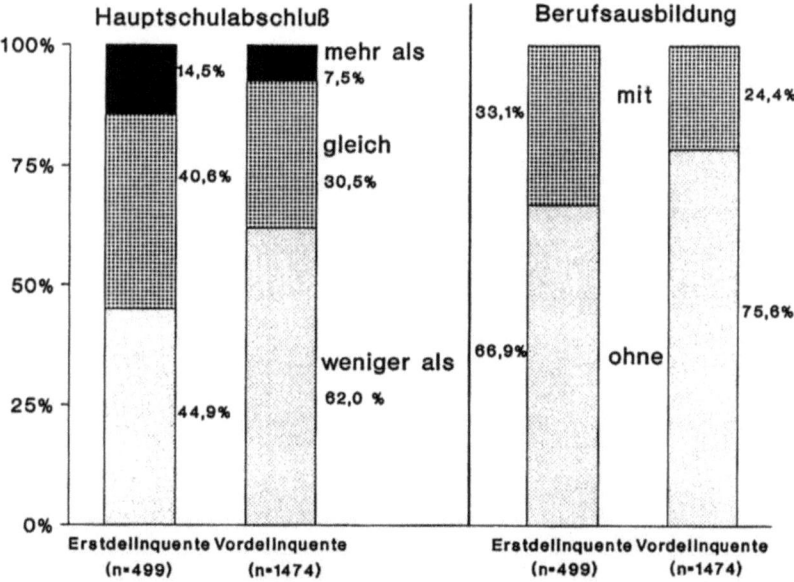

Abb. 40. Vergleich der schulischen sowie beruflichen Qualifikation bei Patienten mit und ohne Vordelinquenz (N = 1973, Einzeldaten s. Tabelle A40). Insgesamt schlechteres Bildungsniveau bei Patienten mit Vordelinquenz

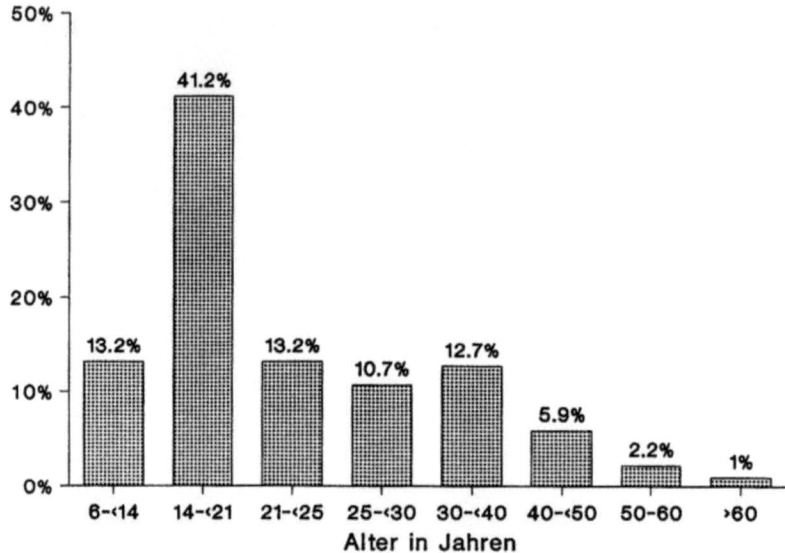

Abb 41. Alter zum Zeitpunkt der ersten Delinquenz (bei Patienten ohne Vordelinquenz: Alter zum Zeitpunkt des Unterbringungsdeliktes; N = 1973; Einzeldaten s. Tabelle A42). Erste Straftat in mehr als der Hälfte der Patienten vor dem 21. Lebensjahr

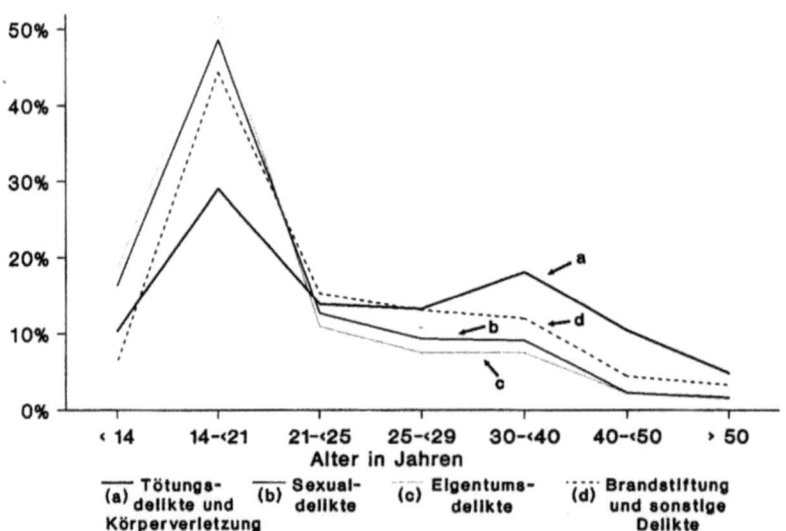

Abb. 42. Alter zum Zeitpunkt der ersten Delinquenz, gegliedert nach Delikten (N = 1973; "Sonstige Delikte" wegen der geringen Fallzahl nicht mit aufgeführt; Einzeldaten s. Tabelle A42). Deutliches Überwiegen jüngerer Altersklassen bei Eigentums- und Sexualdelikten, dagegen vermehrt höhere Altersklassen bei Tötungs- und Körperverletzungsdelikten

Auch in unserer Untersuchung zeigt sich eine altersmäßig früh einsetzende Delinquenz der Maßregelvollzugspatienten (Abb. 41 und Tabelle A42). Mehr als die Hälfte der Patienten war bereits als Jugendlicher bzw. Heranwachsender straffällig geworden, hierunter 13,3 % bereits vor dem 14. Lebensjahr. Ein Delinquenzbeginn nach dem 4. Lebensjahrzehnt war ausgesprochen selten (7,8 %). Diese Befunde entsprechen denen der Verlaufststudien z.B. von Müller (1981) über die Abnahme von soziopathischem Verhalten und Delinquenz im Laufe des mittleren Lebensalters.

Ritzel (1978) fand dagegen bei 18,1 % seines Katamnesekollektivs eine erstmalige Aburteilung nach dem 40. Lebensjahr, wobei sich jedoch bereits innerhalb seines Untersuchungszeitraumes (1955 - 1974) eine Abnahme dieser Patientengruppe abzeichnete. Der Autor vermutete hier eine wachsende Zurückhaltung der Gerichte bei der Unterbringung alter Menschen. Hierauf deutet auch der im Vergleich zu den Befunden von Ritzel recht geringe Anteil älterer Patienten unter den derzeit Untergebrachten hin (C: I 1.2).

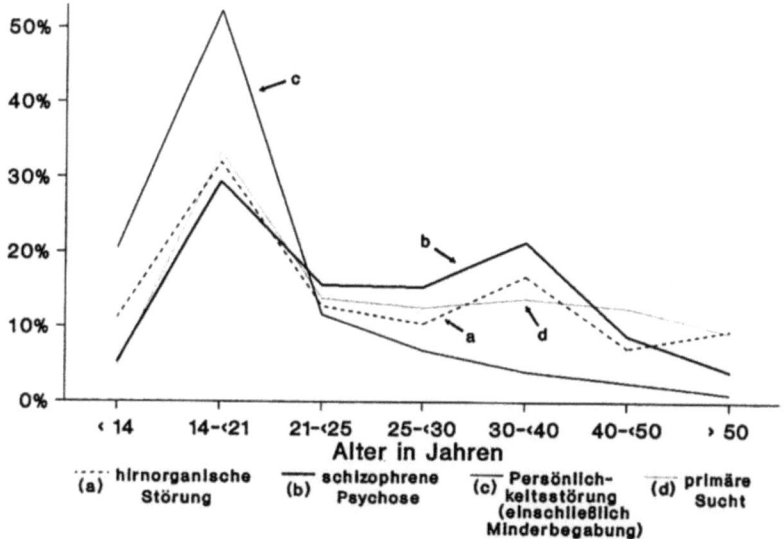

Abb. 43. Alter zum Zeitpunkt der ersten Delinquenz, gegliedert nach Diagnosen (N = 1973; Affektive Psychosen wegen der geringen Fallzahl nicht mit aufgeführt; Einzeldaten s. Tabelle A43). Deutliches Überwiegen jüngerer Altersklassen bei Persönlichkeitsstörungen und/oder intellektueller Behinderung, dagegen vermehrt höhere Altersklassen bei schizophrenen und hirnorganischen Erkrankungen

Eine vor dem 21. Lebensjahr einsetzende Kriminalität fand sich vor allem bei Patienten, die wegen Eigentums- und Sexualdelikten untergebracht waren (Abb. 42 und Tabelle A41). Etwa die Hälfte der Patienten, bei denen ein Tötungsdelikt zur Unterbringung geführt hatte, war dagegen erst nach dem 25. Lebensjahr erstmals straffällig geworden. Entsprechende Befunde berichten auch Ritzel (1978) und Schumann (1983). Deutliche Unterschiede im altersmäßigen Beginn der Delinquenz bestehen auch zwischen den einzelnen Krankheitsformen (Abb. 43 und Tabelle A43). Waren mehr als zwei Drittel der persönlichkeitsgestörten Patienten bereits vor dem 21. Lebensjahr straffällig geworden, so traf dies bei schizophrenen Kranken nur zu einem Drittel zu. 21,1 % der Patienten mit einer Persönlichkeitsstörung waren bereits im strafunmündigen Alter delinquent geworden, aber nur 3,2 % der schizophrenen Patienten. Dieser Befund entspricht den Ergebnissen einiger Verlaufsuntersuchungen zur sogenannten "Soziopathie" bzw. "antisozialen Persönlichkeitsstörung", in denen sich stets ein früher Beginn der dissozialen Verhaltensweisen dieser Patienten zeigte (z.B. Robins 1978).

5 Epidemiologie

5.1 Prävalenz und Inzidenz der Unterbringung

5.1.1 Bundesländer

Tabelle 17 gibt eine Übersicht über die Zahl der in den einzelnen Bundesländern untergebrachten Patienten. Diese Unterbringungsziffer weist deutliche regionale Unterschiede auf und schwankt zwischen 16,3 untergebrachte Patienten auf jeweils 1 Million Einwohner in Hamburg und 60,1 in Schleswig-Holstein. Hierbei ist zu berücksichtigen, daß die Untersuchung in Form einer Querschnittserhebung der aktuell untergebrachten Patienten durchgeführt wurde (B: 2.2). Die so erhobenen Befunde beziehen sich also zunächst nur auf die aktuelle Zahl der Untergebrachten (Prävalenz) und lassen nicht unmittelbar auf die Inzidenz, also die (z.B. jährliche) Häufigkeit der Anordnung einer Unterbringung nach § 63 StGB schließen. Eine vergleichsweise hohe Anzahl untergebrachter Patienten in einem Bundesland kann durch zwei unterschiedliche Faktoren bedingt sein: durch eine große Zahl gerichtlicher Anordnungen und/oder durch eine im Mittel überdurchschnittlich lange Unterbringungsdauer. Zur Inzidenz gibt es keine auf die Bundesländer bezogenen Zahlen, sondern nur die Daten des Statistischen Bundesamtes für die Bundesrepublik insgesamt.

Um die Einweisungshäufigkeit in einzelnen Bundesländern zumindest annähernd zu bestimmen, muß daher aus den ermittelten Bestandsdaten der Einfluß der Unterbringungszeit "herauspartialisiert", also rechnerisch eliminiert werden. Hierzu bieten sich als Annäherungslösung zwei unterschiedliche Methoden an, beide jedoch nur mit gewissen Einschränkungen:

Eine Möglichkeit besteht darin, von der Untergruppe der Patienten mit einer Unterbringungsdauer bis zu 12 Monaten auszugehen. Diese Zahl könnte einen Rückschluß auf die Jahresinzidenz ermöglichen, wobei jedoch folgende Fehlerquelle zu beachten ist:

Patienten, bei denen schon vor Ablauf der ersten 12 Monate nach Anordnung der Maßregel der Vollzug der Unterbringung zur Bewährung ausgesetzt wurde, würden in der so ermittelten "Einjahreshäufigkeit" nicht erfaßt. Wie häufig eine angeordnete Unterbringung nach § 63 StGB tatsächlich bereits vor Ablauf eines Jahres wieder bedingt ausgesetzt wird, ist bislang jedoch nicht bekannt. Auch in den katamnestischen Untersuchungen von Ritzel (1978) und Binsack (1973) finden sich hierzu keine Angaben. Es ist aber zu vermuten, daß es sich hierbei nur um einen kleinen Anteil handelt, zumal im Rahmen der gesetzlichen Prüfungsfrist nach § 67e StGB das Gericht erst nach Ablauf eines Jahres prüfen muß, ob die Unterbringung zur Bewährung ausgesetzt werden kann.

Tabelle 17. Nach § 63 StGB untergebrachte Patienten in den einzelnen Bundesländern, absolut und bezogen auf die jeweilige Einwohnerzahl (Stichtagsprävalenz). Da für Baden-Württemberg und Bayern keine Vollerhebung vorliegt, sind für diese beiden Bundesländer auch keine Angaben über die Prävalenz möglich. Zum Vergleich: Stichtagsprävalenz in der Bunderepublik insgesamt am 31.3.1984 laut Statistischem Bundesamt Wiesbaden

Bundesland	erfaßte Patientenzahl absolut	je 1.000.000 Einwohner
Berlin	96	51,9
Bremen	20	30,1
Hamburg	26	16,3
Hessen	190	34,3
Niedersachsen	284	39,4
Nordrhein-Westfalen: Rheinland	323	35,5
Westfalen-Lippe	240	31,7
Rheinland-Pfalz	164	45,3
Saarland	43	40,9
Schleswig-Holstein	157	60,1
Summe der voll erfaßten Länder	1543	37,8
Baden-Württemberg	277	Erhebung unvollständig
Bayern	222	Erhebung unvollständig
Summe der erfaßten Patienten	2042	
Bundesrepublik insgesamt*	2362	38,7

*) 31.3.1984, Statistisches Bundesamt Wiesbaden

In unserer Erhebung fanden sich (bei insgesamt 1973 einbezogenen Fällen) 331 Patienten mit einer (bisherigen) Unterbringungsdauer von bis zu 12 Monaten (16,8 % von N = 1973). Auf die Gesamtzahl von 2362 untergebrachte Patienten im Jahre 1984 bezogen entspräche dies 396 Patienten, die in den vorhergehenden 12 Monaten in den Maßregelvollzug eingewiesen worden waren (16,8 % von N = 2362). Tatsächlich betrug die Zahl der Einweisungen im Jahre 1983 (laut Statistischem Bundesamt) 414, sie lag also etwas höher, was möglicherweise darauf hindeutet, daß einige wenige Patienten tatsächlich bereits vor Ablauf des ersten Unterbringungsjahres wieder aus der Maßregel entlassen worden waren. Da die so ermittelten Zahlenwerte für die Bundesrepublik insgesamt nur wenig voneinander abweichen (396 gegenüber 414 Einweisungen/Jahr), dürften sie auch die Größenordnung der Einweisungshäufigkeit in einzelnen Bundesländern ungefähr anzeigen (Tabelle 18). Zumindest in einigen Bundesländern sind hier jedoch die Fehlermöglichkeiten aufgrund relativ geringer Fallzahlen zu bedenken.

Daher soll versucht werden, auf einem anderen rechnerischen Wege zu einem Annäherungswert der Einweisungshäufigkeit zu kommen. Diese Berechnung geht von der Gesamtzahl der Untergebrachten und von der mittleren Unterbringungszeit aus.

Wenn man die Patientenzahl durch die mittlere Unterbringungsdauer dividiert, dürfte dieser Quotient ein ungefähres Maß der jährlich Eingewiesenen ergeben (allerdings als Jahresmittelwert für einen längeren Zeitraum). Ausgehend von 2362 im Jahre 1984 in der Bundesrepublik nach § 63 StGB untergebrachten Patienten und einer mittleren Unterbringungsdauer von 6,3 Jahren (s. C: I 6) errechnen sich somit 375 Einweisungen pro Jahr. Auch wenn diese Berechnungen nicht als exakte epidemiologische Methoden anzusehen sind, so stimmen sie - für die Bundesrepublik insgesamt - mit den Angaben des Statistischen Bundesamtes in etwa überein. Den entsprechenden Daten des Bundesamtes läßt sich für den Zeitraum zwischen 1975 bis 1984 eine mittlere Einweisungshäufigkeit von 388 Einweisungen pro Jahr entnehmen (vgl. Tabelle A2).

Tabelle 18. Häufigkeit der Einweisung nach § 63 StGB innerhalb eines Jahres in den einzelnen Bundesländern, absolut und bezogen auf die jeweilige Einwohnerzahl. Bei den Absolutangaben handelt es sich um die Anzahl der jeweils in der Erhebung erfaßten Patienten mit einer Unterbringungsdauer von bis zu 12 Monaten (s. Text !). Die so ermittelte Einjahreshäufigkeit in der Bundesrepublik insgesamt (bezogen auf die Gesamtzahl der 1984 untergebrachten Patienten) beträgt 396 Einweisungen. Die Daten des Statistischen Bundesamtes geben für das vorangegange Jahr 1983 jedoch eine etwas höhere Einweisungszahl an. Vermutlich wurden also einige Patienten bereits vor Ablauf des ersten Unterbringungsjahres wieder aus der Maßregel entlassen

		erfaßte Patientenzahl	
	Bundesland	absolut	je 1.000.000 Einwohner
	Berlin	18	9,7
	Bremen	5	7,5
	Hamburg	8	5,0
	Hessen	41	7,4
	Niedersachsen	35	4,9
Nordrhein-Westfalen:	Rheinland	41	4,5
	Westfalen-Lippe	52	6,8
	Rheinland-Pfalz	21	5,8
	Saarland	7	6,7
	Schleswig-Holstein	18	6,9
	Baden-Württemberg	47	Erhebung unvollständig
	Bayern	38	Erhebung unvollständig
	Bundesrepublik insgesamt*	396	6,6
	Bundesrepublik insgesamt**	414	6,7

*) bezogen auf die Gesamtzahl der 1984 untergebrachten Patienten mit einer Unterbringungsdauer bis zu 12 Monaten
**) Statistisches Bundesamt, Zahl der Einweisungen 1983

Von diesem für die Bundesrepublik ermittelten Wert und von der Einwohnerzahl der Bundesländer ausgehend wurde die Häufigkeit der Unterbringung in den Bundesländern berechnet (unter Berücksichtigung der regionalen Unterschiede der Verweildauer, s. C: I 6.5). Die so ermittelten Zahlen (Tabelle 19) weichen größtenteils nur wenig von denen der erstgenannten Berechnungsweise (Tabelle 18) ab. Auf diese Weise werden regionale Vergleiche der Unterbringungsprävalenz, der jährlichen Einweisungsquote und der Unterbringungsdauer möglich (Tabelle 20). Dabei zeigen sich sehr bemerkenswerte Unterschiede in der Unterbringungspraxis der einzelnen Bundesländer.

Tabelle 19. Mittlere Jahreshäufigkeit der Einweisung nach § 63 StGB in den einzelnen Bundesländern, absolut und bezogen auf die jeweilige Einwohnerzahl. Es handelt sich um rechnerisch ermittelte Werte (s. Text !), die nur als Annäherungswerte angesehen werden dürfen. Die auf diese Weise errechnete Einweisungshäufigkeit für die Bundesrepublik insgesamt (375 Einweisungen/ Jahr) stimmt jedoch in etwa mit den bekannten Daten des Statistischen Bundesamtes überein (von 1975 - 1984 im Mittel 388 Einweisungen/Jahr)

	Bundesland	berechnete Patientenzahl absolut	je 1.000.000 Einwohner
	Berlin	20,0	10,8
	Bremen	5,8	8,7
	Hamburg	9,0	5,6
	Hessen	46,3	8,4
	Niedersachsen	36,9	5,1
Nordrhein-Westfalen:	Rheinland	43,6	4,8
	Westfalen-Lippe	53,3	7,0
	Rheinland-Pfalz	22,8	6,3
	Saarland	8,4	8,0
	Schleswig-Holstein	18,9	7,2
	Baden-Württemberg	Erhebung unvollständig	
	Bayern	Erhebung unvollständig	
Bundesrepublik insgesamt*		374,9	6,1
Bundesrepublik insgesamt**		388,0	6,2

*) errechneter Wert
**) Statistisches Bundesamt, Mittelwert der Jahre 1975-1984

In Berlin z.B. erklärt sich die - trotz vergleichsweise kurzen Unterbringungszeiten - hohe Prävalenzrate aus einer ebenfalls hohen Einweisungshäufigkeit. In Schleswig-Holstein und Rheinland-Pfalz hingegen ist die Einweisungshäufigkeit nicht erhöht, hier beruht die hohe Prävalenzrate vielmehr auf überdurchschnittlich lange Unterbringungszeiten. Mittlere Prävalenzraten finden sich im Saarland (bei ebenfalls mittlerer Einweisungshäufigkeit und Unterbringungsdauer) sowie in Niedersachsen und im Rheinland (jeweils bei niedriger Einweisungshäufigkeit und langer Verweildauer). Niedrige Prävalenzraten trotz einer hohen Einweisungshäufigkeit finden sich dagegen in Bremen, Hessen und Westfalen-Lippe wegen der hier jeweils recht kurzen Unterbringungsdauern. Über die niedrigste Unterbringungsprävalenz verfügt Hamburg, bei gleichzeitig geringer Einweisungshäufigkeit und kurzer Verweildauer.

Die Abb. 44 und 45 zeigen einen Vergleich der Unterbringungshäufigkeiten mit den entsprechenden Daten des Strafvollzuges. Die mit etwa 165 Strafgefangenen je 100.000 Einwohner sehr hohe Inhaftiertenziffer in Berlin erklärt sich durch die insgesamt in Großstädten erhöhte Kriminalitätsbelastung. In einer Untersuchung der Kriminalitätsraten westdeutscher Großstädte wies allein Frankfurt eine noch höhere Häufigkeitsziffer als Berlin auf, und zwar sowohl für die Gesamt- wie auch für die Gewaltkriminalität (Bojanowski u. Moschel 1981). In den übrigen dargestellten Bundesländern sind die Strafgefangenenziffern weniger different (zwischen 78,7 in Nordrhein-Westfalen und 56,9 in Schleswig-Holstein). Im Vergleich zur hohen Zahl Strafgefangener erscheint die Zahl der im Maßregelvollzug untergebrachten psychisch kranken Straftäter in Berlin dagegen relativ gering (Abb. 44): Während hier auf 31,6 Strafgefangene nur 1 Maßregelvollzugspatient kommt, beträgt dieses Verhältnis in Schleswig-Holstein 9,5 zu 1. Die übrigen Bundesländer liegen dazwischen (Niedersachsen: 16,7 zu 1; Rheinland-Pfalz: 16,6 zu 1; Hessen: 22,4 zu 1; NRW: 23,3 zu 1).

Tabelle 20. Vergleich zwischen einzelnen Bundesländern: Zahl der untergebrachten Patienten und der - mit zwei unterschiedlichen Methoden - berechneten Einweisungshäufigkeit (jeweils je 1 Million Einwohner) sowie mittlere Unterbringungsdauer in Jahren. Wegen Unvollständigkeit der Erhebung sind Baden-Württemberg und Bayern nicht mit aufgeführt.
Methode A: gesonderte Untersuchung der Patienten mit einer Unterbringungsdauer bis zu 12 Monaten (s. Tabelle 18)
Methode B: rechnerisch ermittelte Schätzwerte (s. Tabelle 19)

	Bundesland	Untergebrachte Patienten	Einweisungshäufigkeit pro Jahr Methode A	B	mittlere Unterbringungsdauer
	Berlin	51,9	9,7	10,8	4,8 Jahre
	Bremen	30,1	7,5	8,7	3,4 Jahre
	Hamburg	16,3	5,0	5,6	2,9 Jahre
	Hessen	34,3	7,4	8,4	4,1 Jahre
	Niedersachsen	39,4	4,9	5,1	7,7 Jahre
Nordrhein-Westfalen:	Rheinland	35,5	4,5	4,8	7,4 Jahre
	Westfalen-Lippe	31,7	6,8	7,0	4,5 Jahre
	Rheinland-Pfalz	45,3	5,8	6,3	7,2 Jahre
	Saarland	40,9	6,7	8,0	5,1 Jahre
	Schleswig-Holstein	60,1	6,9	7,2	8,3 Jahre
	Bundesrepublik insgesamt	38,7	6,6	6,1	6,3 Jahre

Ebenso hoch wie die Zahl der Strafgefangenen ist in Berlin die Zahl der Straftäter, die im Jahre 1984 neu in den Strafvollzug kamen (169 Strafantritte je 100.000 Einwohner; Abb. 45). In den übrigen Bundesländern schwankt diese Ziffer nur wenig (zwischen 92,4 Strafantritten/100.000 Einwohner in Rheinland-Pfalz und 68,7 in Niedersachsen). Dabei erfolgte in Hessen auf je 104 Strafantritten eine Neueinweisung in den Maßregelvollzug, in Berlin betrug dies Verhältnis dagegen 1:156 (Schleswig-Holstein: 1:118; Niedersachsen: 1:134; Rheinland-Pfalz: 1:147; NRW: 1:154).

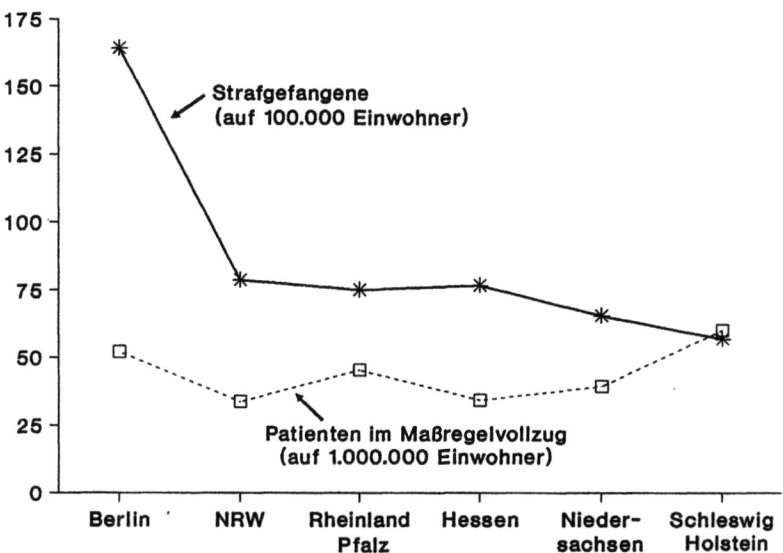

Abb. 44. Zahl der Strafgefangenen (am 31.3.1984, Statistisches Bundesamt) in einzelnen Bundesländern im Vergleich zur jeweiligen Unterbringungsprävalenz im Maßregelvollzug. Die hohe Prävalenzrate in Berlin entspricht einer ebenfalls hohen Inhaftiertenziffer, nicht jedoch in Schleswig-Holstein

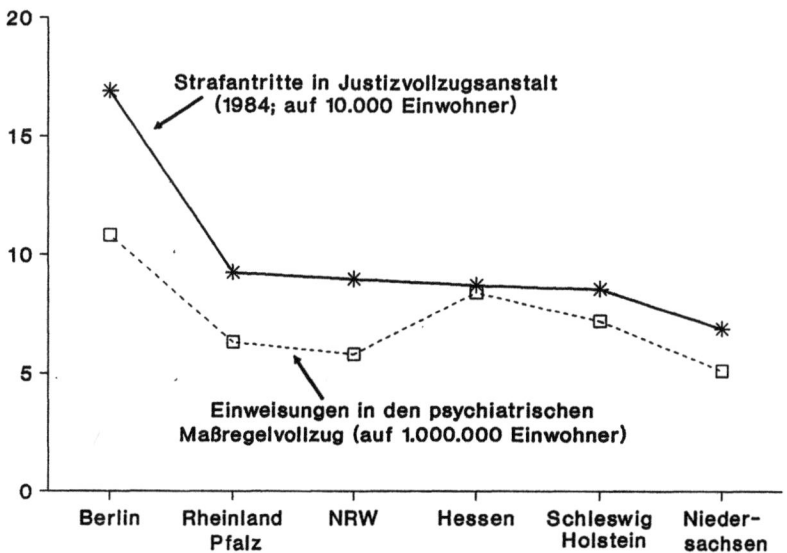

Abb. 45. Zahl der 1984 begonnenen Strafverbüssungen (Statistisches Bundesamt) in einzelnen Bundesländern im Vergleich zur (rechnerischer ermittelten!) Einweisungshäufigkeit in den Maßregelvollzug. Auch hier entspricht die hohe Einweisungshäufigkeit in Berlin einer hohen Zahl von Freiheitsstrafen; anders jedoch z.B. in Hessen

Auch wenn man berücksichtigen muß, daß es sich bei den hier zugrundegelegten Einweisungszahlen für den psychiatrischen Maßregelvollzug lediglich um rechnerisch angenäherte Mittelwerte der letzten Jahre handelt, weisen diese Zahlen jedoch auf folgendes hin: Die hohe Einweisungshäufigkeit in Berlin beruht anscheinend im wesentlichen auf eine dort ebenfalls hohe allgemeine Kriminalitätsbelastung (sofern man in der Häufigkeit von Strafhaften ein Maß für die Kriminalitätsbelastung sehen darf). Gemessen an den Einweisungsraten in den Strafvollzug ist die Unterbringungshäufigkeit vergleichbar mit den entsprechenden Daten z.B. in Nordrhein-Westfalen. Anders jedoch in Hessen: Hier findet die Häufigkeit einer Einweisung in den Maßregelvollzug keine entsprechende Erklärung aus einer ebenfalls erhöhten allgemeinen Kriminalität, so daß sich hier eine erhöhte "Einweisungsfreudigkeit" der Sachverständigen bzw. der Gerichte vermuten läßt.

5.1.2 Krankheitsformen

Bereits kurze Zeit nach Einführung des psychiatrischen Maßregelvollzugs wurde darauf hingewiesen, daß ein großer Teil der eingewiesenen Täter nicht dem "klassischen" Klientel des psychiatrischen Krankenhauses entspräche (z.B. Hürten 1937). So unterteilte kürzlich noch Guth (1983) die Patienten des Maßregelvollzugs in drei Gruppen, von denen zwei nach Meinung des Autors fälschlicherweise im psychiatrischen Krankenhaus untergebracht seien: Einerseits die psychiatrisch-psychotherapeutisch nicht behandelbaren, zumeist geistig behinderten Täter, deren Betreuung "in keiner Weise in den Bereich des psychiatrischen Fachkrankenhauses" falle, da "Schwachsinn nun mit Sicherheit keine Krankheit" sei. Für diese Tätergruppe müßten besondere Abteilungen an den Justizvollzug angegliedert werden. Andererseits die Gruppe der vermindert zurechnungsfähigen und psychotherapeutisch beeinflußbaren Täter, für die eine Unterbringung in sozialtherapeutische Anstalten vorrangig sei. Das forensisch-psychiatrische Krankenhaus sei dagegen lediglich für die aufgrund einer schweren psychischen Störung schuldunfähigen Patienten zuständig, bei denen eine medizinisch-psychiatrische Behandlung erforderlich sei.

Der Vergleich der Diagnoseverteilung bei den Maßregelvollzugspatienten mit den entsprechenden Prävalenzdaten im allgemein-psychiatrischen Fachkrankenhaus verdeutlicht die unterschiedlichen Schwerpunkte (Abb. 46): Während unter den Patienten im psychiatrischen Fachkrankenhaus im allgemeinen die schizophrenen und affektiven Psychosen sowie hirnorganische Erkrankungen am stärksten vertreten sind, überwiegt bei den untergebrachten psychisch kranken Straftätern die Gruppe der persönlichkeitsgestörten und/oder geistig behinderten Patienten.

In der Literatur sind vor allem die Angaben über den Anteil schizophrener Patienten im Maßregelvollzug sehr unterschiedlich (s. Tabelle A12). An dieser Stelle erweist sich die begrenzte Aussagekraft regional beschränkter Untersuchungen und der Vorteil der hier vorliegenden Totalerhebung: Diese Divergenzen scheinen nämlich überwiegend durch regionale Unterschiede bedingt. Gegliedert nach Bundesländern weisen auch die Ergebnisse unserer Untersuchung erhebliche Differenzen des Anteils schizophrener Patienten auf (Abb. 47 und Tabelle A44).

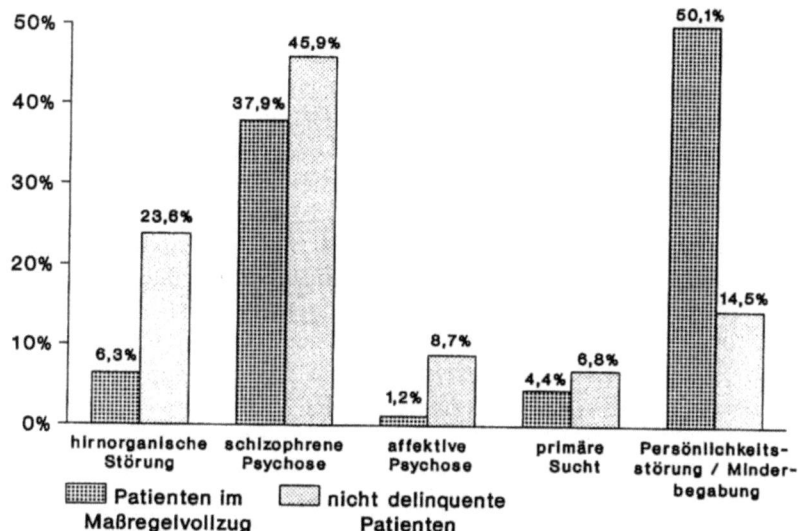

Abb. 46. Häufigkeit einzelner Diagnosegruppen bei Patienten des psychiatrischen Maßregelvollzugs (N = 1973) und Patienten im allgemein-psychiatrischen Fachkrankenhaus (Dilling/Weyerer 1978, N = 689, darunter 2 Patienten mit nicht klassifizierbarer Diagnose). Bei den strafgerichtlich untergebrachten psychisch Kranken überwiegen deutlich die Persönlichkeitsstörungen und/oder intellektuellen Behinderungen, während bei den nicht delinquenten Patienten die hirnorganischen Erkrankungen sowie die schizophrenen und affektiven Psychosen stärker vertreten sind

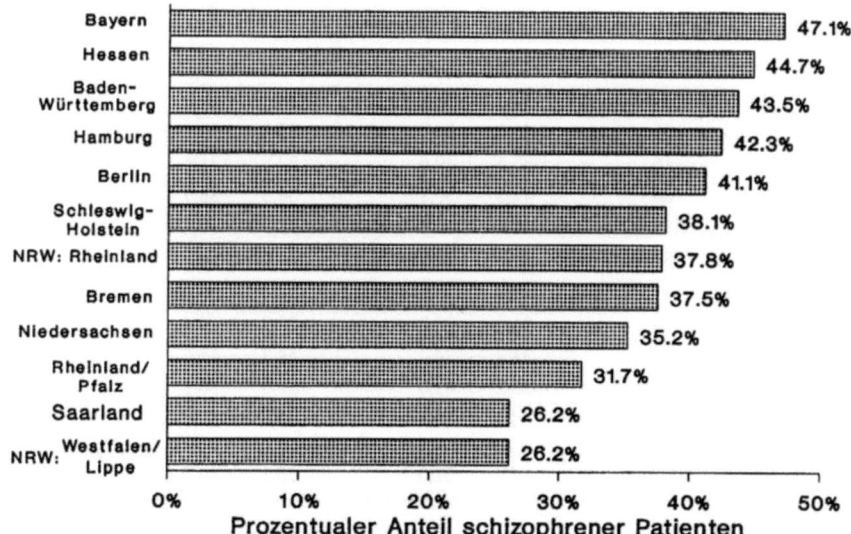

Abb. 47. Prozentualer Anteil schizophrener Erkrankungen unter den Patienten des Maßregelvollzugs, gegliedert nach Bundesländern (N = 1973; Einzeldaten s. Tabelle A44)

Übereinstimmend mit früheren Untersuchungen findet sich ein hoher Anteil schizophrener Psychosen z.B. in Bayern (Bischof 1986a) und in Hessen (Binsack 1973, Leygraf 1984), ein sehr niedriger dagegen in Westfalen, wo auch Schumann (1983) nur zu 28,8 % eine solche Diagnose fand. Diese Unterschiede in der Unterbringungsprävalenz können nicht allein durch unterschiedliche Vollzugspraktiken bedingt sein. Zwar weist die Unterbringungsdauer schizophrener Patienten in den einzelnen Bundesländer ebenfalls deutliche Unterschiede auf (s. Tabelle 20 und C: I 6.5), diese Differenzen in der Verweildauer korrespondieren jedoch nicht mit den entsprechenden Prävalenzunterschieden. So ist die mittlere Unterbringungsdauer schizophrener Patienten in Hessen ebenso wie in Westfalen vergleichsweise kurz (4,0 bzw. 5,3 Jahre), trotz erheblicher Unterschiede in den entsprechenden Prävalenzraten (Anteil schizophrener Patienten 44,7 bzw. 26,2 %). In Niedersachsen findet sich dagegen eine im Mittel deutlich längere Unterbringungsdauer schizophrener Patienten (10,8 Jahre), dennoch ist der Anteil dieser Patientengruppe hier mit 35,2 % geringer als im Bundesmittel (37,9 %). Vermutlich liegt diesen Differenzen eine unterschiedliche Praxis der strafgerichtlichen Einweisung dieser Patientengruppe zugrunde.

Tabelle 21. Prozentualer Anteil einzelner Diagnosegruppen an der Unterbringungsprävalenz (Bestand = B) und der errechneten Jahreshäufigkeit der Einweisungen (Zugänge/Jahr = Z; es handelt sich hierbei um rechnerisch ermittelte Werte, die nur als Annäherungswerte angesehen werden dürfen!), gegliedert nach Bundesländern

		Hauptdiagnosegruppen							
		schizophrene Psychose			Persönlichkeitsstörung und/oder intellektuelle Behinderung			sonstige Diagnosen		
Bundesland	Summe B	B	%	Z	B	%	Z	B	%	Z
Baden-Württemberg	276		43,5	33,2		45,7	56,2		10,8	10,6
Bayern	191		47,1	41,1		38,2	37,2		14,7	21,7
Berlin	95		41,1	34,5		35,8	50,3		23,1	15,2
Bremen	16		37,5	49,6		37,5	25,4		25,0	25,0
Hamburg	26		42,3	30,8		34,6	36,9		23,1	32,3
Hessen	190		44,7	46,0		50,5	47,2		4,8	6,8
Niedersachsen	281		35,2	25,1		55,2	68,5		9,6	6,4
NRW: Rheinland	307		37,8	32,6		50,8	59,4		11,4	8,0
NRW: Westfalen/Lippe	233		26,2	25,2		60,9	68,4		12,9	6,4
Rheinland/Pfalz	161		31,7	24,2		54,7	65,6		13,6	10,2
Saarland	42		26,2	42,0		50,0	36,1		23,8	21,9
Schleswig-Holstein	155		38,1	36,1		53,6	52,0		8,3	11,9
Summe	1973		37,9	31,0		50,1	46,7		12,0	22,3

Die methodischen Schwierigkeiten, anhand der in unserer Erhebung gewonnenen "Bestandsdaten" Rückschlüsse auf die jeweiligen Einweisungshäufigkeiten zu ziehen, wurden bereits im vorangegangenen Kapitel (C: I 5.1.1) erläutert. Wendet man die dort beschriebene Berechnungsmethode der Einweisungshäufigkeit (vgl. Tabelle 18) auf die

Diagnosegruppen an, so zeigen auch die derart ermittelten Einweisungshäufigkeiten deutliche Unterschiede (Tabelle 21). Dabei steht dem geringen Einweisungsanteil schizophrener Psychosen z.B. in Westfalen (25,2 %) ein hoher Anteil persönlichkeitsgestörter bzw. intellektuell behinderter Patienten (68,4 %) gegenüber. Die umgekehrte Verteilung findet sich z.B. in Bayern: ein hoher Anteil schizophrener Patienten (41,1 %) und ein niedriger Anteil der persönlichkeitsgestörten bzw. intellektuell behinderten Patientengruppe (37,2 %).

Eine Interpretation dieser Einweisungsdifferenzen in Abhängigkeit von der Diagnose muß allerdings zugleich die gesamte Einweisungshäufigkeit in den einzelnen Bundesländern berücksichtigen (Tabelle A45). Die so ermittelten Einweisungshäufigkeiten pro 1 Million Einwohner zeigt Abb. 48. Es sei nochmals betont, daß die hier dargestellten Zahlenwerte lediglich rechnerisch ermittelte Annäherungswerte darstellen. Ihre Bedeutung liegt weniger in ihren absoluten Werten, sie weisen jedoch deutlich auf unterschiedliche Tendenzen in der gerichtlichen Einweisungspraxis der einzelnen Bundesländer hin.

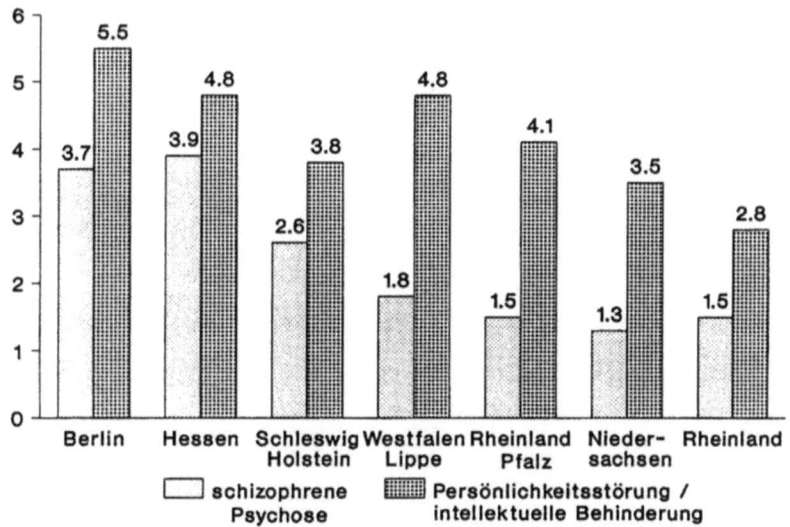

Abb. 48. Rechnerisch ermittelte jährliche Einweisungsrate (pro 1 Million Einwohner) in den psychiatrischen Maßregelvollzug, gegliedert nach Bundesländern (Einzeldaten s. Tabelle A45). Die Darstellung erfolgt jeweils getrennt nach zwei zusammengefaßten Hauptdiagnosegruppen. Die Reihenfolge der Bundesländer entspricht der jeweiligen Höhe ihrer Gesamteinweisungsrate. Wegen der insgesamt geringen Fallzahl sind die Stadtstaaten Bremen und Hamburg sowie das Saarland nicht dargestellt. Wegen der Unvollständigkeit der Erhebung in Bayern und Baden-Württemberg war eine Berechnung für diese beiden Bundesländer nicht möglich

Die auf die Einwohnerzahl bezogene Einweisungsrate zeigt in beiden dargestellten Hauptdiagnosegruppen deutliche Differenzen zwischen den einzelnen Bundesländern. Dabei könnten die Divergenzen bei der Gruppe der persönlichkeitsgestörten bzw. intellektuell behinderten Patienten durch eine unterschiedliche Praxis (der Gutachter wie der Gerichte) in der Zuerkennung einer verminderten Schuldfähigkeit im Zusammenhang mit einer solchen Störung beruhen. Denn die Rechtssprechung in der Bundesrepublik weist deutliche regionale Unterschiede in der Häufigkeit der Anwendung des § 21 StGB auf (s. hierzu die tabellarische Übersicht von Rasch 1982). So wurde z.B 1980 in Berlin bei 3,5 % und in Nordrhein-Westfalen bei 2,4 % aller Verurteilten auf eine erheblich verminderte Schuldfähigkeit erkannt, in Niedersachsen dagegen nur bei 0,7 % und in Bayern bei 0,6 % der Verurteilten.

Die unterschiedlichen Einweisungsraten schizophrener Patienten dürften jedoch kaum durch Divergenzen in der Schuldfähigkeitsbegutachtung allein bedingt sein. Denn die forensisch-psychiatrische Beurteilung der Schuldfähigkeit erfolgt hier relativ einheitlich (Venzlaff 1986b), und die Anwendung des § 20 StGB - eine aufgehobene Schuldfähigkeit war bei 92,9 % der untergebrachten schizophrenen Patienten angenommen worden - weist nur geringfügige regionale Schwankungen auf. Dennoch liegt die Einweisungsrate schizophrener Patienten in den psychiatrischen Maßregelvollzug (bezogen auf die Gesamtbevölkerungszahl) in Hessen etwa dreimal höher als in Niedersachsen und etwa doppelt so hoch wie in Nordrhein-Westfalen.

Dieser Befund ist nur schwer zu interpretieren. Denn weder hinsichtlich der Häufigkeit schizophrener Erkrankungen noch hinsichtlich der Gefährlichkeit schizophrener Patienten dürften derart erhebliche länderspezifische Unterschiede bestehen. Eher ist an eine unterschiedliche Anwendungspraxis bei der Unterbringung psychisch Kranker nach dem Unterbringungsrecht zu denken, das bekanntlich in den Bundesländern unterschiedlich formuliert ist und unterschiedlich angewendet wird. Wenn z.B. von dieser Unterbringung zum Schutz des Kranken oder der Öffentlichkeit relativ häufig Gebrauch gemacht wird, könnte sich dies im Sinne einer tatsächlichen Prophylaxe (durch Verhinderung einer drohenden Fremdgefährdung) auswirken. Ebenso könnte die vermehrte Anwendung des Unterbringungsrechtes nach einer bereits erfolgten Straftat (anstelle einer Unterbringung gemäß § 126a StPO) den Richter eher dazu veranlassen, von einer Unterbringung nach § 63 StGB abzusehen - die zumeist auch die Verlegung des Patienten vom allgemeinpsychiatrischen Fachkrankenhaus in das für den Maßregelvollzug zuständige Krankenhaus bedeuten würde -, als bei Patienten, die sich bereits gemäß § 126a StPO in einer forensisch-psychiatrischen Abteilung befinden (Schumann 1983).

5.1.3 Deliktgruppen

Setzte vor der Strafrechtsreform im Jahre 1975 die Unterbringung eines psychisch kranken Rechtsbrecher in eine "Heil- und Pflegeanstalt" gemäß § 42b a.F. StGB lediglich voraus, daß "die öffentliche Sicherheit es erfordert", so müssen nach dem jetzt gültigen § 63 StGB vom Täter "erhebliche rechtswidrige Taten" zu erwarten sein, die ihn "für die Allgemeinheit gefährlich" erscheinen lassen. Diese Erheblichkeitsklausel wurde eingeführt, weil in den ersten Jahrzehnten nach Beginn des psychiatrischen Maßregelvollzugs eine Unterbringung häufig bereits wegen "Bagatelltaten" erfolgt war (Volckart 1986).

Eindeutige juristische Kriterien für den Begriff der Erheblichkeit gibt es jedoch nicht. In der Regel wird zumindest die Gefahr von Straftaten aus dem Bereich der mittleren Kriminalität für erforderlich gehalten (z.B. BGHSt 27, 246 ff.). Problematisch ist in diesem Zusammenhang die Frage, ob auch eine "kumulative" Gefährlichkeit (z.B. bei wiederholten Ladendiebstählen) eine Unterbringung begründen kann (Volckart 1986, Schreiber 1986).

Tabelle 22. Hauptunterbringungsdelikte der Patienten im psychiatrischen Maßregelvollzug (N=1973) im Vergleich zu Strafgefangenen und Sicherungsverwahrten (N=49.254, 31.3.1984, Statistisches Bundesamt)

Delikt	Patienten im psychiatrischen Maßregelvollzug		Strafgefangene und Sicherungsverwahrte	
	abs.	%	abs.	%
Straftaten gegen Leib und Leben				
Tötungsdelikte	546	27,7	3557	7,2
Körperverletzungen	221	11,2	2346	4,8
Sexualdelikte				
ohne Gewalt	251	12,7	700	1,4
mit Gewalt	277	14,0	2050	4,2
Eigentumsdelikte				
ohne Gewalt	270	13,7	20240	41,1
mit Gewalt	142	7,2	6454	13,1
Brandstiftung	213	10,8	332	0,7
sonstige Delikte	53	2,7	13575	27,5
Summe	1973	100,0	49254	100,0

Ein Vergleich der Unterbringungsdelikte mit den Delikten inhaftierter Straftäter zeigt die unterschiedlichen Häufigkeiten (Tabelle 22). Mehr als die Hälfte aller Häftlinge verbüßt die Freiheitsstrafe wegen eines Eigentums- bzw. Vermögensdeliktes. Straftaten gegen Leib und Leben finden sich hier nur zu 11 %, Sexualdelikte sogar nur zu 5,6 %. Bei den Untergebrachten hingegen liegt zu fast zwei Drittel (65,6 %) eine Straftat gegen Leib und Leben oder ein Sexualdelikt vor. Angesichts der mittleren Dauer einer Unterbringung in den Maßregelvollzug (C: I 6) und der grundsätzlichen Möglichkeit eines lebenslangen Freiheitsentzuges bei der Anordnung einer solchen Maßregel ist dieser Vergleich jedoch wenig aussagekräftig. Unter den am 31.3. 1984 inhaftierten Strafgefangenen verbüßten nur 12 % eine lebenslängliche bzw. eine Freiheitsstrafe von mehr als 5 Jahren. Es ist zu vermuten (entsprechende Vergleichsdaten liegen nicht vor), daß diese Gruppe langzeitinhaftierter Strafgefangener ebenfalls eine höhere Rate von Gewaltdelikten aufweist.

Aber auch im Vergleich zu früheren Untersuchungen im Bereich des Maßregelvollzuges (Übersicht s. Tabelle A31) weisen die Ergebnisse unserer Untersuchung einen hohen Anteil schwererwiegender Unterbringungsdelikte aus. Straftaten gegen Leib und Leben (in unserer Erhebung zu 38,9 % vertreten) fand z.B. Lewenstein (1959) nur zu 10 % und Ritzel (1978) nur zu 11,7 %. Umgekehrt verhält es sich bei den Eigentumsdelikten: Während bei 20,7 % der jetzt Untergebrachten ein Eigentums- bzw. Vermögensdelikt zur Anordnung der Maßregel geführt hatte, fand Ritzel bei 38,9 % der Untersuchten ein derartiges Unterbringungsdelikt. Bischof (1982) sah hierin eine Folge der höheren Entlassungsquote von Patienten mit relativ geringfügiger Delinquenz. Geblieben sei der "harte Kern" der Maßregelpatienten, "das Konzentrat aus psychischer Gestörtheit und erheblicher Gefährlichkeit". Auf die Frage, ob hier tatsächlich eine stärkere Beachtung des Verhältnismäßigkeitsgrundsatzes im Vollzug der Maßregel festzustellen ist, wird bei der Diskussion der Unterbringungszeiten noch näher einzugehen sein (s. C: I 6.4).

Das Zurücktreten sexueller Straftaten bei den Unterbringungsdelikten ist z.T. jedoch durch eine in den letzten Jahrzehnten geänderte juristische Beurteilung der Strafbarkeit bzw. der strafrechtlichen Bedeutung bestimmter sexueller Verhaltensweisen bedingt. So waren 1964 im Bereich des Landschaftsverbandes Rheinland (Müller u. Hadamik 1966) noch 39 Patienten wegen - mittlerweile straffreier - homosexueller Handlungen unter Erwachsenen und weitere 5 wegen sodomitischer Handlungen untergebracht worden. Bei 45 Patienten im Rheinland war die seinerzeitige Unterbringung wegen "Erregung öffentlichen Ärgernisses" erfolgt. Demgegenüber fanden sich jetzt in unserer Untersuchung bundesweit nur noch 26 Patienten mit dem Hauptunterbringungsdelikt "Exhibitionistische Handlungen". Es handelte sich hierbei zumeist um langzeituntergebrachte Patienten. Eine Unterbringung aufgrund des Straftatbestandes der §§ 183, 183a StGB (Exhibitionistische Handlungen bzw. Erregung öffentlichen Ärgernisses) scheint in den letzten Jahren kaum mehr zu erfolgen. Dagegen hatte jedoch einen großer Teil der Patienten, die wegen eines "Sexuellen Mißbrauchs von Kindern" untergebracht waren, ebenfalls nur exhibtionistische Handlungen vor Kindern begangen (§176 Abs.5 StGB).

Auch die Gewichtung der einzelnen Deliktsgruppen weist zwischen den verschiedenen Bundesländern deutliche Schwankungen auf. Waren z.B. im Saarland nur 15,7 % und in Baden-Württemberg 17,4 % der Patienten wegen Eigentumsdelikten untergebracht, betrug der Anteil dieser Deliktsgruppe in Westfalen 27,9 % und in Hessen 28,4 % (Übersicht s. Tabelle A46). Versucht man auch hier, den Einfluß unterschiedlicher Verweildauern rechnerisch zu egalisieren, so ergibt sich folgendes Bild (Abb. 49):

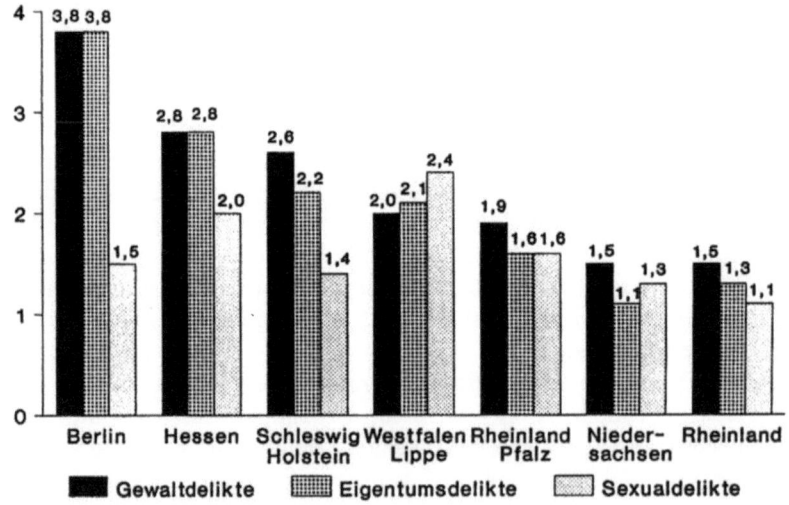

Abb. 49. Rechnerisch ermittelte jährliche Einweisungsrate (pro 1 Million Einwohner) in den psychiatrischen Maßregelvollzug, gegliedert nach Bundesländern (Einzeldaten s. Tabelle A47 und A48). Die Berechnung erfolgte jeweils getrennt nach zusammengefaßten Hauptdeliktsgruppen. Die Reihenfolge der Bundesländer entspricht der jeweiligen Höhe ihrer Gesamteinweisungsrate. Wegen der insgesamt geringen Fallzahl sind die Stadtstaaten Bremen und Hamburg sowie das Saarland nicht dargestellt. Wegen der Unvollständigkeit der Erhebung in Bayern und Baden-Württemberg war eine Berechnung für diese beiden Bundesländer nicht möglich

Die hohen Einweisungsraten in Berlin und Hessen sind überwiegend durch hohe Einzelraten bei den Gewalt- und Eigentumsdelikten bedingt. Die Einweisungshäufigkeit bei Sexualdelikten zeigt dagegen nur geringfügige Schwankungen, ein vergleichsweise hoher Wert findet sich hier lediglich in Westfalen.

5.2 Alkohol und Delinquenz

Die kriminogene Bedeutung des Alkohols ist vielfach gesichert. Lediglich über den jeweiligen Anteil alkoholbeeinflußter Straftäter liegen unterschiedliche Befunde vor (Übersicht s. Göppinger 1980). Der Anteil Strafgefangener mit einem anamnestisch erheblichen Alkoholmißbrauch wird auf 60 % geschätzt (Quensel 1984). Ein vorhergehender Alkoholkonsum wurde von jedem zweiten zu einer Freiheitsstrafe verurteilten Straftäter als wesentlich für die Tatbegehung angegeben (Stemmer-Lück 1980).

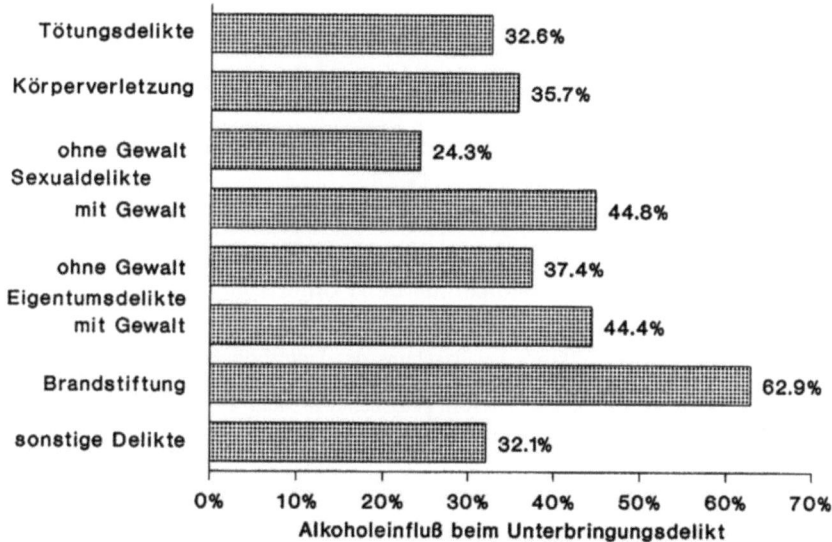

Abb. 50. Häufigkeit des Alkoholeinflusses bei Begehung des Unterbringungsdeliktes, gegliedert nach Deliktgruppen (N = 1973; Einzeldaten s. Tabelle A49). Alkoholeinfluß gehäuft bei Brandstiftung sowie bei gewalttätigen Sexual- und Eigentumsdelikten

Bei Patienten des Maßregelvollzuges war in 38,4 % der Fälle ein Alkoholkonsum dem Unterbringungsdelikt vorausgegangen, wobei der Anteil alkoholbeeinflußter Täter je nach Art der begangenen Straftat deutliche Unterschiede aufzeigt (Abb. 50 und Tabelle A49). Einen hohen Anteil alkoholbeeinflußter Täter (44,8 %) weisen - neben den Brandstiftungen - die gewalttätigen Sexualdelikte auf. Dies entspricht den Erfahrungen im Bereich der allgemeinen Kriminalität: Nach Gibson et al. (1980) stand bei 60 % der von ihnen untersuchten Vergewaltigungen der Täter unter Alkoholeinfluß. Mit 32,6 % erscheint der entsprechende Anteil unter den Tötungsdelikten dagegen vergleichsweise gering. So war unter den nichtfahrlässigen Tötungsdelikten in Hamburg der Anteil alkoholbeeinflußter Täter zwischen 1950 und 1967 von 34 % auf 63 % angestiegen (Rasch 1975).

Eine Suchtproblematik (in 95 % der Fälle als Alkoholabhängigkeit oder -mißbrauch) liegt bei 35,1 % der Maßregelvollzugspatienten vor. Über die Patienten mit der Hauptdiagnose "Sucht" hinaus ist in den übrigen Diagnosegruppen bei fast jedem 3. Patienten eine Alkoholproblematik feststellbar. Dabei findet sich - wie zu erwarten - eine deutliche Korrelation zwischen Alkoholmißbrauch und Häufigkeit der unter Alkoholeinfluß begangenen Unterbringungsdelikte (Abb. 51 und Tabelle A50).

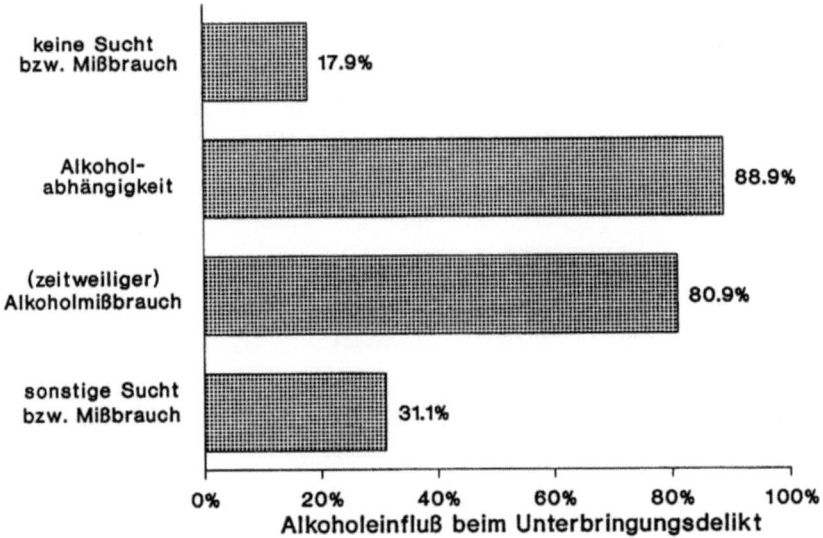

Abb. 51. Häufigkeit des Alkoholeinflusses bei Begehung des Unterbringungsdeliktes, gegliedert entsprechend der Suchtproblematik (N=1973; Einzeldaten s. Tabelle A50). Bei Patienten mit einer Alkoholabhängigkeit bzw. einem Mißbrauch wurde das Unterbringungsdelikt in mehr als 80 % unter Alkoholeinfluß begangen

Hatte bei Patienten ohne Suchtproblematik nur in 18 % der Fälle eine Alkoholbeeinflussung zur Tatzeit bestanden, so traf dies bei Patienten mit einer Alkoholabhängigkeit in 89 %, bei erheblichem Alkoholmißbrauch in 81 % der Fälle zu. Zwar muß auch in diesen Fällen die Frage nach der tatsächlichen Bedeutung des Alkohols für den Tatablauf häufig offen bleiben (vgl. Benjamin u. Fränkel 1930, Schneider 1987, S. 466). Diese Zahlen lassen es jedoch als durchaus gerechtfertigt erscheinen, bei diesen Patienten einen erneuten Alkoholmißbrauch während der Unterbringung als Hinweis auf eine ungünstige Legalprognose zu bewerten - wenn auch sicher nicht als einziges Kriterium. Eine derartige "Kriterienreduktion" lehnt Rasch (1984a und b) zu Recht ab.

Denn vielfach wurde in den Jahrsstellungnahmen der Krankenhäuser die Notwendigkeit einer weiteren Unterbringung allein damit begründet, daß der Patient trotz des - in fast allen Maßregelvollzugsabteilungen bestehenden - generellen Alkoholverbotes bei erfolgten Lockerungen (z.B. Ausgängen) getrunken habe. Dabei wurde ein solcher Verstoß gegen das Abstinenzgebot des Krankenhauses häufig auch bei denjenigen Patienten als "Beweis" einer weiteren Gefährlichkeit angesehen, bei denen weder anamnestisch ein Alkoholabusus bekannt war, noch das Unterbringungsdelikt unter Alkoholeinfluß begangen worden war. Hier gewann man z.T. den Eindruck, als ob sich der zuständige Therapeut durch einen solchen "Alkoholrückfall" von seiner Pflicht befreit fühlte, die Frage der weiteren Gefährlichkeit kritisch zu prüfen bzw. das Vorliegen dieser Gefahr eingehender zu begründen.

In diesem Zusammenhang wäre zu vermuten, daß Patienten mit einer zusätzlichen Suchtproblematik wegen dieser Komplikation länger im Maßregelvollzug verbleiben. Dies ist jedoch nicht der Fall. Patienten *mit* einer Suchtproblematik weisen vielmehr eine signifikant kürzere Verweildauer (M = 4,7 Jahre) auf als Patienten *ohne* eine solch zusätzlich noch bestehende Problematik (M = 7,2 Jahre, p < 0,001), und zwar unabhängig von der Hauptdiagnose (s. Tabelle A51).

Zwei Interpretationsmöglichkeiten bieten sich zur Erklärung an: Zum einen könnte bei vielen Patienten mit einer zusätzlichen Suchtproblematik der tatbestimmende Einfluß des Alkohols tatsächlich bedeutender gewesen sein, als der Einfluß der eigentlichen Grundstörung. Eine Entlassung dieser Patienten wäre dann - auch bei unveränderter psychiatrischer Grunderkrankung - bereits verantwortbar, wenn sich keine Hinweise mehr auf einen weiteren Alkoholabusus ergeben. Zum anderen wäre es aber ebenfalls denkbar, daß z.B. bei einem schizophrenen Patienten mit sekundärem Alkoholmißbrauch der "Erfolg" einer Unterbringung meßbarer erschien - nämlich anhand des erreichten Abstinenzzeitraumes. Ein solcher "Erfolgsparameter" dürfte auch für den Juristen (also die Strafvollstreckungskammer) eher nachvollziehbar sein als z.B. das Zurücktreten spezifischer schizophrener Grundstörungen. Das hieße, daß Patienten mit einer zusätzlichen Suchtproblematik - unabhängig von deren tatsächlicher kriminogener Bedeutung - eine bessere Voraussetzung mit sich brächten, als erfolgreich behandelt und somit auch als "entlassungsfähig" definiert zu werden als Patienten ohne einen derart faßbaren Erfolgsparameter.

Es kann also nicht gefolgert werden, daß eine zusätzliche Suchtproblematik an sich prognostisch günstig wäre. Eher ist anzunehmen, daß ein Zurücktreten des Suchtverhaltens während der Unterbringung - sei es therapeutisch bewirkt oder nur durch die Umstände bedingt - Anlaß zu einer günstigeren Beurteilung und früheren Entlassung geben kann.

5.3 Krank oder kriminell?

In einem Bericht über das Bewahrungshaus für kriminelle Geisteskranke der Heil- und Pflegeanstalt Düren wies bereits Flügge (1904/05) darauf hin, daß unter den - damals noch auf zivilrechtlicher Grundlage - untergebrachten Patienten zwei unterschiedliche Gruppen zu finden seien. Ein Teil der Patienten - als "verbrecherische Irre" bezeichnet - sei tatsächlich erst durch die seelische Erkrankung delinquent geworden. Bei der anderen Gruppe handele es sich jedoch um "irre Verbrecher", also um primär kriminelle Menschen, die im Verlaufe ihres kriminellen Werdeganges (mehr oder minder zufällig) auch noch seelisch krank geworden seien.

Bei der Frage, ob die Patienten des Maßregelvollzuges eher dem Aspekt der "Krankheit" oder dem der "Kriminalität" zuzuordnen sind, wurde in der Folgezeit zumeist unter dem Gesichtspunkt der Schuldfähigkeit dichotomisiert: einerseits *schuldunfähige Kranke* (wozu vor allem die schizophren und hirnorganisch Erkrankten gezählt wurden) und andererseits allenfalls *vermindert schuldfähige Kriminelle* (womit überwiegend die persönlichkeitsgestörten bzw. minderbegabten Täter gemeint waren). So wurde bereits wenige Jahre nach der gesetzlichen Einführung des psychiatrischen Maßregelvollzugs seitens der zuständigen "Heil- und Pflegeanstalten" die Art der gerichtlichen Einweisungspraxis heftig beklagt (Hürten 1937). Es drohe eine unzumutbare Belastung dieser Anstalten mit Straftätern, die einerseits wegen ihrer Gefährlichkeit ein Höchstmaß an

Sicherung bedürften, die andererseits jedoch als "soziale Schädlinge" anzusehen seien, nicht aber als psychisch krank und behandelbar (Creutz 1938).

Auch in den späteren Veröffentlichungen über den Maßregelvollzug wurde vielfach gefordert, diese Personengruppe nicht in ein psychiatrisches Krankenhaus einzuweisen, sondern im Justizvollzug zu verwahren - von Rasch (1982a) als "therapeutische Verweigerung" der Psychiater beklagt. Unter Berufung auf Gruhle (1953), der die "Heil- und Pflegeanstalten" als ungeeignet für die Unterbringung und Behandlung "psychopathischer Verbrecher" bezeichnete, forderten Müller u. Hadamik (1966), solche Täter nicht länger im psychiatrischen Krankenhaus, sondern grundsätzlich in einer "Bewahrungsanstalt des Strafvollzuges" unterzubringen. Last (1969) betonte, die meisten dieser Patienten hätten allein schon dadurch ihr "Straffähigkeit" unter Beweis gestellt, daß sie vor der Einweisung in den Maßregelvollzug zumeist "in der ihnen adäquaten Gemeinschaft von Kriminellen Freiheitsstrafen verbüßt haben". Fankhauser (1986) forderte sogar, auch einen großen Teil der schizophren erkrankten Straftäter in Strafanstalten statt im psychiatrischen Krankenhaus unterzubringen. Denn auch bei diesen Patienten sei es oft fraglich, ob die von ihnen begangenen Straftaten überhaupt in einem kausalen Zusammenhang zu ihrer Erkrankung stünden.

Daß die Patienten des Maßregelvollzuges hinsichtlich vieler sozio-demographischer Parameter tatsächlich eher den nicht seelisch erkrankten Strafgefangenen als den nicht dissozialen psychisch Kranken entsprechen, wurde bereits beschrieben (C: I 1). Und auch die unterschiedliche Verteilung dieser Parameter innerhalb der einzelnen Erkrankungsformen (C: I 3.7) legt zunächst scheinbar die altbekannte Unterteilung nahe: auf der einen Seite die schuldunfähigen Schizophrenen, die erst durch ihre Erkrankung delinquent geworden sind, auf der anderen Seite die persönlichkeitsgestörten und minderbegabten Patienten, die mehr dem Bereich der allgemeinen Kriminalität zugehörig erscheinen.

In ihrer sozialen Herkunft sowie ihrer schulischen und beruflichen Bildung heben sich die schizophrenen Kranken deutlich von den persönlichkeitsgestörten und/oder minderbegabten Patienten ab. Sie befanden sich häufiger schon vor dem Maßregelvollzug in psychiatrischer Behandlung. Persönlichkeitsgestörte bzw. minderbegabte Patienten weisen dagegen eine größere Vorstrafenhäufigkeit auf und befanden sich vor der Unterbringung bereits häufiger und im Mittel deutlich länger im Strafvollzug. Diese Patienten stammen zudem ca. dreimal häufiger aus Familien, in denen auch die Eltern oder Geschwister durch ein straffälliges Verhalten auffielen.

Diese Dichotomisierung beschreibt aber möglicherweise lediglich unterschiedliche Verlaufsformen einer "mißglückten Sozialisation und mißglückter Versuche von Resozialisierung" (Rasch 1984a, S. 33), deren Wegstrecke bei der einen Gruppe das psychiatrische Krankenhaus, bei der anderen der Strafvollzug, deren gemeinsamer Endpunkt jedoch die strafgerichtliche Unterbringung ist. Denn auch bei vielen schizophrenen Patienten scheint der Faktor der Erkrankung allein kaum ausreichend, um das delinquente Verhalten dieser Patienten zu begründen.

Fragt man nach den Beziehungen zwischen Krankheit und Delinquenz, geht man zunächst von dem zeitlichen Ablauf aus: War die Delinquenz schon vor oder erst nach der Erkrankung festzustellen? Diese Frage kann jedoch nur für psychische Störungen mit erkennbarem Manifestationstermin beantwortet werden, z.B. für schizophrene, affektive oder organische Psychosen (und auch hier nicht durchgehend bei allen Patienten), nicht aber bei Patienten mit gestörter Persönlichkeitsentwicklung und geistiger

Behinderung. Und auch bei den psychotischen Patienten bleibt häufig die Frage offen, inwieweit unerkannte erste krankhafte Störungen mit der Delinquenz im Zusammenhang standen.

Dies betraf nicht nur Patienten mit einer primär chronischen Verlaufsform der schizophrenen Erkrankung. Auch bei Patienten mit einem (scheinbar) akuten Krankheitsbeginn stellte sich die Frage, ob zuvor schon vorhandene Verhaltensauffälligkeiten nicht bereits Zeichen einer (prä-) psychotischen Persönlichkeitsänderung darstellten. Bestanden im Einzelfall derartige Bedenken, so wurde auf eine Dokumentation des Krankheitsbeginnes verzichtet. Dennoch lassen sich solche Zweifel natürlich auch für die Patienten, bei denen uns eine Festlegung des Krankheitsbeginns möglich erschien, letztlich nicht ausschließen. Andererseits ließen sich bei vielen dieser Patienten die dissozialen Verhaltensauffälligkeiten bereits über viele Jahre vor dem akuten Krankheitsbeginn, z.T. sogar bis in die Kindheitsentwicklung hinein zurückverfolgen, so daß hier ein Zusammenhang mit einer präpsychotischen Persönlichkeitsveränderung sehr unwahrscheinlich erschien.

Tabelle 23. Beziehung zwischen Erstdelikt und Krankheitsbeginn (N = 211 vordelinquente Patienten mit zeitlich festlegbarem Beginn der Erkrankung)

aktuelle Diagnose	Erstdelikt vor Krankheitsbeginn		Erstdelikt nach Krankheitsbeginn		Summe 1	
	abs.	%	abs.	%	abs.	%
hirnorganische Störung	13	52,0	12	48,0	25	100,0
schizophrene Psychose	80	49,7	81	50,3	161	100,0
affektive Psychose	4	33,3	8	66,7	12	100,0
primäre Suchterkrankung	14	60,9	9	39,1	23	100,0
Summe 2	111	50,2	110	49,8	221	100,0

Wie oft eine Delinquenz vor dem Krankheitsbeginn festzustellen war, kann nur anhand der Vordelinquenz ausgezählt werden (da das Unterbringungsdelikt in unserer Untersuchungsgruppe nicht vor dem Krankheitsbeginn liegen kann). Von 377 Patienten, deren Krankheitsbeginn hinreichend genau zu terminieren war, waren 221 Patienten vor dem Unterbringungsdelikt - z.T. bereits mehrfach - straffällig geworden. Bei jedem zweiten Patienten aus dieser Gruppe war das delinquenten Verhalten bereits vor Beginn der jetzigen Erkrankung feststellbar gewesen (Tabelle 23). Dabei unterschieden sich diese Vordelikte häufig kaum von dem Delikt, das jetzt zur Unterbringung geführt hatte (s. Patient AH, C; I 3.8.1). In anderen Fällen erschien es zumindest fraglich, ob das Unterbringungsdelikt tatsächlich in einem direkten Zusammenhang mit der Erkrankung zu sehen war, wegen der die Ex- bzw. Deculpation erfolgte.

Fallgeschichte 12:

Patient AK war auf Drängen der Eltern im Alter von 12 Jahren in einem Heim untergebracht worden, nachdem er bereits seit mehreren Jahren durch verschiedene Diebereien und häufiges Schulschwänzen auffällig geworden war. Im Heim fiel er weiter durch erhebliche aggressive Tendenzen auf, entwich mehrfach mit anderen Mitbewohnern und beging dabei einer Reihe weiterer Eigentumsdelikte. Mit 17 Jahren kam er erstmals für 14 Monate wegen mehrerer Einbruchsdiebstähle in den Jugendstrafvollzug. Es folgten drei weitere Strafverbüßungen (von insgesamt 5 1/2 Jahren), jeweils wegen Einbruchdiebstahls, dabei zweimal aber auch zusätzlich wegen Körperverletzung. 7 Monate nach der letzten Haftentlassung machte eine erstmalig aufgetretene akute paranoide Psychose eine stationäre psychiatrische Behandlung erforderlich. Nach rascher (und laut Krankenblatt vollständiger) Remission zog der Patient nach 15-wöchiger Behandlung in ein Übergangswohnheim, da ihm während der Behandlungszeit seine Wohnung gekündigt worden war. 14 Tage später versuchte er nach erheblichem Alkoholkonsum eine Mitbewohnerin des Übergangsheimes zu vergewaltigen. Im darauffolgenden Strafverfahren wurde durch den Gutachter wegen der vorausgegangenen Erkrankung eine erheblich verminderte Schuldfähigkeit positiv festgestellt, auch eine Schuldunfähigkeit sei nicht sicher auszuschließen. Das Gericht ordnete daraufhin die Unterbringung nach § 63 StGB an.

Auf die spezielle Problematik der Schuldfähigkeitsbegutachtung nach abgelaufener Psychose kann hier nicht näher eingegangen werden (s. hierzu z.B. Rauch 1952, Venzlaff 1986b). Das Beispiel dieses Patienten verdeutlicht aber, daß auch bei den schizophrenen Kranken im Maßregelvollzug oft ein komplexer Zusammenhang von dissozialer Entwicklung und Erkrankung anzunehmen ist.

Auch auf einem anderen Wege läßt sich zeigen, daß sich der Zusammenhang zwischen Erkrankung und dissozialem Verhalten bei Patienten des Maßregelvollzugs recht verschiedenartig gestaltet. Böker u. Häfner konnten zeigen, daß im Vergleich zur allgemeinen Kriminalität bei seelisch Kranken ein delinquentes Verhalten zumeist erst in einem höheren Lebensalter beginnt. Dissoziale Entwicklungen zeigen sich dagegen zumeist bereits in einem recht frühen Lebensalter (vgl. z.B. Glueck und Glueck 1950 und 1968, Robins 1966). Es bietet sich daher in diesem Zusammenhang eine Unterteilung der Maßregelvollzugspatienten anhand des Zeitpunktes ihrer ersten Delinquenz an: Einerseits *frühkriminelle* Patienten, die bereits vor ihrem 30. Lebensjahr straffällig wurden, andererseits *spätkriminelle* Patienten, bei denen das delinquente Verhalten erst in einem späteren Lebensalter einsetzte.

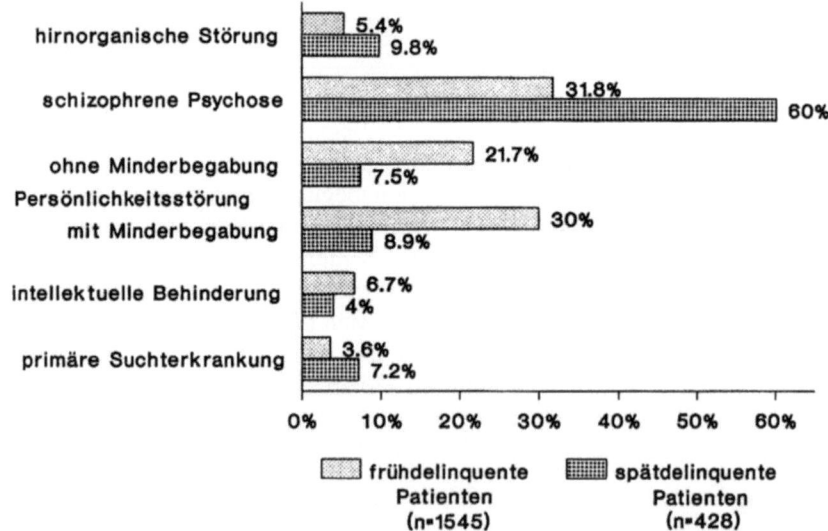

Abb. 52. Verteilung einzelner Krankheitsformen, gegliedert nach Patienten mit frühem bzw. spätem Delinquenzbeginn (entsprechend einem Lebensalter beim Erstdelikt < bzw. > 30 Jahre; Einzeldaten s. Tabelle A52). Persönlichkeitsstörungen vermehrt bei frühdelinquenten Patienten, bei spätem Delinquenzbeginn sind dagegen schizophrene Psychosen stärker vertreten

Die Gruppe der Frühkriminellen bildet mit fast 80 % den größten Anteil unter den Maßregelvollzugspatienten, Spätdelinquente finden sich nur zu etwa 20 %. Unter den

59 untergebrachten Frauen befinden sich dagegen 42 Patientinnen (71,2 %) mit spätem Delinquenzbeginn. Diagnostisch liegen bei Spätkriminellen häufiger hirnorganische bzw. psychotische Erkrankungen, bei Frühkriminellen dagegen häufiger eine Persönlichkeitsstörung vor (Abb. 52). Dies scheint zunächst die bekannte Unterscheidung zu bestätigen: Man muß hier aber berücksichtigen, daß die Gruppe der Spätkriminellen insgesamt zahlenmäßig recht gering ist. Von daher befinden sich auch 2/3 aller schizophrenen Patienten in der frühkriminellen Patientengruppe (Tabelle A52). Unter den Delikten waren Straftaten gegen Leib und Leben - also Tötungs- und Körperverletzungsdelikte - bei den Spätkriminellen deutlich überrepräsentiert, frühkriminelle Patienten waren dagegen häufiger wegen Sexual- und Eigentumsdelikten untergebracht (Abb. 53 und Tabelle A53).

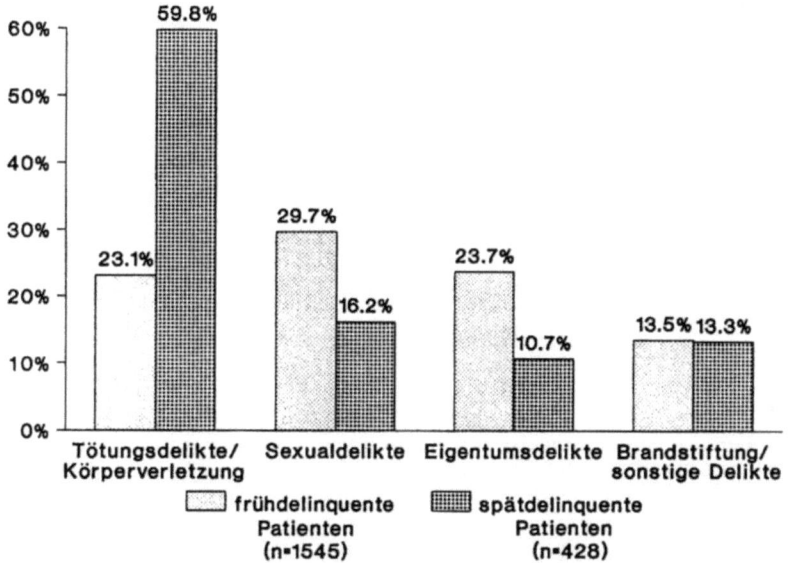

Abb. 53. Verteilung einzelner Deliktsgruppen, gegliedert nach Patienten mit frühem (n = 1545) bzw. spätem (n = 428) Delinquenzbeginn (Einzeldaten s. Tabelle A53). Sexual- und Eigentumsdelikte vermehrt bei frühdelinquenten Patienten, bei spätem Delinquenzbeginn dagegen verstärkt Tötungs- und Körperverletzungsdelikte

Dabei heben sich die Spätkriminellen durch eine insgesamt höhere soziale Herkunft ab, sie stammen also häufiger aus oberen Sozialschichten und deutlich weniger aus der untersten Sozialschicht (Abb. 54 und Tabelle A54). Spätkriminelle Patienten verfügen über eine deutlich bessere Schulbildung, nur etwa ein Drittel hat keinen Hauptschulabschluß, und 16 % verfügen über eine sogenannte "höhere Schulbildung". Auch bezüglich der Berufsausbildung sind die Spätkriminellen erheblich bessergestellt. Fast die Hälfte von ihnen hat eine Berufsausbildung erfolgreich abgeschlossen (Abb. 55 und Tabelle A55). Je niedriger die soziale Herkunft und je schlechter das schulische und berufliche Bildungsniveau, desto häufiger begann also ein Delinquenz bereits in einem frühen Lebensalter. Bei Spätkriminellen waren ungünstige Umweltbedingungen in der Kindheit seltener festzustellen. Bei Patienten mit einer früh einsetzenden Kriminalität fanden sich dagegen signifikant häufiger eine uneheliche Geburt sowie dissoziale Verhaltensweisen bei Familienangehörigen (Abb. 56). Außerdem waren sie erheblich häufiger in ihrer Kindheit in Heimen untergebracht worden. Und schließlich entstammen nahezu alle Patienten, bei denen das delinquente Verhalten bereits vor der Erkrankung aufgetreten war, dieser frühkriminellen Patientengruppe (jeweils p < 0,001, Tabellen A56 - A59).

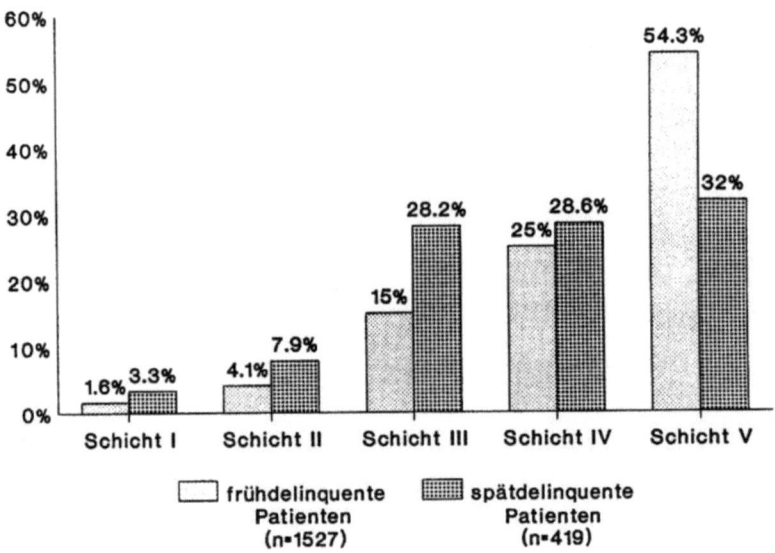

Abb. 54. Soziale Herkunft entsprechend der Sozialschicht der Primärfamilie, gegliedert nach Patienten mit frühem bzw. spätem Delinquenzbeginn (Einzeldaten s. Tabelle A54). Patienten mit frühem Delinquenzbeginn entstammen vermehrt aus der untersten Sozialschicht

Unter den Patienten des Maßregelvollzuges findet sich also eine kleinere Gruppe, die in einem relativ späteren Lebensalter erstmals straffällig wurde und zwar - soweit bestimmbar - fast ausnahmslos auch erst nach Beginn ihrer jetzigen Erkrankung. In ihren sozialen Daten hebt sie sich deutlich von den übrigen Untergebrachten ab und gleicht hierin eher den nicht dissozialen seelisch Kranken. Weitaus größer aber ist die Gruppe derjenigen, bei denen soziale Daten und Delinquenzgeschichte eher den frühkriminellen Rückfalltätern im normalen Strafvollzug entsprechen (und hierzu gehören eben auch 2/3 der untergebrachten schizophrenen Kranken). Hier stellen dissoziales Verhalten und seelische Erkrankung anscheinend häufiger parallele Entwicklungen dar, die möglicherweise auf gemeinsame Entstehungsbedingungen zurückzuführen sind.

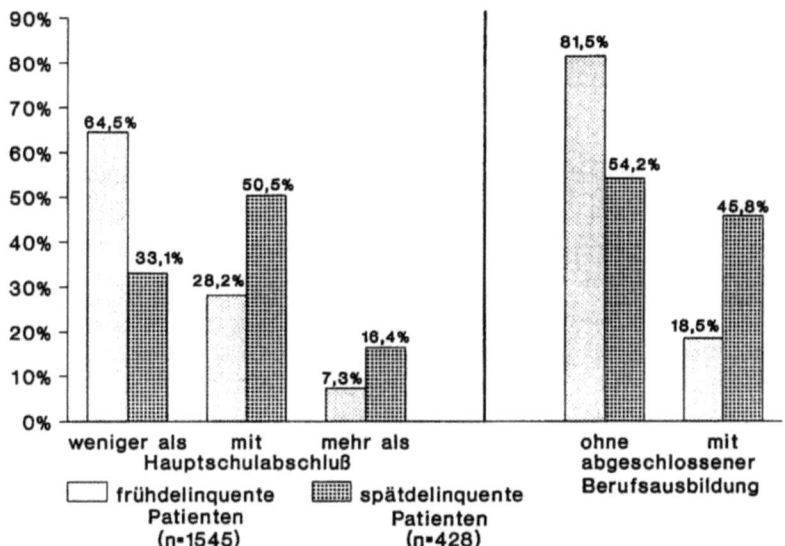

Abb. 55. Schul- und Berufsausbildung, gegliedert nach Patienten mit frühem (n = 1545) bzw. spätem (n = 428) Delinquenzbeginn (Einzeldaten s. Tabelle A55). Besseres Bildungsniveau bei Patienten mit spätem Delinquenzbeginn

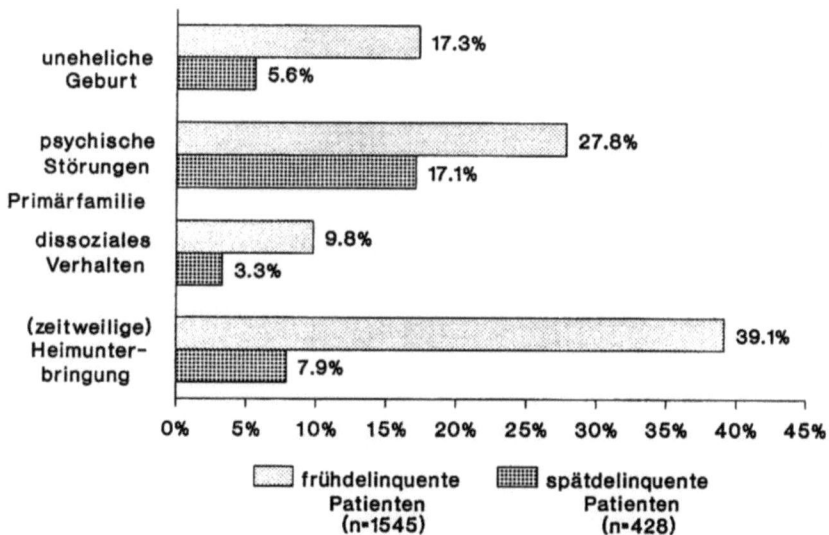

Abb. 56. Vergleich einzelner Faktoren bei Patienten mit frühem bzw. spätem Delinquenzbeginn (Einzeldaten s. Tabellen A56-A58). In der Herkunftsfamilie frühdelinquenter Patienten häufiger psychische Störungen oder dissoziales Verhalten auch anderer Familienmitglieder. Bei frühem Delinquenzbeginn ist außerdem häufiger eine uneheliche Geburt sowie eine Heimunterbringung während der Kindheits- und Jugendentwicklung feststellbar

Zu warnen ist hier aber vor der allzuleicht erfolgenden Vereinfachung in "schuldunfähige Kranke" und "nur vermindert schuldfähige Kriminelle" - zumal, wenn hierin ein Indikationskriterium für die Behandlungsbedürftigkeit gesehen werden soll. Derartige Unterteilungen sind stets allenfalls statistisch aufzuzeigen, aber nicht regelhaft festzustellen und nicht auf den Einzelfall anwendbar (Rasch 1986a). Die Gegenüberstellung von Patienten mit frühem bzw. spätem Delinquenzbeginn kann nur die unterschiedlichen Ausprägungsgrade aufzeigen, mit der sich die beschriebenen soziobiographischen Besonderheiten bei Patienten des psychiatrischen Maßregelvollzugs finden lassen.

So fand sich z.B. in der spätdelinquenten Patientengruppe u.a. auch ein deutlich höherer Anteil weiblicher Patienten (10,0 % gegenüber 1,1 % bei den Patienten mit frühem Delinquenzbeginn). Dies ist einerseits ein zusätzlicher Hinweis darauf, daß diese spätdelinquenten Patienten am ehesten mit den nicht dissozialen psychisch Kranken vergleichbar erscheinen. Dies zeigt andererseits aber ebenso, daß auch bei den spätdelinquenten Patienten die psychische Erkrankung nicht als alleinbestimmender Faktor für das kriminelle Verhalten bzw. die darauf folgende Unterbringung angesehen werden kann. Denn dann hätte - entsprechend den allgemeinen Prävalenzraten psychischer Krankheiten - ein zumindest ausgewogenes Geschlechterverhältnis vorliegen müssen.

Eine Gewichtung der Faktoren "krank" oder "kriminell" ist also auf dieser Basis ebensowenig möglich wie anhand der Unterscheidung von verminderter und aufgehobener Schuldfähigkeit. Derartige Überlegungen sind am wenigsten angebracht, wenn es um die Behandlung der Kranken im Maßregelvollzug geht. Soziobiographische Besonderheiten einer Patientengruppe bestimmen weniger die Behandlungsindikation als vielmehr die Einzelheiten des therapeutischen Vorgehens. Weiterhin ist zu folgern, daß die bei einem großen Teil der Maßregelvollzugspatienten festgestellte frühe Delinquenz nicht ohne weiteres mit der psychischen Krankheit in Zusammenhang gebracht werden kann und somit aus der Krankheit alleine auch keine Rückschlüsse auf die künftige Gefährlichkeit erfolgen können. So gesehen kann es auch nicht genügen, die Erkrankung nach den Regeln der allgemeinen Psychiatrie zu behandeln, um die Patienten vor einer erneuten Straffälligkeit nach der Entlassung zu schützen. Neben der Krankheit ist die psychosoziale Entwicklung dieser Patienten, deren statistisch auszählbaren Merkmale herausgestellt wurden, zu berücksichtigen. Die Behandlung forensisch-psychiatrischer Patienten erfordert eigene Therapiekonzepte. Zur Prognose ist zu folgern, daß das zukünftige Delinquenzrisiko nicht allein aufgrund des Krankheitsverlaufes bestimmt werden kann, sondern man den soziobiographischen und vor allem den situativen Hintergrund der Delinquenz verstärkt berücksichtigen muß (zum Prognoseproblem im einzelnen s. C: II 3.2).

6 Unterbringung: Dauer und Bedingungen

6.1 Bisherige Untersuchungen und Methodik

Unter den "Maßregeln der Besserung und Sicherung" ist die Unterbringung nach § 63 StGB die einzige, die bereits bei ihrer erstmaligen Anordnung zeitlich unbefristet ist. Die Unterbringung in eine Entziehungsanstalt nach § 64 StGB ist dagegen auf höchstens 2 Jahre begrenzt und auch die Sicherungsverwahrung (nach § 66 StGB) darf bei ihrer erstmaligen Anordnung den Zeitraum von 10 Jahren nicht überschreiten.

Aus der Sicht des Untergebrachten bedeutet die Einweisung in das psychiatrische Krankenhaus daher oft die Gefahr eines lebenslänglichen Freiheitsentzuges. Für ca. jeden 10. Untergebrachten trifft dies auch tatsächlich zu: Unter den 501 von Ritzel (1978) katamnestisch untersuchten Fällen waren 11,6 % im Verlaufe ihrer ersten Unterbringung im psychiatrischen Krankenhaus verstorben. Hiermit übereinstimmende Ergebnisse berichteten auch Lange (1963) für den seinerzeitigen Maßregelvollzug in der DDR sowie Bischof (1985a) für das Bezirkskrankenhaus Haar b. München (11,6 % bzw. 9,1 % während der Unterbringung Verstorbene). Auch wenn sich die Befürchtung einer lebenslangen Unterbringung letztlich nicht bestätigt, sondern der Patient nach mehr oder weniger langer Zeit entlassen wird, war für den Patienten während des längsten Zeitraumes der Unterbringung weder die Entlassung an sich, noch deren Dauer voraussehbar; vielmehr erscheint diesen Kranken die Unterbringung prinzipiell endlos. Welche Belastung das für den Patienten bedeutet, bedarf keiner Erklärung.

Wie unabsehbar und unberechenbar - zumindest aus der Sicht des Kranken - die Unterbringungsdauer ist, unterstreichen folgende Zahlen: In Westfalen fand sich 1979 ein Durchschnittswert von 4,8 Jahren (Schumann 1983). Ritzel (1978) ermittelte in Niedersachsen bei den zwischen 1955 - 1975 entlassenen bzw. im Maßregelvollzug verstorbenen Patienten eine durchschnittliche Verweildauer von 7,0 Jahren bei der Erstunterbringung mit deutlicher Abnahme der Verweildauer bei Zweit- bzw. Mehrfachunterbringungen. Albrecht (1978) hingegen gab für die noch untergebrachten Patienten des gleichen Bundeslandes eine Unterbringungsdauer von im Mittel 11,8 Jahren an.

Diese Differenzen spiegeln offensichtlich die unterschiedliche Unterbringungspraxis in den einzelnen Regionen wieder. Auch in der DDR fand Lange (1963) - zum damaligen Zeitpunkt galt auch dort noch der § 42b a.F. StGB - erhebliche Unterschiede in der Verweildauer zwischen einzelnen Krankenhäusern (die mittlere Verweildauer betrug im Minimum 1,9 und im Maximum 6,5 Jahre). Es ist demnach zumindest zu vermuten, daß auch in der Bundesrepublik derartige Unterschiede in der Unterbringungspraxis zwischen einzelnen Krankenhäusern oder Versorgungsbereichen bestehen.

Zudem liegen die jeweiligen Untersuchungszeitpunkte der bisherigen Studien weit auseinander, so daß ein Vergleich der Unterbringungsdauern zwischen einzelnen Krankenhäusern oder Versorgungsbereichen anhand dieser Einzeluntersuchungen kaum sinnvoll erscheint. Denn die deutliche Abnahme der Unterbringungsprävalenz bei gleichbleibender bzw. leicht ansteigender Unterbringungshäufigkeit in den letzten 20 Jahren läßt bereits eine stetige Verkürzung der mittleren Unterbringungsdauer in diesem Zeitraum vermuten (A: 2.1). Für eine solche Tendenz sprechen auch die Ergebnisse einzelner Untersuchungen:

Laut Bischof (1985c) stieg die durchschnittliche Unterbringungszeit im Bezirkskrankenhaus Haar b. München (einschließlich einer vorhergehenden vorläufigen Unterbringung) von 6,2 Jahren im Jahre 1961 zunächst auf 7,3 Jahre im Jahre 1971 an und verringerte sich dann auf 4,0 Jahre im Jahre 1981. Für Hessen wurde ebenfalls eine Verringerung der Unterbringungszeit von 10,9 Jahren im Jahre 1971 (Binsack 1973) auf 7,9 Jahre im Jahre 1976 (Gretenkord u. Lietz 1983) bzw. auf 3,6 Jahre im Jahre 1982 (Leygraf 1984) festgestellt.

Ritzel (1978) fand dagegen in Niedersachsen eine deutliche Zunahme der Langzeitunterbringungen für den Zeitraum zwischen 1955 und 1974: Waren bei den zwischen 1955 - 1960 bedingt Entlassenen nur 3,1 % länger als 10 Jahre untergebracht gewesen, so stieg diese Quote in den folgenden 5-Jahres-Abständen auf

13,8 % bzw. 29,2 % an und betrug für den Zeitraum 1971-1974 schließlich 42,8 %. Diese Zahlen lassen sich jedoch nur schwer interpretieren: Sie könnten auf eine tatsächliche Verlängerung der Unterbringungszeiten innerhalb dieses Zeitraumes hindeuten. Sie könnten aber auch durch eine sich ändernde Entlassungspraxis bedingt sein, in deren Folge auch Langzeituntergebrachte vermehrt entlassen wurden. Außerdem ist zu vermuten, daß nach dem Jahre 1945 auch im Bereich des psychiatrischen Maßregelvollzugs eine Art "Neubeginn" stattfand, so daß sich zunächst eine Gruppe Langzeituntergebrachter erst wieder entwickelte und auf diese Weise der Anteil langfristiger Unterbringungen (scheinbar) zunahm. Hierfür spricht auch, daß sich unter den 501 zwischen 1955 und 1974 aus dem Maßregelvollzug entlassenen bzw. im Maßregelvollzug verstorbenen Patienten, die von Ritzel katamnestisch untersucht worden waren, offenbar kein Patient befand, dessen Unterbringung bereits vor dem Jahre 1945 begonnen hatte.

Die zitierten Untersuchungen unterscheiden sich nicht nur regional und zeitlich, sondern auch in ihren methodischen Vorgehensweisen. Einige Studien erfolgten katamnestisch an bereits entlassenen Patienten (Keller 1969, Binsack 1973, Ritzel 1978). Hierbei ließ sich für diese Patientengruppe zwar die tatsächliche Dauer der vorangegangenen Unterbringung ermitteln. Die sich hieraus ergebenden Werte für die durchschnittliche Unterbringungsdauer berücksichtigen jedoch nicht die große Gruppe der Langzeituntergebrachten, die sich noch weiterhin in der Unterbringung befinden. In Querschnittsuntersuchungen an noch untergebrachten Patienten (z.B. Müller u. Hadamik 1966, Albrecht 1978, Gretenkord u. Lietz 1983, Schumann 1983) lassen sich dagegen jeweils nur die bisherigen Unterbringungszeiten feststellen, die stets kürzer sind als die tatsächlichen Verweildauern zum Zeitpunkt einer später erfolgenden Entlassung. Außerdem wird in Querschnittsstudien der Mittelwert der Unterbringungsdauer stark von der Gruppe der extrem langzeituntergebrachten Patienten beeinflußt.

Letztlich läßt sich aus den bislang vorliegenden Publikationen oft nicht entnehmen, was im einzelnen unter dem Begriff der "Unterbringungsdauer" genau erfaßt wurde, ob also z.B. die Zeitdauer einer vorhergegangenen vorläufigen Unterbringung nach § 126a StPO in die Berechnung der Unterbringungszeit mit einbezogen wurde oder nicht. Auf diese Problematik hat bereits Albrecht (1978) hingewiesen, ohne daß aus seiner Arbeit die Art der Berechnung der Unterbringungsdauer deutlich würde.

Im Rahmen unserer Untersuchung wurde als "Unterbringungsdauer" der Zeitraum von Beginn der Rechtskraft der aktuellen Unterbringung (also der Rechtskraft des Erkennungsurteils oder des erfolgten Widerrufes einer bedingten Entlassung) bis zum jeweiligen Untersuchungsstichtag berechnet. Sofern im Einzelfall zunächst eine - neben der Unterbringung verhängte - Freiheitsstrafe vollzogen worden war, galt als Unterbringungsbeginn natürlich erst der Zeitpunkt der Verlegung des Patienten von der Justizvollzugsanstalt in den Maßregelvollzug. Ebenfalls wurde die Dauer eines eventuellen zwischenzeitlichen Haftaufenthaltes (z.B. zur Verbüßung von Haftstrafen aus früheren Verurteilungen) nicht in die Unterbringungszeit miteinbezogen. Die Zeitdauer einer vorhergegangen vorläufigen Unterbringung nach § 126a StPO wurde getrennt von der "Unterbringungsdauer" erfaßt, desgleichen der Zeitraum vorangegangener Unterbringungen im Maßregelvollzug.

Da die Untersuchung in Form einer Querschnittserhebung an noch untergebrachten Patienten durchgeführt wurde, entsprechen die erhobenen Werte natürlich nur den "bisherigen Unterbringungszeiten". Sie lassen also keine Aussage darüber zu, wie hoch die tatsächlichen Unterbringungszeiten der untersuchten Patienten sich bei einer späteren Entlassung erweisen werden. Es kann also in dieser Studie nicht erörtert werden, wie lange die Unterbringung im psychiatrischen Maßregelvollzug der Bundesrepublik insgesamt dauert, sondern lediglich, wieviele Patienten mit einer bestimmten bisherigen

Unterbringungszeit im Maßregelvollzug angetroffen werden. Auf dieser Basis lassen sich Aussagen über die Dauer der Unterbringung in Abhängigkeit von den Krankheiten, Delikten sowie Regionen machen.

6.2 Unterbringungsdauer

Die bisherige Dauer der Unterbringung beträgt im Mittel aller untersuchten Fälle 6,3 Jahre. Gegliedert nach einzelnen Unterbringungsjahren (Abb. 57 und Tabelle A60) zeigt sich ein deutlich linksgipfliger Kurvenverlauf, wie dies bei einer Querschnittserhebung an noch untergebrachten Patienten auch nicht anders zu erwarten ist.

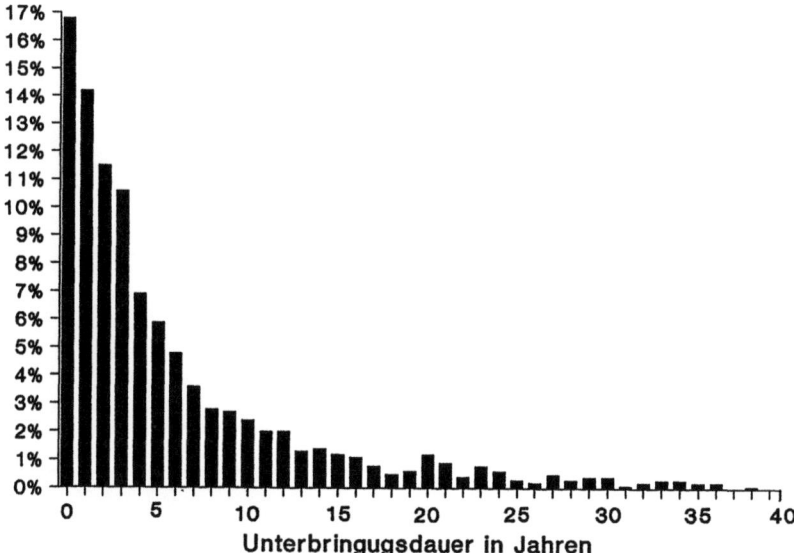

Abb. 57. Bisherige Dauer der Unterbringung in Jahren (N=1973, Einzeldaten s. Tabelle A60). Berechnet wurde die Zeitdauer von Beginn der rechtskräftigen Unterbringung nach § 63 StGB an bis zum Zeitpunkt des jeweiligen Untersuchungsstichtags. Es zeigt sich ein deutlich linksgipfliger Kurvenverlauf, wie dies bei einer Querschnittsuntersuchung an noch untergebrachten Patienten auch zu erwarten war. M = 6,3 Jahre; Median = 3,8 Jahre

Die Spannbreite liegt zwischen 1 Monat und 38 Jahren. Der Zentralwert (Median) beträgt 3,8 Jahre, d.h. jeweils die Hälfte der Patienten ist bisher (noch) weniger bzw. (schon) länger als 3,8 Jahre untergebracht. Bei jedem 5. Patienten (n=395 entsprechend 20,0 % aller untersuchten Fälle) dauerte die Unterbringung bereits seit mehr als 10 Jahren an. Hiervon befanden sich 106 Patienten (5,4 %) zwischen 20 und 30 Jahren sowie 29 Patienten (1,5 %) sogar schon länger als 30 Jahre im Vollzug der Maßregel.

Fragt man nach der Verhältnismäßigkeit solcher Unterbringungsdauern, stellt sich zunächst das Problem, was als Kriterium der Verhältnismäßigkeit dienen kann. Das im allgemeinen Strafrecht verwandte Prinzip der "Schuldangemessenheit" kann hier nicht gelten, zumindest nicht für schuldunfähige Patienten (also für 2/3 der Untergebrachten). Psychiatrisch gesehen könnten therapeutische Erfordernisse herangezogen werden: Bei Krankheiten mit erfahrungsgemäß langem Behandlungsverlauf wären längere Unterbringungszeiten angemessen als bei Krankheiten, die sich in kürzerer Zeit beeinflussen lassen.

Für den Juristen steht dagegen allein die Frage der Gefährlichkeit im Vordergrund. In diesem Zusammenhang hat das Bundesverfassungsgericht in seiner Entscheidung vom 8. Oktober 1985 ausgeführt, daß bei der Frage der Verhältnismäßigkeit einer Unterbringungsdauer nicht nur die Wahrscheinlichkeit, sondern auch der Schweregrad der drohenden Taten zu berücksichtigen sei. "Je länger ... die Unterbringung andauert, um so strenger werden die Voraussetzungen für die Verhältnismäßigkeit des Freiheitsentzuges sein" (BVerfGE 70,297).

6.3 Krankheiten

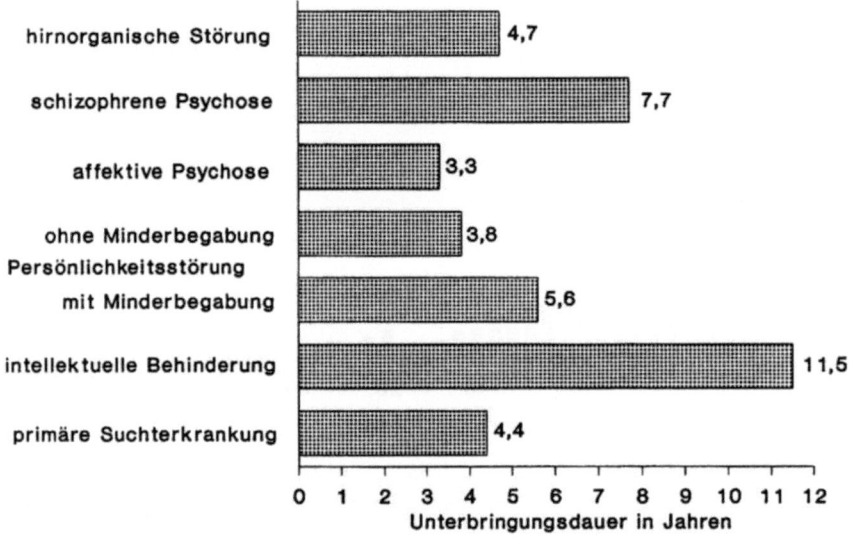

Abb. 58. Verteilung der mittleren Unterbringungsdauer bei einzelnen Krankheitsformen (N = 1973; Einzeldaten s. Tabelle A61). Signifikanz der Unterschiede (Kruskal-Wallis): $chi^2 = 134,5$; $p < 0,001$

Die mit deutlichem Abstand längsten Unterbringungszeiten fanden sich bei Patienten mit einer stärkeren intellektuellen Behinderung (Abb. 58 und Tabelle A61). Dies dürfte mit der Unveränderlichkeit der Grundstörung zusammenhängen. Dennoch ist zu fragen, ob nicht bei einem Teil dieser Patienten in dem durch die Behinderung gesetzten Rahmen doch auch Lernprozesse möglich sind, so daß bei unverändertem Intelligenzmangel das soziale Verhalten verbessert und dissoziales Verhalten vermindert werden kann - ganz abgesehen von der Frage, ob nicht in manchen Fällen weniger der Intelligenzmangel als gleichzeitige Persönlichkeitsstörungen und Anpassungsschwierigkeiten mit dem delinquenten Verhalten in Zusammenhang stehen. So fanden auch Böker u. Häfner (1973) bei 3/4 der gewalttätigen Oligophrenen eine zusätzliche dissoziale Persönlichkeitsstörung. Zum anderen erschien es vielfach fraglich, ob die bei einigen Patienten sicher notwendige dauerhafte Betreuung tatsächlich auch durchgehend unter den Bedingungen der strafgerichtlichen Unterbringung erfolgen mußte:

Fallgeschichte 13:
Patient AL war aufgrund seiner erheblichen intellektuellen Behinderung nie eingeschult und bereits mit 7 Jahren in eine Heil- und Pflegeanstalt untergebracht worden. Im Alter von 34 Jahren wurde er von dort in ein Altersheim verlegt. 2 Jahre später wurde er erstmals strafrechtlich auffällig: Ein Verfahren wegen "Erregung öffentlichen Ärgernisses" wurde wegen Schuldunfähigkeit eingestellt. Nach weiteren 4 Jahren beging er sein zweites Delikt, weswegen er auch in den Maßregelvollzug eingewiesen wurde: Er hatte im Beisein vor drei Kindern sein Glied entblößt und die Kinder aufgefordert, sein Glied zu berühren. Zum Zeitpunkt der Untersuchung war der mittlerweile 63-jährige Patient deswegen bereits seit 23 Jahren untergebracht. Zu irgendwelchen Zwischenfällen war es während der gesamten Unterbringungszeit nie gekommen, im Krankenblatt wurde vielmehr stets das "unproblematische und gut zu führende Verhalten" des Patienten betont. Aus einem weiteren Eintrag: "Eine Gefährlichkeit ist an sich nicht festzustellen. ... Er wird von allen eher wie ein kleines Kind behandelt. Der Zustand ist entsprechend dem eines friedfertigen, schwachsinnigen Patienten."

Überdurchschnittlich lange Unterbringungszeiten fanden sich ebenfalls bei Patienten mit einer schizophrener Erkrankung. Dieser Befund, der auch von anderen Autoren (Ritzel 1978, Böcker u. Weig 1980, Schumann 1983) berichtet wurde, erscheint zunächst überraschend, verfügt die Psychiatrie doch mittlerweile über vergleichsweise gute Möglichkeiten und Erfahrungen in der Akutbehandlung und Rezidivprophylaxe schizophrener Erkrankungen. Hier ist Eickhoff (1987) zuzustimmen, der vermerkt, daß bei psychotischen Straftätern die Erkrankung "erfahrungsgemäß einer therapeutischen Beeinflussung gut zugänglich ist". Die von Eickhoff hieraus gezogene Folgerung, daß bei diesen Patienten die Dauer der Unterbringung "wegen des erzielbaren Heilerfolges begrenzt" sei (anders als bei Tätern mit einer "lebensgeschichtlich verankerten schweren Störung seiner psychosozialen Anpassungsfähigkeit"), stimmt jedoch mit der bisherigen Entlassungspraxis im Maßregelvollzug nicht überein.

Auch prognostisch gesehen sind die langen Unterbringungszeiten der Schizophrenen schwer verständlich: Wenn unter den aus dem Maßregelvollzug entlassenen Patienten bei schizophrenen im Vergleich zu persönlichkeitsgestörten Patienten eine nur halb so hohe Rückfallquote bezüglich delinquenter Verhaltensweisen besteht (35,3 % bzw. 69,8 %, Ritzel 1978), wären hier frühere Entlassungen zu erwarten.

Man könnte vermuten, daß die langen Unterbringungszeiten schizophrener Patienten in einer besonderer Gefährlichkeit der von ihnen begangenen (bzw. zu erwartenden) Delikte begründet sind, da diese Patientengruppe vermehrt wegen Tötungs- und Körperverletzungsdelikten untergebracht wurden (C: I 4.1). Im allgemeinen findet sich aber gerade für diese schwerwiegenste Deliktform nur eine geringgradig verlängerte Unterbringungsdauer (C: I 6.4), und zudem läßt sich die überdurchschnittlich lange Unterbringungszeit schizophrener Patienten für alle Deliktformen in gleicher Weise aufzeigen (s. Tabelle A62).

Außerdem zeichnen sich gerade die Tötungsdelikte schizophrener Patienten oft durch spezifische situative Bedingungen aus, die eine Wiederholungsgefahr häufig gering erscheinen lassen. Wie die Untersuchungen von Böker u. Häfner (1973) sowie Rink (1982) ergaben, entwickeln sie sich zumeist aus einer langdauernden, konfliktträchtigen Beziehung zum späteren Opfer. In ca. 40 % der Fälle von Rink hatte das

Versagen von Sozialkontrollen die Tat wesentlich begünstigt (s. hierzu auch Patienten AS in C: I 7.2.1).

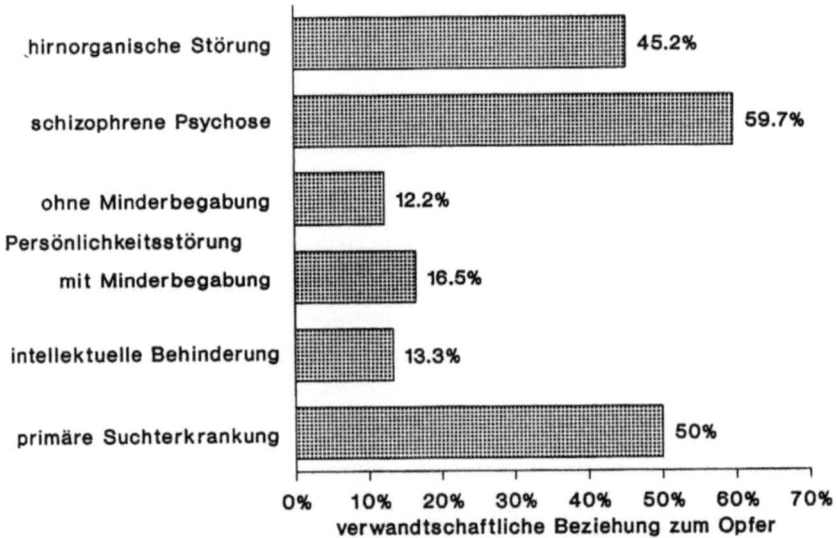

Abb. 59. Häufigkeit einer verwandschaftlichen Beziehung zum Opfer bei Patienten, die aufgrund eines Tötungsdeliktes untergebracht waren (N=546; Einzeldaten s. Tabelle A63). Affektive Psychosen wegen der geringen Fallzahl nicht mit dargestellt

Eine verwandtschaftliche Beziehung zum Opfer fand sich bei ca. zwei Drittel der wegen eines Tötungsdeliktes untergebrachten Schizophrenen (Abb. 59 und Tabelle A63). Dies entspricht den Ergebnissen der o.g. Autoren. Dieser Anteil ist signifikant höher als bei den persönlichkeitsgestörten und/oder geistig behinderten Patienten ($p < 0,001$) und ebenfalls deutlich höher, als für Tötungsdelikte im allgemeinen feststellbar. So war im Jahre 1981 - bezogen auf alle in der Bundesrepublik ermittelten Tötungsdelikte - nur in 24,2 % das Opfer mit dem Täter verwandt (Schneider 1987, S. 259). Bei den persönlichkeitsgestörten Patienten bestand dagegen häufiger ein sexueller Hintergrund der Tötungsdelikte (Abb. 60 und Tabelle A66), was im allgemeinen mit einer eher ungünstigen Prognose verknüpft ist (Rode u. Scheld 1986). Zumeist entwickelten sich diese Taten im Gefolge einer Vergewaltigung.

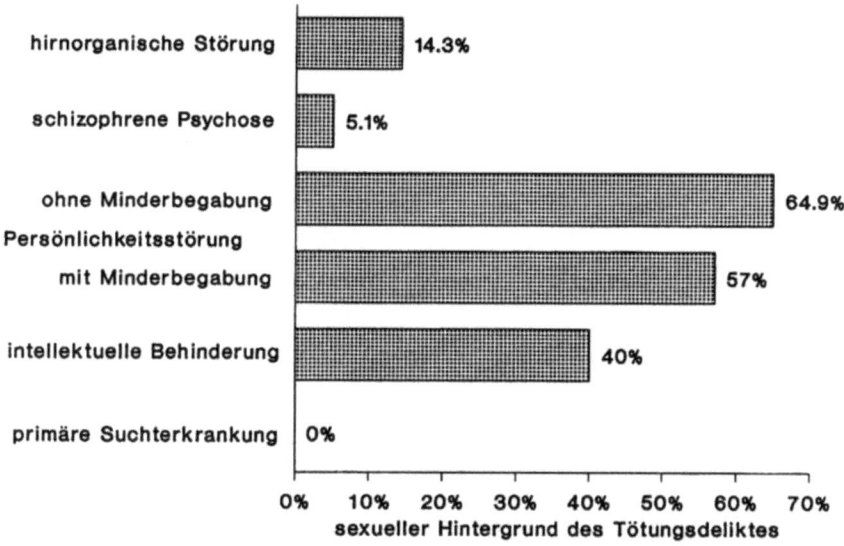

Abb. 60. Häufigkeit eines sexuellen Hintergrundes der Tat bei Patienten, die wegen eines Tötungsdeliktes untergebracht waren (N = 546; Einzeldaten s. Tabelle A64). Affektive Psychosen wegen der geringen Fallzahl nicht mit dargestellt

Gerade im Zusammenhang mit Tötungsdelikten stellte Venzlaff (1985) eine "Diskriminierungstendenz" schizophrener Straftäter fest, die sich auch im Verlaufe der Unterbringung noch fortsetze. Aus einer - sich im Tatgeschehen ausdrückenden - Gefährlichkeit zu einem bestimmten Zeitpunkt der Krankheitsentwicklung dürfe nicht (wie es in der Praxis oft geschehe) auf eine besondere Gefährlichkeit des Patienten "generell und für alle Zeit" geschlossen werden.

Fallgeschichte 14:
Frau AM hatte im Alter von 40 Jahren im Rahmen einer akuten schizophrenen Psychose ihre Tochter getötet und befand sich deswegen seit 28 Jahren in strafgerichtlicher Unterbringung. In den letzten Jahren war seitens des Krankenhauses mehrfach die bedingte Entlassung der Patientin vorgeschlagen worden. Frau AM habe während der gesamten Unterbringungszeit nie gefährliche Tendenzen erkennen lassen, auch nicht im Rahmen des seit Jahren gewährten freien Ausganges sowie mehrfacher Beurlaubungen zu den Kindern. Es sei zwar mehrmals zu psychotischen Exacerbationen gekommen, diese seien jedoch medikamentös stets gut zu beeinflussen gewesen. Erneute akute Krankheitsphasen seien nicht sicher auszuschließen, erschienen aber wenig wahrscheinlich und könnten gegebenenfalls auch im Rahmen der allgemeinen psychiatrischen Versorgung behandelt werden.
Die bedingte Entlassung war jedoch stets von der Strafvollstreckungskammer mit dem Hinweis abgelehnt worden, daß ja das Krankenhaus selbst die Gefahr erneuter Krankheitsphasen nicht ausschließen könne. So wurde u.a. im letztmaligen Beschluß der StVK ausgeführt, im Rahmen der Anhörung sei deutlich geworden, daß sich die Patientin im Krankenhaus "in ihrer gewohnten Umgebung" durchaus wohl fühle. Somit sei nicht auszuschließen, "daß eine Ortsveränderung der Untergebrachten - und die damit verbundene ungewohnte Umgebung - das Aufflackern eines psychotischen Prozesses begünstigen könnte. ... Daher ist die Strafvollstreckungskammer aufgrund des noch bestehenden Krankheitsbildes nicht der Auffassung, daß der Zweck der Unterbringung bereits erreicht sei."

Das Beispiel dieser Patientin zeigt, daß das Vorurteil einer "gemeingefährlichen Geisteskrankheit" zumindest gegenüber strafgerichtlich untergebrachten schizophrenen

Patienten weiterhin wirksam ist. An dieser Einstellung hat sich nichts geändert, obwohl seit den Untersuchungen von Böker u. Häfner (1973) bekannt ist, daß psychisch Kranke nicht mehr Gewalttaten begehen als sogenannte "geistesgesunde" Menschen. Zudem vertreten einige Richter immer noch die seit Jahren überholte Meinung, Schizophrenie sei eine unheilbare Krankheit.

Fallgeschichte 15:
Patient AN war im Alter von 17 Jahren erstmals wegen einer akuten paranoid-halluzinatorischen Psychose stationär behandelt worden. In den Krankenblattunterlagen der damaligen Behandlung wurde eine ausgeprägt konflikthafte Familiensituation im Hintergrund der Erkrankung beschrieben: einerseits eine streng religiöse Grundeinstellung des Vaters, dessen enge und rigide Moralvorstellungen vom Patienten übernommen worden seien, andererseits die Alkoholabhängigkeit der Mutter, die mit dem Sohn die sexuellen Probleme ihrer Partnerschaft besprach. In der akuten Psychose hatte der Patient vermeintlich seine Mutter im Hochzeitskleid vor sich gesehen, "als ob ich es wäre, den sie heiratet".
Etwa ein Jahr nach dieser stationären Behandlung kam es zu einem Krankheitsrezidiv. Der Patient zog sich immer mehr zurück und verließ kaum noch sein Zimmer. Eines Abends betrat nun die Mutter im erneut alkoholisierten Zustand sein Zimmer, bekleidet nur mit einem Bademantel. Trotz der Bitten des Patienten, sein Zimmer wieder zu verlassen, zog sie sich den Bademantel aus und legte sie sich zu ihm in's Bett, mit den Worten, sie wolle ihn "nur etwas aufmuntern". In diesem Augenblick (so der Patient bei seiner späteren Begutachtung) habe er gewußt, "daß sie der Teufel in Person ist". Er lief in die Küche, holte dort ein Messer und erstach hiermit die immer noch in seinem Bett liegende Mutter.
Im Rahmen der mittlerweile fünfjährigen Unterbringung war der Patient unter einer neuroleptischen Medikation durchgehend rezidivfrei geblieben. Die vom Krankenhaus im Rahmen der letzten Jahresstellungnahme befürwortete bedingte Entlassung war jedoch von der Strafvollstreckungskammer mit der Begründung abgelehnt worden, die Notwendigkeit einer weiteren Medikation zeige, daß der Patient zwar nach außen hin gesund erscheine, es tatsächlich aber noch nicht sei.

Nicht nur in den richterlichen Bescheiden, auch in den ärztlichen Stellungnahmen wurde häufig auf die angebliche Unheilbarkeit eines solchen Krankheitsbildes hingewiesen, und Reststörungen der Erkrankung wurden als ausreichender Hinweis auf eine weiterbestehende Gefährlichkeit angesehen. Speziell in der Gruppe der langzeituntergebrachten schizophrenen Patienten fand sich immer wieder ein fast uniformer Ablauf in den Begründungen der weiteren Unterbringungsnotwendigkeit: Wurde in den ersten Jahren des Vollzuges auf eine weiterbestehende oder erneut aufgetretene akute Krankheitssymptomatik abgehoben, so wurden in den folgenden Jahren die jetzt sichtbaren Reststörungen der Erkrankung betont (zumeist als "Defektschizophrenie" bezeichnet). Nach Ablauf einiger weiterer Jahre wurde dann fast regelmäßig die mittlerweile deutliche Hospitalisierung des Patienten in den Vordergrund gestellt, die eine Entlassung nun nicht mehr möglich mache.

Möglicherweise liegt die Ursache der vergleichsweise langen Unterbringungsdauer schizophrener Kranker in der Tendenz dieser Patienten zu einer raschen Hospitalisierung innerhalb des Maßregelvollzuges (dessen Bedingungen der Ausbildung von Residualzuständen und Hospitalisierungsschäden gerade nicht entgegenstehen, C: II 2). Entgegen den von Müller u. Hadamik (1966) berichteten Befunden zeichnen sich nach unseren Erfahrungen vor allem die langzeituntergebrachten Schizophrenen durch ein ausgesprochen angepaßtes Verhalten aus. Zu diesem Ergebnis kamen auch Bischof (1986b) sowie Venzlaff (1985), der in diesen Patienten einen "ausgesprochen stabilisierenden Faktor" für das Stationsklima sah. Zumeist gingen sie regelmäßig der Arbeitstherapie nach, beschwerten sich kaum und fielen oft gerade durch ihre Unauffälligkeit auf.

Fallgeschichte 16:
Patient AO befand sich wegen eines Körperverletzungsdeliktes, begangen im Zustand einer akuten Psychose, seit 8 Jahren in der Unterbringung. In den wenigen Verlaufseintragungen des Krankenblattes wird immer wieder darauf verwiesen, daß es sich um einen ausgeprägt zurückgezogenen Patienten handele, der niemals durch Delikte, Entweichungen oder Alkoholkonsum aufgefallen sei. Für den Verlauf des letzten Jahres finden sich im Krankenblatt lediglich folgende vier Eintragungen:
"Das Verhalten des Patienten auf der Station ist soweit unauffällig, daß er kaum in Erscheinung tritt. Er ist in seinem Verhalten geordnet und geht jedem Streit aus dem Weg."
"Auf der Station ist der Patient sehr ruhig und zurückhaltend. Es fällt nicht einmal auf, daß schon wochenlang im Tagesberichtebuch nichts über ihn geschrieben wird."
"Das Verhalten des Patienten auf der Station ist angepaßt. Er verhält sich, wie bekannt, ruhig und zurückhaltend. Ist im unmittelbaren Kontakt recht freundlich."
"Der Zustand des Patienten hat sich nicht verändert. Er arbeitet gewissenhaft und läßt sich nichts zu Schulden kommen."
In der darauffolgenden Jahresstellungnahme wird beschrieben, daß im Zustand des Patienten keine Änderung eingetreten sei. "Er ist weiterhin oberflächlich, läppisch und zeigt keine Krankheitseinsicht. Er läßt sich zwar beschäftigen, ist aber zu keinem authentischen Kontakt zum Therapeuten in der Lage. Im allgemeinen kann man dies als Defektschizophrenie bezeichnen. Der Zweck der Unterbringung ist somit nicht erreicht."

Unter den persönlichkeitsgestörten Patienten fanden sich dagegen vergleichsweise häufiger Untergebrachte, die ihren Therapeuten eine Menge Arbeit bereiteten und zwar nicht nur mit ihren ständigen Forderungen nach Vollzugslockerungen und baldiger Entlassung und ihrem unangepaßten Verhalten innerhalb der Einrichtung, sondern auch mit ständigen Beschwerdebriefen an die verschiedensten Institutionen. Zwar wurden diese Verhaltensweisen in den ersten Jahren der Unterbringung stets dem Patienten angelastet und im Sinne einer weiteren Gefährlichkeit gedeutet. Es entstand hier aber oft der Eindruck, daß im Laufe der Zeit die Therapeuten diesem Druck nicht mehr standzuhalten vermochten und die in späteren Jahresstellungnahmen berichtete "Nachreifung" des Patienten eher einem Versuch entsprach, sich auf dem Wege einer Entlassung von diesem unbequemen Patienten zu trennen.

6.4 Delikte

In der Literatur finden sich nur wenige Angaben über den Zusammenhang von Delikt und Verweildauer im psychiatrischen Maßregelvollzug. Lange Unterbringungsdauern (länger als 10 Jahre) stellte Ritzel (1978) vor allem bei Sexualdelikten fest, nicht jedoch bei den (in seiner Untersuchungsgruppe insgesamt nur gering vertretenen) "Straftaten gegen Leib und Leben". Schumann (1983) fand dagegen überwiegend bei diesen Gewaltdelikten eine lange Verweildauer. Nach Albrecht (1978) ließ sich in den von ihm untersuchten Fällen keinerlei Zusammenhang zwischen Art und Schwere der Delinquenz und der Unterbringungsdauer feststellen. Zu diesem Ergebnis kommen auch Böcker u. Weig (1980).
In unserer Untersuchung zeigt sich die mittlere Unterbringungsdauer bei Tötungs- und Körperverletzungsdelikten nur geringfügig erhöht (6,9 bzw. 6,7 Jahre gegenüber 6,3 Jahren im Bundesmittel). Der Schweregrad dieser Deliktform wirkt sich also kaum auf die mittlere Verweildauer aus (Abb. 61 und Tabelle A65). Noch überraschender ist der Befund, daß unter den Eigentums- und besonders unter den Sexualdelikten die mittlere Verweildauer bei gewalttätigen Deliktformen (z.B. Raub und räuberische Erpressung bzw. Vergewaltigung und sexuelle Nötigung) kürzer ist als bei den entsprechenden ge-

waltfreien Straftaten (z.B. Diebstahl und Betrug bzw. exhibitionistische oder pädophile Handlungen). Die erheblichen Differenzen in der Verweildauer lassen sich dabei nicht etwa durch eine unterschiedlich starke strafrechtliche Vorbelastung erklären; denn zwischen diesen Gruppen finden sich keine deutlichen Unterschiede in ihrer Vorstrafenhäufigkeit (Tabelle A66) oder in der Höhe bislang verbüßter Freiheitsstrafen (Tabelle A67).

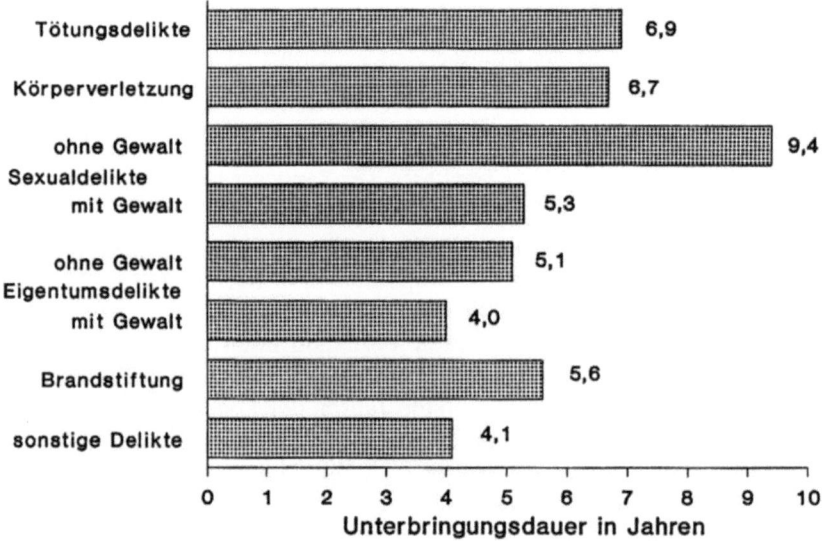

Abb 61. Mittlere Unterbringungsdauer, gegliedert nach Unterbringungsdelikten (N = 1973; Einzeldaten s. Tabelle A65). Lange Unterbringungsdauer vor allem bei Sexualdelikten ohne Gewalt. Signifikanz (Kruskal-Wallis): $chi^2 = 68,6$; $p < 0,001$

Bei der Frage, wann eine Unterbringung als langdauernd anzusehen ist, wird in der Entscheidung des Bundesverfassungsgerichts vom 8.10.1985 (BVerfGE 70,297) auf den gesetzlichen Strafrahmen für die vom Täter drohenden Delikte verwiesen (so auch Horstkotte 1986). Ein solcher Vergleich ist jedoch wegen der großen Variabilität dieser Strafrahmen nur schwer möglich (für den § 176 StGB - Sexueller Mißbrauch von Kindern - liegt er z.B. zwischen 6 Monate und 10 Jahre), ganz abgesehen davon, daß auf eine Maßregel der Besserung nicht das Zeitmaß des Schuldprinzips angewandt werden kann - zumindest nicht bei den schuldunfähigen Kranken. Bei vermindert schuldfähigen Patienten könnte jedoch die Zeitdauer der zusätzlichen Freiheitsstrafe als Bezugsrahmen für die Dauer des Maßregelvollzugs dienen.

Die Zeitdauer einer zusätzlich zur Unterbringung verhängten Freiheitsstrafe kann zwar nicht als absolutes Maß für die Verhältnismäßigkeit der Unterbringungsdauer angesehen werden, denn die Freiheitsstrafe wäre unter den Voraussetzungen einer vollen Schuldfähigkeit vermutlich jeweils höher ausgefallen. Dies Strafmaß kann aber als Annäherungswert herangezogen werden, wenn die Unterbringungsdauer der Patienten in Abhängigkeit von den Straftaten verglichen wird.

Insgesamt 686 Patienten waren neben der Unterbringung nach § 63 StGB noch zu einer zeitlich begrenzten Freiheitsstrafe verurteilt worden (s. C: I 4.1). Die Dauer dieser

Freiheitsstrafe betrug im Mittel 3,6 Jahre und zeigte sich am höchsten bei Tötungsdelikten (8,3 Jahre), am niedrigsten bei gewaltfreien Eigentumsdelikten (1,7 Jahre). Der Vergleich im einzelnen zeigt, daß nur bei den Tötungsdelikten die bisherige Unterbringungsdauer noch unter dieser mittleren Freiheitsstrafe liegt, bei allen anderen Deliktgruppen war dieser Strafrahmen bereits überschritten (Abb. 62 und Tabelle A68). Bei den gewaltlosen Eigentums- bzw. Sexualdelikten betrug die bisherige Dauer der Unterbringung sogar bereits das 2 1/2 bzw. 3-fache des Strafzeitraumes.

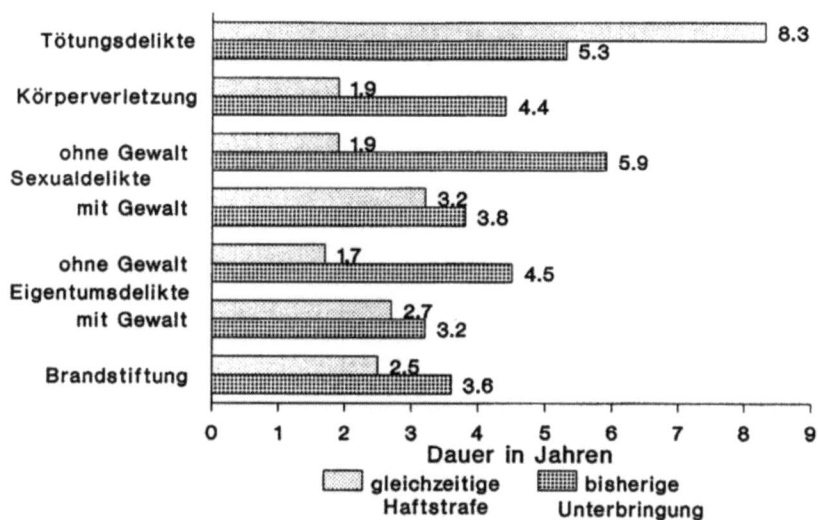

Abb. 62. Dauer der zusätzlich verhängten Freiheitsstrafe im Vergleich mit der bisherigen Unterbringungsdauer, gegliedert nach Delikten (N=686, Einzeldaten s. Tabelle A68). Lediglich bei Tötungsdelikten hat die bisherige Unterbringungsdauer die Haftstrafe noch nicht überschritten

Dabei ist zu bedenken, daß die Unterbringungsdauer für diese vermindert schuldfähigen Patienten noch deutlich niedriger liegt als bei Patienten mit einer aufgehobenen Schuldfähigkeit (im Mittel 4,5 gegenüber 7,3 Jahren). So findet sich z.B. bei den schuldunfähigen Patienten, die wegen eines gewaltlosen Sexualdeliktes untergebracht waren, eine mittlere Unterbringungsdauer von bereits 12,1 Jahren (Abb. 63), d.h. der gesetzliche Strafrahmen war bei diesen Patienten im Mittel schon um 2,1 Jahre überschritten. Diese Patientengruppe stellt auch den größten Anteil unter den Langzeituntergebrachten insgesamt. 41 Patienten waren wegen gewaltfreier Sexualdelikte bereits seit mehr als 20 Jahren untergebracht. Wie bereits erwähnt, war ein großer Teil dieser Patienten wegen exibitionistischer Handlungen vor Kindern (§ 176 Abs. 5) untergebracht, wofür eine gesetzliche Höchststrafe von 3 Jahren vorgesehen ist. Bei 26 dieser Patienten lag lediglich der Straftatsbestand der jetzigen §§ 183, 183a StGB (Exhibitionistische Handlungen bzw. Erregung öffentlichen Ärgernisses) vor. Hiervon waren 23 Patienten bereits länger als 10 Jahre, 15 bereits länger als 20 Jahre untergebracht. Die gesetzliche Höchstdauer einer Freiheitsstrafe beträgt bei diesen Delikten 1 Jahr! Hier dürfte die gebotene Verhältnismäßigkeit wohl kaum noch gewahrt sein.

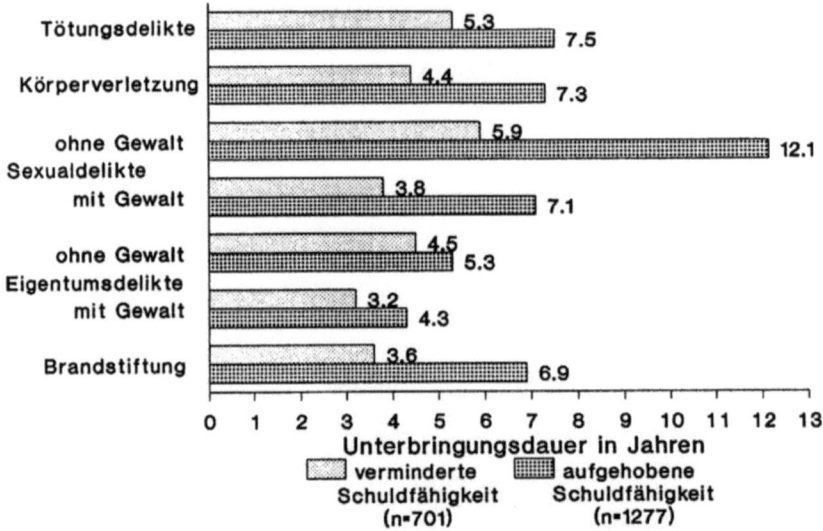

Abb 63. Vergleich der mittleren Unterbringungsdauer bei Patienten mit verminderter bzw. aufgehobener Schuldfähigkeit, gegliedert nach Delikten. Deutlich längere Unterbringungsdauer bei Schuldunfähigkeit in allen Deliktsgruppen

Fallgeschichte 17:

Patient AP hatte im Alter von 22 Jahren im Rahmen einer akuten schizophrenen Psychose eine einmalige exhibitionistische Handlung begangen. Wegen dieser Tat war er zum Untersuchungszeitpunkt bereits seit 36 Jahren durchgehend im geschlossenen Vollzug der Maßregel. In dieser Zeit hatte sich nie ein konkreter Hinweis auf eine weitere Gefährlichkeit des Patienten ergeben, geschweige denn eine diesbezügliche Verhaltensweise. So wurde auch in den Stellungnahmen des Krankenhauses in den ersten Jahren nur auf das zeitweilige Wiederauftreten akut-psychotischer Krankheitszeichen und in den folgenden Jahrzehnten auf das sich nun zeigende Residualsyndrom und die mittlerweile eingetretenen Hospitalisierungsfolgen abgehoben und hiermit die Notwendigkeit einer weiteren strafgerichtlichen Unterbringung begründet.

Fallgeschichte 18:

Patient AR, unehelich geboren, war nach dem Tode seiner Mutter im Alter von 2 Jahren zu den Großeltern gekommen. Er besuchte die Volksschule, ohne eine Klasse wiederholen zu müssen und arbeitete danach in einem Steinbruch. Während des 2. Weltkrieges kam er zur Wehrmacht, desertierte kurz vor Kriegsende und wurde in das Konzentrationslager Dachau verbracht. Dort wurde er im April 1945 von den Amerikanern befreit und verblieb bis April 1947 in einem weiteren Lager. 4 Monate nach seiner Entlassung berührte er zweimal einen 7-jährigen Jungen an dessen Geschlechtsteil. Er wurde daraufhin durch einen Amtsarzt auf seine Schuldfähigkeit hin begutachtet. Das schriftliche Gutachten umfaßte eine halbe Seite. Festgestellt wurde bei dem Patienten eine "geistige Beschränktheit", die zu einer Verminderung seiner Schuldfähigkeit führe. Weiter heißt es in dem Gutachten: " ... Da ihm ein Vergehen in sittlicher Hinsicht nachgewiesen ist, ist eine umgehende Unterbringung in eine geeignete Anstalt erforderlich, ganz gleich, ob er zurechnungsfähig ist oder nicht."

Im Urteil wird zunächst ausgeführt, daß "der Angeklagte für seine Taten voll verantwortlich" sei. Mit Rücksicht auf "seine geistige Beschränktheit" sei jedoch von einer verminderten Steuerungsfähigkeit auszugehen. AR wurde zu einer Freiheitsstrafe von 6 Monaten verurteilt, außerdem wurde die Unterbringung in eine Heil- und Pflegeanstalt angeordnet, wobei die "Gemeingefährlichkeit des Täters für die Jugend und die Häufigkeit seiner sittlichen Verirrungen" betont wurden. Nach Verbüßung der Haftstrafe war der Patient zum Untersuchungszeitpunkt seit 35 Jahren durchgehend untergebracht. Nachdem in den ersten Jahren die Notwendigkeit der weiteren Unterbringung jeweils damit begründet wurde, daß der "debile Patient wegen seiner homosexuellen Veranlagung eine sehr erhebliche Gefahr für die heranwachsende männliche Jugend" darstelle, erfolgte später eine Änderung der Diagnose. Es wurde das Vorliegen einer "symptomarmen Hebephrenie" festgestellt, die zu einem "erheblichen Defekt" geführt habe. Der Patient sei zu einem eigenständigen Leben nicht mehr in der Lage.

Die Schicksale dieser Patienten stellen sicher extreme Beispiele dar für die mangelnde Relation von tatsächlicher Gefährlichkeit und Dauer der Unterbringung. Sie sind aber durchaus paradigmatisch für viele der langzeituntergebrachten Patienten. Es ließen sich eine Reihe weiterer kasuistischer Beispiele hierfür anführen, auch aus anderen Deliktbereichen. Das Gebot der Verhältnismäßigkeit erschien jedoch nicht nur bei diesen jahrzehntelangen Unterbringungszeiten mißachtet, sondern auch bei vielen Patienten, deren Unterbringung noch vergleichsweise "kurz" andauerte.

6.5 Regionale Unterschiede

Die mittlere Unterbringungsdauer weist in den einzelnen Bundesländern signifikante Unterschiede auf ($p < 0,001$; Abb. 64). Die kürzesten Verweildauern finden sich in Hamburg (M = 2,9 Jahre), die längsten in Schleswig-Holstein (M = 8,6 Jahre). Diese Unterschiede betreffen nicht nur den (durch extrem lange Unterbringungszeiten stark beeinflußten) arithmetischen Mittelwert. Auch der (weniger von Extremwerten beeinflußte) Median ist in den einzelnen Bundesländern deutlich verschieden (2,1 Jahre in Hessen bzw. 4,8 Jahre in Schleswig-Holstein, weitere Einzelheiten s. Tabelle A69 und Abb. A1 bis A12).

Dieser Befund entspricht den unterschiedlichen Angaben in der Literatur über die mittlere Verweildauer von Maßregelpatienten. Diese Unterschiede erklären sich anscheinend überwiegend durch die o.g. Divergenzen zwischen den einzelnen Bundesländern. Vergleicht man die Ergebnisse einzelner Bundesländer bzw. Versorgungsbereiche mit den Ergebnissen regional beschränkter Untersuchungen aus jüngerer Zeit (Gretenkord u. Lietz 1983, Schumann 1983, Bischof 1985c), so gleichen die von uns ermittelten Verweildauern für diese Regionen (Hessen, Westfalen-Lippe, Bayern) den entsprechenden Angaben dieser Autoren.

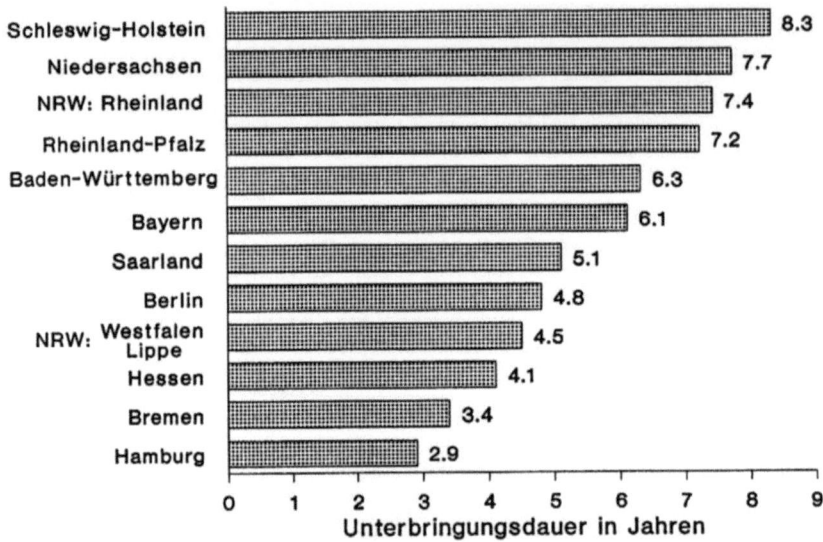

Abb. 64. Mittlere Unterbringungsdauer in einzelnen Bundesländern (N = 1973; Einzeldaten s. Tabelle A69 und Abb. A1-A12)

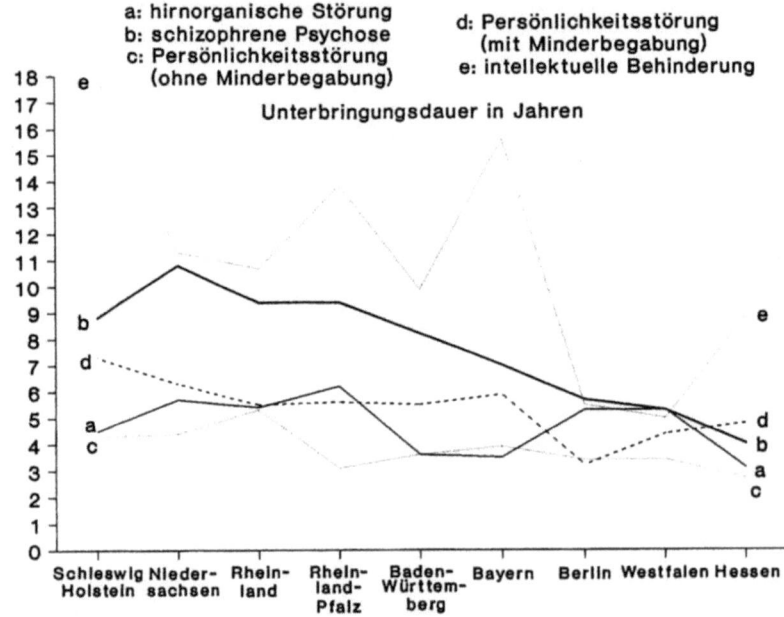

Abb. 65. Mittlere Unterbringungsdauer einzelner Krankheitsgruppen in verschiedenen Bundesländern (Einzeldaten s. Tabelle A70). Die Reihenfolge der Bundesländer entspricht der Höhe ihrer mittleren Verweildauer insgesamt. Wegen der geringen Fallzahl sind Hamburg, Bremen sowie das Saarland nicht dargestellt, ebenso affektive Psychosen und Suchterkrankungen. Gleichförmiger Kurvenverlauf bei hirnorganischer Erkrankung und Persönlichkeitsstörung (entsprechend den hier geringen Unterschieden zwischen den Bundesländern). Bei schizophrener Psychose und intellektueller Behinderung dagegen deutliche Unterschiede. Signifikanz der Unterschiede (Kruskal-Wallis): nicht signifikant bei hirnorganischen Störungen und Persönlichkeitsstörungen ohne und mit Minderbegabung (chi^2 = 3,8; 8,3; 6,7; jeweils n.s.). Signifikante Unterschiede bei schizophrenen Psychosen (chi^2 = 55,9; p < 0,001) und intellektueller Behinderung (chi^2 = 22,7; p < 0,01)

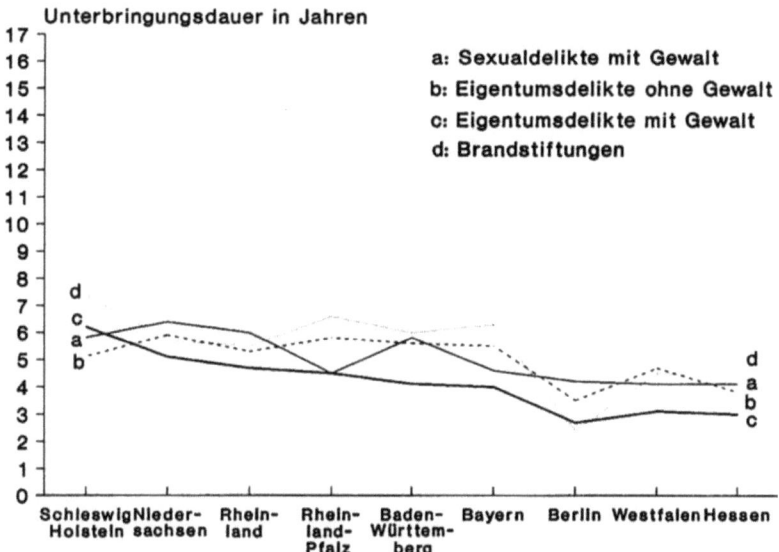

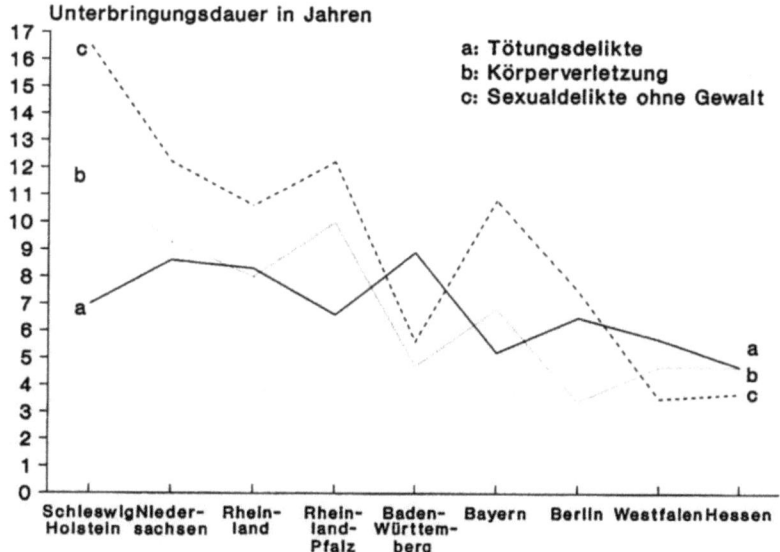

Abb. 66 a und b. Mittlere Unterbringungsdauer einzelner Deliktformen in verschiedenen Bundesländern (Einzeldaten s. Tabelle A71). Die Reihenfolge der Bundesländer entspricht der Höhe ihrer mittleren Verweildauer insgesamt. Wegen der geringen Fallzahl sind Hamburg, Bremen sowie das Saarland nicht dargestellt, ebenso die "sonstigen Delikte". Gleichförmiger Kurvenverlauf bei Eigentumsdelikten, Sexualdelikten mit Gewalt und Brandstiftungen (entsprechend den hier geringen Unterschieden zwischen den Bundesländern). Bei Tötungs- und Körperverletzungsdelikten sowie Sexualdelikten ohne Gewalt dagegen deutliche Unterschiede. Signifikanz der Unterschiede (Kruskal-Wallis): nicht signifikant bei Eigentumsdelikten ohne und mit Gewalt, Sexualdelikten ohne Gewalt und Brandstiftungen ($chi^2 = 3{,}1$; $5{,}2$; $12{,}2$; $7{,}3$; jeweils n.s.). Signifikante Unterschiede bei Körperverletzungen ($chi^2 = 19{,}3$; $p < 0{,}05$), hochsignifikante bei Tötungsdelikten ($chi^2 = 22{,}7$; $p < 0{,}005$) und Sexualdelikten ohne Gewalt ($chi^2 = 52{,}5$, $p < 0{,}001$)

Diese regionalen Unterschiede der Unterbringungsdauer sind in den einzelnen Diagnosen- und Deliktgruppen unterschiedlich stark ausgeprägt (Tabellen A70 und A71):

Während sich für hirnorganisch erkrankte sowie für persönlichkeitsgestörte Patienten in den einzelnen Bundesländern etwa gleichlange Verweildauern finden, bestehen bei Patienten mit einer schizophrenen Psychose oder einer stärkeren intellektuellen Behinderung signifikante Unterschiede ($p < 0,001$ bei schizophrenen Psychosen und $p < 0,01$ bei intellektueller Behinderung; Abb. 65).

Unter den Deliktgruppen zeigt die Unterbringungsdauer in den einzelnen Bundesländern kaum Unterschiede bei Eigentumsdelikten, Sexualdelikten mit Gewalt und bei Brandstiftungen (Abb. 66a). Jedoch bestehen signifikante Unterschiede bei Körperverletzungsdelikten ($p < 0,05$) sowie bei Tötungsdelikten ($p < 0,005$) und denjenigen Sexualdelikten, die nicht mit einer Gewaltanwendung verbunden waren ($p < 0,001$; Abb. 66b).

Auch wenn dieser Befund aufgrund der unterschiedlichen Ergebnisse früherer regionaler Untersuchungen zu vermuten war, so überraschen diese deutlichen Divergenzen der Verweildauer in den einzelnen Bundesländern dennoch. Da nicht anzunehmen ist, daß sich die Gefährlichkeit psychisch kranker Rechtsbrecher an der föderalistischen Gliederung der Bundesrepublik orientiert, ist sicher die Frage nach der Gleichheit vor dem Gesetz berührt, wenn ein seelisch kranker Straftäter in dem einen Bundesland eine im Mittel doppelt so lange Unterbringungsdauer zu erwarten hat, wie in einem - vielleicht nur wenige Kilometer entfernten - Nachbarland.

Über die Gründe für diese Unterschiede im einzelnen lassen sich allenfalls Vermutungen anstellen. Die bereits beschriebene "Umwandlungspraxis" ist offensichtlich in allen Teilen der Bundesrepublik gleichermaßen erfolgt (s. C: II 2.1.3), kann also diese Differenzen kaum erklären. Auch können die unterschiedlichen Maßregelvollzugsgesetze zwar die Divergenzen in den Vollzugslockerungen (s. C: II 2.2) begründen, dürften jedoch kaum Einfluß auf die Entlassungspraxis haben. Die Voraussetzungen einer bedingten Entlassung sind bundeseinheitlich im § 67d Abs.2 StGB geregelt.

> Es hat im übrigen den Anschein, als ob durch die mittlerweile in fast allen Bundesländern eingeführten Maßregelvollzugsgesetze (Übersicht s. Volckart 1986) eher eine Verlängerung der Unterbringungsdauer bewirkt werden könnte. So fand sich im Rahmen der Pilotstudie für diese Untersuchung in Hessen am Stichtag (13.9.1982) noch eine mittlere Unterbringungsdauer von 3,6 Jahren (Leygraf 1984). Während der später erfolgten bundesweiten Erhebung fand sich dagegen für Hessen (Stichtag 15.10.1984) eine mittlere Verweildauer von nunmehr 4,1 Jahren. Innerhalb eines Zeitraumes von nur 2 Jahren hatte sich also die Unterbringungsdauer im Mittel um ein halbes Jahr verlängert. Dieses Ergebnis schien die zuständigen Ärzte kaum zu überraschen. Den Grund hierfür sahen sie in der Praxis der Strafvollstreckungskammer, die seit der Einführung des hessischen Maßregelvollzugsgesetzes kaum eine bedingte Entlassung mehr beschließe, sofern nicht zuvor über einen längeren Zeitraum mit den nun möglichen Vollzugslockerungen (einschließlich einer mehrmonatigen Beurlaubung) eine Erprobung der Legalbewährung erfolgt sei. Eine solche Praxis einiger Strafvollstreckungskammern vermerkt auch Horstkotte (1986). Dem Autor ist zuzustimmen, wenn er darauf hinweist, daß infolge von Vollzugslockerungen die Aussetzung der Unterbringung nicht unangemessen lang herausgeschoben werden dürfe.

6.6 Soziale Bedingungen

Für die stationäre Behandlung im allgemein-psychiatrischen Krankenhaus wurde eine positive Korrelation zwischen niedrigem Sozialstatus und längerer Hospitalisierungsdauer festgestellt (Übersicht s. Trojan 1978). Für den Maßregelvollzug zeigte unsere

Pilotstudie in Hessen ebenfalls einen deutlichen Zusammenhang von Unterbringungsdauer und Sozialschicht (Leygraf 1984). Patienten, die der untersten Sozialschicht entstammten, waren deutlich länger untergebracht als die aus höheren sozialen Schichten. Ein entsprechendes Ergebnis berichtet auch Ritzel (1978).

Wenn diese Beziehungen nun aufgrund unserer bundesweiten Erhebung untersucht werden, wird als Vergleichsgröße nicht die Sozialschicht des Patienten selbst zugrundegelegt. Da vor Beginn der Unterbringung ca. 90 % der Patienten der untersten Sozialschicht angehörten, würden die Berechnungen unergiebig sein. Daher ziehen wir die Sozialschicht der Herkunftsfamilie heran, um diese auf Beziehungen zur Unterbringungsdauer zu prüfen. Dies erscheint auch aufgrund einer weiteren Überlegung sinnvoll: Die wenigsten dieser Patienten verfügten vor der Unterbringung über eine feste partnerschaftliche Bindung (C: I 1.3). Ob und in welchem Umfang ein Patient während seiner Unterbringung Unterstützung von "draußen" erfährt und welcher soziale Hintergrund ihm bei einer Entlassung zur Verfügung stünde, hängt somit im wesentlichen von der entsprechenden Initiative und den Möglichkeiten seiner Primärfamilie ab. Auch in den Jahresstellungnahmen der Krankenhäuser findet das "Entlassungsumfeld" besondere Beachtung (C: II 2.7).

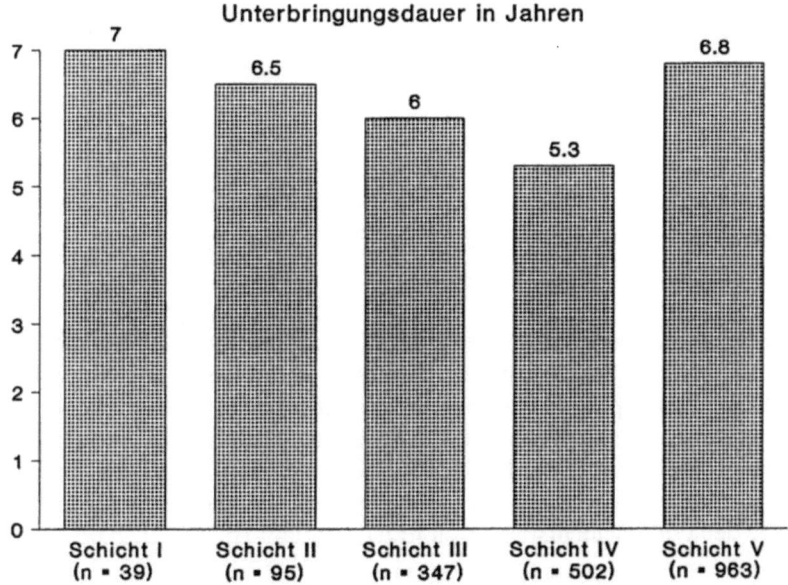

Abb. 67. Mittlere Unterbringungsdauer in Jahren, gegliedert nach sozialer Herkunft entsprechend der Sozialschicht der Primärfamilie (N=1946; Einzeldaten s. Tabelle A72). *(Schicht I*: Oberschicht und obere Mittelschicht; *Schicht II*: Mittlere Mittelschicht; *Schicht III*: Untere Mittelschicht; *Schicht IV*: Obere Unterschicht; *Schicht V*: Untere Unterschicht und sozial Verachtete)

Der Vergleich der mittleren Unterbringungsdauer in den einzelnen Sozialschichten erscheint zunächst überraschend: Patienten, die aus den beiden oberen Sozialschichten stammen, weisen eine überdurchschnittlich lange Verweildauer auf; bei Patienten der Ober- und oberen Mittelschicht (Schicht I) ist sie sogar länger, als in allen anderen Sozialschichten (Abb. 67 und Tabelle A72). Allerdings sind die Patientenzahlen in den beiden oberen Sozialschichten relativ klein, was die statistische Verifizierung beeinträchtigt. Überdurchschnittlich lang ist auch die Unterbringungsdauer der untersten Schicht; diese Differenz ist gegenüber den anderen Sozialschichten statistisch signifikant (5,8 gegenüber 6,8 Jahren, p<0,001).

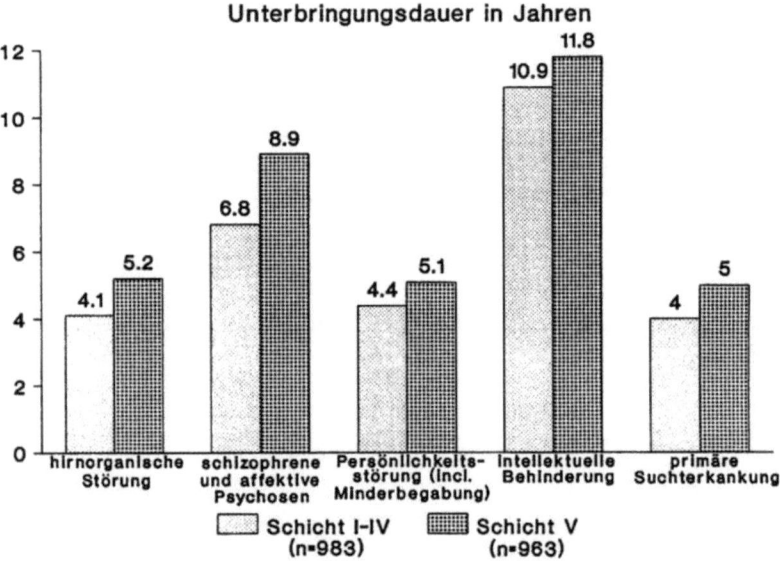

Abb 68. Vergleich der mittleren Unterbringungsdauer bei Patienten aus der untersten Sozialschicht gegenüber Patienten aus höheren Sozialschichten, gegliedert nach einzelnen Krankheitsformen (Einzeldaten s. Tabelle A73). Längere Unterbringungsdauer der Patienten aus der untersten Sozialschicht bei allen Krankheitsformen, vor allem jedoch bei schizophrener Psychose

Außerdem muß hier bedacht werden, daß in diese Betrachtung verschiedene Variablen mit hineinwirken (z.B. Diagnoseverteilung und länderspezifische Divergenzen). Denn gerade für schizophrene Patienten, die den größten Anteil der oberen Sozialschichten ausmachen (C: I 3.7), findet sich in einigen Bundesländern eine überdurchschnittlich lange Unterbringungsdauer. Ein Vergleich der einzelnen Hauptdiagnosegruppen zeigt, daß sich vor allem bei schizophrenen Kranken eine signifikant längere Verweildauer der Unterschichtspatienten feststellen läßt (p<0,001, Abb. 68 und Tabelle A73).

Prüft man nun diese Beziehungen in den einzelnen Bundesländern (Abb. 69 und Tabelle A74), dann deutet sich folgender Zusammenhang an: In Bundesländern mit einer insgesamt kürzeren Unterbringungsdauer (z.B. Westfalen und Hessen) findet sich eine besonders kurze Verweildauer höherer Schichten gegenüber der untersten Sozialschicht. Anders verhält es sich dagegen in Bundesländern mit einer insgesamt eher langen Unterbringungsdauer: In Niedersachsen und vor allem in Schleswig Holstein findet sich eine längere Unterbringungsdauer für Patienten der höheren Sozialschichten.

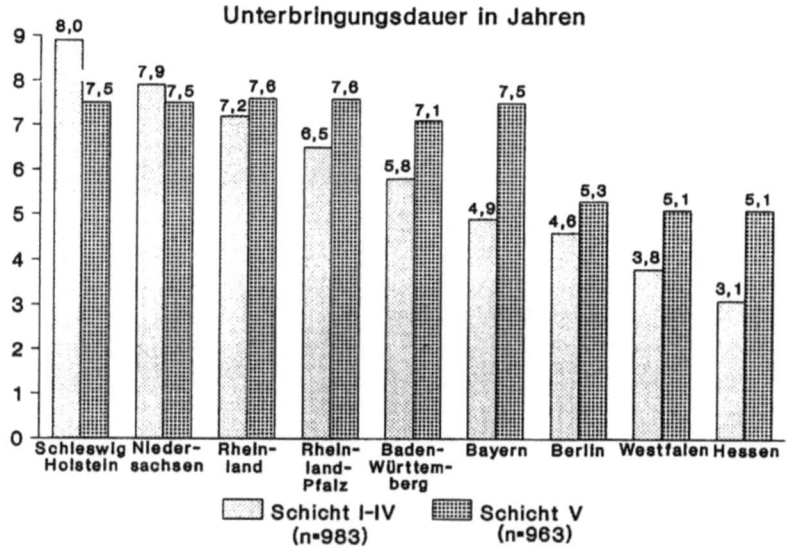

Abb. 69. Vergleich der mittleren Unterbringungsdauer bei Patienten aus der untersten Sozialschicht gegenüber Patienten aus höheren Sozialschichten, gegliedert nach einzelnen Bundesländern (Einzeldaten s. Tabelle A74). Die Stadtstaaten Bremen und Hamburg sowie das Saarland wegen der geringen Fallzahl nicht mit dargestellt. Reihenfolge der Bundesländer entsprechend ihrer Gesamtunterbringungsdauer. Längere Unterbringungsdauer der Patienten aus der untersten Sozialschicht vor allem in Bundesländern mit insgesamt kurzen Verweildauern

Zwei Erklärungsmöglichkeiten bieten sich an: Die unterschiedlichen Verweildauern in den einzelnen Bundesländern beruhen wesentlich auf entsprechend unterschiedlichen Verweildauern speziell der schizophrenen Patienten (s. Abb. 65). Da diese Patienten im Vergleich zu anderen Gruppen im Maßregelvollzug aus vergleichsweise höheren sozialen Schichten stammen, spiegeln die in Abb. 69 gezeigten Zusammenhänge möglicherweise nur die Unterschiede in der Vollzugspraxis bei schizophrenen Patienten wider.

Denkbar erscheint aber auch ein anderer Zusammenhang: Beim Versuch, die Verweildauer im Maßregelvollzug möglichst zu verkürzen, also eine möglichst rasche Entlassung der Patienten zu erreichen, dürften diesem Bemühen in den niedrigen Sozialschichten größere Schwierigkeiten entgegenstehen. Das würde nur für Bundesländer mit kurzen Unterbringungszeiten gelten, so daß hier die längere Verweildauer der Patienten aus der untersten Sozialschicht mit der - an sich positiv zu bewertenden - Entlassungspraxis zusammenhängen kann. Hierauf weisen auch die von Weyerer u. Dilling (1980) berichteten Befunde hin. Die Autoren konnten bei nicht strafgerichtlich eingewiesenen Patienten eines psychiatrischen Krankenhauses ebenfalls zwar eine signifikant höhere Hospitalisierungsdauer für Anghörige der untersten Sozialschicht nachweisen, der Einfluß der sozialen Schichtzugehörigkeit nahm aber auch hier mit zunehmender Dauer der Hospitalisierung deutlich ab.

7 Wiederholte Unterbringung

7.1 Vorunterbringungen

7.1.1 Häufigkeit und Zeitpunkt

1634 Patienten (82,8 %) unserer Untersuchung befanden sich erstmalig in einer Unterbringung nach § 63 StGB, bei 339 Patienten (17,2 %) waren dagegen bereits eine oder mehrere Behandlungen im Maßregelvollzug vorangegangen (Tabelle 24). Die erneute Einweisung war hier zumeist durch einen Widerruf der bedingten Entlassung, in einigen Fällen aber auch durch die erneute strafgerichtliche Anordnung einer solchen Maßregel erfolgt (s. C: I 2). Wie sich diese Rate mißlungener Entlassungen zu der Zahl erfolgreicher Entlassungen verhält, läßt sich aufgrund unserer Erhebungen nicht bestimmen. Der katamnestischen Untersuchung von Ritzel (1978) zufolge kommt es in ca. 30 % der Fälle nach einer bedingten Entlassung im weiteren Verlauf zu einer erneuten Unterbringung.

Tabelle 24. Häufigkeit von Erst- und Vorunterbringungen (N = 1973). Frühere Unterbringungen nach § 64 StGB sind nicht mit aufgeführt

	Patienten abs.	%
erstmalige Unterbringung	1634	82,8
1 Vorunterbringung	283	14,3
2 Vorunterbringungen	43	2,2
3 Vorunterbringungen	9	0,5
4 Vorunterbringungen	3	0,1
6 Vorunterbringungen	1	0,1
Summe	1973	100,0

Die Wiederaufnahme in den Maßregelvollzug erfolgte im Mittel 2,4 Jahre nach der bedingten Entlassung (Abb. 70 und Tabelle A75). Die meisten Patienten kommen bereits innerhalb des ersten Jahres zurück, die Hälfte aller Wiederaufnahmen erfolgt innerhalb der ersten 15 Monate nach der Entlassung. Danach nimmt die Wiedereinweisungsziffer mit zunehmender Zeitdauer stetig ab. Eine Kumulation der Wiedereinweisungsrate in den Maßregelvollzug im ersten Jahr nach Vollzugsende mit daran anschließend stetiger Abnahme erneuter Unterbringungen hatte sich auch katamnestisch zeigen lassen (Ritzel 1978, S.313).

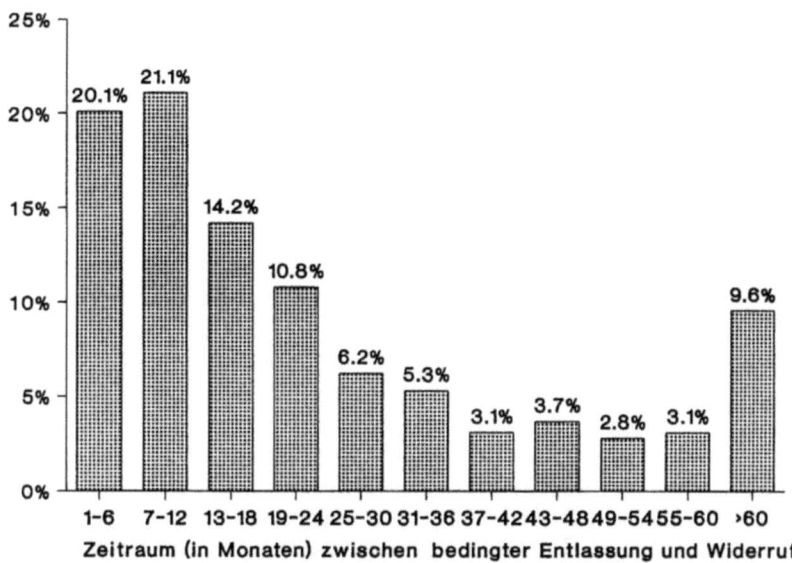

Abb 70. Zeitdauer zwischen der (letzten) bedingten Entlassung und Beginn der jetzigen Unterbringung (n = 323, da bei 16 Patienten keine entsprechenden Angaben erhebbar waren; Einzeldaten s. Tabelle A75). Mehr als 40 % der Wiedereinweisungen erfolgten innerhalb des ersten Jahres nach der Entlassung

7.1.2 Regionale Unterschiede

Der Anteil erneut untergebrachter Patienten ist in den einzelnen Bundesländern deutlich unterschiedlich. Läßt man die beiden Stadtstaaten Bremen und Hamburg wegen der kleinen Fallzahl außer Betracht, dann differiert der Anteil erneut Untergebrachter zwischen 10,3 % und 24,2 % (Tabelle 25). Die höchste Quote findet sich in Hessen, also dem Bundesland mit der kürzesten mittleren Verweildauer. Damit stellt sich die Frage, ob kurze Verweildauern (also relativ frühe Entlassungen) mit einer vermehrten Rückfälligkeit einhergehen. Dies könnte auf die Gefahr hinweisen, daß eine Verkürzung der Unterbringungsdauer mit einer erhöhten Gefährdung der Öffentlichkeit verbunden wäre.

Eine Gegenüberstellung der Länder mit kurzen und mittleren Unterbringungszeiten einerseits und Ländern mit einer über dem Bundesmittel liegenden Verweildauer andererseits scheint diese Vermutung zu bestätigen (Tabelle 26). Der Anteil erneut untergebrachter Patienten liegt in der Ländergruppe mit mittleren bzw. kurzen Unterbringungsdauern signifikant höher. Bei der Interpretation dieses Befundes ist jedoch zunächst zu beachten, daß unsere Daten lediglich den aktuellen "Bestand" an erneut untergebrachten Patienten angeben, nicht jedoch die Häufigkeit der tatsächlich (in einem bestimmten Zeitraum) erfolgenden Wiedereinweisungen.

Tabelle 25. Häufigkeit von Erst- und Mehrfachunterbringungen in den einzelnen Bundesländern (N = 1973)

	Bundesland	Erstmalige Unterbringung abs.	%	Erneute Unterbringung abs.	%
	Bayern	145	75,9	46	24,1
	Baden-Württemberg	220	79,7	56	20,3
	Berlin	83	87,4	12	12,6
	Bremen	15	93,8	1	6,2
	Hamburg	23	88,5	3	11,2
	Hessen	144	75,8	46	24,2
	Niedersachsen	247	87,9	34	12,1
Nordrhein-Westfalen:	Rheinland	255	83,1	52	16,9
	Westfalen-Lippe	187	80,3	46	19,7
	Rheinland-Pfalz	141	87,6	20	12,4
	Saarland	35	83,3	7	16,7
	Schleswig-Holstein	139	89,7	16	10,3
	Summe	1634	82,8	339	17,2

$Chi^2 = 32,1$ df = 11 p < 0,001

Tabelle 26. Häufigkeit von Erst- und Wiederunterbringungen in Bundesländern mit kurzen oder durchschnittlichen Unterbringungszeiten (M < bzw. = 6,3 Jahre, n = 1069) gegenüber Bundesländern mit langen Unterbringungszeiten (M > 6,3 Jahre, n = 904)

	Bundesländer mit mittlerer Unterbringungsdauer von			
	bis zu 6,3 Jahren		mehr als 6,3 Jahre	
	abs.	%	abs.	%
Erstunterbringung	852	79,7	782	86,5
Wiederunterbringung	217	20,3	122	13,5
Summe	1069	100,0	904	100,0

$Chi^2 = 15,9$ df = 1 p < 0,001

Die beschriebenen Beziehungen müssen nicht zwingend dahingehend interpretiert werden, daß häufigere Wiedereinweisungen Folge zu kurzer Unterbringungen sind. Denkbar wäre auch, daß die kurze mittlere Unterbringungszeit in einem Krankenhaus oder Bundesland dadurch zustande kommt, daß sich unter diesen Patienten relativ viele Wiedereingewiesene befinden. Denn bei erneuter Unterbringung ist die Verweildauer deutlich kürzer als bei der Erstunterbringung. Nach Ritzel (1978) betrug sie im Mittel 7,0 Jahre bei der Erstunterbringung und nahm bei späteren Wiederunterbringungen deutlich ab (4,8 Jahre bei der 2., 3,2 Jahre bei der 3. und 1,4 Jahre bei der 4. Unterbringung). Unsere bundesweite Erhebung bestätigt diese Tendenz: Die bisherige Unterbringungszeit ist bei wiederuntergebrachten Patienten insgesamt im Mittel um mehr als 2 Jahre kürzer als bei den erstmalig Untergebrachten (M = 4,4 bzw. 6,7 Jahre, Tabelle A76).

Es wäre also auch folgender statistischer Zusammenhang denkbar: Je größer der Anteil erneut untergebrachter Patienten innerhalb einer Patientengruppe, um so kürzer die mittlere Verweildauer dieser Gruppe insgesamt. Von dieser Überlegung ausgehend muß eine erhöhte Quote von Wiedereinweisungen nicht unbedingt ein Indiz für zu kurze Unterbringungszeiten und eine hierdurch bedingte Gefährdung der Öffentlichkeit sein.

Und letztlich besagt eine Wiedereinweisung in den Vollzug der Maßregel für sich genommen kaum etwas über die tasächliche Gefahr für die öffentliche Sicherheit. Die Häufigkeit erneuter Einweisungen könnte auch ein Indiz für eine funktionstüchtige Führungsaufsicht darstellen, wodurch eine eventuelle Gefährdung frühzeitig erkannt und mit einem Bewährungswiderruf begegnet würde. Die Bedeutung solcher Wiedereinweisungen kann daher nur bei zusätzlicher Betrachtung ihrer Gründe interpretiert werden (s. hierzu C: I 7.2.1).

7.1.3 Deliktgruppen

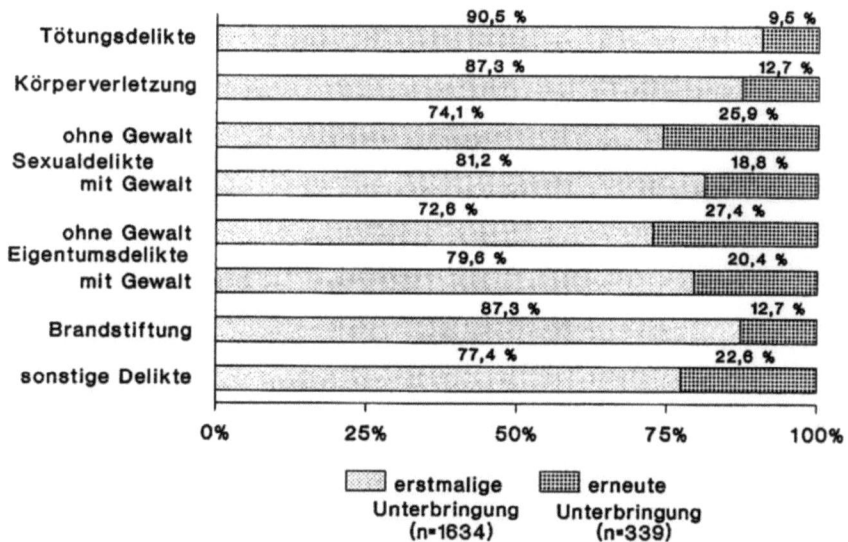

Abb. 71. Verteilung der Unterbringungsdelikte bei erstmaliger und erneuter Unterbringung. (Bei den erneut Untergebrachten ist hier das Delikt aufgeführt, wegen dem die Unterbringung ursprünglich erfolgt war und nicht das etwaige Widerrufsdelikt - s. hierzu C: I 7.2.2 - ; Einzeldaten s. Tabelle A77). Bei den erneut Untergebrachten deutlich weniger Tötungsdelikte, aber auch weniger Körperverletzungen und Brandstiftungen; dagegen Überwiegen der Sexual- und Eigentumsdelikte

In der Verteilung der Unterbringungsdelikte findet sich bei den erneut untergebrachten Patienten ein signifikantes Überwiegen ($p < 0,001$) der Eigentums- und Sexualdelinquenz gegenüber den Straftaten gegen Leib und Leben, vor allem den Tötungsdelikten (Abb. 71 und Tabelle A77). Da jedoch das entsprechende Verteilungsmuster bei den insgesamt Entlassenen nicht bekannt ist, lassen sich hieraus nur bedingt Rückschlüsse auf die allgemeine Wiedereinweisungsquote bei bestimmten Deliktsgruppen ziehen. Berücksichtigt man bei dieser Betrachtung die mittleren Unterbringungszeiten der einzelnen Deliktsgruppen (C: I 6.4), dann läßt dies zumindest folgende Vermutungen zu:

Die im Mittel nur geringfügig erhöhte Verweildauer ($M = 6,9$ Jahre gegenüber 6,3 Jahren der Gesamtgruppe) bei Tötungsdelikten und ihr deutlich verringerter Anteil unter den Wiederuntergebrachten weist auf eine eher geringe Wiedereinweisungshäufigkeit dieser Deliktgruppe hin. Bei Patienten, die wegen gewaltlosen Sexualdelikten untergebracht wurden, ist die mittlere Unterbringungsdauer jedoch deutlich erhöht (M = 9,4 Jahren gegenüber 6,3 Jahren der Gesamtgruppe). Dennoch ist der Anteil dieser Patientengruppe unter den Wiederuntergebrachten deutlich überrepräsentiert, was eine erhöhte Wiedereinweisungsquote dieser Patientengruppe vermuten läßt. Ebenfalls erhöht scheint die Wiedereinweisungszahl bei Patienten mit gewaltfreien Eigentumsdelikten: Ihre mittlere Unterbringungsdauer ist nur geringfügig niedriger als die der Gesamtgruppe (M = 5,1 gegenüber 6,3 Jahren), ihr Anteil unter den Wiederuntergebrachten jedoch deutlich erhöht (12,0 % bei erstmaliger und 21,8 % bei erneuter Unterbringung).

Ritzel (1978, S. 324) fand unter den erneut in den Maßregelvollzug Eingewiesenen ebenfalls einen erhöhten Anteil an Vermögensdelikten (37,9 % erneuter Einweisungen gegenüber 30,2 % im gesamten Katamnesekollektiv). Bei "Straftaten gegen Leib und Leben" war die von Ritzel ermittelte Wiedereinweisungsrate jedoch ebenfalls leicht erhöht (32,6 %), bei Sexualdelikten dagegen erniedrigt (26,8 %). Hierbei ist aber zu berücksichtigen, daß der Anteil von Tötungsdelikten bei den von Ritzel katamnestisch untersuchten Patienten (2,8 %) insgesamt deutlich geringer war als in der von uns erfaßten Patientengruppe (27,7 %). Außerdem findet sich an dieser Stelle bei Ritzel keine entsprechende Unterteilung der Sexualdelikte.

7.1.4 Krankheitsformen

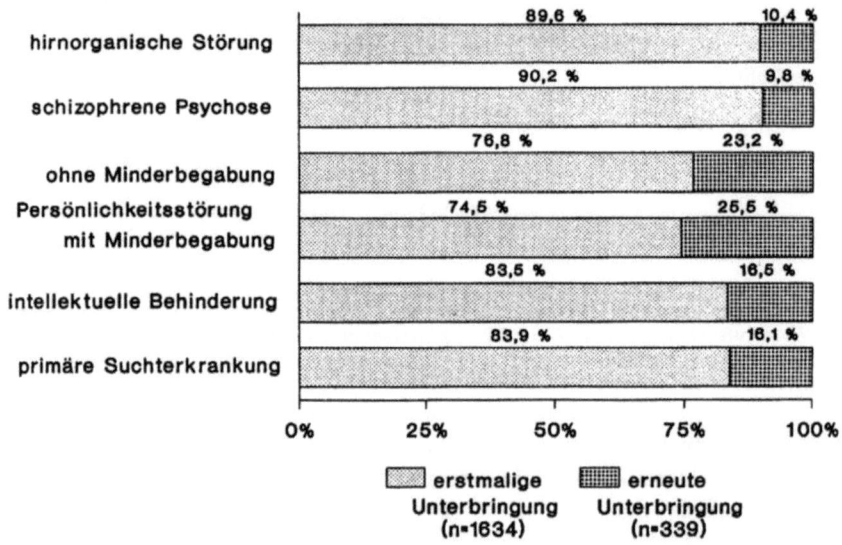

Abb 72. Verteilung der Diagnosen bei erstmaliger und erneuter Unterbringung (Einzeldaten s. Tabelle A78). Bei den erneut Untergebrachten deutlich weniger schizophren und hirnorganisch Erkrankte, es überwiegen hier Patienten mit einer Persönlichkeitsstörung

Unter den jeweiligen Erkrankungsformen finden sich ebenfalls signifikante Unterschiede zwischen erstmalig und erneut untergebrachten Patienten (p > 0,001; Abb. 72 und Tabelle A78). Der niedrige Anteil schizophren Erkrankter unter den Wiederuntergebrachten läßt aufgrund der im Mittel erhöhten Unterbringungsdauer (M = 7,7 Jahre gegenüber 6,3 Jahren in der Gesamtgruppe) keine Interpretation hinsichtlich der allgemeinen Wiedereinweisungsrate zu. Dies gilt ebenso für den hohen Anteil persönlichkeitsgestörter Patienten unter den erneut Untergebrachten, da die mittlere Unterbringungsdauer bei diesen Krankheitsformen vergleichsweise niedrig liegt (3,8 bzw 5,6 Jahre). Diese Differenzen in den Verweildauern lassen vermuten, daß auch unter den bedingt Entlassenen insgesamt schizophrene Patienten unter-, persönlichkeitsgestörte dagegen überrepräsentiert sind. Dennoch gleichen diese Unterschiede in der Diagnoseverteilung den von Ritzel (1978, S.324) katamnestisch erhobenen Befunden. Auch hier fand sich eine erhöhte Wiedereinweisungsquote bei persönlichkeitsgestörten Patienten und eine erniedrigte bei Patienten mit schizophrenen und hirnorganischen Erkrankungen.

7.2 Widerruf einer bedingten Aussetzung

7.2.1 Häufigkeit und Gründe

Bei 296 Patienten (15,0 % der Gesamtgruppe) erfolgte die derzeitige Unterbringung aufgrund des Widerrufs einer bedingten Aussetzung der Maßregel. Mitaufgeführt sind hier auch diejenigen Patienten, bei denen die bedingte Aussetzung bereits mit der Anordnung der Maßregel angeordnet worden war (vgl. Tabelle 9 in C: I 2).

Bei 78,8 % der Patienten erfolgte der Bewährungswiderruf aufgrund erneuter strafbarer Handlungen (Tabelle 27). In 18 % der Fälle wurde der Widerruf mit einem Verstoß gegen die von der Strafvollstreckungskammer erteilten Weisungen begründet. Diese Weisungsverstöße bestanden zumeist in einem erneuten Alkoholmißbrauch oder in einem Verstoß gegen die Auflage, einen bestimmten Aufenthaltsort nicht ohne Genehmigung der Führungsaufsichtstelle zu verlassen. Bei 15 Patienten (28,3 % der Fälle mit Weisungsverstoß) war dieser vom Gericht bestimmte Aufenthaltsort ein psychiatrisches Krankenhaus gewesen, bei 10 von ihnen sogar das Krankenhaus, in dem auch die Maßregel vollzogen worden war. Diese Patienten waren also nach der bedingten "Entlassung" aus dem Maßregelvollzug tatsächlich gar nicht entlassen worden, sondern aufgrund der strafgerichtlichen Weisung weiterhin im Krankenhaus verblieben. Auf die Problematik derartiger "Umwandlungen" der rechtlichen Behandlungsgrundlage wurde bereits hingewiesen (A: 2.1).

Tabelle 27. Gründe für den jeweiligen Widerruf einer bedingten Entlassung nach § 67g StGB (N = 293, da bei 3 Patienten der Grund des Widerrufs den Unterlagen nicht zu entnehmen war)

	Patienten abs.	%
erneute Delinquenz	231	78,8
Weisungsverstoß	53	18,0
Krankheitsrezidiv	9	3,2
Summe	293	100,0

Bei insgesamt 9 Patienten (sämtlich mit einer schizophrenen Erkrankung) beruhte der Bewährungswiderruf allein auf einer Verschlechterung des Krankheitsbildes. Zumeist war es hier erneut zu paranoiden Erlebnisweisen gekommen. Dies wurde von den jeweiligen Gerichten bereits als ausreichender Hinweis auf die Gefahr erneuter Straftaten angesehen. In allen diesen Fällen stellte sich jedoch die Frage, ob hier nicht auch eine Behandlung im örtlich zuständigen psychiatrischen Krankenhaus (eventuell auf zivilrechtlicher Grundlage) unter dem Sicherheitsaspekt ausreichend gewesen wäre. Therapeutisch gesehen wäre eine solche gemeindenahe Behandlung sicherlich günstiger gewesen.

In anderen Fällen war dagegen auf das Auftreten von Krankheitsrezidiven zunächst gar nicht reagiert worden, was bei einem Patienten zu einem besonders tragischen Verlauf führte:

Fallgeschichte 19:

Bei Herrn AS war erstmalig im Alter von 36 Jahren ein Eifersuchtswahn manifest geworden. In unsinniger Weise beschuldigte er seine Frau, ihn mit sämtlichen Männern der Umgebung zu betrügen. Über mehrere Monate bedrängte er sie Tag und Nacht mit seinen Anschuldigungen. Bei seiner Arbeit als Maschinenführer hatte er zunehmend Schwierigkeiten, konnte sich kaum noch auf seine Tätigkeit konzentrieren und zog sich auch von den Arbeitskollegen zurück. Schließlich drohte er seiner Frau damit, daß er es ihr "noch mal zeigen werde", wenn sie von ihrem "Treiben" nicht ablasse. Diese Drohung wiederholte er dann auch auf der Polizeiwache, wo er seine Frau wegen eines "Versuchs der ständigen Vergiftung" anzuzeigen suchte. Eine zwischenzeitlich aufgetretene Potenzstörung hatte er als Beweis dafür angesehen, daß die Frau heimlich entsprechende Mittel seinem Essen beimenge. Aufgrund der starken Erregung des Mannes und der offensichtlichen Absurdität seiner Behauptungen wurde ein Polizeiarzt hinzugezogen, der die sofortige Einweisung in ein psychiatrisches Krankenhaus veranlaßte.

Dort wurde ein Eifersuchtswahn im Rahmen einer schizophrenen Psychose diagnostiziert, da auch weitere Symptome einer schizophrenen Erkrankung deutlich wurden. Unter der stationären Behandlung und Gabe von Neuroleptika klangen diese Symptome allmählich ab und AS distanzierte sich zunehmend von seinen Eifersuchtsgedanken. Nach dreimonatiger Behandlung wurde er nach Hause entlassen und nahm seine Arbeit wieder auf.

Einige Wochen nach der Entlassung setzte er die ihm weiterhin verordneten Medikamente wieder ab, da er keinen Grund mehr für deren weitere Einnahme sah. In der Folgezeit traten die Eifersuchtsgedanken allmählich wieder auf. Zuerst behielt er sie für sich, dann gewannen diese Gedanken für ihn jedoch wieder eine derartige Bedeutung, daß er seiner Frau erneut mit seinen Beschuldigungen keine Ruhe ließ. Im Rahmen einer dramatischen Auseinandersetzung bedrohte er schließlich die Ehefrau mit einem Messer und fügte ihr hiermit eine Verletzung des Oberarmes zu, die Frau konnte jedoch schließlich noch bei einem Nachbarn Schutz suchen.

Diese Tat führte zur Einweisung in den Maßregelvollzug wegen eines im schuldunfähigen Zustand begangenen versuchten Totschlages. Auch jetzt distanzierte sich AS unter einer neuroleptischen Behandlung wieder schrittweise von seinen Eifersuchtsgedanken. Über mehrere Jahre hinweg zeigte er in der Unterbringung einen stabilen Gesundheitszustand und wurde nach 5-jähriger Behandlung bedingt nach Hause entlassen. Mit seiner Frau hatte er sich bereits während der Unterbringungszeit wieder versöhnt. Ihm wurde die Weisung erteilt, die ärztlicherseits verordnete Medikation weiterhin einzunehmen und sich in regelmäßigen Abständen sowohl beim Gesundheitsamt als auch bei der Führungsaufsichtsstelle vorzustellen.

Ca. 1 Jahr nach der Entlassung setzte AS jedoch die Medikation, die seitens des Hausarztes weiter erfolgt war, aus Furcht vor den in der Packungsbeilage beschriebenen möglichen Nebenwirkungen erneut ab. Nach einem weiteren Jahr wurden dann erstmals wieder Eifersuchtsideen nach außen hin deutlich. In den darauffolgenden Monaten sprach er sowohl mit dem Arzt des Gesundheitsamtes als auch mit dem zuständigen Bewährungshelfer mehrfach darüber, daß er sich nun der Untreue seiner Ehefrau absolut sicher sei. Einmal berichtete er dabei auch von "Anti-Sex-Mitteln", die die Ehefrau wieder seinem Essen beifüge. Arzt und Bewährungshelfer registrierten zwar die auffällige Veränderung des Patienten und vermerkten ihre Beobachtungen in ihren Unterlagen, es erfolgte ihrerseits jedoch keinerlei entsprechende Reaktion. Über das Absetzen der Medikation war im übrigen nur der Hausarzt, nicht jedoch der Arzt des Gesundheitsamtes und der Bewährungshelfer informiert. Insgesamt 2 1/2 Jahre nach der bedingten Entlassung erschlug AS schließlich seine Ehefrau, als diese im Rahmen einer akuten Auseinandersetzung ihr "Treiben" auch weiterhin nicht zuzugeben vermochte, mit einem Beil.

Abgesehen von den offensichtlichen Versäumnissen weist dieser tragische Verlauf auf ein Grundproblem der bisherigen Maßregelvollzugspraxis hin, nämlich die mangelnde ambulante Nachsorge. Ritzel (1978) fand lediglich bei 36,8 % der entlassenen Patienten eine psychiatrische oder psychotherapeutische Weiterbehandlung. Falls eine ambulante Behandlung überhaupt durchgeführt worden war, so erfolgte sie nur in ca. einem Drittel der Fälle durch einen Psychiater, in den übrigen Fällen lag die Behandlung dagegen in den Händen nicht psychiatrisch weitergebildeter Ärzte (z.B. Hausarzt, Heimarzt oder Amtsarzt).

7.2.2 Widerrufsdelikte

Unter den Delikten, die zum Widerruf einer bedingten Entlassung führten, überwiegen die Vermögens- und Sexualdelikte (Abb. 73 und Tabelle A79). Eigentums- bzw. Vermögensdelikte ohne Gewaltanwendung machen hier mit 34,6 % den größten Anteil aus, nur bei 7 Patienten (3,0 %) war dem Widerruf ein Tötungsdelikt vorangegangen. Ein Vergleich der Widerrufsdelikte mit den Straftaten, die bei diesen Patienten im Erkennungsverfahren zur Unterbringung geführt hatten, zeigt bei den Sexualdelikten kaum Unterschiede in der Häufigkeit von Unterbringungs- und Widerrufsdeliquenz (Abb. 74). Gewaltfreie Eigentumsdelikte und Körperverletzungen sind unter der Widerrufsdelikten etwas häufiger, gewalttätige Eigentumsdelikte sowie Tötungsdelikte dagegen seltener als unter den Unterbringungsdelikten. Insgesamt liegt also bei den Widerrufsdelikten eine geringfügige Tendenz zu weniger schwerwiegenden Straftaten vor.

Eine spezielle Gegenüberstellung der einzelnen Unterbringungs- und Widerrufsdelikte findet sich im Anhang (Tabellen A80 und A81). Dabei zeigt sich bei den Eigentums- und Sexualdelikten ein hoher Anteil einschlägiger Rückfälligkeit (gleicher Straftatsbestand bei Unterbringungs- und Widerrufsdelikt), niedrig ist dieser Anteil dagegen bei Körperverletzungen und vor allem bei Tötungsdelikten (Abb. 75). Übereinstimmend mit den Ergebnissen unserer Untersuchung stellte auch Ritzel (1978) in 75 % der von ihm untersuchten Fälle eine erneute Delinquenz als Grund der Widerrufsunterbringungen fest, wobei sich unter den Rückfalldelikten eine deutliche Verschiebung hin zu weniger schwerwiegenden Straftaten zeigen ließ. Eine einschlägige Rückfälligkeit fand auch Ritzel am häufigsten bei Vermögens- und Sachdelikten (76,8 %) und nur selten bei "Straftaten gegen Leib und Leben" (11,8 %).

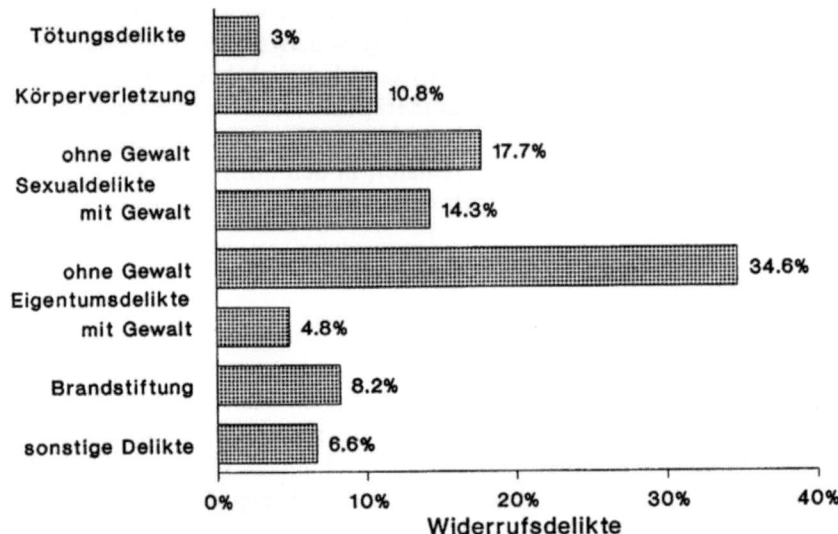

Abb. 73. Verteilung der Widerrufsdelikte bei Patienten, deren Bewährungswiderruf aufgrund einer erneuten Straftat erfolgte (n = 231; Einzeldaten s. Tabelle A79)

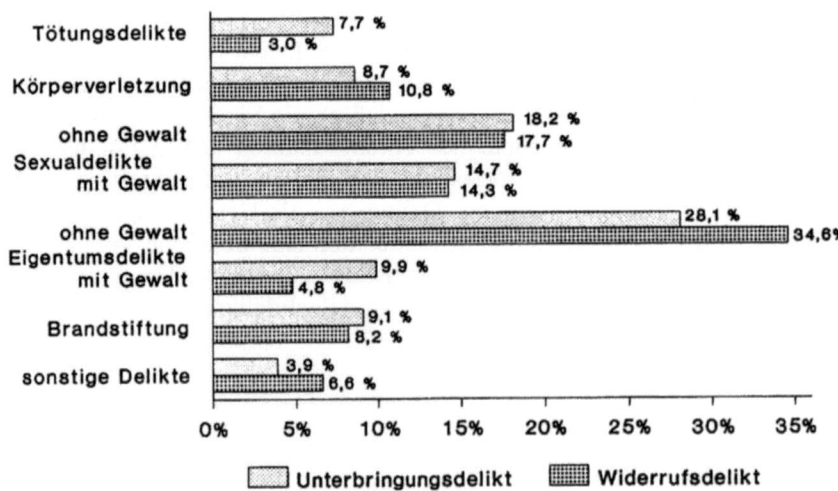

Abb. 74. Vergleich der Widerrufsdelikte mit den Unterbringungsdelikten dieser Patienten (n = 231; Einzeldaten s. Tabelle A80). Abnahme bei Tötungs- und gewalttätigen Eigentumsdelikten, Zunahme bei Eigentumsdelikten ohne Gewalt. Bei Sexualdelikten kaum Änderungen

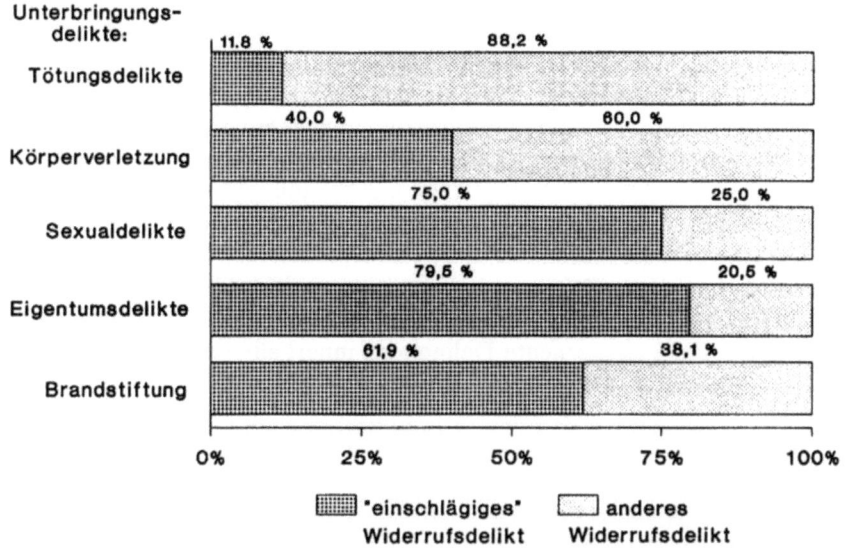

Abb. 75. Häufigkeit "einschlägiger" Rückfälligkeit beim Vergleich der Widerrufsdelikte mit den jeweiligen Unterbringungsdelikten. (n = 222, da ein Vergleich bei "sonstigen Delikten" nicht sinnvoll erscheint; Einzeldaten s. Tabellen A80 und A81). Sexual- sowie Eigentumsdelikte sind jeweils zu einer Gruppe zusammengefaßt. Hohe Quote "einschlägiger" Widerrufsdelikte bei Patienten, deren Unterbringung wegen Eigentums- und Sexualstraftaten angeordnet war, "einschlägige" Rückfälligkeit bei Tötungs- und Körperverletzungsdelikten dagegen gering

7.3 Gefährdung der Öffentlichkeit?

Ein Vergleich der Wiederaufnahmen in den Maßregelvollzug mit der Wiedereinweisung in den regulären Strafvollzug ist sicher nur mit großen Einschränkungen möglich. Zum einen weicht die Verteilung der Delikte im Straf- bzw. Maßregelvollzug deutlich voneinander ab (C: I 5.1.3). Zum anderen handelt es sich hier um zwei in ihrem Wesen unterschiedliche "Gleise" des strafrechtlichen Sanktionssystems: Steht im Strafvollzug die Strafe für eine *begangene* Tatschuld im Vordergrund, bei der die Individualprävention - abgesehen vom Sonderfall des Jugendstrafrechts - lediglich einen zusätzlichen Aspekt darstellt, so steht im Maßregelvollzug diese Individualprävention deutlich im Vordergrund. Die Aufgabe des Maßregelvollzuges besteht allein darin, durch Behandlung und/oder Sicherung den Patienten an der Begehung *zukünftiger* Straftaten zu hindern. Muß bei einem Täter im regulären Strafvollzug nach Ablauf seiner Haftzeit eine Entlassung grundsätzlich auch dann erfolgen, wenn die Begehung weiterer, auch gefährlicher Straftaten von ihm mit hoher Wahrscheinlichkeit zu erwarten ist, so wäre im Maßregelvollzug eine bedingte Entlassung unter diesen Bedingungen grundsätzlich nicht möglich (abgesehen vielleicht von dem juristischen Sonderfall der weiter fortdauernden Gefährlichkeit trotz Wegfalls der psychiatrischen Erkrankung, hierzu s. Horstkotte 1986 und Volckart 1986).

Trotz dieser Einschränkung erscheint es interessant, die "Rückfälle" in den Strafvollzug bzw. Maßregelvollzug miteinander zu vergleichen. Der Anteil von 17,2 % erneut in den Maßregelvollzug Eingewiesener ist im Vergleich zu den entsprechenden Bestandsdaten des regulären Strafvollzugs recht gering: Unter den 49.072 am 31.3.1984 insgesamt in der Bundesrepublik inhaftierten Strafgefangenen befanden sich 26.605 Fälle (54,2 %) mit erneuter Einweisung in den Strafvollzug (Statistisches Bundesamt Wiesbaden). Berckhauer u. Hasenputsch (1982a und b) stellten bei 520 im Jahre 1974 aus dem niedersächsischen Strafvollzug Entlassenen innerhalb eines Zeitraumes von 5 Jahren in 43,8 % eine erneute Aufnahme in den Strafvollzug fest. Insgesamt war bei 72,5 % der Entlassenen in diesem Zeitraum eine erneute rechtskräftige Verurteilung erfolgt. Für den Maßregelvollzug konnte Ritzel (1978) dagegen (ebenfalls in Niedersachsen) nur in 47,2 % der Fälle eine erneute Delinquenz innerhalb eines Katamnesezeitraumes von im Mittel 9,5 Jahren feststellen. Dabei ist zusätzlich zu berücksichtigen, daß die Erhebung von Ritzel sämtliche bekannt gewordenen strafbaren Handlungen berücksichtigte, also auch solche, die nicht zur Anzeige gelangt waren.

Auch die Art der meisten Delikte, die zum Widerruf einer bedingten Entlassung geführt hatten, spricht gegen die Annahme, daß in der Vergangenheit eine leichtfertige Entlassungspraxis aus dem Maßregelvollzug zu einer erhöhten Gefährdung der Öffentlichkeit geführt hätte. Nach unserer Erhebung erfolgte lediglich bei 2 Patienten, bei denen die Unterbringung nach § 63 StGB wegen eines Tötungsdeliktes angeordnet worden war, auch der Widerruf wegen eines (erneuten) Tötungsdeliktes. Die Problematik eines dieser beiden Patienten wurde bereits kasuistisch beschrieben (Patient AS, C: I 7.2.1). Der Hintergrund des erneuten Tötungsdeliktes bei diesem Patienten weist eher darauf hin, wie wichtig eine Nachbetreuung im Anschluß an eine bedingte Entlassung ist. Hierfür spricht ebenfalls die besondere Rückfallshäufigkeit innerhalb des ersten Jahres nach der Entlassung. Die erheblichen Schwierigkeiten der Patienten gerade in dieser ersten Phase der Wiedereingliederung betont auch Ritzel (1978).

Zudem ist zu beachten, daß hier stets nur die strafrechtliche Einordnung der jeweiligen Unterbringungs- und Widerrufsdelikte aufgeführt wurde, woraus sich im Einzelfall nur bedingt Rückschlüsse auf deren Schweregrad ziehen lassen. Wie eingangs beschrieben (B: 2.3), war es bei unserer Erhebung nicht möglich, neben der Art auch den Schweregrad der einzelnen Delikte zu erfassen. Die relative Geringfügigkeit einer Reihe von Widerrufsdelikten blieb somit unberücksichtigt. Als Beispiel sei hier aus der Widerrufsbegründung eines zum Untersuchungszeitpunkt 34-jährigen schizophrenen Kranken zitiert:

Fallgeschichte 20:
Herr AT war im Erkennungsverfahren wegen "sexuellen Mißbrauchs von Kindern" nach § 63 StGB untergebracht worden. Nach 8-jähriger Unterbringungszeit wurde er bedingt entlassen, u.a. mit der Weisung, weiterhin in stationärer psychiatrischer Behandlung zu verbleiben und keinerlei Alkohol zu sich zu nehmen (obschon die früheren Delikte nie unter Alkoholeinwirkung begangen worden waren). Nach der Verlegung in das für seinen Heimatort zuständige psychiatrische Krankenhaus fiel AT auf der Station mehrfach wegen eines Alkoholkonsums auf. Aus diesem Grund wurde in einem Schreiben des zuständigen Stationsarztes an die Führungsaufsichtsstelle ein Widerruf der bedingten Entlassung und somit eine Rückverlegung des Patienten in das Maßregelvollzugskrankenhaus gefordert. In dem daraufhin erfolgten Bewährungswiderruf der Strafvollstreckungskammer wurde neben dem Hinweis auf den Weisungsverstoß (durch den wiederholten Alkoholkonsum) zur Begründung weiterhin ausgeführt: "Die Aussetzung der Unterbringung war zudem zu widerrufen, da sich bereits gezeigt hat, daß von dem Betroffenen infolge seines Zustandes auch weiterhin rechtswidrige Taten zu erwarten sind. So hat er jetzt einen Zechbetrug (DM 11,30) begangen."

Die strafrechtliche Zuordnung allein (als "Eigentumsdelikt ohne Gewalt") kann die Geringfügigkeit dieser Straftat kaum wiedergeben. Eine Reihe weiterer Fälle könnte diesem Beispiel hinzugefügt werden. Das im Beschluß des Bundesverfassungsgerichtes vom 8.10.1985 (BVerfGE 70,297) herausgehobene Gebot der Verhältnismäßigkeit wird auch bei der Bewertung dieser zum Bewährungswiderruf führenden Delikte oft nicht hinreichend beachtet. In diesem Zusammenhang hat Horstkotte (1986) darauf hingewiesen, daß die Fortdauer einer Unterbringung, die wegen der Gefahr bestimmter rechtswidriger Taten angeordnet wurde, grundsätzlich nicht mit der Begründung aufrechterhalten werden dürfe, "es drohten nunmehr Taten von ganz anderer Art". In analoger Weise muß diese Feststellung auch auf die zum Widerruf führenden Delikte gelten, so daß ein Vermögensdelikt eines Patienten, der ursprünglich wegen eines Sexualdeliktes untergebracht wurde, nicht zur Begründung eines Bewährungswiderrufs hätte herangezogen werden dürfen.

II Die Praxis des psychiatrischen Maßregelvollzuges

Im folgenden sollen zunächst die Einrichtungen beschrieben werden, in denen die Patienten untergebracht sind, sowie der therapeutische Rahmen, in dem sich die psychiatrische Maßregel vollzieht. Dieser Darstellung liegen die Daten zugrunde, die anhand des klinikbezogenen Erhebungsbogens (s. Anhang) ermittelt wurden, ergänzt durch weitere Aufzeichnungen des Autors über einzelne Merkmale der Einrichtungen, die sich nicht wie "harte" Daten erfassen lassen, aber nicht minder wichtig erscheinen. Diese Aufzeichnungen geben auch subjektive Eindrücke des Verfassers beim Besuch der forensisch-psychiatrischen Einrichtungen in der Bundesrepublik wieder, die er fast ausnahmslos kennenlernte.

Eine erste wichtige Feststellung war, wie außerordentlich unterschiedlich die Verhältnisse im psychiatrischen Maßregelvollzug sind. Dies gilt für die baulichen Voraussetzungen und Personalschlüssel wie für die jeweils vorherrschende Grundatmosphäre, das "therapeutische Klima" dieser Abteilungen. In vielen Einrichtungen waren die Mitarbeiter offensichtlich bemüht, trotz einer - gemessen am erforderlichen Arbeitsaufwand - erheblichen personellen und materiellen Unterversorgung die Unterbringung der Patienten möglichst menschenwürdig und ihre Behandlung möglichst effektiv zu gestalten. Diese Bemühungen und darüber hinaus auch positive Eindrücke und günstige Verhältnisse in einem Teil der Einrichtungen sollen vorab ausdrücklich herausgestellt werden, bevor die angetroffenen Mißstände beschrieben werden.

1 Die Einrichtungen

1.1 Das äußere Bild

In dem autobiographischen Roman "Der Trinker" beschreibt Fallada seine strafgerichtliche Einweisung in eine Heil- und Pflegeanstalt im Jahre 1944:

> "Von der Straße her gesehen macht die Heilanstalt keinen schlechten Eindruck, mein Herz fängt etwas leichter zu schlagen an. Auf einer leichten Anhöhe gelegen ... liegt sie stattlich da wie ein großes Schloß oder eine altertümliche Burg. ... Aber als wir näherkommen, sehe ich die hohen roten Mauern darum, oben noch mit Eisen und Stacheldraht bewehrt, ich sehe auch die Gittertraljen vor den großen blitzenden Fenstern, und mein Begleiter hat es gar nicht nötig, mir erklärend zu sagen: 'Früher war dies einmmal ein Zuchthaus'. Nein, das sehe ich auch so, daß dies nicht wie ein Krankenhaus, sondern wie ein Zuchthaus aussieht."

Für einige forensisch-psychiatrische Einrichtungen trifft diese Beschreibung Fallada's auch heute noch zu. Die Unterbringung erfolgt vielfach in sogenannten "festen

Häusern", klinikintern durchweg noch als "Bewahrhaus" bzw. "Verwahrungshaus" bezeichnet. In einem der untersuchten Krankenhäuser ist der geschlossene forensische Bereich allgemein unter der Bezeichnung "die Burg" bekannt. Innerhalb des Geländes der psychiatrischen Landeskrankenhäuser liegen diese Häuser zumeist weit ab von den übrigen Abteilungen. Ein Bewahrhaus ist direkt neben dem anstaltsinternen Friedhof gelegen (bis vor wenigen Jahren hatte sich die Ortsgemeinde geweigert, in dem Landeskrankenhaus verstorbene Patienten auf dem öffentlichen Friedhof beizusetzen).

Diese "festen Häuser" gleichen nicht nur von außen (etwa durch ihre hohe, den Bereich umschließende Mauer und die vergitterten Fenster), sondern auch von ihrer inneren Struktur (z.B. Eisengitter statt Türen, Aufteilung in Zellentrakte) einer streng gesicherten Justizvollzugsanstalt. Einige sind noch im letzten Jahrhundert gebaut worden und dienen bereits seit der Einrichtung von "Verwahrungshäusern" zu Beginn dieses Jahrhunderts der Unterbringung psychisch kranker Straftäter. So war auch die von Flügge (1904/05) beschriebene "Abteilung für irre Verbrecher" zum Zeitpunkt unserer Erhebung immer noch in Betrieb. Erst im Jahre 1986 fand hier - nach mehr als 85 Jahren - die Unterbringung seelisch Kranker unter räumlich desolaten Bedingungen ein Ende.

Die Beschreibung Fallada's trifft für eine dieser Einrichtungen im übrigen auch hinsichtlich des geschichtlichen Aspektes zu:

> Gegründet im Jahre 1732 als "Waisenhaus für die adeligen Stände" wurde die Einrichtung 1818 vom Königreich Hannover übernommen und in eine "Straf- und Korrigentienanstalt" umgewandelt. Sie diente daraufhin mehr als ein Jahrhundert lang als "Korrigentienhaus" für Bettler, Landstreicher und straffällige Prostituierte. Von 1933 bis 1938 benutzten die Nationalsozialisten die Einrichtung als Konzentrationslager und danach bis 1945 als "Jugendschutzlager", in dem insgesamt etwa 1200 Jugendliche untergebracht waren. 60 - 80 Jugendliche verstarben hier während dieser Zeit. 1948 wurde die Einrichtung vom Bundesland Niedersachsen übernommen. Unter der Bezeichnung "Landeswerkshaus" diente es nun als "Asyl- und Altersheim", außerdem als "Trinkerheilstätte" und "Arbeitshaus". Bereits zu dieser Zeit wurden hier jedoch ebenfalls schon einige psychisch kranke Straftäter untergebracht. 1950 erfolgte die Umbenennung in "Landesfürsorgeheim" und 1954 ein Wechsel in der Leitung der Einrichtung (von einem Pädagogen auf einen Nervenarzt). In den folgenden Jahren erfolgte eine schrittweise Verlegung aller strafgerichtlich eingewiesenen Patienten des Bundeslandes in diese Einrichtung, wobei zu Beginn für die Versorgung von mehr als 500 Patienten 1 Arzt sowie 60 Bedienstete im pflegerischen Bereich zur Verfügung standen.

1.2 Sicherheitsaspekte

In einigen dieser "festen Häuser" waren in den letzten Jahren erhebliche Umbaumaßnahmen erfolgt. Eine forensisch-psychiatrische Abteilung stand zum Zeitpunkt der Erhebung kurz vor dem (mittlerweile erfolgten) Umzug in einen gänzlich neugebauten Bereich, in zwei weiteren Abteilungen wird ein solcher Umzug demnächst folgen. Die Begründung hierfür verwundert allerdings. Bergener et al. (1974) führen für die Notwendigkeit solcher Maßnahmen als erstes an, daß die Sicherheitsvorkehrungen "in den meist baufälligen und ständig überbelegten forensisch-psychiatrischen Abteilungen völlig unzulänglich" seien. Dies begründen die Autoren mit der ihrer Meinung nach "besorgniserregenden Zahl" von 20 Entweichungen innerhalb von 2 Jahren im Landeskrankenhaus Düren.

In fast allen dieser um- bzw. neugebauten Bereiche gewann man tatsächlich den Eindruck, daß die bauliche Konzeption unter dem Diktat einer "Sicherungsperfektion" (Rink 1982) gestanden hatte. Zwar waren z.T. die früheren Gittertüren durch Panzerglas ersetzt worden, so daß ein etwas freundlicherer optischer Eindruck entstand. Dafür entsprechen nunmehr die Sicherheitsvorkehrungen dem "heutigen technischen Erfahrungsstand" (Bergener et al. 1974). So erfolgt in einigen dieser Bereiche eine Videoüberwachung von Patienten- und Besucherzimmern, in zwei Einrichtungen sind Besucher und Patient durch eine Glasscheibe getrennt - ein Gespräch ist nur mittels einer Gegensprechanlage möglich. Begründet werden diese Sicherungsmaßnahmen zumeist mit entsprechenden Auflagen seitens der Justiz (z.B. Köster 1987). Zwei Einrichtungen verfügen über einen speziellen "Sicherheitsbeauftragten", dessen Hauptaufgabe in der Überwachung der baulichen (Ausbruchs-) Sicherung besteht. In einer Abteilung erfolgt die "Außensicherung" durch (z.T. bewaffnete) Angestellte eines privaten Sicherungsunternehmens, das somit neben U-Bahnen und Kernkraftwerken auch psychisch Kranke bewacht. In einer anderen Abteilung befinden sich Angestellte eines solchen Sicherungsunternehmens sogar unmittelbar auf der Station.

Abgesehen vom antitherapeutischen Effekt solcher Behandlungsbedingungen erscheint auch unter alleiniger Berücksichtigung des Sicherheitsaspektes der Nutzen dieser Maßnahmen äußerst fraglich. Denn bei der Diskussion über notwendige Sicherungsvorkehrungen wird zumeist kaum unterschieden zwischen "Ausbrüchen" aus dem gesicherten Bereich einer Einrichtung und "Entweichungen" im Rahmen von Vollzugslockerungen. Insofern läßt sich auch der von Bergener et al. (1974) genannten Zahl von 20 Entweichungen in 2 Jahren nicht entnehmen, ob hier tatsächlich die baulichen Sicherungsbedingungen ungenügend waren, oder ob sich hier lediglich die prognostischen Einschätzungen - die einer Vollzugslockerung vorausgehen müssen (Rasch 1986a) - als fehlerhaft erwiesen.

Diese wichtige Differenzierung findet sich in der Literatur nur bei Müller u. Hadamik (1966). Die Autoren registrierten bei den von ihnen untersuchten Maßregelpatienten (N=675) insgesamt 107 "Entweichungen", jedoch nur 13 "Ausbrüche". Diese Erfahrung läßt die Verbesserung von Prognosekriterien bezüglich zu gewährender (oder zu versagender) Vollzugslockerungen wichtiger erscheinen, als die Optimierung baulicher Sicherungsvorkehrungen. Über etwaige Straftaten im Rahmen dieser "Entweichungen" bzw. "Ausbrüche" findet sich in dieser Arbeit jedoch kein Hinweis, so daß die Frage nach der Gefährlichkeit dieser Vorkommnisse offenbleibt.

Bischof (1986b) fand bei 520 Maßregelvollzugspatienten 103 strafbare Handlungen, die von insgesamt 50 dieser Patienten während der Unterbringung begangen wurden. Diese Straftaten waren sämtlich, soweit der Arbeit entnehmbar, "im Rahmen von Vollzugslockerungen" erfolgt. Volbert (1986) untersuchte 9 Fälle, bei denen es in den letzten Jahren zu schwerwiegenden Delikten (Körperverletzung, Vergewaltigung oder Tötung) aus dem Maßregelvollzug heraus gekommen war. Auch hier hatte jeweils die Prognoseentscheidung in Hinblick auf Vollzugslockerungen und nicht das bauliche Sicherungsniveau der Einrichtung versagt.

Angesichts der Bedeutung dieses Problems entschlossen wir uns im Verlaufe der Untersuchung, den Erhebungsbogen um einen zusätzlichen Fragenkomplex zu erweitern (s. B: 2.3 und Erhebungsbogen im Anhang). Bei insgesamt 13 der einbezogenen Einrichtungen und bei 781 der untersuchten Krankengeschichten wurde jeweils zusätzlich dokumentiert, ob und in welchem Zusammenhang von den Patienten während der Unterbringungszeit erneute Straftaten begangen worden waren.

Als "Straftaten" wurden hierbei nur solche Vorfälle gewertet, die zumindest zu einem polizeilichen Ermittlungsverfahren geführt hatten. Dieses Vorgehen ist zwangsläufig mit einer hohen "Dunkelziffer" entsprechender Handlungen verbunden, bei denen z.B. seitens der Einrichtung keinerlei Anzeige erfolgt war. Alternativ hierzu wäre die Dokumentation sämtlicher in den Krankenblattunterlagen vermerkten Zwischenfälle möglich gewesen. Dies hätte jedoch u.a. erhebliche Abgrenzungsschwierigkeiten mit sich gebracht (ist z.B. jede körperliche Auseinandersetzung mit einem Mitpatienten bereits als Körperverletzung zu werten?), abgesehen von dem Problem einer objektiven "Schuldfeststellung". Ohnehin lassen die von uns erhobenen Daten schon aus methodischen Gründen keine Aussagen zur tatsächlichen Häufigkeit von Straftaten während einer Unterbringung zu. Berücksichtigt werden konnten hier nur diejenigen Patienten, die im Anschluß an eine Straftat auch weiterhin im psychiatrischen Krankenhaus verblieben. Patienten, die infolge der neuen Straffälligkeit (zumindest zunächst) in den Justizvollzug überführt worden waren, konnten in unserer Untersuchung nicht erfaßt werden.

Insgesamt waren 31 Patienten (3,9 % der entsprechend untersuchten Fälle) während der Unterbringungszeit erneut straffällig geworden. Die Zahl der von diesen Patienten begangenen Taten belief sich auf 39 Delikte. Der Art der Straftaten nach (Abb. 76) dominierten vor allem die gewalttätigen Sexualdelikte, wobei es sich hier zumeist um einen "einschlägigen" Deliktrückfall handelte (Tabelle A82). Diagnostisch lag bei diesen Patienten zu fast zwei Drittel eine Persönlichkeitsstörung (einschließlich einer Minderbegabung) vor, schizophrene und intellektuell behinderte Patienten waren im Vergleich zur Gesamtgruppe der Untergebrachten deutlich weniger vertreten (Abb. 77 und Tabelle A83).

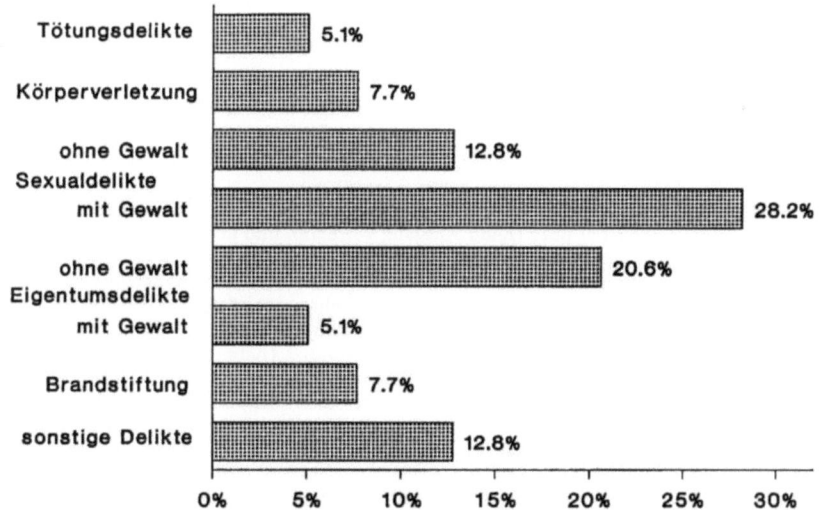

Abb. 76. Art der im Verlaufe der Unterbringung begangenen Straftaten (N=39 Straftaten; Einzeldaten s. Tabelle A82)

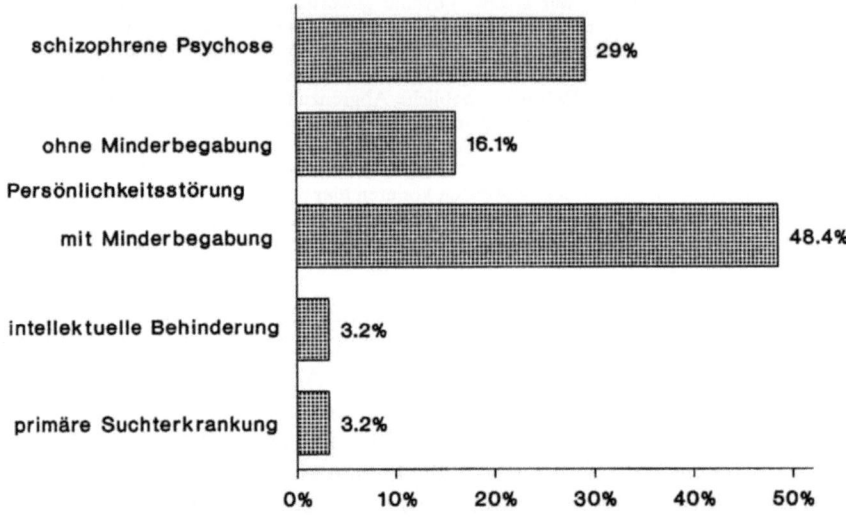

Abb. 77. Aufteilung der Krankheitsformen bei Patienten, die während der Unterbringung erneute Straftaten begangen hatten (N = 31 Patienten; Einzeldaten s. Tabelle A83)

In diesem Zusammenhang interessieren vor allem die Umstände, unter denen es zu diesen Straftaten kam: 2 der 39 Delikte waren in der Einrichtung selbst, 37 Delikte während einer Entweichung begangen worden. In allen diesen Fällen erfolgte die Entweichung im Rahmen einer Vollzugslockerung, in keinem Fall durch einen Ausbruch aus der geschlossenen Einrichtung. Auch diese Zahlen weisen eher auf die Notwendigkeit besserer Prognosekriterien (oder auf sorgfältiger Überlegungen vor der Gewährung von Lockerungen) hin als auf die Notwendigkeit einer Optimierung baulicher Sicherheitsvorkehrungen.

Aus einer Einrichtung, die in dieser Teilstichprobe nicht erfaßt ist, wurde eine Straftat nach einem Ausbruch bekannt: Zwei Patienten, die über freien Ausgang verfügten und auf einer nur nachts verschlossenen Station untergebracht waren, hatten nach erheblichem abendlichen Alkoholkonsum gewaltsam ihr Zimmerfenster geöffnet und waren vor ihrer Flucht noch in verschiedene Wirtschaftsräume des Krankenhauses eingebrochen, wo sie einige Wertgegenstände entwendeten. In einem der festen Häuser hatte es dagegen vor einigen Jahren einen sehr ernsten Zwischenfall gegeben: Im Rahmen eines gemeinsamen Ausbruches mehrerer Patienten wurde ein Krankenpfleger lebensgefährlich verletzt (näheres zu diesem Zwischenfall s. bei Schmidt 1981). Daraufhin erfolgten umfangreiche bauliche Sicherungsmaßnahmen, deren Ausmaß von Rink (1982) als "Neuauflage des Parkinson'schen Ineffektivitätsgesetzes" bezeichnet wurden. Hier ist Rasch (1984a, S. 47) zuzustimmen, daß eine notwendige Absicherung weitaus eher durch einen engeren Kontakt zwischen Patienten und Pflegepersonal erreichbar wäre.

Drei der in die Untersuchung einbezogenen Krankenhäuser mit forensisch-psychiatrischen Stationen (s.u.) verfügten über keine Möglichkeit, vermehrt ausbruchsgefährdet oder gefährlich erscheinende Patienten in eine besonders gesicherte Abteilung zu verlegen. In weiteren vier dieser Krankenhäuser bestand zwar eine solche Möglichkeit, tatsächliche Verlegungen waren hier aber nach Angaben der zuständigen Ärzte eine ausgesprochene Seltenheit. Die baulichen Sicherungsvorkehrungen dieser Stationen waren - im Vergleich zu den entsprechenden "festen Häusern" - durchweg völlig ungenügend, ohne daß dies jedoch seitens der Einrichtung als ein besonderer Mangel angesehen wurde. Daß dem Patienten ein Ausbruch relativ leicht möglich war, wertete man hier eher positiv: Unter diesen Umständen könnten aggressive Ausbrüche und gefährliche Situationen für das Pflegepersonal vermieden werden.

1.3 Organisationsformen und personelle Ausstattung

In 26 von 31 Einrichtungen, die in die Untersuchung einbezogen werden konnten, waren nach § 63 StGB eingewiesene Patienten untergebracht. 5 Einrichtungen waren dagegen lediglich mit den nach § 64 StGB eingewiesenen Suchtkranken befaßt (Tabelle A3). Diese Einrichtungen wurden an anderer Stelle beschrieben (Leygraf 1987).

Für die genannten 26 Einrichtungen wurde die Patient-Personal-Relation ("Personalschlüssel") errechnet, und zwar getrennt nach "akademischen Mitarbeitern" (Ärzte, Diplom-Psychologen, Diplom-Pädagogen und Diplom-Soziologen), Mitarbeitern des Sozialdienstes sowie Mitarbeitern im pflegerischen Dienst. Zugrundegelegt wurden jeweils die Zahlen des "Ist-Bestandes", also die Zahl der zum Erhebungszeitpunkt tatsächlich in der Einrichtung Beschäftigten. Der offizielle Stellenplan wies in manchen Fällen deutlich höhere Zahlen auf. So waren in einem Krankenhaus von 28 Planstellen für akademische Mitarbeiter tatsächlich nur 19 Stellen besetzt. Auf die Schwierigkeiten, den in forensischen Abteilungen notwendigen Personalbedarf zu decken, wird bereits in der Psychiatrie-Enquête 1975 (S. 284) hingewiesen. Als Gründe werden das geringe "Sozialprestige" einer solchen Tätigkeit und die hier schwierigen Arbeitsbedingungen genannt sowie der Standortnachteil dieser Einrichtungen: Sie liegen überwiegend im ländlichen Bereich.

Entsprechend den unterschiedlichen Versorgungsprinzipien der einzelnen Bundesländer lassen sich im wesentlichen drei Einrichtungstypen unterscheiden (so auch Burghardt u. Rasch 1985):

1: forensisch-psychiatrische *Stationen* (n = 13)
2: forensisch-psychiatrische *Abteilungen* (n = 9)
3: forensisch-psychiatrische *Krankenhäuser* (n = 4)

1.3.1 Forensisch-psychiatrische Stationen

Es handelt sich hier um gesicherte Stationen in psychiatrischen Landeskrankenhäusern, auf denen zumeist neben den Maßregelvollzugspatienten auch besonders "schwierige" Patienten der Allgemeinpsychiatrie untergebracht sind. Oft haben sie für das Krankenhaus die Funktion einer "Disziplinierungsstation" (Rasch 1986b, S. 86). Von den in der Untersuchung erfaßten Patienten befanden sich 381 (18,6 %) in insgesamt 13 Krankenhäusern mit einer solchen forensisch-psychiatrischen Station. Obschon diese Stationen sämtlich auch für die Übernahme von Patienten der allgemein-psychiatrischen Abteilungen zuständig waren, hatten nur 7 von diesen 13 forensisch-psychiatrischen Stationen die Möglichkeit, ihre Patienten gegebenenfalls auch in eine allgemein-psychiatrische Station zu verlegen.

Die Zahl der jeweils nach § 63 StGB Untergebrachten schwankte je nach Station zwischen 5 und 53 Patienten. Zusammen mit den nach § 64 StGB und § 126a StPO hier ebenfalls Untergebrachten lag die Gesamtzahl der strafrechtlich Eingewiesenen im Mittel bei 41 Patienten je Krankenhaus und schwankte zwischen 5 und 68 Patienten. Zuständig für diese Patienten war zumeist nur ein Stationsarzt, selten unterstützt von einem Psychologen. Das Zahlenverhältnis akademische Mitarbeiter : Patienten betrug im Mittel 1:31,8. In einer Station war ein Assistenzarzt allein für insgesamt 75 Patienten zuständig. Die am besten ausgestattete Station verfügte bei 60 Patienten über 2,5 besetzte Arzt- und 2 besetzte Psychologenstellen (1:13,3). Der Personalschlüssel im pflegerischen Bereich lag im Mittel bei 1:3,2 (Minimum 1:4,6 - Maximum 1:1,5). Die sozialarbeiterischen Aufgaben wurden zumeist vom Sozialdienst des Gesamtkrankenhauses übernommen, so daß eine entsprechende Berechnung nicht möglich war.

1.3.2 Forensisch-psychiatrische Abteilungen

Hierunter sind eigenständige, aber innerhalb eines psychiatrischen Großkrankenhauses integrierte Abteilungen für forensisch untergebrachte Patienten zu verstehen. In die Untersuchung einbezogen waren 9 derartige Abteilungen, hiervon 4 untergliedert in getrennte Bereiche für nach § 63 bzw. § 64 StGB Untergebrachte. In diesen 9 Abteilungen befanden sich 814 nach § 63 StGB eingewiesene Patienten (39,9 % der in der Erhebung erfaßten Patienten). Die Patientenzahl der Abteilungen lag zwischen 30 und 150, bei Mitberücksichtigung der übrigen strafgerichtlich Untergebrachten zwischen 43 und 182 Patienten (im Mittel 129 forensisch eingewiesene Patienten pro Abteilung). In 5 Abteilungen bestand die Möglichkeit, forensisch untergebrachte Patienten auch in allgemein-psychiatrische Stationen des Krankenhauses zu verlegen. Dies geschah jedoch nur in Ausnahmefällen. Zumeist handelte es sich hierbei um Patienten mit einer bereits langen Unterbringungsdauer, die inzwischen auf geriatrische Stationen bzw. im Langzeitbereich des Krankenhauses weiterbetreut wurden. Nur in einer der untersuchten Abteilung fand eine intensive Zusammenarbeit mit dem allgemein-psychiatrischen Rehabilitationsbereich statt.

Die Zahl der akademischen Mitarbeiter war hier deutlich höher als in den forensisch-psychiatrischen Stationen. Durchschnittlich war 1 Mitarbeiter für 20,1 Patienten zuständig. Eine Abteilung verfügte lediglich über einen entsprechenden Personalschlüssel von 1:60, in der diesbezüglich am besten ausgestatteten Abteilung betrug er dagegen 1:8,8. In dieser Abteilung war jedoch der Personalbestand bereits in Hinblick auf eine bevorstehende Vergrößerung des Bereichs (mit einer Erhöhung der Patientenzahl um 50 %) erweitert worden. Der offizielle Stellenplan sah für den erweiterten Bereich 1 akademischen Mitarbeiter für je 12 Patienten vor.

3 Abteilungen mußten ebenfalls auf den Sozialdienst des Gesamtkrankenhauses zurückgreifen, 6 verfügten dagegen selbst über Sozialarbeiter. In diesen Abteilungen hatte 1 Sozialarbeiter durchschnittlich 103 Patienten zu betreuen (im günstigsten Fall 40, im ungünstigsten 150 Patienten).

Auch das Pflegepersonal-Patienten-Verhältnis war in den Abteilungen weitaus günstiger. Es betrug im Mittel 1:2,1 und variierte zwischen 1:3,4 in der am schlechtesten bzw. 1:1,4 in der am besten besetzten Abteilung.

1.3.3 Forensisch-psychiatrische Krankenhäuser

Bei 4 Einrichtungen handelte es sich um eigenständige forensische Spezialkrankenhäuser, die unabhängig von der Allgemeinpsychiatrie arbeiteten. Hier waren 847 (41,5 %) der erfaßten Patienten untergebracht, je nach Einrichtung zwischen 163 und 254 Patienten. Eines dieser Krankenhäuser verfügte über einen eigenen Bereich für nach § 64 StGB eingewiesene Suchtkranke, ein weiteres Krankenhaus über eine Suchtstation. Die beiden anderen waren allein für die Unterbringung nach § 63 StGB zuständig. Die Zahl der insgesamt strafrechtlich Untergebrachten lag zwischen 187 und 349 Patienten bei einem Mittelwert von ca. 272 Patienten je Krankenhaus.

Der Personalschlüssel entsprach etwa dem der forensischen Abteilungen: Bei den akademischen Mitarbeitern war er etwas schlechter (im Mittel 1:21,8; Minimum 1:28,6 - Maximum 1:17,5), im Sozialdienst dagegen deutlich besser (im Mittel 1:75,5; Minimum 1:200 - Maximum 1:58,5). Geringfügig besser war die Besetzung mit Pflegern (im Mittel 1:2,0 - Minimum 1:2,4 - Maximum 1:1,8).

1.3.4 Zentralisation oder Dezentralisierung?

Seit fast 100 Jahren wird das Problem des rechten Umganges mit psychisch kranken Straftätern diskutiert. Seit Beginn dieser Diskussion stand die Frage der Organisationsstruktur im Vordergrund. Dabei wurden auf zwei unterschiedlichen Ebenen jeweils zwei alternative Modelle diskutiert (Rasch 1984a): auf der Ebene der Zuständigkeit die Alternative: Anbindung an die Justiz oder an die Psychiatrie, auf der institutionellen Ebene die Alternative: Zentralisation versus Integration. So wurden etwa in Östereich justizeigene Zentralanstalten konzipiert (Sluga 1984). Dem entsprechen in der Bundesrepublik 2 psychiatrische Zentralanstalten, die jeweils für die Gesamtversorgung eines Bundeslandes zuständig sind: Moringen in Niedersachsen und Haina in Hessen.

Ein anderes Unterbringungsprinzip ist die Integration in die allgemein-psychiatrische Versorgung. Hiervon versprach man sich bereits vor 100 Jahren ein mehr angepaßtes Verhalten der forensisch-psychiatrischen Patienten (Sander 1886). Dem entsprachen die Erfahrungen von Flügge (1904/05), als in der Heil- und Pflegeanstalt Düren das Bewahrungshaus umgebaut wurde und die "Bewahrhäuslinge" auf allgemeinpsychiatrische Stationen verteilt werden mußten: deren "schlimme Eigenschaften traten im Verkehr mit ruhigen und harmlosen Kranken weniger hervor" und umgekehrt übte "eine Versetzung in das Bewahrungshaus einen ungünstigen Einfluß nicht nur auf das äußere Verhalten des Kranken, sondern auch auf den ganzen Verlauf der Psychose aus".

Auch die Sachverständigenkommision, welche die Psychiatrie-Enquête vorbereitete, diskutierte vor allem die Frage der Zuständigkeit und Organisationsform. Sie empfahl schließlich, forensisch-psychiatrische Sonderabteilungen mit 100 bis 150 Behandlungsplätzen einzurichten, jeweils im engen Verbund mit einem allgemein-psychiatrischen Krankenhaus. Dabei sollte die Möglichkeit der Verlegung forensisch eingewiesener Patienten auf halboffene oder offene Stationen sowie der Anbindung an die teilstationären und nachsorgenden Einrichtungen der allgemeinen Psychiatrie gegeben sein. Als erforderliche personelle Ausstattung der forensischen Abteilung wurde in der Enquête

(S. 283 f.) ein Personalschlüssel von 1:10 bis 1:15 (für akademische Mitarbeiter) und 1:1,5 (für Pflegepersonal) genannt.

Die praktische Entwicklung des Maßregelvollzuges entsprach jedoch nicht diesen Empfehlungen (Burghardt u. Rasch 1985). Das bestätigte unsere Untersuchung: Mehr als 40 % der Patienten waren in forensischen Spezialkrankenhäusern untergebracht, die unabhängig von der Allgemeinpsychiatrie arbeiteten. Weitere 40 % befanden sich in forensischen Abteilungen, die nur selten eine Zusammenarbeit mit den allgemeinpsychiatrischen Abteilungen pflegten. Und auch die forensisch-psychiatrischen Stationen der Landeskrankenhäuser waren häufig "Auffangbecken" für schwierige Patienten der allgemein-psychiatrischen Stationen, während den forensisch-psychiatrischen Patienten der Behandlungsbereich der Allgemeinpsychiatrie, z.B. deren Übergangseinrichtungen, kaum offenstand. Die Tendenz der Ausgrenzung des Maßregelvollzugs aus der allgemeinen Psychiatrie hält an: in Bayern ist die Schaffung einer weiteren Spezialabteilung geplant (Athen 1985).

Die personelle Ausstattung der forensisch-psychiatrischen Einrichtungen entspricht ebenfalls kaum den (vor mehr als 10 Jahren erfolgten) Empfehlungen der Psychiatrie-Enquête. Das zahlenmäßige Verhältnis von Patienten und akademischen Mitarbeitern beträgt im Mittel aller untersuchten Einrichtungen ca. 1:25. Die betroffen Ärzte, Psychologen oder Pädagogen müssen demnach jeweils doppelt so viele Patienten betreuen, als den Empfehlungen der Sachverständigenkommission entspricht. Dem empfohlenen Pflegepersonalschlüssel von 1:1,5 steht ein tatsächlicher Bestand an Pflegepersonal von durchschnittlich 1:2,3 gegenüber. Trotz der nicht zu übersehenden Anstrengungen, die therapeutischen Möglichkeiten zu verbessern, gilt die vielzitierte Feststellung der Enquête von der "Schlußlichtposition" des Maßregelvollzuges nach wie vor. Wenn man bedenkt, welche zusätzlichen Aufgaben - im Vergleich zur allgemeinen Psychiatrie - die Arbeit im psychiatrischen Maßregelvollzug mit sich bringt (auch durch die regelmäßig erforderlichen Stellungnahmen), dann bedarf eine Situation, in der ein Therapeut für die Betreuung von 75 Patienten zuständig ist, keines Kommentars.

Zusammenfassend zeigt die derzeitige Praxis des psychiatrischen Maßregelvollzugs also, daß der Prozeß der Ausgrenzung psychisch kranker Straftäter aus dem allgemeinpsychiatrischen Behandlungsbereich weitgehend vollzogen ist - trotz der gegensinnigen Empfehlung der Psychiatrie-Enquête. Andererseits finden sich aber gerade in den selbstständigen forensisch-psychiatrischen Abteilungen und Spezialkrankenhäusern verstärkte Anstrengungen, die Unterbringungs- und Behandlungsbedingungen der Patienten zu verbessern (vgl. Burghardt u. Rasch 1985). In einigen dieser Einrichtungen ist man sehr darum bemüht, ein therapeutisches Gesamtkonzept zu entwickeln. Die Arbeit mit straffällig gewordenen psychisch Kranken wird hier seltener als in den kleineren forensischen Abteilungen bzw. Stationen als eine ungewollte Last empfunden, der man sich durch eine möglichst rasche Versetzung auf eine allgemein-psychiatrische Station wieder zu entziehen sucht.

Hinsichtlich der personellen Ausstattung und therapeutischen Möglichkeiten (z.B. Arbeitstherapie und Weiterbildungsmöglichkeiten, s.u.) sind die selbstständigeren Einrichtungen im Vergleich zu den forensisch-psychiatrischen Stationen durchweg bessergestellt. Aufgrund der größeren Patientenzahl sind sie eher zu notwendigen Differenzierungen (z.B. nach dem Sicherungsgrad oder der Diagnose) in der Lage. Eine insgesamt größere Patientenzahl begünstigt darüber hinaus die Entwicklung spezieller Therapiekonzepte, etwa in der Behandlung von Sexualdelinquenten (vgl. Gretenkord 1981, Schönhage u. Schatzmann 1983). Und letztlich erfordert auch die wissenschaftliche Arbeit (z.B. als begleitende Therapieforschung oder zur Entwicklung von Prognosekriterien) eine gewisse Mindestgröße der Einrichtung.

Die großen Spezialkrankenhäuser lassen aber auch Probleme erkennen. Die Absonderung der straffällig gewordenen Kranken ist sicher einer der Gründe dafür, daß aus dem zweifachen Handikap dieser Patienten (nämlich seelische Krankheit und soziale Gefährlichkeit) die von der Psychiatrie-Enquête (S. 281) beklagte "doppelte Stigmatisierung" wurde. Zwar sind bei der Behandlung forensisch-psychiatrischer Patienten spezifische Problembereiche und besondere Schwierigkeiten zu beachten, die dem allgemein-psychiatrischen Krankenhaus nicht vertraut sind. Zumindest bei einem Teil der untergebrachten Patienten (s. C: I 5.3) unterscheidet sich die Therapie jedoch nicht wesentlich von der Behandlung anderer psychisch Kranker. Daher ist eine verstärkte "Durchlässigkeit" zu fordern, also eine vermehrte Bereitschaft der allgemein-psychiatrischen Abteilungen zur Übernahme strafgerichtlich eingewiesener Patienten.

Ein großes Problem der zentralisierten Maßregelvollzugseinrichtungen liegt in der großen Entfernung zum Heimatort der Patienten. Die Angehörigen dieser Patienten sind vielfach auf die Benutzung öffentlicher Verkehrsmittel angewiesen, wobei z.B. in Westfalen-Lippe fast die Hälfte der Angehörigen (44,9 %) für einen Besuch eine mehr als fünf-stündige Bahnreise auf sich nehmen muß (Schumann 1980). Offenbar ist dieses Entfernungsproblem jedoch für die Beibehaltung bzw. den Abbruch von Besuchskontakten nicht von der entscheidenden Bedeutung, die ihm u.a. auch von Ehret (1977) beigemessen wurde. Unter den Patienten der vier Spezialkrankenhäuser fanden sich zu 59,9 % (n=501) noch vorhandene Besuchskontakte, also nicht seltener, als im Mittel aller untersuchten Patienten (59,1 %, s. C: II 2.7). Dabei waren zwei dieser Krankenhäuser jeweils für den psychiatrischen Maßregelvollzug eines ganzen Bundeslandes zuständig. Der Abbruch von Kontakten dürfte also weniger durch große Entfernungen vom Heimatort als durch lange Unterbringungsdauern bedingt sein (vgl. Abb. 82 in C: II 2.7).

Trotz mancher Vorteile der forensisch-psychiatrischen Spezialkrankenhäuser soll hier jedoch nicht die Einrichtung weiterer Institutionen dieser Art empfohlen werden. Krankenhäuser, die für eine Unterbringung von 370 bzw. 390 strafgerichtlich eingewiesener Patienten ausgerichtet sind (wie zwei der Spezialkrankenhäuser), können kaum der Gefahr entgehen, sich zu einer "totalen Institution" (Goffman 1961) zu entwickeln. Dabei ist nicht nur die Größe, sondern auch der geographische Standort dieser zentralen Einrichtungen nachteilig. Die vier Spezialkrankenhäuser liegen sämtlich in einer ausgesprochen ländlichen Region. Die Größe dieser Einrichtungen steht in keinerlei Verhältnis zur Infrastruktur der Umgebung, die somit auch kaum Möglichkeiten für neue Kontakte und Arbeitsplätze außerhalb des Krankenhauses bietet. Daher kann der Gefahr sekundärer Hospitalisierungsschäden nur dadurch begegnet werden, daß die stationäre Behandlungszeit auf das erforderliche Mindestmaß reduziert wird. Für die weitere Betreuung wären "Satelliteneinrichtungen ... oder gemeindenahe Ambulatorien" (Rasch 1986b, S. 301) zu schaffen. Teilstationäre oder ambulante Einrichtungen sind eher geeignet, im Rahmen der Behandlung auch die tatsächlichen Lebensbedingungen und -probleme dieser Patienten zu berücksichtigen.

Zudem sollten auch die psychiatrischen Universitätskliniken verstärkt in den Maßregelvollzug mit einbezogen werden (Heinz 1986). Die gegenwärtige Situation der forensischen Psychiatrie im Hochschulbereich ist sicher unzureichend (Foerster 1986). Entgegen der bereits in der Psychiatrie-Enquête geforderten Vertretung der forensischen Psychiatrie an jeder Universität ist hier in den letzten Jahren eine rückläufige Tendenz zu verzeichnen (vgl. Stellungnahme des Ständigen Arbeitskreises der für die Psychiatrie zuständigen Referenten des Bundes und der Länder 1987). Die Universitätspsychiatrie muß sich des forensischen Arbeitsbereiches mehr annehmen (wozu auch die Probleme der Unterbringung und Behandlung gehören), anstatt sich auf gelegentliche Begutachtungen der Schuldfähigkeit zu beschränken. So könnten sich die Universitätskliniken an der Einrichtung ambulanter Behandlungsmöglichkeiten für psychisch kranker Straftäter beteiligen, was z.B. in der Schweiz bereits erfolgreich praktiziert wird (vgl. Rauchfleisch 1981, Perrez u. Rauchfleisch 1985).

2 Die Behandlung

2.1 Therapeutisches Klima

Mitentscheidend für den Behandlungsverlauf ist zweifellos die therapeutische Grundhaltung, die Gesamtatmosphäre einer Einrichtung. Dies ist in der klinischen Psychiatrie seit langem bekannt (Schulte 1962). Die "Milieutherapie" gewinnt zunehmend an Bedeutung (Heim 1985). Ein entsprechendes "therapeutisches Klima" gilt ebenso als Voraussetzung einer erfolgversprechenden sozialtherapeutischen Behandlung (Rasch 1973). Mit gutem Grund sieht man in einer "soziotherapeutischen Basistherapie" ein entscheidendes Therapiemoment (Warmerdam 1976, Jäger 1977, Rotthaus 1978, v.d. Berg et al. 1983). Hierfür sprechen auch die von Hoekstra (1979) berichteten Behandlungsergebnisse der van Mesdag-Klinik in Groningen. Unter Basistherapie ist in diesem Zusammenhang ein therapeutisches Durchdringen des gesamten Lebensbereiches der Patienten innerhalb der Einrichtung zu verstehen. "Alles, was in der Anstalt geschieht, muß Therapie sein" (Rasch 1973a, S. 41).

Diese Prinzipien der soziotherapeutischen Behandlung sind auf den psychiatrischen Maßregelvollzug zu übertragen (Gretenkord u. Heinz 1983). Die häufig beklagte therapiefeindliche Einstellung vieler Patienten unterstreicht um so mehr die Notwendigkeit, die Behandlungsmotivation durch ein therapeutisches Klima zu verbessern. Die in Kapitel C: I beschriebenen Befunde zeigen, daß viele Patienten des Maßregelvollzuges einen langjährigen kriminellen Werdegang durchlaufen haben. Ein großer Teil verfügt bei der Einweisung in das psychiatrische Krankenhaus bereits über eine - z.T. langjährige - Gefängniserfahrung. Die "Subkultur" der Gefängnisse (Harbordt 1967) kann so leicht auf den Maßregelvollzug übertragen werden. Dieser Gefahr kann man nur durch eine konsequent therapeutische (und möglichst wenig kustodiale) Grundatmosphäre des forensisch-psychiatrischen Krankenhauses begegnen.

2.1.1 Bauliche Voraussetzungen

Auf den Gebäudestil der sogenannten "festen Häuser" wurde bereits hingewiesen (C: II 1.1). Etwa 400 (20 %) der Patienten waren in einem derart hoch gesicherten Gebäude untergebracht. Einem unbefangenen Besucher kann hier kaum der Gedanke an ein Krankenhaus kommen. Die einzelnen Stationen (oft nicht einmal als Station, sondern als "Flur" oder "Trakt" bezeichnet) sind zumeist durch Gitter voneinander getrennt, häufig auch noch in sich durch derartige Gitter unterteilt. Die Schlafräume sind stets einzusehen, entweder durch Glasscheiben oder durch "Spione" in den Türen.

Auch im übrigen sind die baulichen Verhältnisse in den meisten Einrichtungen nicht geeignet, ein therapeutisches Milieu aufkommen zu lassen. Die Gebäude sind vielfach überaltert, Renovierungen dienten hauptsächlich der Sicherung. Zumeist sind zwischen drei und sechs Patienten in einem Zimmer untergebracht; Einzelzimmer gibt es nur für einige wenige Patienten (wohl aber Einzelzellen!). Es herrscht somit ein ständiger "Zwang zur Gemeinschaft", ohne die Möglichkeit, sich zurückzuziehen - was für viele Patienten eine kaum erträgliche Belastung bedeutet.

In einigen Abteilungen bestehen noch sogenannte "Wach-" bzw. "Bettensäle". In einem Krankenhaus fanden sich insgesamt drei solcher *Wachsäle*. In diesen Räumen stehen jeweils 25 Betten, angeordnet in mehreren parallelen Reihen. In etwa halber Zimmerhöhe "thront" darüber ein Glaskasten, von dem aus die "wachhabenden" Pfleger den Saal überblicken. Diese Räume sind erst vor wenigen Jahren gänzlich renoviert, nicht aber grundlegend verändert worden. Vorher waren hier jeweils etwa 50 Patienten pro Saal untergebracht (bis Ende der 50-iger Jahre sogar z.T. über 100 Patienten/Saal).

Drei Krankenhäuser und sechs Abteilungen verfügen über sogenannte *Einzel-* bzw. *Isolierzellen*. Die Anzahl solcher Zellen je Einrichtung ist unterschiedlich, in einer Abteilung machten sie fast 10 % der Gesamtbettenkapazität aus. Im Anstaltsjargon werden die Zellen teils euphemistisch "Beruhigungsraum" bezeichnet, zumeist jedoch als "Einzelzelle", in einer Einrichtung aber auch als "Käfige", in einer anderen als "Boxen". Sie dienen zumeist nur der kurzfristigen Unterbringung eines Patienten, z.B. zur Absonderung bei einem akuten Erregungszustand, vielfach aber auch als Sanktionsmittel oder - androhung. In einigen Einrichtungen gilt z.B. die ungeschriebene, aber stets angewandte Regel, daß ein Entweichungsversuch eine bestimmte Aufenthaltsdauer in der Einzelzelle zu Folge hat.

In einem der "festen Häuser" waren jedoch Patienten auch über einen längeren Zeitraum in solchen Einzelzellen untergebracht. Zum Flur hin begrenzt waren diese Zellen nur durch ein Gitter, so daß sie von außen vollkommen einsichtig waren. An der Rückwand befand sich hoch oben und für den Patienten nicht erreichbar ein kleines Fenster. Die "Einrichtung" der Zellen bestand aus einer einzementierten Toilette sowie aus einer dicken Kunststoffmatratze. Einige Patienten waren nur mit einem OP-Hemd bekleidet. Auf zwei Etagen waren diese Zellen längst eines Flures angeordnet, an dessen Ende jeweils einige Pfleger saßen, deren Tätigkeit offiziell als "Wache" bezeichnet wurde. Ein - mittlerweile andernorts untergebrachter - Patient hatte fast 10 Jahre in einer dieser Zellen verbracht.

In den drei forensisch-psychiatrischen Abteilungen, in denen zum Untersuchungszeitpunkt der Umzug in einen neugebauten Bereich bevorstand, hatte im Rahmen der baulichen Neukonzeption zwar offensichtlich auch der Sicherungsaspekt im Vordergrund gestanden. Dennoch hatten die neuen Gebäude einen deutlich besseren, wohnlichen Charakter. Für die meisten Patienten waren hier Einzelzimmer vorgesehen, in einer Abteilung war die Planung konsequent auf die Schaffung von Wohngruppen (und nicht von herkömmlichen Stationen) abgestimmt.

2.1.2 Stationsordnung

"Soweit wie möglich wird versucht, schädliche Effekte einer intramuralen Behandlung einzuschränken. Im Bereich der Wohngruppe sind die Patienten in hohem Maße selbstständig." So beschreiben v.d.Bergh et al. (1983) einen wesentlichen Bereich der Behandlung psychisch gestörter Straftäter in der van der Hoeven Kliniek in Utrecht. Der Sinn dieses Vorgehens leuchtet ein: Angesichts der bereits juristisch vorgegebenen Einschränkungen des individuellen Entscheidungs- und Handlungsspielraums der Untergebrachten sollte jede weitere Bevormundung und Passivierung der Patienten vermieden werden. Dies erscheint nicht nur notwendig, um sekundäre Hospitalisierungsschäden zu vermeiden. Übermäßiges Reglementieren (z.B. durch eine streng vorgegebene Stationsordnung) muß vermieden werden, wenn die Patienten bessere soziale Handlungskompetenzen gewinnen sollen.

So war man in einigen der von uns untersuchten Einrichtungen auch sehr darum bemüht, die Patienten z.B. vermehrt an der Ausarbeitung notwendiger Regeln im Stationsleben sowie an anderen Entscheidungen (etwa bezüglich der Planung von Freizeitaktivitäten) zu beteiligen, soweit die gesetzlichen Rahmenbedingungen des Maßregelvollzuges dies zuließen. Dies erfolgte zumeist durch regelmäßig stattfindende Stationsversammlungen oder durch die Wahl von Stations- bzw. Patientensprechern, denen in einigen Einrichtungen durchaus nicht nur eine "Alibifunktion" zukam.

In den meisten Maßregelvollzugseinrichtungen erscheinen die "Haus-" oder "Stationsordnungen" jedoch kaum geeignet, von den Patienten gemeinsam getragene Lösungen der Probleme des Zusammenlebens zu fördern. So sind Schlaf- und Aufenthaltsbereich zumeist strikt voneinander getrennt. Außerhalb der Zeiten für Arbeitstherapie, Sport usw. können sich die Patienten nur im gemeinschaftlichen "Wohnraum" aufhalten. Das Betreten der Schlafräume ist nur zu den "Schlafenszeiten" erlaubt. In einigen Einrichtungen müssen die Patienten am Abend vor Betreten der Schlafräume zunächst ihr Feuerzeug im Pflegerzimmer hinterlegen, was mit einer Brandstiftungsgefahr begründet wird. Diese Maßnahme hat aber - wie das Pflegepersonal selbst berichtete - eher den Charakter einer rituellen Handlung: die meisten Patienten geben schon seit Jahren dasselbe, längst leere Feuerzeug ab, benutzen jedoch ein anderes. Ebenso unbegründet wirkt die Praxis einer Einrichtung, die Mahlzeiten nur mittels Plastikgeschirr und -besteck einnehmen zu lassen. In einigen Einrichtungen werden den Patienten Getränke nur in Bechern, aber nicht in Flaschen ausgehändigt. Inkonsequent ist auch die Gewohnheit in einem Krankenhaus: auf der Station werden zwar Erfrischungsgetränke in kleinen Flaschen (à 0,3 l) vom Pflegepersonal verkauft, größere Flaschen gelten jedoch als potentielle Waffen und dürfen nicht mit auf die Station genommen werden.

Ein - nach Inhalt und Stil - kennzeichnendes Beispiel der herkömmlichen kustodialen Stationsorganisationen ist der offizielle Tagesplan einer forensisch-psychiatrischen Station:

6.00 Aufstehen, Morgentoilette, Betten machen
7.00 Frühstück, Medikamentenausgabe, ärztliche Verordnungen
7.20 Eigengeldausgabe, Einkauf aufschreiben
7.30 Eigenkaffeeausgabe
8.00 Beschäftigungstherapie
9.00 Limoverkauf
10.30 Einrücken von der Beschäftigungstherapie, Cola-Mix-Verkauf, Einkauf austeilen
11.00 Mittagessen und Medikamentenausgabe
11.30 Mittagsruhe, Öffnen der Schlafräume (erst nach Einsammeln des Bestecks)
11.45 Eigenkaffeeausgabe
12.50 Aufstehen, Bettenmachen
13.00 Beschäftigungstherapie
15.00 Limoverkauf
16.30 Einrücken von der Beschäftigungstherapie, Eigenkaffeeausgabe
17.00 Abendessen, Medikamentenausgabe, ärztliche Verordnungen, Öffnen der Schlafräume nach dem Bestecksammeln
17.20 Duschen (bis 19.00)
18.00 Limoverkauf
19.30 Limoverkauf
20.00 Medikamentenausgabe
21.00 Limoverkauf
22.00 Fernsehschluß; Abgabe der Feuerzeuge, Elektrokabel, Kopfhörer u.a.; Kleider in den Schrank hängen; Nachtruhe

Sieht man von Begriffsbildungen wie etwa "Einrücken" von der Beschäftigungstherapie einmal ab (ein Begriff, der eher an einen Kasernenhof als an ein Krankenhaus denken läßt), so fällt an dieser Stationsordnung vor allem auf, daß hier der gesamte Tagesablauf von morgens 6.00 bis abends 22.00 Uhr völlig durchstrukturiert ist und zwar letztlich mit mehr oder weniger untherapeutischen Aktivitäten. Für individuelle Gestaltungsmöglichkeiten des einzelnen Patienten bleibt hier keinerlei Raum mehr. Ein derartiges Stationsreglement kommt einer faktischen Entmündigung des Patienten gleich und ist wohl kaum dazu geeignet, den Patienten auf ein eigenständige Lebensführung außerhalb der Einrichtung vorzubereiten.

2.1.3 Entmündigung

Aber auch Entmündigungen im juristischen Sinn sind bei dieser Patientengruppe außerordentlich häufig, wie Ritzel (1978) und Schumann (1983) feststellten und unsere Untersuchung bestätigte.

Unter Vormundschaft standen 22,7 % der Patienten, für weitere 16,3 % war eine Pflegschaft eingerichtet. In fast zwei Drittel der Fälle (61,4 %) war diese Vormund-

bzw. Pflegschaft erst während der Unterbringung im Maßregelvollzug eingeleitet worden (Tabelle 28). Nicht zu verkennen ist hier eine sehr ungünstige Wechselwirkung. Die zahlreichen juristischen Entmündigungen verstärken den Trend eines praktisch noch weiter entmündigenden Anstaltsstils, welcher seinerseits dazu angetan ist, die ausgesprochenen juristischen Entmündigungen hinzunehmen, anstatt sie nach einiger Zeit auch einmal zu hinterfragen. Juristische Entmündigung und entmündigendes Anstaltsklima begünstigen und legitimieren einander zum Nachteil der Betroffenen. Nach Warmerdam (1976) ist bei der Behandlung dieser Patienten von besonderer Bedeutung, "den infantilisierenden Wirkungen der Klinik entgegenzuwirken. ... Ziel der Basisbehandlung ist die Selbstständigkeit". Derart häufige Pflegschafts- oder Entmündigungsverfahren sind hingegen Anzeichen antitherapeutischer Tendenzen.

Tabelle 28. Häufigkeit einer Pflegschaft/Vormundschaft (N = 1973)

	Patienten abs.	%
Pflegschaft, eingeleitet:		
vor der Unterbringung	100	5,0
während der Unterbringung	222	11,3
Vormundschaft, eingeleitet:		
vor der Unterbringung	197	10,0
während der Unterbringung	250	12,7
keine Pflegschaft/Vormundschaft	1204	61,0
Summe	1973	100,0

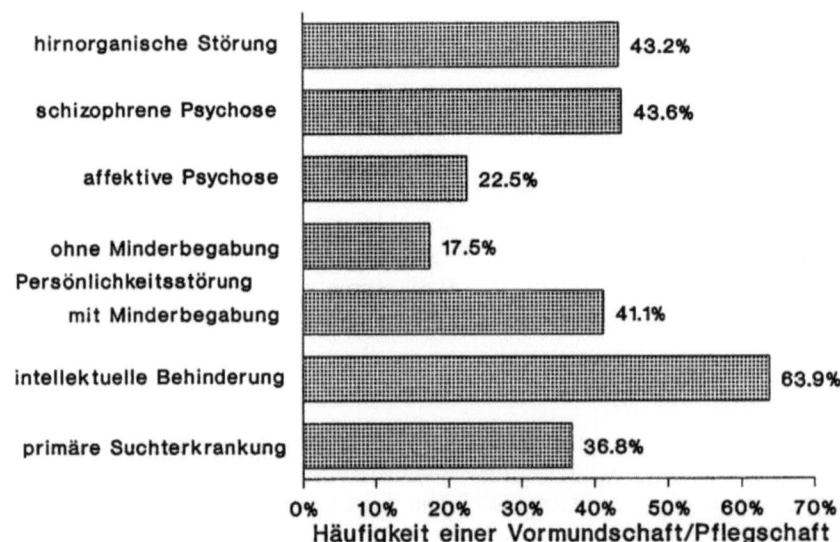

Abb. 78. Häufigkeit einer Vormundschaft oder Pflegschaft bei Patienten des Maßregelvollzuges, gegliedert nach Diagnosen (N = 1973)

Patienten mit einer Persönlichkeitsstörung und durchschnittlicher intellektueller Begabung weisen einen geringen, intellektuell behinderten Patienten dagegen einen hohen Anteil von Vormund- bzw. Pflegschaften auf (Abb. 78). Erhebliche Unterschiede zeigen sich auch hier in den einzelnen Bundesländer. Läßt man Hamburg wegen der geringen Fallzahl (n=26) außer Betracht, so fand sich in Schleswig-Holstein mit 56,1 % die höchste, in Hessen mit nur 15,8 % die niedrigste Quote von Entmündigungen und Pflegschaften (Abb. 79).

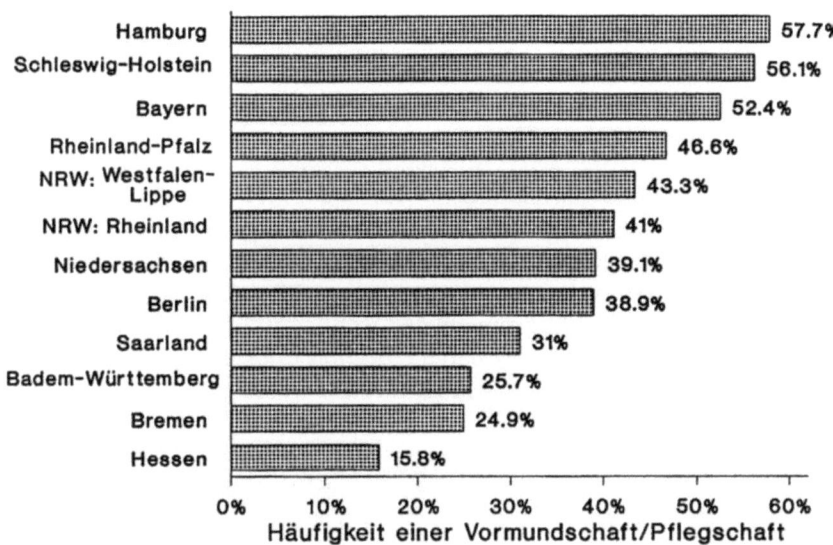

Abb 79. Häufigkeit einer Vormundschaft oder Pflegschaft bei Patienten des Maßregelvollzuges, gegliedert nach Bundesländern (N=1973)

Bei den meisten der hiervon betroffenen Patienten war die Notwendigkeit einer solchen Maßnahme nur schwer nachzuvollziehen. Unter den ohnehin restriktiven Bedingungen der strafgerichtlichen Unterbringung dürften kaum so viele richterliche Freiheitseinschränkungen sinnvoll und notwendig sein. Zwar gibt es in einigen Bundesländern (z.B. Bremen) rechtliche Probleme hinsichtlich einer medikamentösen "Zwangsbehandlung". Dies käme jedoch allenfalls bei den schizophrenen Kranken als Begründung in Betracht, und dann auch nur als Behandlungspflegschaft. Außerdem sprechen die beschriebenen Unterschiede der einzelnen Bundesländer gegen einen derartigen Hintergrund; denn für eine medikamentöse "Zwangsbehandlung" bestehen in Schleswig-Holstein und Bayern in etwa die gleichen Voraussetzungen wie in Hessen (zu den entsprechenden Regelungen der einzelnen Maßregelvollzugsgesetze s. bei Volckart 1986), dennoch unterscheiden sich diese Länder erheblich hinsichtlich der Häufigkeit von Pfleg- bzw. Vormundschaften (Abb. 79).

Als möglichen Grund für die häufige Entmündigung von Maßregelvollzugspatienten nennt Ritzel (1978) das Bestreben der Einrichtung, durch eine vormundschaftsrechtliche Unterbringung eine bedingte Entlassung aus dem Maßregelvollzug zu ermöglichen (so auch Schumann 1983).

Für eine derartige "Umwandlung" wird zunächst - zusätzlich zur strafgerichtlichen Einweisung - eine weitere rechtliche Grundlage der (unfreiwilligen) stationären Behandlung geschaffen. Zumeist erfolgt dies auf dem Wege einer Entmündigung und einem entsprechenden Unterbringungsbeschluß des zuständigen Vormundschaftsrichters. Anschließend wird in der folgenden "Jahresstellungnahme" darauf verwiesen, daß diese zivilrechtliche Behandlungsgrundlage ausreichend sei, um der Gefahr künftiger Straftaten zu begegnen. Die Strafvollstreckungskammer ordnet daraufhin die bedingte Entlassung des Patienten an, wobei zumeist noch die zusätzliche Bewährungsauflage erfolgt, daß der Patient ungeachtet der "bedingten Entlassung" entsprechend dem vormundschaftsgerichtlichen Beschluß weiterhin im psychiatrischen Krankenhaus zu verbleiben habe.

Betrachtet man die regional unterschiedliche Häufigkeit einer solchen Maßnahme unter diesem zweiten Aspekt, so könnte sich hierdurch der relativ niedrige Anteil von Pflegschaften bzw. Vormundschaften in Hessen erklären lassen. Hier erfolgten solche "Umwandlungen" nämlich vorwiegend mittels des hessischen Landesunterbringungsgesetzes (Gretenkord u. Lietz 1983). In Bayern dagegen überwog die "Umwandlungspraxis" auf dem Wege einer Entmündigung (Bischof 1987). Auf die Häufigkeit derartiger Änderungen des Unterbringungsetikettes wurde bereits eingegangen (A: 2.1).

Inwieweit ein solcher Wandel der Rechtsgrundlage im Einzelfall berechtigt und sinnvoll erscheinen mag, läßt sich kaum beantworten. Bischof (1987) führt in diesem Zusammenhang die restriktiven Bestimmungen des bayrischen Unterbringungsgesetzes an. Vor der Wiedereingliederung des Patienten seien Lockerungen des Vollzuges notwendig, aber nur im Rahmen einer zivilrechtlichen Unterbringung möglich. Diese mißliche juristische Situation darf jedoch nicht dazu führen, in größerer Zahl Patienten zu entmündigen. Es wäre hier vielmehr notwendig, die entsprechenden Möglichkeiten des Maßregelvollzuges zu verbessern. Auch ist es geradezu paradox, wenn eine Entmündigung erforderlich ist, um einem Patienten den Zugang zu gemeindenahen psychiatrischen Einrichtungen zu eröffnen (Leygraf 1984). Für den Patienten bedeutet dies oft eine Verschlechterung des rechtlichen Status, häufig auch eine Verschlechterung der finanziellen Situation, ohne daß sich an den tatsächlichen Unterbringungsbedingungen etwas ändert (Schumann 1983, Rasch 1984a S. 22-23). So fanden sich in einem der forensischen Spezialkrankenhäuser neben den strafgerichtlich Untergebrachten noch 41 Patienten, die nach vormundschaftsrechtlichen Bestimmungen untergebracht waren. Es handelte sich dabei sämtlich um ehemalige Maßregelvollzugspatienten, die vor ihrer "Umwandlung" zumeist bereits jahrzehntelang untergebracht gewesen waren.

Fallgeschichte 21:

Patient AU war im Alter von 21 Jahren erstmals mit einem "versuchten schweren Diebstahl und fortgesetztem Betteln" straffällig geworden. In dem 1 1/2-seitigen Gutachten eines Amtsarztes wurde ein "Schwachsinn mit besonderer Herabsetzung des Urteilsvermögens für ethische Werte" diagnostiziert. Es bestehe eine Schuldunfähigkeit. Weiter heißt es in dem Gutachten: "Hervorzuheben ist, daß AU äußerst primitiv wirkte. Obwohl ich nicht danach gefragt bin, möchte ich dennoch erwähnen, daß für AU ebenfalls die Voraussetzungen des § 42b StGB zu bejahen sind". Es erfolgte die Einweisung in den Maßregelvollzug.

Nachdem in den ersten Jahren der Unterbringung auch hier stets von einem "Schwachsinn" ausgegangen wurde, kam es nach Beginn einer neuroleptischen Medikation zu einer deutlichen Änderung im Verhalten des zuvor völlig in sich gekehrten Patienten. Diagnostisch wurde nun eine schizophrene Psychose angenommen, AU stelle sich nunmehr "als ein recht normaler und durchaus nicht schwach begabter Mann" dar. Es erfolgten in den nächsten Jahren zunehmende Vollzugslockerungen, einschließlich freiem Ausgang, ohne daß es jemals zu irgendwelchen Zwischenfällen kam. Eine Entlassung des Patienten wurde jedoch anscheinend nicht in Erwägung gezogen. So wurde in den Jahresstellungnahmen jeweils ohne nähere Begründung stets "eine derart schlechte Prognose" vermerkt, "daß AU im Falle einer Entlassung mit Sicherheit bald wieder Kontakt mit den Justizbehörden bekommen würde".

Nach insgesamt 24-jähriger Unterbringungszeit wurde eine Pflegschaft mit dem Wirkungskreis der Vermögenssorge und des Aufenthaltsbestimmungsrechtes eingerichtet. Nach schriftlichem Einverständnis des Pflegers zum Aufenthalt auf einer geschlossenen Abteilung und der entsprechenden Genehmigung des Vormundschaftsgerichtes wurde der Patient bedingt aus der Maßregel entlassen, mit der Weisung, weiterhin "Wohnung und Aufenthalt in einer geschlossenen Abteilung" des betreffenden Krankenhauses zu nehmen. Zum Zeitpunkt unserer Untersuchung befand sich der Patient noch immer auf der gleichen Station, von der er bereits zwei Jahre zuvor "bedingt entlassen" worden war.

2.1.4 Voreinstellungen

Die in einigen Gutachten deutliche negative Voreinstellung gegenüber dem Patienten (C: I 3.8.3) war häufig auch den Verlaufseintragungen in den Krankengeschichten zu entnehmen. Sie entsprachen den Feststellungen von Rasch (1984a, S.43) über die therapiefeindliche Grundeinstellung vieler "Therapeuten" im Maßregelvollzug. Diese ungünstige Feststellung von Rasch müssen wir bestätigen. Die Ausrichtung der forensischen Psychiatrie an ein justitielles Rollenverständnis beklagt auch Moser (1971). Sie zeigte sich besonders deutlich in den Krankengeschichten einer forensisch-psychiatrischen Station, wo die nach § 63 StGB untergebrachten Patienten vom Stationsarzt stets nur als "Gefangene" tituliert wurden (z.B. in folgendem Eintrag: "Bedauerlicherweise läßt sich der Gefangene AV in seiner Schwachsinnigkeit ständig durch den Mitgefangenen AW beeinflussen").

Erschreckender noch als derartige Inhalte waren jedoch die *"inhaltslosen"* Krankengeschichten. Eigentlich müßte eine "Krankengeschichte" nach jahrzehntelanger Behandlung dieses Stück des Lebenslaufes des Patienten widerspiegeln. Den spärlichen Einträgen nach erschien die Biographie aber nicht selten auf wenige Zeilen reduziert. Zudem beschränkten sich die Eintragungen häufig auf Zwischenfälle (z.B. Entweichungen) und dienten offensichtlich vor allem der juristischen Absicherung des Therapeuten. In einigen Verlaufsberichten waren über mehrere Jahre hinweg überhaupt keine Einträge erfolgt, in anderen fand sich alljährlich nur der Eintrag, daß die Strafvollstreckungskammer eine Fortdauer der Unterbringung beschlossen habe. In einer Abteilung erschöpften sich Vermerke in den Krankenschichten vieler Patienten nur auf den jährlichen Stempelabdruck über die durchgeführte Röntgenreihenuntersuchung. Am schwersten wiegt aber, daß in vielen dieser Krankengeschichten der spärliche Inhalt ein wirklichkeitsgetreues Bild der äußerst dürftigen Bemühungen um den Patienten wiedergab (von Behandlung ganz zu schweigen).

Viel mehr Aufmerksamkeit wurde dem Delikt, das der Unterbringung vorausging, zugewandt, und in den meisten Krankenakten fand sich eine ausführliche Sammlung etwaiger Presseveröffentlichungen über die seinerzeitige Straftat des Patienten. Ebenso wurden eventuelle Zwischenfälle innerhalb des Krankenhauses häufig in einer Weise "dokumentiert", die über den informativen Charakter einer solchen, sicherlich notwendigen Dokumentation weit hinausging. So waren im Krankenblatt eines Patienten mit manischen Krankheitsphasen mehrere Seiten eines Fotoalbums eingeheftet. Auf der ersten Seite befand sich ein großes Portrait-Foto des Patienten mit der Legende: "Herr AX, geb. am ...., der am .... binnen zwei Minuten den Tagessaal auf der Abteilung 7 demolierte". Auf den darauf folgenden Albumseiten fanden sich mehrere großformatige Fotos der demolierten Station. Diese "Dokumentation" lag in der Krankengeschichte sogar in doppelter Ausfertigung vor. Die Problematik eines solchen Vorgehens liegt auf der Hand: in den Vordergrund der Perspektive rückt die Gefährlichkeit des Patienten, wie sie sich in seinen früheren Handlungen äußerte, möglicherweise eingetretene Veränderungen und Entwicklungen treten dagegen zurück.

Vorurteile waren aber nicht nur bei den Therapeuten, sondern auch auf Seiten der Justiz zu erkennen. Auch dies ließe sich an einer Reihe von Einzelbeispielen erläutern. Beispielhaft sollen hier jedoch zwei grundsätzliche Probleme genannt werden.

Das eine betrifft die sogenannten "Aufnahmeersuchen". Es handelt sich hierbei um die Begleitschreiben, mit denen die Staatsanwaltschaft als Vollzugsbehörde den Patienten in das Maßregelvollzugskrankenhaus einweist. Dies geschieht mittels vorgedruckter Formulare, in die jeweils die Personalien des Patienten sowie das Urteil eingetragen werden. Die meisten dieser Formulare tragen die gedruckte Überschrift: "Zum *Verwahrungsvollzug* soll aufgenommen werden:". Offensichtlich stammen diese Vordrucke noch aus der Zeit vor der 2. Strafrechtsreform im Jahre 1975 und sind seitdem nicht entsprechend überarbeitet worden. Es fiel anscheinend nicht auf, daß die Formulierung längst überholt war, oder die Veränderung schien den Zuständigen unwichtig. Jedenfalls zeigt das weiterverwendete Formular, wie ausgeprägt die Tendenz ist, veraltete Einstellungen und Stile beizubehalten, auch wenn sie bereits gesetzlich überholt sind.

Überdenkenswert erscheint ebenfalls die Praxis einer Strafvollstreckungskammer, die für eines der forensischen Spezialkrankenhäuser und somit für den psychiatrischen Maßregelvollzug eines ganzen Bundeslandes zuständig ist: Die Beschlußfassungen dieser Kammer sind fast durchgehend in Form eines hektographierten Vordruckes verfaßt, in das lediglich noch die Personalien des Patienten und das jeweilige Aktenzeichen einzutragen sind. Der vorgedruckten Begründungsformel folgen dann - wenn überhaupt - zumeist nur noch ein bis zwei erklärende Sätze. Zumindest bei den betroffenen Patienten dürfte ein solches Schreiben kaum den Eindruck hinterlassen, daß hier ein Entscheidungsprozeß vorausgegangen ist, in dem eingehend und individuell die Probleme des Patienten berücksichtigt wurden. Auch juristisch dürften solche Entscheidungen kaum der gesetzlich erforderlichen Begründungspflicht genügen. Laut mehrerer obergerichtlicher Urteile hat die Begründung einer Entscheidung der Strafvollstreckungskammern den gleichen Anforderungen zu genügen wie die Begründung eines strafgerichtlichen Urteils (eine Übersicht dieser Entscheidungen gibt Rittmann 1984, der zwar eine solche Anforderung für zu weitgehend hält, jedoch die Notwendigkeit einer ausführlichen Begründung ebenfalls betont).

Man könnte einwenden, hier werde formalen Details zuviel Bedeutung beigemessen. Aber auch wenn man den zuständigen Stellen Rationalisierungsmaßnahmen und Arbeitserleichterungen zugesteht, kommt man nicht umhin, die formale Abwicklung unter dem Aspekt der inhaltlichen Bedeutung dieser Dokumente zu bewerten. Wo es um Eingriffe in die Freiheit des Betroffenen geht, wo einschneidende Veränderungen seines Lebens veranlaßt werden (und das für die Dauer von Jahren oder gar Jahrzehnten), muß auch die Form der vorgeschriebenen Entscheidungen dem Ernst des Inhaltes entsprechen. Anderenfalls müssen Zweifel daran aufkommen, ob den entsprechenden Instanzen die Tragweite ihrer Entscheidungen überhaupt bewußt wird.

2.2 Stufenplan und Vollzugslockerungen

In fast allen untersuchten Einrichtungen besteht die Grundkonzeption der Behandlung in einem sogenannten "Stufenkonzept" (Leygraf u. Heinz 1984, eine kritische Übersicht dieses Konzeptes gibt Rasch 1986a). Nach anfänglich streng geschlossener Unterbringung werden dem Patienten in abgestuften Schritten zunehmend Vollzugslockerungen gewährt: Ausgang mit Pflegepersonal, Ausgang mit anderen Patienten innerhalb des

Krankenhausgeländes, Ausgang mit Angehörigen bis hin zu freiem Ausgang und Beurlaubungen. Mit diesen Vollzugslockerungen gehen zumeist verbesserte Möglichkeiten des arbeitstherapeutischen Einsatzes einher (z.B. Mitarbeit in den Handwerkskolonnen). Entsprechendes gilt für die Freizeitgestaltung (z.B. Sportgruppen).

Ein derartiges Stufenkonzept fand sich in jedem der 4 forensischen Spezialkrankenhäuser sowie in 8 von 9 forensisch-psychiatrischen Abteilungen. Einige Einrichtungen verfügen über ein Stufensystem, das bis in viele Einzelheiten hinein durchstrukturiert ist und zuweilen recht kompliziert anmutet. Zu dem Stufensystem gehört zumeist auch ein Katalog möglicher Sanktionen und Rückstufungen bei eventuellem Mißbrauch der Lockerungen oder anderweitigem Fehlverhalten. Viele Patienten hatten dieses Stufensystem bereits mehrfach durchlaufen und waren im Rahmen von Regelverstößen (z.B. Alkoholkonsum oder Entweichungen) jeweils zurückgestuft worden. Dieser Ablauf von Lockerung und Rückstufung wiederholte sich bei manchen in fast periodischer Weise immer aufs neue; der Versuch dieser Patienten, durch ein erfolgreiches Durchlaufen des Stufenkonzeptes bis zu einer Entlassung "vorzudringen", glich der in der griechischen Mythologie beschriebenen Arbeit des Sisyphos.

Wieviel Freizügigkeiten eingeräumt werden und in welchem Zeitrahmen dies geschieht, richtet sich sowohl nach der vermuteten Gefährlichkeit des Patienten als auch nach seinem Anpassungsvermögen in der Anstalt und seiner Kooperationsbereitschaft in der Behandlung. Diese Praxis, dem Patienten Vollzugslockerungen zur Verbesserung seiner Therapiemotivation zu "gewähren" (vielfach auch als "Förderung" des Patienten bezeichnet), wird von juristischer Seite zu Recht kritisiert. So ist Volckart (1984) zuzustimmen, daß die Möglichkeiten einer freizügigeren Unterbringung nicht "als Belohnung für Wohlverhalten im Vollzug" dienen dürfen.

Dabei kommt den Lockerungen der Freiheitsentziehung neben der Funktion, die Kooperationsbereitschaft des Patienten zu erhöhen, vor allem die Bedeutung einer Verhaltenserprobung zu. Erst unter den Bedingungen eines größtmöglichen individuellen Freiheitsraumes kann sich zeigen, ob sich die zuvor erreichten Verhaltensänderungen auch unter Belastung bewähren. Dies enthebt die zuständigen Therapeuten natürlich nicht von der Verpflichtung, mögliche Gefährdungsrisiken vor einer solchen "Belastungserprobung" zu beurteilen. Hier ist der Kritik von Rasch (1986a) zuzustimmen, daß in diesem Zusammenhang allzu häufig nach der "Versuchs-Irrtums-Methode" verfahren werde.

Trotz der möglichen Einwände gegen die Effizienz eines solchen Stufensystems steht die therapeutische Notwendigkeit von Lockerungen im Maßregelvollzug außer Frage (Venzlaff 1978, Venzlaff u. Schreiber 1981, Leygraf u. Heinz 1984). Offene Behandlung wirkt Hospitalisationsstörungen entgegen. Sie bietet die Möglichkeit des sozialen Trainings und ist erforderlich, um bestehende Außenkontakte (z.B. familiärer Art) aufrechtzuerhalten oder neu zu bilden, was für die Rehabilitation psychisch Kranker allgemein von großer Bedeutung ist (vgl. z.B. Leyer u. Riedell 1980).

Dabei war es vor Einführung der Maßregelvollzugsgesetze vielerorts kaum möglich, dem Patienten Freizügigkeiten zu gewährleisten. Hierzu mußte zumeist ein "Gnadenerweis" seitens des Justizministers (Gretenkord u. Lietz 1983) oder des Landesherrn (Bischof 1987) eingeholt werden, was u.a. Venzlaff u. Schreiber (1981) zu Recht als unzulässige Benachteiligung der psychisch kranken Rechtsbrecher kritisierten. Aber auch die jetzige Rechtssituation kann unter dem Aspekt der Gleichheit vor dem Gesetz kaum befriedigen: die Regelungen der einzelnen Bundesländer sind hinsichtlich möglicher Vollzugslockerungen äußerst unterschiedlich (Volckart 1986).

So liegt beispielsweise die Entscheidung über Vollzugslockerungen (einschließlich freiem Ausganges und Urlaub) in Nordrhein-Westfalen alleine beim ärztlichen Leiter der Einrichtung (§ 9 Abs. 4 DV-MRV-NRW vom 4.10.86). In Bayern dagegen muß jeder Ausgang über den Krankenhausbereich hinaus, soweit er nicht in Begleitung eines Bediensteten der Einrichtung erfolgt, als "Urlaub" deklariert werden, vor dessen Gewährung stets die Staatsanwaltschaft als Strafvollstreckungsbehörde in einem schriftlichen Verfahren gehört werden muß (Bischof 1987). Jedoch kann "die Hinzuziehung unkundiger Außenstehender nur die Vermehrung von Ungewißheit nach sich ziehen" (Rasch 1986a). Die ohnehin große prognostische Unsicherheit wird hierdurch eher noch gesteigert. Die Problematik einer solchen Regelung ist auch darin zu sehen, daß dem zuständigen Staatsanwalt der Patient - wenn überhaupt - nur vom seinerzeitigen Erkennungsverfahren her persönlich bekannt ist, so daß die Stellungnahme des Staatsanwaltes allzusehr vom Bild der damaligen Gefährlichkeit ausgehen könnte.

Fallgeschichte 22:
Patient BA war wegen eines versuchten Totschlages untergebracht worden. Im Rahmen einer akuten Psychose hatte er mit einem Gewehrkolben auf seinen Vater eingeschlagen. Nachdem er sich unter einer Rezidivprophylaxe mittels eines Depot-Neuroleptikums während der gesamten vierjährigen Unterbringungszeit durchgehend unauffällig zeigte, stellte die Strafvollstreckungskammer die bedingte Entlassung nach einem weiteren Jahr in Aussicht. Es erfolgten daraufhin, stets mit Genehmigung der Staatsanwaltschaft, mehrere Beurlaubungen für jeweils ein bis zwei Wochen in's Elternhaus, die jeweils komplikationslos verliefen. Kurz vor Ablauf dieses fünften Unterbringungsjahres erfolgte jedoch auf einen erneuten Urlaubsantrag des Krankenhauses folgende Stellungnahme der Staatsanwaltschaft:
"In Hinblick auf die offenbar ohne nennenswerte Beanstandungen verlaufenden vorangegangenen Urlaubsgewährungen vermag ich mich einem erneuten Urlaub nicht verschließen. Jedoch habe ich zu der beabsichtigten Maßnahme Bedenken. Nach dem seinerzeitigen Gutachten von Dr. L. leidet der Untergebrachte an einer akuten Schizophrenie, die schubartig verläuft und eine Ausheilung nicht erwarten läßt. Diesen Eindruck konnte ich mir in der Hauptverhandlung auch persönlich verschaffen, so daß ich auch heute noch nicht einsehen kann, wieso in diesem Fall keine Rückfälle in die akute Psychose naheliegend sind. Aus diesem Grund bitte ich sehr, ihr Gesuch zu überdenken."

Zwar geschehen die meisten Zwischenfälle im Maßregelvollzug im Rahmen solcher Vollzugslockerungen (s. C: II 1.2); dennoch wird deren tatsächliche Gefahr zumeist eher überschätzt. Lietz u. Gretenkord (1985) verglichen die Häufigkeit von Zwischenfällen vor und nach dem Erlaß des Maßregelvollzugsgesetzes in Hessen (1.1.1982). Von 1981 bis 1983 stieg der Anteil der Patienten mit freiem Ausgang von 0,7 % auf 31,0 %, die der Beurlaubungen von 10,8 % auf 40,2 %. Trotzdem wurden Entweichungen und andere Zwischenfälle nicht häufiger, sondern - gemessen an der Patientenzahl mit größerem Freiheitsspielraum - relativ seltener.

Im Rahmen unserer Untersuchung wurde bei jedem Patienten der ihm zum Zeitpunkt der Erhebung zugestandene Lockerungsgrad dokumentiert. Dabei benutzten wir zunächst eine - den o.g. Stufensystemen vergleichbare - Abstufung in unterschiedlichste Lockerungsgrade (s. Erhebungsbogen im Anhang). Es zeigte sich jedoch, daß eine derart differenzierte Einteilung kaum noch Vergleiche zwischen den einzelnen Einrichtungen zuließ. So ist ein "Ausgang im Krankenhausgelände" sicher anders zu bewerten, wenn dieses Gelände von einer hohen Außenmauer umgeben ist, als ein Ausgang in einem Krankenhauspark, dessen "Außensicherung" sich auf einen 80 cm hohen Jägerzaun beschränkt. Deshalb berücksichtigt unsere Auszählung nur zwei zweifelsfrei definierbare Lockerungen: *freier Ausgang* außerhalb des Krankenhausbereiches sowie *Urlaub*.

Vergleicht man die Häufigkeit solcher Vollzugslockerungen in den einzelnen Bundesländern, findet man deutliche Unterschiede. Innerhalb eines halben Jahres erfolgten in Hessen und Berlin bei fast der Hälfte der untergebrachten Patienten eine oder mehrere Beurlaubungen, in Niedersachsen oder Rheinland-Pfalz jedoch nur bei ca. 16 % (Abb. 80). Hatten in Hessen 40 % und in Berlin mehr als 50 % der Patienten auch außerhalb der Klinik freien Ausgang, so wurde in Bayern nur 11 % und in Rheinland-Pfalz sogar nur 4 % der Patienten diese Freizügigkeit gewährt (Abb. 81). Hier dürfte sich erneut die Frage nach der Gleichheit vor dem Gesetz stellen.

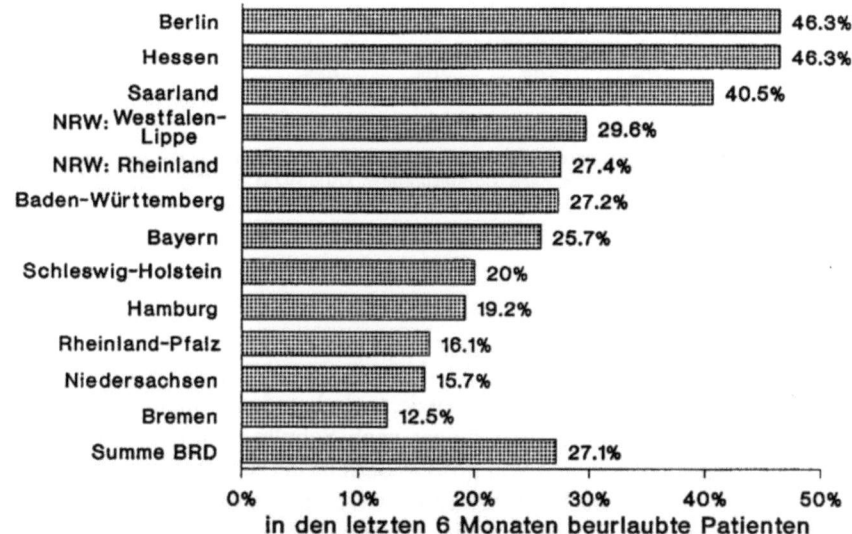

Abb. 80. Prozentualer Anteil der Patienten, die innerhalb der letzten 6 Monate vor der Erhebung zumindest einmal beurlaubt waren, gegliedert nach Bundesländern (N = 1973)

Ob das Maß an Freizügigkeiten auch vom Einrichtungstyp (Station, Abteilung, Zentralkrankenhaus) abhängig ist, ist schwer zu bestimmen; denn in dem einen Bundesland sind die Patienten hauptsächlich zentralisiert untergebracht, in einem anderen gestreut, so daß mögliche Unterschiede zwischen den Einrichtungstypen hauptsächlich auf die beschriebenen regionalen Verschiedenheiten zurückzuführen wären.

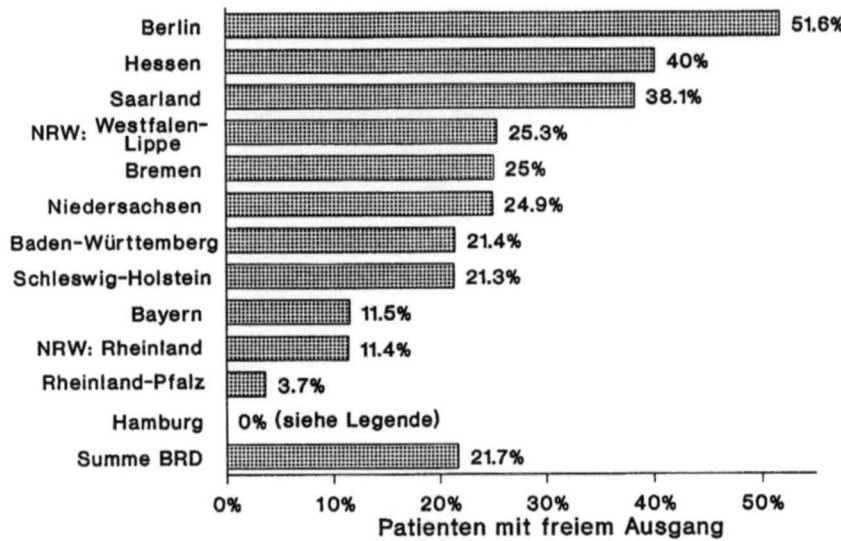

Abb. 81. Prozentualer Anteil der Patienten, die zum Zeitpunkt der Erhebung auch außerhalb des Klinikbereiches freien Ausgang hatten, gegliedert nach Bundesländern (N = 1973). In Hamburg konnte zum Erhebungszeitpunkt wegen eines noch nicht geklärten Zwischenfalles für keinen Patienten ein freier Ausgang genehmigt werden

2.3 Arbeitstherapie

Für die Entwicklung der klinischen Psychiatrie von einer kustodialen zu einer "aktiveren Krankenbehandlung" (Simon 1929, zitiert nach Schulte 1962) sind u.a. ergotherapeutische Behandlungsmaßnahmen von großer Bedeutung. Ob in der Behandlung schizophrener Patienten praktische Invalidisierungen verhindert werden können, hängt von der Intensität arbeits- bzw. beschäftigungstherapeutischer Behandlungsmöglichkeiten eines psychiatrischen Krankenhauses ab (Wing 1970). Dabei zielt die Beschäftigungstherapie vorwiegend auf eine sinnvolle Betätigung und Förderung der Kreativität. Arbeitstherapie umfaßt dagegen auch Tätigkeiten des normalen Arbeitslebens und ist mit gewissen Leistungsanforderungen verbunden.

Auch im Rahmen der Entwicklung sozialtherapeutischer Einrichtungen wurde der Arbeitstherapie eine große Bedeutung zugemessen (z.B. Mauch u. Mauch 1971). Dies gelte auch dann, wenn in Zeiten einer wirtschaftlichen Rezession vielen Patienten voraussichtlich nach einer Entlassung die Arbeitslosigkeit droht (Rotthaus 1978). Denn berufliche Fähigkeiten zu erwerben, ist nur ein Ziel der Arbeitstherapie. Mindestens ebenso bedeutsam ist, daß Arbeitstherapie regressionsvermindernd wirkt und Ausdauer, Belastbarkeit und situationsadäquates Sozialverhalten fördert (Leygraf u. Heinz 1984).

Nur 13,2 % der untersuchten Patienten nahmen zum Zeitpunkt der Erhebung nicht in eine arbeits- bzw. beschäftigungstherapeutische Maßnahme teil (Tabelle 29). Dies scheint darauf hinzuweisen, daß die Bedeutung dieses Behandlungsbereiches in der

Praxis des Maßregelvollzuges entsprechend berücksichtigt wird. Vielfach schien die Arbeitstherapie jedoch alleine dem Zweck zu dienen, den Patienten "irgendwie über den Tag zu bringen" (Rasch 1984a, S. 39). So besteht z.B. in einer der forensischen Spezialkliniken insofern ein fast absoluter "Arbeitszwang", als daß alle Patienten (so es ihre aktuelle körperliche und psychische Verfassung zuließ) zumindest die Station verlassen und zur Arbeitstherapie gehen müssen. Ob sie dort dann auch tatsächlich arbeiten, oder lediglich dem Ende der Arbeitstherapiezeit entgegenharren, schien von untergeordneter Bedeutung zu sein.

Tabelle 29. Art der jeweiligen Arbeits-/Beschäftigungstherapie (N = 1973)

		Patienten abs.	%
innerhalb der Einrichtung:			
	Beschäftigungstherapie	222	11,3
	Stationsdienst	348	17,6
	einfache (vor-) industrielle Arbeit	663	33,6
	qualifiziertere industrielle Arbeit	95	4,8
	handwerkliche Arbeit	129	6,5
	landwirtschaftliche Arbeit	181	9,2
	Zwischensumme	1638	83,0
außerhalb der Einrichtung:			
	einfache (vor-) industrielle Arbeit	8	0,4
	qualifiziertere industrielle Arbeit	61	3,1
	handwerkliche Arbeit	8	0,3
	Zwischensumme	77	3,8
keine Arbeit:		260	13,2
	Summe	1973	100,0

Darüber hinaus ist die Art der angebotenen Arbeitsmöglichkeiten zumeist recht anspruchslos. Ein Drittel der Patienten war mit einfachsten manuellen Tätigkeiten (z.B. dem Eintüten bzw. Verpacken von Kleingegenständen) oder einer entsprechenden (vor-) industriellen Tätigkeit (Einspeichen von Fahrrädern, Stanz- oder Schraubarbeiten) beschäftigt. Dies kann allerdings den Einrichtungen kaum angelastet werden; denn der Arbeitsmarkt stellt den Krankenhäusern (auch denen der Allgemeinpsychiatrie) nur selten sinnvollere Tätigkeiten zur Verfügung (Übersicht s. Reimer 1977). Eine extramurale Arbeitstätigkeit fanden nur 3,8 % der Patienten. Die Möglichkeiten der Arbeitstherapie sind auch dadurch begrenzt, daß die forensisch-psychiatrischen Krankenhäuser zumeist ländlich und fernab einer industriellen Infrastruktur liegen. Nur in 5 Einrichtungen fand sich ein relativ differenziertes Angebot arbeitstherapeutischer Möglichkeiten. Dabei zeigen sich auch hier die forensisch-psychiatrischen Abteilungen bzw. Spezialkliniken insgesamt besser ausgestattet als die entsprechenden Möglichkeiten der forensischen Stationen.

Die Arbeitsentlohnung ist sehr unterschiedlich. In einigen Einrichtungen wird den Patienten neben dem Taschengeld eine pauschale Entlohnung ihrer Tätigkeit ausgezahlt, die - je nach Einrichtung - zwischen 30,- und 50,- DM monatlich schwankte. In anderen Einrichtungen erfolgt die Entlohnung entsprechend der geleisteten Tätigkeit. Zwei Krankenhäuser verfügen über ein recht differentiertes Entlohnungssystem, das neben Art und Schweregrad der geleisteten Arbeit auch die individuellen Möglichkeiten des einzelnen Patienten berücksichtigt. In einem Krankenhaus ist den Patienten ein Verdienst bis zu 280,- DM monatlich möglich.

2.4 Bildungsmöglichkeiten

In der Literatur findet sich vielfach die Forderung, schulische und berufliche Weiterbildungsmöglichkeiten in die Maßregelbehandlung zu integrieren (Schumann 1983, Volckart 1986, Psychiatrie-Enquête S. 283 und 421). Auf die Bedeutung schulischer und beruflicher Weiterbildungsmöglichkeiten im psychiatrischen Maßregelvollzug weisen einige oben beschriebene Befunde hin (C: I 1.5.3): unter den Patienten finden sich zu 13,6 % Analphabeten; mehr als die Hälfte verfügt über keinen Hauptschulabschluß und drei Viertel der Patienten hat keine Berufsausbildung abgeschlossen. Die Vermittlung eines schulischen Grundlagenwissens bzw. die Verbesserung des Bildungsniveaus hätte einen unmittelbaren therapeutischen Nutzen auf die Selbstwertproblematik dieser Patienten. Darüber hinaus wäre eine entsprechende Bildung bei vielen Patienten von großer praktischer Bedeutung für die Möglichkeit eines eigenständigen Lebens nach der Entlassung.

Der Vergleich dieser Forderung mit den tatsächlich gegebenen Möglichkeiten im Maßregelvollzug erscheint deprimierend: Einen qualifizierenden Schulunterricht (zur Erlangung des Hauptschulabschlusses) besuchten zum Erhebungszeitpunkt nur 14 Patienten (1,2 % der Patienten ohne Hauptschulabschluß). 120 Patienten (6,1 %) besuchten Kurse zur Erlangung schulischer Grundfertigkeiten, die jedoch nur mit unterschiedlicher Regelmäßigkeit angeboten wurden. Noch schlechter zeigte sich die Situation im Bereich der beruflichen Weiterbildung: In einer Lehrausbildung befanden sich lediglich sechs Patienten (0,3 %), die nur bei drei dieser Patienten in der Einrichtung selbst durchgeführt wurde. Die anderen drei Patienten arbeiteten in einem externen Lehrbetrieb. Bei weiteren 20 Patienten (1,0 %) wurden spezielle berufliche Fähigkeiten gefördert (z.B. durch einen Schweißerlehrgang).

Nur in drei der 13 forensisch-psychiatrischen Stationen wurden sog. "Alphabetisierungskurse" angebotenen, die durch stundenweise dort tätige Lehrer erfolgten. Von den neun forensisch-psychiatrischen Abteilungen verfügten nur drei über schulische Möglichkeiten. In zwei Abteilungen war jeweils ein Lehrer halbtags tätig, in einer weiteren Abteilung wurden durch einen Diplom-Pädagogen Grundschulkurse angeboten. Insgesamt etwas besser ausgestattet waren die forensischen Spezialkrankenhäuser. In zwei dieser Einrichtungen erfolgten schulische Grundkurse (durch einen halbtags tätigen Lehrer bzw. durch einen Diplom-Pädagogen). In den beiden anderen Krankenhäusern wurden darüber hinaus Kurse zur Erlangung des Hauptschulabschlusses durchgeführt, in einem Fall durch zwei vollangestellte Lehrer, in dem anderen Krankenhaus durch einen angestellten Lehrer in Zusammenarbeit mit der Volkshochschule. Die 120 Patienten, die einen schulischen Grundkurs besuchten, befanden sich somit auch zu 70,8 % in einem Spezialkrankenhaus, Patienten mit Hauptschulkursen sogar zu 85,6 %. Demnach sind die Bildungschancen der Patienten in den forensisch-psychiatrischen Stationen und Abteilungen noch wesentlich schlechter als in den Spezialkrankenhäusern. Die Möglichkeit, in der Einrichtung selbst eine Lehre zu absolvieren, bestand überhaupt nur in einem einzigen Krankenhaus.

Die Bildungsmöglichkeiten der forensisch-psychiatrischen Einrichtungen ließen sich ohne großen Schwierigkeiten und mit einem wohl vertretbaren Aufwand verbessern; "Vordringlich auszubauen ist ... der Bereich der schulischen und beruflichen Ausbildung" (Gretenkord u. Heinz 1983).

2.5 Somatische Behandlung

Wie in der Allgemeinpsychiatrie steht auch im psychiatrischen Maßregelvollzug unter den somatotherapeutischen Maßnahmen die Behandlung mit Psychopharmaka ganz im Vordergrund (Übersicht s. Tabelle A83). Operative Kastrationen werden anscheinend kaum noch durchgeführt (vgl. Wille 1986). Es fand sich außerdem nur eine Patientin, bei der - bereits vor 20 Jahren - eine stereotaktische Hirnoperation durchgeführt worden war (zur Problematik solcher Eingriffe vgl. Füllgraff u. Barbey 1978). Wenn aber zur Behandlung der 748 schizophrenen Patienten im Laufe vieler Jahre nur einmal die Elektrokrampftherapie angewandt wurde, entsteht die Frage, ob im psychiatrischen Maßregelvollzug alle somatotherapeutischen Möglichkeiten genutzt werden oder ob die Behandlung nicht allzu eng auf eine Pharmakotherapie beschränkt ist.

43,5 % der Patienten erhielten zum Erhebungszeitpunkt Psychopharmka, zumeist in Form einer neuroleptischen Behandlung. Seltener wurden Tranquilizer gegeben, eine antidepressive Medikation nur in Ausnahmefällen (allerdings sind depressive Krankheitsformen im Maßregelvollzug auch selten, s. Tabelle A10). Zur Qualität der Pharmakotherapie kann unsere Erhebung nichts aussagen. Wenn jedoch 92 % der schizophrenen Langzeitpatienten neuroleptisch behandelt werden (Abb. 82 und Tabelle A84), dürfte dieser Anteil zu hoch sein, nachdem festgestellt wurde, daß nur jeder zweite schizophrene Patient dauerhaft der Neuroleptika bedarf (Woggon 1979).

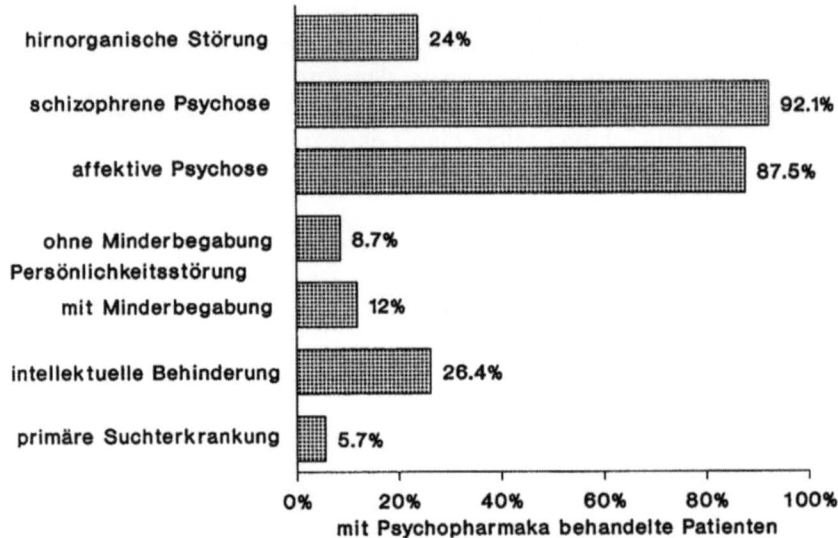

Abb 82. Prozentualer Anteil der Patienten, die zum Zeitpunkt der Erhebung mit Psychopharmaka behandelt wurden (N = 1973, Einzeldaten s. Tabelle A84)

Den Eindruck einer mißbräuchlichen Nutzung psychotroper Medikamente allein zur "Ruhigstellung" schwieriger Patienten - wie dies z.B. den Justizvollzugsanstalten zeitweilig angelastet wurde (Alber 1981) - gewann man während der Erhebung eher selten. Letztlich läßt sich die Frage, ob die Gabe eines bestimmten Medikamentes bei einem bestimmten Patienten als Therapie sinnvoll oder als mißbräuchliche "Ruhigstellung" anzusehen ist, nicht verläßlich objektivieren. Der Eindruck einer mißbräuchlichen Nutzung drängte sich etwa bei einem persönlichkeitsgestörten Patienten auf, bei dem in der Jahresstellungnahme des Krankenhauses unter Hinweis auf die durchgeführte Medikation als Behandlungserfolg vermerkt wurde, daß "der Patient jetzt als anstaltssozial bezeichnet werden kann". Weiter heißt es: "Negativ ist ihm aber anzulasten, daß er jetzt vollkommen autistisch und antriebslos herumhängt". Kritisch zu betrachten ist sicher auch die noch kürzlich erfolgte Empfehlung zur "Applikation eines Psychopharmakons ... als vertrauensbildende Maßnahme" bei Patienten mit einer "devianten Persönlichkeitsstruktur" (Stüttgen 1987). Die Häufigkeit einer medikamentösen Behandlung bei persönlichkeitsgestörten Patienten im Maßregelvollzug zeigte sich insgesamt zumindest seltener (Abb. 82 und Tabelle A84) als die Verordnung von Psychopharmaka bei Häftlingen im Strafvollzug (vgl. Romkopf 1982).

Eine Behandlung mittels Antiepileptika erfolgte bei insgesamt 61 Patienten (3,1 % aller untersuchten Fälle). Dies erschien bei einigen dieser Patienten zumindest als problematisch, da eine solche Behandlung auch bei Patienten erfolgte, bei denen bislang noch nie ein cerebraler Krampfanfall aufgetreten war. Die Behandlung begründete sich dabei allein auf entsprechende, z.T. eher unspezifische Veränderungen des Hirnstromkurvenbildes. Ebenso war die gutachterliche Diagnose eines epileptischen Anfallsleidens oft nur aufgrund solcher EEG-Veränderungen erfolgt, wobei zumindest die gutachterliche Schlußfolgerung von der "latenten Epilepsie" bzw. der "epileptischen Wesensänderung" als Hintergrund des straffälligen Verhaltens oft fragwürdig erschien.

Eine medikamentöse Behandlung mit Antiandrogenen wurde bei 84 Patienten (4,2 % aller bzw. 15,9 % der Patienten mit Sexualdelikten) durchgeführt, im Vergleich zur Häufigkeit von Sexualdelikten, die zur Unterbringung geführt hatten, also ebenfalls eher selten. Jedoch kommt es weniger auf die Relation als auf die Indikation im einzelnen an (zur Indikation und Wirkung einer solchen Behandlung vgl. z.B. Laschet 1972, Sigusch 1980, Kockott 1983). Im übrigen ist zu bedenken, daß bei Patienten, die wegen gewalttätiger Sexualdelikte untergebracht waren, im allgemeinen nicht nur eine sexuelle Deviation besteht, sondern die Vordelinquenz dieser Patienten zumeist auch andere als sexuelle Straftaten aufweist (C: I 4.3; vgl. Schorsch 1971, S. 212, Fehlow 1980). Eine medikamentöse Hemmung des Sexualtriebes wäre bei diesen Patienten also in Hinblick auf die Legalprognose auch kaum erfolgsversprechend. Eine solche Behandlung erfolgte daher überwiegend bei pädophilen Patienten.

Eine operative Kastration war lediglich bei insgesamt 8 Patienten durchgeführt worden, darunter bei 2 Patienten bereits vor der jetzigen Unterbringung (eine kritische Übersicht zur Frage der operativen Kastration gibt Heim 1980). Bei diesen beiden erneut eingewiesenen Patienten war die Kastration während der Erstunterbringung durchgeführt worden.

Fallgeschichte 25:
Patient BD wurde im Alter von 23 Jahren wegen einer erstmalig begangenen pädophilen Handlung in den Maßregelvollzug eingewiesen. Diagnostisch war vom Gutachter eine intrauterine Hirnschädigung aufgrund einer Toxoplasmose-Infektion der Mutter festgestellt worden. Da der Patient selbst über zeitweilig "überstarke Triebgefühle" klagte, erfolgte nach vierjähriger Unterbringung eine operative Kastration und kurze Zeit darauf die bedingte Entlassung. Wenige Monate später beging BD einen Tötungsversuch an einem siebenjährigen Kind.
Während der nun folgenden Widerrufsunterbringung berichtete er immer wieder über einen "Tötungstrieb", den er seit der Kastration verspüre, was jedoch seitens der zuständigen Therapeuten zunächst als "hysterische Geltungssucht" gedeutet wurde. "...Redet nach wie vor in großsprecherischer, geltungssüchtiger Manier viel dummes Zeug...zeigte sich uneinsichtig und widerborstig, wobei er sofort ziemlich patzig auftritt, die Hand in der Tasche behält, sich auf den Stuhl lümmelt und ohne gefragt zu sein in frechem Ton ein Obergutachten fordert. ... BD versuchte, wie erwartet, sich mit 'meine Triebkrankheit' wichtig zu tun ... faselt ständig von Mordgedanken ... wird wegen seiner zunehmenden Unverschämtheiten und Drohungen außerordentlich scharf zurechtgewiesen."
In der Folgezeit kam es zu mehreren Zwischenfällen, in denen der Patient sowohl einige Pfleger, wie auch Mitpatienten zu erwürgen versuchte. Daraufhin wurde eine medikamentöse Behandlung mittels eines Depot-Neuroleptikums durchgeführt, was zu einer zunehmenden Verhaltensänderung führte. Die letzte Eintragung im Krankenblatt lautete: "Herr BD ist ein hyperthymer, sehr strebsamer und zugewandter Mann, der es versteht, mit allen auszukommen."

2.6 Psychotherapie

In der forensische Psychiatrie kontrastiert "die Vielfalt der angegebenen Therapieverfahren ... recht eindrucksvoll mit der Zahl der Therapeuten" (Guth 1983). Von einer ausgesprochenen psychotherapeutischen Polypragmasie ("Wir machen praktisch alles.") berichtet auch Rasch (1984a, S.37).

Im Rahmen der Erhebung war eine Dokumentation eventueller psychotherapeutischer Behandlungsmaßnahmen bei den einzelnen Patienten vorgesehen. Es zeigten sich im Verlaufe der Erhebung jedoch erhebliche Abgrenzungsprobleme. Letztlich blieb die Frage, ob bei dem Patienten eine psychotherapeutische Behandlung durchgeführt wurde oder nicht, eine subjektive Entscheidung des Untersuchers. War die

Teilnahme des Patienten an der "psychotherapeutisch orientierten Großgruppe" (wie eine Stationsversammlung mit 50 Patienten bezeichnet wurde) als eine psychotherapeutische Behandlung anzusehen? Wie wäre die "moralische Therapie nach Franz Babelt" einzuordnen, oder die "regelmäßige Besprechung des unbedingten Vernunftsgesetzes nach Kant (kategorischer Imperativ)"? Eine Zwischenauswertung zeigte bald, daß die Häufigkeit, mit der eine psychotherapeutische Behandlung dokumentiert worden war, überwiegend vom Eindruck abhing, den der Untersucher vom therapeutischen Gesamtklima einer Einrichtung hatte. Ein statistische Auswertung dieser Variable war daher kaum sinnvoll.

Ob bei einem bestimmten Patienten ein bestimmtes Psychotherapieverfahren eingesetzt wurde oder nicht, hing weniger von der Indikation als von zufälligen Faktoren ab, z.B. von den psychotherapeutischen Möglichkeiten des Stationsarztes oder Psychologen. Nur in ausgesprochen seltenen Fällen war zuvor eine gezielte Indikation zu einer bestimmten psychotherapeutischen Methode erfolgt. Bei 16 Patienten (0,8 % der insgesamt untersuchten) wurde eine solche Behandlung durch einen externen Psychotherapeuten durchgeführt. Hier waren zumeist erhebliche Bemühungen des Patienten selbst oder seiner Angehörigen bzw. seines Anwaltes vorhergegangen.

Aber auch auf Seiten der Patienten stehen der Psychotherapie im Maßregelvollzug Schwierigkeiten und Hindernisse entgegen, speziell die häufig vorliegende Minderbegabung und das oft erhebliche Bildungsdefizit. Hierdurch werden die Möglichkeiten insbesondere der verbalen oder interpretativen Psychotherapieverfahren eingeschränkt, zumal diese Verfahren bislang vorwiegend für Patienten der gehobenen Mittelschicht entwickelt wurden (Moser 1980). Selbst in einer psychoanalytisch orientierten Einrichtung wie der van Mesdag-Klinik in Groningen erfolgt eine spezielle Psychotherapie nur bei etwa jedem dritten Patienten (Reicher 1976).

Wenn die Psychotherapie im Maßregelvollzug verbessert werden soll, muß als erstes eine therapeutische Gesamtoriertierung der Einrichtungen durchgesetzt werden. Erst danach ist es sinnvoll, spezielle Therapieverfahren vermehrt einzusetzen, die auf diese Patienten und ihre Lebenssituation abgestimmt sein müssen. Gerade in diesem Behandlungsbereich berühren sich Psycho- und Soziotherapie. So gilt auch in einigen sozialtherapeutischen Anstalten, daß Psychotherapie nur "eine von mehreren möglichen Behandlungsformen und nicht notwendiger Bestandteil der Sozialtherapie" sei (Rotthaus 1978).

2.7 Sozialkontakte und Übergangseinrichtungen

Nach Ritzel (1978) begingen ca. 43 % der rückfälligen Patienten ihr erneutes Delikt bereits innerhalb des ersten Jahres nach der Entlassung. Auch im Rahmen unserer Erhebung war bei den erneut untergebrachten Patienten die Wiedereinweisung in mehr als 40 % bereits innerhalb der ersten 12 Monate erfolgte (C: I 7.1.1). Die Hauptursache für dieses frühzeitige Scheitern lag nach Ritzel in sozialen Kontaktabbrüchen und der sozialen Desintegration dieser Patienten.

Auf eine mangelnde familiäre Einbindung der Maßregelvollzugspatienten weist bereits hin, daß nur ca. 46 % der Patienten vor der Unterbringung noch gemeinsam mit Angehörigen der Herkunfts- bzw. der eigenen Familie wohnten (C: I 1). Darüber hinaus zeigte sich auch im Verlaufe der Unterbringung ein erheblicher Mangel an Außenkontakten. So waren zum Zeitpunkt der Erhebung nur 59,1 % der Patienten (n = 1167) innerhalb der letzten 6 Monate zumindest einmal von Angehörigen oder Bekannten besucht worden.

Dabei erhalten mit zunehmender Unterbringungsdauer immer weniger Patienten solche Besuche (Abb. 83 und Tabelle A85). Bestand bei Patienten, die bislang weniger als 5 Jahre untergebracht waren, noch zu fast zwei Drittel ein derartiger Besuchskontakt, so sinkt diese Quote bei einer längeren Unterbringungsdauer deutlich ab. Dies könnte dahingehend interpretiert werden, daß es bei vorhandenen Außenkontakten seltener zu einer Langzeitunterbringung des Patienten kommt. So beträgt die (bisherige !) Verweildauer von Patienten mit Besuchskontakten im Mittel erst 5,6 Jahre, bei Patienten ohne solche Kontakte dagegen 7,2 Jahre (Tabelle A85). Näherliegender erscheint jedoch die Vermutung, daß mit zunehmender Unterbringungsdauer zuvor noch vorhandene Verbindungen allmählich abbrechen und die Beziehungen zur Außenwelt immer stärker verkümmern. Hierauf weisen auch die von Schumann (1983) berichteten Befunde hin: 52 % der in Westfalen untergebrachten Maßregelpatienten hatten kaum oder gar keine Kontakte mehr zu Angehörigen; jeder zweite dieser Patienten hatte den Kontakt zu den Angehörigen erst im Verlaufe der Unterbringung verloren.

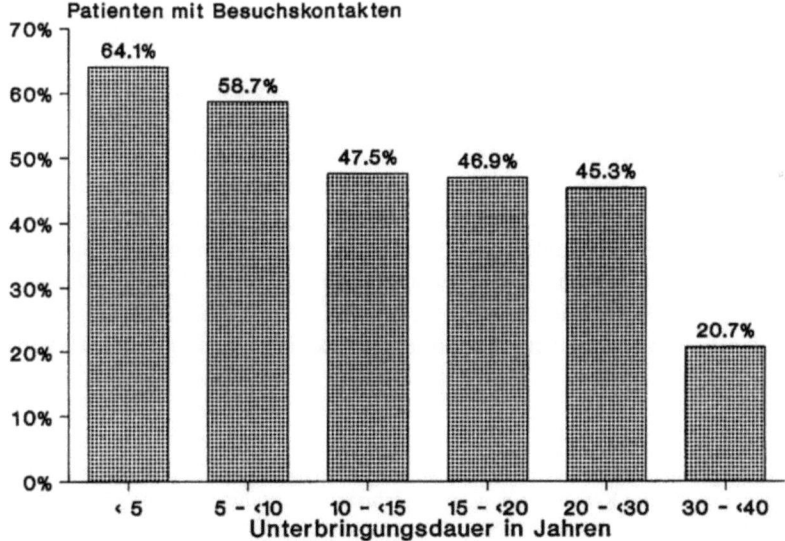

Abb. 83. Prozentualer Anteil der Patienten, die innerhalb der letzten 6 Monate zumindest einmal Besuch (von Angehörigen oder Bekannten) erhalten hatten, gegliedert nach der Unterbringungsdauer (N = 1973, Einzeldaten s. Tabelle A85). Deutlich abnehmender Besuchskontakt bei langzeituntergebrachten Patienten

Berücksichtigt man weiterhin die vorangegangene "Institutionskarriere" sowie die zumeist langjährige Unterbringungsdauer, erscheint eine abgestufte Rehabilitation dieser Patienten ebenso notwendig wie eine intensive Nachsorge. Die Effizenz eines gezielten Rehabilitationsprogrammes wurde in katamnestischen Untersuchungen bewiesen (Heinmüller 1982, Rintelen u. Gabbert 1986). Von 40 ehemaligen Patienten einer forensisch-psychiatrischen Abteilung, die zunächst in den allgemein-psychiatrischen Rehabilitationsbereich übernommen und von dort aus entlassen und nachbetreut wurden, waren während eines Katamnesezeitraumes von im Mittel 10 Jahren nur zwei Patienten erneut straffällig geworden (Gabbert 1987). Diese Rückfallquote ist deutlich geringer als in den von Ritzel (1978) untersuchten Fällen, bei denen zumeist keine derartigen Rehabilitationsbemühungen unternommen worden waren.

Vielfach beschränken sich jedoch die Entlassungsvorbereitungen im Maßregelvollzug darauf, ein "geeignetes Entlassungsumfeld" zu suchen, worunter meist die Verlegung in ein (Langzeit-) Heim verstanden wurde (zur Problematik solcher Heimunterbringungen vgl. Kunze 1981). Und auch dies erwies sich noch häufig genug als ausgesprochen schwierig.

Fallgeschichte 23:

Deutlich wird dies z.B. im folgenden Beschluß einer Strafvollstreckungskammer, in dem die Fortdauer der Unterbringung des Patienten BB angeordnet wurde. BB war zu diesem Zeitpunkt bereits seit 10 Jahren wegen sexuellen Mißbrauchs der eigenen Kinder untergebracht:
"Das Krankenhaus hat in seiner gutachterlichen Stellungnahme vom ... ausgeführt, daß die Gefahr, daß der Betroffene in sexueller Hinsicht erneut rückfällig werde, zwar erheblich reduziert sei. Er könne jedoch nur in eine Umgebung entlassen werden, in der eine hinreichende ärztliche Betreuung gewährleistet sei und in der sich ihm genügend sozialer Halt biete. Eine solche Umgebung sei bislang nicht gefunden worden. Es ist allerdings festzustellen, daß die bedingte Entlassung des Betroffenen schon mindestes seit 4 Jahren an dem Fehlen eines geeigneten Entlassungsumfeldes scheitert. Die Kammer ist der Auffassung, daß zur Schaffung des erforderlichen Entlassungsumfeldes nun verstärkte Bemühungen unternommen werden."

Im Zuge der Psychiatrie-Reform wurden gemeindenahe komplementäre Einrichtungen geschaffen, z.B. Tageskliniken oder Übergangswohnheime. An den Patienten des Maßregelvollzuges ist diese Entwicklung bislang vorbeigegangen. Die von der Psychiatrie-Enquête geforderte enge Zusammenarbeit forensischer und allgemein-psychiatrischer Abteilungen ist in den seltensten Fällen gelungen (C: II 1.3.4), die Bereitschaft der Übergangseinrichtungen, entlassene Patienten des Maßregelvollzuges zu übernehmen und weiterzubetreuen, ist ausgesprochen gering (Leygraf u. Heinz 1984). Es ist zu vermuten, daß die Widerstände und Vorbehalte diesen Patienten gegenüber nicht nur in der Öffentlichkeit, sondern auch innerhalb sozialpsychiatrischer Einrichtungen fortbestehen.

Fallgeschichte 24:

Patient BC war wegen eines Raubdeliktes in den Maßregelvollzug eingewiesen worden. Nach fünfjähriger Unterbringungsdauer stellte das Krankenhaus in seiner Jahresstellungnahme u.a. fest: "Mit Beginn des Monats besucht BC die Werkstätten für Behinderte in A.. Dort soll er sich über angemessene Zeit bewähren, ehe seine bedingte Entlassung befürwortet werden kann." Aus der ein Jahr später erfolgten neuen Stellungnahme: "Bisher ist die Erprobungszeit zufriedenstellend verlaufen. Herr BC könnte nun in ein Wohnheim oder eine ähnliche Einrichtung entlassen werden. In Frage kommt in erster Linie die Einrichtung in X.. Die Wartezeiten sind allerdings lang, nach unserer Information würde ein Platz erst Anfang nächsten Jahres frei." Ein weiteres Jahr später: Man hoffe, daß das Heim in Y. den Patienten aufnehmen werde. "Dem Vernehmen nach werden dort demnächst entsprechende Entscheidungen getroffen und wir dürfen hoffen, daß unser Patient zu einem absehbaren Zeitpunkt berücksichtigt wird." Nach weiteren 12 Monaten: "Durch Terminverzögerungen der nunmehr vorgesehenen Einrichtung in Z. sind die Entlassungsvoraussetzungen noch nicht abgeschlossen." 3 Monate später schreibt das Krankenhaus, daß jetzt zwar die Einrichtung Z. den Patienten übernehmen wolle, die Kostenregelung jedoch noch nicht geklärt sei. "Der Landkreis A. erklärte sich nicht zuständig und schickte den Antrag an den Landkreis B. Nach Rücksprache mit dem dortigen Sachbearbeiter erfahren wir, daß auch der Landkreis B. sich nicht zuständig erklärt. Somit erhielt der Landkreis A,

Sozialamt, die Unterlagen wieder zurück. Der zuständige Sachbearbeiter erklärt, daß man nun noch einmal alles überprüfen müsse. Dies würde mindestens 2 Wochen in Anspruch nehmen." Noch einmal 2 Monate später erklärt sich - laut Aktennotiz in der Krankengeschichte - der Landkreis A. doch für zuständig und sagt eine Kostenzusage zu. Der Patient könne im nächsten Monat in Z. aufgenommen werden.

Eigene Übergangseinrichtungen innerhalb des Maßregelvollzuges sind noch eine Seltenheit. Zwar ist es in allen vier Spezialkrankenhäusern sowie in fünf der neun forensisch-psychiatrischen Abteilungen möglich, die Patienten auf einer sogenannten "offenen" Station zu behandeln. Über ein psychiatrisches Übergangswohnheim verfügen dagegen lediglich zwei Spezialkrankenhäuser und auch hier nur für insgesamt 20 Patienten. Der Versuch eines dieser Krankenhäuser, ein neues Übergangswohnheim einzurichten, war am Widerstand der Bevölkerung gescheitert.

Zudem mangelt es an Möglichkeiten einer ambulanten Nachbetreuung der Patienten. Gesetzlich endet die Verantwortung des psychiatrischen Krankenhauses mit der bedingten Entlassung des Patienten, der nunmehr der "Führungsaufsicht" unterstellt ist (§ 68 StGB ff.). Therapie- und Rehabilitationsmaßnahmen wären aber gerade in dieser Situation besonders notwendig. Für die Betreuung psychisch kranker Rechtsbrecher sind die entsprechenden Führungsaufsichtsstellen jedoch kaum gerüstet (Jakobsen 1984). Ambulante Nachbetreuungen durch die forensisch-psychiatrische Einrichtung selbst finden nur in wenigen Ausnahmefällen statt.

In einer Abteilung werden dagegen die entsprechenden Möglichkeiten des Maßregelvollzugsgesetzes zu einer Art "ambulanten Maßregelbehandlung" genutzt. Die (als "Dauerurlauber" bezeichneten) Patienten wohnen bereits außerhalb des Krankenhauses, obschon der Vollzug der Maßregel (rechtlich gesehen) fortbesteht. Offiziell sind die Patienten lediglich für jeweils 14 Tage beurlaubt. Nach Ablauf dieser "Urlaubszeit" kommen sie zu einem ambulanten Gesprächstermin zu dem für sie zuständigen Therapeuten, und es erfolgt eine neuerliche Beurlaubung. So begrüßenswert die Initiative dieser Einrichtung aus therapeutischer und prognostischer Sicht zweifellos ist, dürfte eine solche Handhabung der Lockerungsmöglichkeiten aus juristischer Sicht auf Bedenken stoßen, da sie zu einer Hinauszögerung der Prognoseentscheidung nach § 67g StGB führt (vgl. u.a. Horstkotte 1986). Die Möglichkeit einer ambulanten Behandlung ist in den Maßregelgesetzen bislang leider nicht vorgesehen.

3 Die Fortdauer der Unterbringung

Laut § 67e StGB muß die Strafvollstreckungskammer zumindest in jährlichen Abständen prüfen, ob bei dem Patienten eine Fortdauer der Unterbringung weiterhin notwendig ist. Vorraussetzung für eine solche Entscheidung ist die Klärung der Frage, ob "verantwortet werden kann zu erproben, ob der Untergebrachte außerhalb des Maßregelvollzuges keine rechtswidrigen Taten mehr begehen wird". Neben der Krankheitsprognose ist also auch nach der Kriminalprognose zu fragen, deren Problematik von Horstkotte (1986) als "das prognostische Dilemma" bezeichnet wird.

3.1 Das Prognoseproblem

Die Frage, ob überhaupt und gegebenenfalls wie sich das zukünftige gefährliche Verhalten eines Menschen vorhersagen läßt, steht seit Jahren im Brennpunkt der kriminologischen Diskussion (siehe z.B. Quinsey 1979, Monahan 1984, Rasch 1984b). Neben der sogenannten *"intuitiven"* Prognose - also etwa der Entscheidung des Richters aufgrund seiner Berufserfahrung und des "gesunden Menschenverstandes" (Frisch 1983) - werden hierbei im wesentlichen zwei Prognoseverfahren einander gegenübergestellt: die statistische und die klinische Kriminalprognose.

Grundhypothese *statistischer* Kriminalprognosen ist die Annahme, daß ein zukünftiges straffälliges Verhalten um so eher anzunehmen ist, je mehr "kriminogene" Persönlichkeitsmerkmale bei dem Betroffenen festzustellen sind (eine Übersicht dieser Verfahren gibt Schneider 1981). So basieren z.B. die von Glueck u. Glueck (1959) entwickelten Punktwertverfahren auf einem Häufigkeitsvergleich bestimmter Merkmale bei Straffälligen gegenüber Nichtstraffälligen. Dabei werden die einzelnen Merkmale je nach Ausmaß ihrer Divergenz zwischen den beiden Gruppen unterschiedlich gewichtet. Der Vorteil dieser Verfahren liegt zweifellos in ihrer weitgehenden Operationalisierung, die eine statistische Überprüfung ihrer Vorhersagewahrscheinlichkeit ermöglicht. Gegen ihre Nutzung bei Patienten des Maßregelvollzuges könnte eingewandt werden, daß die Entwicklung solcher Prognosetafeln stets anhand "normaler" Straffälliger erfolgte und sie sich auf psychisch kranke Straftäter nicht ohne weiteres übertragen lassen. Diese Überlegung ist natürlich richtig, jedoch weisen die Ergebnisse unserer Untersuchung darauf hin, daß die straffälligen Verhaltensweisen auch bei Patienten des Maßregelvollzuges häufiger im Rahmen einer dissozialen Entwicklung zu sehen sind und eher selten als mehr oder minder zufällige Folgen der psychischen Erkrankung (C: I 5.3).

Aber aus zwei anderen Gründen erscheint die Anwendbarkeit solcher statistischer Verfahren nur mit erheblichen Einschränkungen möglich: Zum einen liegt ihnen das Konzept einer "kriminellen Persönlichkeit" zugrunde. Sie berücksichtigen somit überwiegend *persönlichkeitsgebundene* Aspekte, wobei die *situationsgebundenen* Faktoren delinquenter Verhaltensweisen aus dem Blickfeld geraten. So betont u.a. Steadman (1982), daß die Umgrenzung gewaltanfälliger Situationen wichtiger sei als die Beschreibung gewalttätiger Persönlichkeiten. Zum anderen sind Prognosetafeln durchweg an anamnestischen Kriterien orientiert und berücksichtigen kaum die im Rahmen der Unterbringung des Patienten gemachten Erfahrungen, auch nicht die Möglichkeit einer eventuell erfolgreichen Behandlung. Von diesen Kriterien (strukturelle und z.T. auch dynamische Aspekte der Primärfamilie, altersmäßiger Beginn des delinquenten Verhaltens, Anzahl der Vorstrafen etc.) kann sich im Verlaufe der Unterbringung allenfalls das aktuelle Lebensalter des Untergebrachten ändern. Therapeutisch bewirkte Veränderungen im Verhaltensmuster des Patienten gehen in diese Beurteilung nicht ein.

Die sogenannte *"klinische"* Kriminalprognose soll dagegen individuelle Faktoren im Einzelfall "unter sorgfältiger Erfassung und Beurteilung der Täterpersönlichkeit" berücksichtigen, wobei die "psychopathologische Erfahrung" des Gutachters von besonderer Bedeutung sei (Leferenz 1972). Die Einwände gegen derartige klinische Prognosen betreffen vor allem ihre Subjektivität. Es fehlt an objektivierbaren Kriterien, die über den Hinweis auf eine möglichst sorgfältige und umfassende Anamnese- und Befunderhebung hinausgehen (Nedopil 1986). Zudem sind an der Validität solcher Prognosen Zweifel angebracht: in die vielgerühmte "praktische Erfahrung" können neben viel Richtigem auf Fehler eingegangen sein, die unbemerkt blieben und wiederholt wurden (Schneider 1979). So kontrovers aber die Prognosebeurteilung diskutiert wird, sie gehört dennoch zum "ureigensten Bereich der psychologisch-psychiatrischen Wissenschaft" (Rasch 1982b). Die hierbei prognostisch zu berücksichtigenden Aspekte gliedert Rasch (1985) in vier Ebenen: Apekte der Auslösetat, der Persönlichkeit, des Verhaltens während der Unterbringung sowie der Perspektiven nach einer Entlassung.

Die Frage nach der Validität solcher Prognosekriterien bei untergebrachten Straftätern steht jedoch vor einem grundsätzlichen Problem. Katamnestische Untersuchungen an entlassenen Patienten lassen stets nur Aussagen über eine der beiden Fehlermöglichkeiten zu, nämlich die sogenannten "false negatives", bei denen sich die günstige Prognosestellung im Nachhinein als falsch erwies. Rückfälle, insbesondere Gewalttaten mit tragischem Ausgang, erregten die Öffentlichkeit und führten in den letzten Jahren gehäuft zu strafgerichtlichen Verfahren auch gegen den Gutachter (vgl. Schorsch et al. 1982). Wird bei einem Patienten jedoch eine ungünstige Legalprognose gestellt, verbleibt er in der Regel in der Unterbringung und hat somit keine Möglichkeit, durch eine erfolgreiche Legalbewährung die Fehlerhaftigkeit dieser Prognose nachzuweisen.

Die in den USA anhand unfreiwilliger "Experimente" gewonnenen Befunde weisen darauf hin, daß die Quote solcher "false positives" außerordentlich hoch ist. Dort mußten eine Reihe Patienten aus besonders gesicherten psychiatrischen Spezialkliniken wegen verfahrensrechtlicher Gründe entlassen werden, obschon sie weiterhin als gefährlich angesehen wurden ("Baxtrom"-Fall 1966 und "Dixon"-Fall 1971). Mehrere Studien befaßten sich daraufhin ausführlich mit der tatsächlichen Legalbewährung dieser Patienten (siehe u.a. Steadman u. Cocozza 1973 und 1974, Thornberry u. Jacoby 1979). Innerhalb eines Katamnesezeitraumes von 3 - 5 Jahren betrug die Rückfallquote je nach Untersuchung zwischen 41,3 % und 14 %, die ungünstige Prognosestellung hatte sich bei diesen Patienten in 58,7 % bzw. 86 % der Fälle als falsch herausgestellt (Übersicht s. Volbert 1986).

In der Diskussion dieser außerordentlich wichtigen Erfahrungen wurde auch die Frage gestellt, ob diese 'false positives' "weniger der Prognosewissenschaft als schlechter Routinebegutachtung zum Opfer gefallen" seien (Horstkotte 1986). In die gleiche Richtung zielt die Feststellung von Rasch (1984a, S. 45), daß die Praxis der Prognosebegutachtung von einer ausgeprägten "Kriterien-Reduktion" bestimmt werde. Die in den prognostischen Stellungnahmen benutzten Kriterien seien überwiegend an ein möglichst angepaßtes Verhalten in der Unterbringung ausgerichtet und ließen kaum Rückschlüsse auf eine künftige Straffälligkeit zu (Rasch 1984a und b).

3.2 Prognosepraxis

In der Praxis des psychiatrischen Maßregelvollzugs konzentriert sich das Prognoseproblem fast ausschließlich auf die Stellungnahmen der Einrichtungen, die von den Strafvollstreckungskammern eingeholt werden, bevor diese über die Fortdauer der Unterbringung entscheiden (§ 454 Abs. 1 Satz 2 i.V.m. § 463 Abs. 3 StPO). Die mangelnde Qualität vieler "Jahresstellungnahmen" (s.u.) und der weitgehende Verzicht auf die Erstellung eigentlicher Prognosegutachten zeigte sich im Verlaufe unserer Erhebung derart deutlich, daß wir uns entschlossen, den patientenbezogenen Erhebungsbogen um eine zusätzliche Kategorie zu erweitern, die die Durchführung von Prognosegutachten betraf (s. Anhang). Hierzu liegen Daten von insgesamt 954 Patienten aus 11 der einbezogenen Einrichtungen vor.

Über die Jahresstellungnahmen hinausgehende Prognosegutachten waren nur bei 151 dieser 954 Patienten erfolgt (15,8 %). Insgesamt fanden sich 194 solcher Gutachten, da einige der Patienten bereits mehrfach begutachtet worden waren; bei einem Patienten lagen vier solcher Gutachten vor. Zu erwarten wäre gewesen, daß bei langjährig Untergebrachten häufiger ein Prognosegutachten erstattet worden wäre. Dies ist aber bemerkenswerterweise nicht der Fall (Tabelle A86): Bezüglich der Häufigkeit einer Prognosebegutachtung fand sich kaum ein Unterschied zwischen Patienten mit (bislang) relativ kurzen Unterbringungszeiten und den bereits langzeituntergebrachten Patienten.

Tabelle 30. Zeitpunkt der zwischenzeitlich erfolgten Prognosegutachten (n = 194 Gutachten, die im Verlaufe der Unterbringung über 151 Patienten erstattet wurden)

Unterbringungsdauer von ... bis zu ...	Prognosegutachten abs.	%
1 - 5 Jahre	131	67,5
5 - 10 Jahre	49	25,3
> 10 Jahre	14	7,2
Summe	194	100,0

In die gleiche Richtung weist auch der Zeitpunkt, in dem die einzelnen Gutachten erstellt worden waren (Tabelle 30). Mehr als zwei Drittel der Prognosebegutachtungen waren innerhalb der ersten 5 Unterbringungsjahre durchgeführt worden. Dies deutet darauf hin, daß derartige Begutachtungen - wenn überhaupt - bereits in den ersten Unterbringungsjahren erfolgen. Dauert die Unterbringung über einen längeren Zeitraum fort, so sinkt für den Patienten die Wahrscheinlichkeit einer eingehenden Begutachtung seiner Gefährlichkeit fast gegen Null.

Die Jahresstellungnahmen zeigten eine ausgesprochen unterschiedliche Qualität. Einige waren sorgfältiger abgefaßt und in den Schlußfolgerungen überzeugender als manches Prognosegutachten (s. Fallgeschichte 10, C: I 3.8.3). Andere zeichneten sich durch eine "Kriterienreduktion" (s.o.) im ungünstigen Sinne aus, manche darüber hinaus durch eine völlige "Kriterienlosigkeit". Nicht selten beschränkten sie sich auf die Feststellung, daß "im Zustand des Untergebrachten keine Änderung eingetreten" sei und somit "eine Entlassung ärztlicherseits nicht befürwortet werden" könne. Laut Rittmann (1984) soll die ärztliche Stellungnahme dem Richter ein umfassendes Bild der Persönlichkeitsstruktur des Patienten, des Behandlungsverlaufes und der Zukunftsaussichten vermitteln und ihm somit "die Grundlagen für die Prognose liefern". Dennoch wurden derart inhaltlose Stellungnahmen von den Strafvollstreckungskammern kaum gerügt.

Fallgeschichte 25:
Patient BD hatte im Alter von 60 Jahren im Rahmen einer erstmals aufgetretenen paranoid-halluzinatorischen Psychose seine Schwiegermutter getötet und war deswegen untergebracht worden. Die ersten 8 Jahresstellungnahmen bestanden jeweils nur aus 2 Sätzen, die inhaltlich zwischen den beiden folgenden Beispielen variierten: "Der Vorgenannte leidet weiter an einer Rückbildungspsychose. Die Voraussetzungen für eine bedingte Entlassung im Sinne des § 67d Abs. II StGB sind nicht gegeben."; "Im Befinden des Vorgenannten sind im letzten Jahr keine Veränderungen eingetreten. Ärztlicherseits müssen weiterhin die Voraussetzungen für eine bedingte Entlassung im Sinne des § 67d Abs. II StGB verneint werden."

Insgesamt fand sich in den Stellungnahmen eine durchgehende Tendenz, vor allem auf eine weiterbestehende Krankheitssymptomatik bzw. abnorme Persönlichkeitsstruktur abzuheben und diese angebliche Störung mit einer weiteren Gefährlichkeit gleichzusetzen. Dies trifft offensichtlich auch auf die Praxis eingehender Prognosegutachten zu. Nedopil (1986) fand bei der Durchsicht von 36 Prognosegutachten, die von sechs verschiedenen Psychiatern erstellt worden waren, daß "fehlende Krankheitseinsicht ebenso wie ein Weiterbestehen der Symptomatik ... zwangsläufig mit einer negativen Prognose verbunden" wurden. Auf die Problematik einer solchen Gleichsetzung von noch bestehender psychischer Störung und künftiger Gefährlichkeit wurde bereits mehrfach hingewiesen (C: I 5.3). Dabei wird vor allem die Bedeutung situativ-konstellativer Bedingungen außer acht gelassen (siehe z.B. Fallgeschichte 15, C: I 6.3). Häufig wurde auch eine scheinbar fürsorgliche Argumentation angewandt: Die Entlassung sei aufgrund der mittlerweile eingetretenen Hospitalisationsschäden nicht mehr zu verantworten.

Diese Argumentation ist - recht besehen - falsch. Zwar dürften tatsächlich viele der langzeithospitalisierten Patienten kaum mehr zu einem Leben außerhalb des psychiatrischen Krankenhauses oder einer vergleichbaren Einrichtung in der Lage sein. Die im § 67d Abs. 2 StGB gestellte Frage, ob eine Entlassung des Patienten "verantwortet" werden kann oder nicht, bezieht sich jedoch allein auf die Verantwortung der Öffentlichkeit gegenüber. Liegt die mit einer eventuellen Entlassung verbundene Gefahr dagegen allein in einer Gefährdung des Patienten selbst, kann dies die Fortdauer einer strafgerichtlichen Unterbringung nicht begründen. Trotz der bereits geäußerten Bedenken gegenüber einer häufig praktizierten "Umwandlung" (C: II 2.1.3) erscheint in diesen Fällen tatsächlich nur eine weitere Behandlung des Patienten aufgrund entsprechender zivilrechtlicher Regelungen möglich. Die Frage, wie man den mittlerweile dauerhospitalisierten Patienten möglichst gerecht werden kann, läßt sich letztlich immer nur im Einzelfall beantworten. Wichtiger noch erscheint aber die Frage, wie man in Zukunft vermeiden kann, daß am Ende einer Behandlung im Maßregelvollzug ein nunmehr gänzlich lebensuntüchtig gewordener Patient steht, dem letztlich nur noch ein weiterer Verbleib im psychiatrischen Krankenhaus möglich ist.

Was die Stellungnahmen jedoch auf die eigentlich entscheidende Frage - also die Gefahr künftiger Straftaten - enthielten, war zumeist an äußeren Verhaltenskriterien und vielfach an ein möglichst "anstaltskonformes Verhalten" der Patienten ausgerichtet (eine Beschreibung dieser Kriterien gibt Rasch 1984b).

Ein besonderes Problem stellt in diesem Zusammenhang die Bewertung von *Entweichungen* dar. Laut Rasch (1984b) kommt eine Entweichung zumeist einer "Todsünde" gleich, die auch dann als eindeutiger Beweis einer weiteren Gefährlichkeit angesehen werde, wenn der Patient in dieser Zeit keine Straftat beging, also bewies, daß er wenigstens eine Zeitlang auch ohne erneute Delinquenz außerhalb des Maßregelvollzuges leben konnte. Dieser Ablauf sollte eher positiv bewertet werden: "Ist es dem Entwichenen gelungen, sich längere Zeit unauffällig durchzuschlagen, so spricht dies eher für Entlassungsreife" (Horstkotte 1986). Diese Bewertung hat sich in der Praxis des Maßregelvollzugs bislang jedoch kaum durchgesetzt. Zwei Stellungnahmen dieses Inhalts wurden von der Strafvollstreckungskammer jeweils als "seltsame Sichtweise" bezeichnet.

Fallgeschichte 26
Patient BE wurde im Alter von 25 Jahren wegen einer versuchten Vergewaltigung in den Maßregelvollzug eingewiesen. Er war bis dahin wegen kleinerer Diebstahlshandlungen insgesamt dreimal vorbestraft und hatte deswegen auch schon eine sechsmonatige Haftstrafe verbüßt. Mit 22 Jahren war er wegen einer schizophrenen Psychose stationär behandelt worden, im jetzigen Verfahren hatte der Gutachter aufgrund einer schizophrenen Residualsymptomatik eine Schuldunfähigkeit angenommen. Nach einer etwa einjährigen Unterbringungszeit entwich BE, hielt sich in den folgenden Jahren z.T. im Landstreichermilieu, z.T. auch im unteren "Künstlermileu" in Paris auf, ohne dabei mit einer erneuten Delinquenz auffällig zu werden. Nach insgesamt siebenjähriger Entweichungszeit wurde er wegen einer kleineren Diebstahlshandlung verhaftet, wobei sich herausstellte, daß noch nach ihm gefahndet wurde. Daraufhin erfolgte die weitere Unterbringung des Patienten, ohne daß die siebenjährige Entweichungszeit als Hinweis auf eine nicht mehr vorhandene Gefährlichkeit gewertet wurde.

3.3 Folgerungen

Aus der Perspektive der äußerst unsicheren und inkonsequenten Prognosepraxis wirkt die wissenschaftliche Diskussion des Prognoseproblems akademisch-abstrakt. Während wissenschaftlich Theorien erörtert werden, beschränkt sich die praktische Prognostik im wesentlichen auf Stellungnahmen, die lediglich mit weiterbestehenden Krankheitszeichen und/oder äußerlichen Verhaltensmerkmalen argumentieren. Prognosegutachten, die diese Bezeichnung verdienen, sind noch die Ausnahme. Nur in Nordrhein-Westfalen ist die Prognosebegutachtung durch einen von der Einrichtung unabhängigen Gutachter vorgeschrieben (die in jeweils dreijährigen Abständen erfolgen muß, § 14 Abs. 3 MRVG NW). Ob und wie diese Regelung durchführbar ist, wird sich erst erweisen müssen. Daher kommt es zunächst darauf an, die prognostischen Stellungnahmen der Einrichtungen selbst zu verbessern. Hierzu können auch die Strafvollstreckungskammern beitragen, indem sie von den Einrichtungen eine eingehendere und konkretere Stellungnahme zur Gefahrenprognose fordern. Auch eine verstärkte anwaltliche Vertretung der Untergebrachten dürfte den gänzlich inhaltsarmen Jahresstellungnahmen entgegenwirken (vgl. Tondorf 1984).

In der wissenschaftlichen Arbeit müssen dagegen Kriterien entwickelt werden, die zugleich valide und praktikabel sind. Die Validität solcher Kriterien kann kaum anders als durch prospektive Untersuchungen geprüft werden. Wenn Nedopil (1986) versucht, verläßliche Prognosekriterien durch "Extraktion" der von verschiedenen Gutachtern gleichsinnig genutzten Kriterien zu gewinnen, muß kritisch eingewandt werden, daß dieses Vorgehen letztlich nicht mehr als ein Extrakt herkömmlicher Begutachtungsweisen ergibt, also Kondensationen aufzeigt, wodurch die Validität keineswegs verbessert wird. Die so gesammelten Kriterien können allenfalls als Parameter in die Methodik empirischer Untersuchungen eingehen. Im Rahmen solcher Untersuchungen wäre - über die bislang erfolgte Betonung persönlichkeitseigener Faktoren hinaus - das Augenmerk verstärkt auf spezifische situative Bedingungen zu legen (vgl. Steadman 1982). Zudem wäre es nützlich, nicht eine zeitlich unbegrenzte Verhaltensvorhersage zu fordern, sondern die Möglichkeiten der vorhandenen Kontrollinstanzen (z.B. der Führungsaufsicht) dazu zu nutzen, den Prognosezeitraum in überschaubare Zeitabschnitte zu untergliedern (vgl. Nedopil 1986).

Die "Notwendigkeit" der weiteren Unterbringung muß immer wieder kritisch in Frage gestellt werden; denn sie ist keine absolute Größe. Das lehren die amerikanischen Erfahrungen (s. C: II 3.1) und eine zufällige Beobachtung im Rahmen unserer Erhebung:

An einer der forensischen Abteilungen, die über ca. 60 Behandlungsplätze verfügte, lag zwischen unserer ersten Kontaktaufnahme und der Erhebung eine längere Zeitspanne, da zuvor noch einige Fragen mit dem Krankenhausträger zu klären waren. In diesem Zeitraum von etwa 9 Monaten war in dieser Abteilung die Zahl der nach § 63 StGB untergebrachten Patienten um ein Drittel gesunken. Fast alle Langzeitpatienten waren bedingt entlassen und in Wohnheime verlegt worden. Hintergrund dieser Entlassungswelle war nicht etwa eine plötzliche Gesundung dieser Patienten oder ein akuter Rückgang der Gefährlichkeit, die zuvor ja bei allen diesen Patienten über Jahrzehnte hinweg bestanden haben mußte. Hintergrund war vielmehr der bevorstehende Umzug der forensischen Abteilung in ein neues Gebäude, welches einerseits zwar eine Reihe baulicher Vorzüge aufwies, andererseits aber nur über eine um ein Drittel geringere Bettenkapazität verfügte.

D. ZUSAMMENFASSUNG

Diese Arbeit über den psychiatrischen Maßregelvollzug verfolgte zwei Ziele: eine empirisch-epidemiologische Untersuchung der nach § 63 StGB untergebrachten psychisch kranken Straftäter sowie eine Untersuchung ihrer bisherigen Unterbringungs- und Behandlungsbedingungen. Dabei wurde eine möglichst vollständige Erhebung aller in der Bundesrepublik untergebrachten Patienten angestrebt, um regionale Unterschiede aufzuzeigen. Bis auf zwei Bundesländer (Baden-Württemberg und Bayern) konnte eine Vollerhebung durchgeführt, also für die Bundesrepublik insgesamt eine Fast-Vollerhebung des psychiatrischen Maßregelvollzugs erreicht werden. Von insgesamt 2.362 nach § 63 StGB untergebrachten Patienten wurden 2.042 erfaßt, wobei die Krankengeschichten von 1.973 dieser Patienten in die Untersuchung einbezogen werden konnten. Die Ergebnisse dieser Arbeit basieren somit auf die entsprechenden Daten von 83,5 % aller in der Bundesrepublik (am 31.3.1984) gemäß § 63 StGB untergebrachten Patienten. In die Erhebung einbezogen waren auch die nach § 64 StGB untergebrachten suchtkranken Straftäter. Die für diese Patienten und ihre Behandlung erhobenen Befunde wurden bereits an anderer Stelle beschrieben (Leygraf 1987).

1 Soziale Bedingungen

Hinsichtlich ihrer demographischen Daten gleichen die untergebrachten psychisch kranken Straftäter den nicht erkrankten Tätern im Strafvollzug; sie unterscheiden sich hierin dagegen von den nicht delinquenten psychisch Kranken: Die Patienten des Maßregelvollzuges sind im Mittel jünger, nur jeder fünfte ist oder war verheiratet. Der Anteil weiblicher Patienten beträgt nur ca. 4 %, während unter den nicht delinquenten Patienten eher der Frauenanteil überwiegt. Dieser Befund weist bereits darauf hin, daß neben der psychischen Erkrankung noch weitere Faktoren für das kriminelle Verhalten dieser Patienten bzw. für die hierauf folgende Unterbringung von Bedeutung sein müssen.

Diese Vermutung wird verstärkt durch den Befund der sozialen Randständigkeit dieser Patientengruppe. Fast die Hälfte der Untergebrachten stammt aus einer Familie, die ihrem sozialen Status nach der unteren Unterschicht oder den sogenannten "sozial Verachteten" zuzurechnen war (was für die allgemeine Bevölkerung nur zu 15 % zutrifft). Im Verlaufe der Biographie ist darüber hinaus bei vielen Patienten ein weiterer sozialer Abstieg feststellbar; vor Beginn der Unterbringung befindet sich jeder neunte von ihnen in der untersten Sozialschicht. Deutlich zeigte sich zudem das geringe Bildungsniveau der Untergebrachten: Weniger als die Hälfte verfügt über einen Hauptschulabschluß und nur jeder vierte hat eine Berufsausbildung abgeschlossen. Auch dieser Befund ist Zeichen der sozialen Randständigkeit. Aufgrund des intellektuellen Leistungsvermögens hätte sicherlich ein größerer Teil der Patienten einen schulischen bzw. beruflichen Abschluß erreichen können.

Etwa jeder dritte Untergebrachte verbrachte zumindest einen Teil seiner Kindheits- und Jugendentwicklung in einem Heim, was ebenfalls auf eine frühzeitige Beeinträchtigung der Sozialisationsbedingungen dieser Patienten hinweist. Häufig wurde hier der Grundstein zu einer "Institutionskarriere" gelegt, an dessen (bisherigem) Ende die Einweisung in den Maßregelvollzug stand. Zwischenstation dieses Weges war zum einen das psychiatrische Krankenhaus: bei 61,3 % der Patienten waren der strafgerichtlichen Unterbringung bereits ein oder mehrere Aufenthalte in psychiatrischen Einrichtungen vorhergegangen. Bei anderen führte dieser Weg über den "regulären" Strafvollzug: 38,7 % der Patienten hatten vor der Einweisung schon eine oder mehrere Freiheitsstrafen verbüßt. Jeder vierte Patient (25,4 %) hatte sogar eine entsprechend doppelte "Vorerfahrung": dem Maßregelvollzug waren Aufenthalte im psychiatrischen Krankenhaus *und* im Strafvollzug vorausgegangen. In mehr als der Hälfte (56,8 %) hatte sich dieser "kombinierte" Weg über Justizvollzug und Psychiatrie einer Heimunterbringung angeschlossen.

Soziale Randständigkeit geht mit dissozialem Verhalten bereits in einem frühen Jugendalter einher. Die - relativ wenigen - Patienten (21,7 %), die erst nach ihrem 30. Lebensjahr erstmals straffällig geworden waren, heben sich dagegen in ihren soziobiographischen Daten deutlich von den übrigen Untergebrachten ab und entsprechen eher den nicht dissozialen seelisch Kranken. Der Vergleich von Patienten mit frühem bzw. spätem Delinquenzbeginn verdeutlicht jedoch nur unterschiedliche Ausprägungsgrade der soziobiographischen Besonderheiten, die sich bei allen Patienten des psychiatrischen Maßregelvollzugs finden lassen. Sie erlaubt ebensowenig eine Gewichtung der Faktoren "krank" oder "kriminell" wie die Gegenüberstellung von "schuldunfähigen Kranken" und "nur vermindert schuldfähigen Kriminellen".

Die soziale Randständigkeit dieser Patienten allein besagt wenig über mögliche Zusammenhänge von sozialer Benachteiligung und seelischer Störung bzw. dissozialem Verhalten. Für die Behandlung der Patienten dürfte es allerdings von untergeordneter Bedeutung sein, ob es sich hier mehr um eine soziale Verursachung oder um Folgen einer sozialen Stigmatisierung handelt. In der Behandlung kommt es vielmehr auf spezielle Therapiekonzepte an, die die soziobiographischen Besonderheiten dieser Patientengruppe im einzelnen berücksichtigen. Die Therapieverfahren der allgemeinen Psychiatrie zu übernehmen, dürfte kaum ausreichen, um den Patienten eine spätere Legalbewährung zu ermöglichen.

2 Krankheiten

Auch die Verteilung der einzelnen Krankheitsformen verdeutlicht den Unterschied des psychiatrischen Maßregelvollzugs gegenüber der allgemeinen klinischen Psychiatrie: bei der Hälfte der untergebrachten Patienten (50,1 %) liegt eine *Persönlichkeitsstörung* oder *intellektuelle Minderbegabung* vor, zumeist in Kombination miteinander. Dabei erscheint für das delinquente Verhalten dieser Patienten überwiegend die abnorme Persönlichkeitsstruktur und weniger die Minderbegabung von Bedeutung. Die Diagnose einer Minderbegabung (Debilität oder Imbezilität) wird oft ohne testpsychologische Untersuchung gestellt und mußte im Verlaufe der Unterbringung häufiger revidiert werden als andere Einweisungsdiagnosen. Häufig wird aufgrund eines "klinischen Gesamteindruckes" eine intellektuelle Behinderung angenommen worden, während - wie sich in späteren testpsychologischen Untersuchungen zeigte - eher ein allgemeines Bildungsdefizit besteht.

Eine *schizophrene Psychose* findet sich bei 37,9 % der Patienten. Der Anteil der Schizophrenen zeigt jedoch große regionale Unterschiede, welche die stark differierenden Angaben in früheren Untersuchungen erklären. Im Vergleich zu früheren Befunden relativ gering erweist sich der Anteil *hirnorganischer Störungen* (6,3 %). Häufiger wird eine leichtgradige, meist frühkindlich erworbene Hirnschädigung als zusätzlicher Faktor angeführt (29,2 %), vor allem bei Patienten mit einer Persönlichkeitsstörung und intellektuellen Behinderung. Die Seltenheit einer *affektiven Psychose* unter den Patienten des Maßregelvollzuges (1,2 %) entspricht den Erwartungen. Nur bei drei Patienten war das Unterbringungsdelikt im Rahmen einer melancholischen Krankheitsphase erfolgt. Hierbei handelte es sich jeweils um den Versuch eines sogenannten "erweiterten Suicides".

Ebenfalls gering ist der Anteil primärer Suchterkrankungen (4,4 %), was jedoch wenig über die tatsächliche Häufigkeit einer *Suchtproblematik* unter den Patienten des Maßregelvollzuges aussagt. Zusätzlich zur Hauptdiagnose ist bei jedem dritten Untergebrachten (35,1 %) eine solche Problematik festzustellen, zu 95 % in Form einer Alkoholabhängigkeit oder -mißbrauchs. Mehr als 80 % dieser Patienten hatte auch das Unterbringungsdelikt unter Alkoholeinfluß begangen.

Zahlreiche Einweisungsgutachten zeigen deutliche diagnostische Mängel. In 28,5 % der Fälle muß die Hauptdiagnose des Gutachtens im Verlaufe der Unterbringung geändert werden. Das ist einerseits auf Mängel in der Anamnese- oder Befunderhebung zurückzuführen, andererseits auf eine Voreingenommenheit des Untersuchers, die starke Zweifel an einer objektiven Beurteilung des Patienten aufkommen läßt.

3 Delikte

Unter den Delikten, die zur Unterbringung Anlaß gaben, überwiegen die "Straftaten gegen Leib und Leben", also *Tötungs- und Körperverletzungsdelikte*, welche zusammengefaßt 39 % der Unterbringungsdelikte ausmachen. Es folgen die *Sexualdelikte*, die sich jeweils zur Hälfte aufteilen in gewalttätige (14,0 %) und nicht gewalttätige (12,7 %) Deliktformen. In 21 % der Fälle war die Unterbringung wegen *Eigentums-* bzw. *Vermögensdelikten* und in 11 % wegen *Brandstiftung* erfolgt. Im Vergleich zu früheren Untersuchungen zeigt sich insgesamt eine deutliche Verschiebung hin zu schwererwiegenden Straftaten mit einer Abnahme der Eigentums-, aber auch der Sexualdelinquenz. Diese Verschiebung ist z.T. durch eine gewandelte Rechtsprechung bedingt, z.B. bezüglich der Strafbarkeit homosexueller oder der Bewertung exhibitionistischer Handlungen. Wahrscheinlich wird in jüngerer Zeit das Gebot der Verhältnismäßigkeit bei der Anordnung der Maßregel mehr beachtet.

Die Vorgeschichte zeigt bei vielen Patienten eine erhebliche *Kriminalitätsbelastung*: Fast zwei Drittel der Patienten (64,2 %) weist bei Begehung des Unterbringungsdeliktes schon eine oder mehrere Vorstrafen auf. 38,7 % der Untergebrachten haben wegen dieser früheren Delikte bereits Freiheitsstrafen verbüßt (mit einer Dauer von im Mittel 3,8 Jahren). Am häufigsten finden sich frühere Delikte bei Patienten, die wegen gewaltloser Eigentumsdelikte untergebracht sind (93,0 %), wobei es sich hier zu 70,4 % um "einschlägige" Vordelikte handelt. Eine hohe Vordeliktquote weisen auch diejenigen Patienten auf, bei denen die Unterbringung wegen gewalttätiger Sexual- oder Eigentumsdelikte erfolgt war (87,0 % bzw. 83,1 %). Hierbei handelt es sich jedoch seltener um eine "einschlägige" Vordelinquenz (32,3 % bzw. 13,3 %). Bei dieser Patientengruppe besteht anscheinend eine stärkere Tendenz zur polytropen Kriminalität.

Bei etwa zwei Drittel der Patienten (64,5 %) wurde im Erkennungsverfahren eine *Schuldunfähigkeit* festgestellt. Wenn das Gericht nur von einer erheblichen Minderung der Schuldfähigkeit ausging (35,5 %), wurde im Urteil neben der Unterbringung zumeist noch eine *Freiheitsstrafe* ausgesprochen (mit einer Dauer von im Mittel 3,6 Jahren). Der vor der 2. Strafrechtsreform übliche Vollzug der Freiheitsstrafe vor der Unterbringung erfolgt nur noch selten.

4 Widerrufsunterbringungen

Bei 15 % der Patienten erfolgt die jetzige Unterbringung aufgrund des *Widerrufs* einer bedingten Aussetzung der Maßregel. Hierunter befinden sich auch einige Patienten (1,9 %), bei denen der Vollzug der Unterbringung im Erkennungsurteil zunächst zur Bewährung ausgesetzt worden war. Bei weiteren 4,1 % der Patienten war es - nach Ablauf der Bewährungszeit - zur *erneuten Verhängung* der Maßregel gekommen. Somit befinden sich 17,2 % der Patienten bereits zum zweiten (bzw. wiederholten) Mal in einer Unterbringung nach § 63 StGB. Die Hälfte aller Wiedereinweisungen erfolgt bereits innerhalb der ersten 15 Monate nach der bedingten Entlassung. *Diagnostisch* finden sich bei wieduntergebrachten Patienten gehäuft Persönlichkeitsstörungen, seltener dagegen schizophrene Psychosen. Unter den *Unterbringungsdelikten* überwiegen bei erneut Untergebrachten deutlich die Sexual- und Eigentumsdelikte.

Zumeist erfolgte der Bewährungswiderruf wegen einer erneuten Delinquenz (78,8 %), in den übrigen Fällen war ein Verstoß gegen die Bewährungsauflagen ('Weisungen') vorhergegangen, in einzelnen Fällen eine Verschlechterung des Krankheitsbildes. Unter den Widerrufsdelikten dominierten die gewaltlosen Eigentumsdelikte (34,6 %). Sieben Patienten (3,0 %) hatten nach der bedingten Entlassung ein (versuchtes) Tötungsdelikt begangen, was für zwei dieser Patienten eine "einschlägige" Rückfälligkeit bedeutete. Beim Vergleich von Unterbringungs- und Widerrufsdelikten ließ sich jedoch insgesamt eine Tendenz zu weniger schwerwiegenden Deliktformen erkennen.

5 Unterbringungsdauer

Die Dauer der bisherigen Unterbringung beträgt im Mittel 6,3 Jahre. Bei jedem fünften Patienten (20,0 %) dauert die Unterbringung bereits seit mehr als 10 Jahren an.

Unter den einzelnen *Krankheitsformen* zeigt sich eine vergleichsweise kurze Unterbringungsdauer bei Persönlichkeitsstörungen (M=3,8 bzw. 5,6 Jahre, je nach Vorliegen einer zusätzlichen Minderbegabung). Die längsten Unterbringungszeiten weisen Patienten mit einer stärkeren intellektuellen Behinderung auf (M=11,5 Jahre). Überdurchschnittlich lange Verweildauern finden sich auch bei Schizophrenen (M=7,7 Jahre). Dieser Befund läßt sich weder durch eine besondere Gefährlichkeit der schizophrenen Straftäter erklären, noch durch durch eine mangelnde Behandlungsfähigkeit dieser Erkankung. Bestimmend ist eher das hartnäckige Vorurteil über die "Gemeingefährlichkeit" schizophrener Patienten und die "Unheilbarkeit" ihrer Erkankung. Zudem besteht im Rahmen der zumeist wenig stimulierenden Atmosphäre des Maßregelvollzuges gerade bei dieser Patientengruppe die Gefahr frühzeitiger Hospitalisierungsschäden, die ihrerseits zu weiterer Unterbringung Anlaß geben bzw. zur Begründung dieser Maßnahme herhalten müssen.

Nach Tötungs- und Körperverletzungs*delikten* ist die Unterbringungsdauer erstaunlicherweise nur geringfügig länger als im Mittel aller Patienten (M=6,9 bzw. 6,7 Jahre). Für die Eigentums- bzw. Sexualdelikte zeigt sich, daß nach gewaltsamen Straftaten dieser Art die Unterbringungszeiten merkwürdigerweise kürzer sind (M=4,0 bzw. 5,1 Jahre), als bei den entsprechenden gewaltfreien Deliktformen (M=5,1 bzw. 9,4 Jahre). Die längsten Unterbringungsdauern finden sich bei Patienten, die wegen pädophiler oder exhibitionistischer Handlungen untergebracht sind. 85 Patienten waren wegen gewaltfreier Sexualdelikte bereits seit mehr als 10 Jahren, 21 von ihnen bereits seit mehr als 25 Jahren durchgehend untergebracht, was mit dem Grundsatz der Verhältnismäßigkeit wohl kaum noch in Einklang zu bringen ist. Hier ist zu vermuten, daß bei störendem Sexualverhalten anderer Menschen eine gerechte Beurteilung und wertfreie Einstellung schwerer fällt als bei anderen Formen dissozialen Verhaltens.

Schuldunfähige Patienten weisen eine längere Verweildauer auf als vermindert schuldfähige (M=7,3 bzw. 4,5 Jahre). Unter den vermindert Schuldfähigen blieb nur bei Patienten mit Tötungsdelikten die bisherige Unterbringungszeit unter dem Zeitmaß der hier zusätzlich verhängten Freiheitsstrafe. Bei allen anderen Deliktformen ist diese Strafdauer bereits überschritten. Bei den gewaltlosen Sexual- bzw. Eigentumsdelikten beträgt die bisherige Dauer der Unterbringung im Mittel bereits das 2 1/2- bzw. 3-fache des Strafzeitraumes.

In einzelnen *Bundesländern* weist die Unterbringungsdauer erhebliche Differenzen auf. Die kürzesten Verweildauern finden sich in Hamburg (M=2,9 Jahre), die längsten dagegen in Schleswig-Holstein (M=8,3 Jahre). Diese regionalen Unterschiede zeigen sich für einzelne Erkrankungsformen unterschiedlich stark ausgeprägt. Deutlich finden sie sich bei Patienten mit schizophrener Psychose (M=2,6 bzw. 10,8 Jahre) oder intellektueller Behinderung (M=4,8 bzw. 18,0 Jahre). Die mittlere Verweildauer bei bestimmten Delikten ist ebenfalls regional auffallend unterschiedlich. Dies gilt insbesondere für gewaltlose Sexualdelikte, bei denen die mittlere Verweildauern in den einzelnen Bundesländern erheblich divergieren (M=3,5 bzw. 16,5 Jahre). Über die Gründe für diese Unterschiede ließen sich allenfalls Vermutungen äußern. Da jedoch nicht zu vermuten ist, daß sich die Gefährlichkeit psychisch kranker Straftäter an föderalistischen Staatsformen orientiert, stellt sich hier sicher die Frage nach der Gleichheit vor dem Gesetz.

6 Epidemiologie

Die Gesamtzahl der nach § 63 StGB in der Bundesrepublik untergebrachten psychisch kranken Straftäter ist in den letzten Jahren stetig gesunken. Die Unterbringungsprävalenz ging von 75 Untergebrachten je 1.000.000 Einwohner (31.3.1967) auf 38,7 (31.3.1984) zurück. Diese *Prävalenzrate* weist jedoch deutliche Unterschiede zwischen den einzelnen Bundesländern auf (z.B. 33,7 in Nordrhein-Westfalen und 60,1 in Schleswig-Holstein). Diese Divergenzen können nicht allein auf den oben beschriebenen Unterschieden in der Unterbringungsdauer beruhen. Eliminiert man (rechnerisch) den Einfluß unterschiedlich langer Verweildauern, so zeigt sich, daß auch die Häufigkeit der gerichtlichen Einweisung regionalen Schwankungen unterworfen ist. So erfolgt (gemessen an der Einwohnerzahl) eine strafgerichtliche Einweisung in Berlin und Hessen häufiger, in Niedersachsen und im Rheinland dagegen seltener. Ein Vergleich mit den entsprechenden Daten des Strafvollzuges weist darauf hin, daß die hohe Einweisungsrate in Berlin der dort ebenfalls hohen Kriminalitätsrate entspricht. In Hessen muß dagegen eine erhöhte "Einweisungsfreudigkeit" der Sachverständigen bzw. der Gerichte vermutet werden.

Die Unterschiede zwischen den einzelnen Bundesländern betreffen nicht nur die Gesamtprävalenz, sondern auch den Anteil einzelner Deliktsgruppen und noch mehr einzelner Krankheitsformen. Liegt in Bayern bei 47,1 % der Patienten eine schizophrene Psychose vor, ist dies in Westfalen-Lippe nur zu 26,2 % der Fall. Versucht man, den Einfluß unterschiedlicher Verweildauern rechnerisch auszuschalten, so zeigt auch die Einweisungsrate einzelner Krankheitsgruppen erhebliche regionale Differenzen. Bei Patienten mit Persönlichkeitsstörungen ist hier allerdings die ebenfalls regional unterschiedliche Häufigkeit in der Zuerkennung einer verminderten Schuldfähigkeit zu berücksichtigen. Diese Erklärung kann jedoch auf Schizophrene kaum angewandt werden; denn bei ihnen wurde fast ausschließlich auf Schuldunfähigkeit erkannt. Dennoch liegt die Einweisungsrate schizophrener Patienten in Hessen offenbar etwa dreimal höher als in Niedersachsen und doppelt so hoch wie in Nordrhein-Westfalen. Auch wenn unsere Berechnungen der Einweisungs-Inzidenz nicht strengen Maßstäben der Statistik entsprechen können, ergeben sie doch Annäherungswerte, die einen wichtigen Befund erkennen lassen: Die unterschiedlichen Einweisungs- und Unterbringungshäufigkeiten sind nicht (oder nicht allein) juristisch oder psychiatrisch zu begründen, vielmehr müssen hier Unterschiede in der Einweisungspraxis der Gutachter bzw. der Gerichte von Bedeutung sein. Dieser Befund wäre durch eine prospektive Studie zu bestätigen, in der auch untersucht werden könnte, ob hier z.B. entsprechend unterschiedliche Handhabungen der jeweiligen Landesunterbringungsgesetze von Bedeutung sind.

7 Einrichtungen

Die Unterbringung der Patienten erfolgt im wesentlichen in drei forensisch-psychiatrischen *Einrichtungstypen*: 18,6 % der Patienten sind in speziellen Stationen der psychiatrischen Landeskrankenhäuser untergebracht, 39,9 % in selbständigeren Abteilungen und 41,5 % in eigenständigen Spezialkrankenhäusern. Die von der Psychiatrie-Enquête geforderte enge Zusammenarbeit mit der allgemeinen klinischen Psychiatrie ist in den seltensten Fällen gewährleistet. Es zeigt sich vielmehr eine fortgesetzte Tendenz, den Maßregelvollzug aus der allgemeinen Psychiatrie auszugrenzen. Auch die personelle Ausstattung der Einrichtungen entspricht nicht den Empfehlungen der Psychiatrie-Enquête von 1975. Der Personalschlüssel beträgt im Mittel für akademische Mitarbeiter (Ärzte/Psychologen/Pädagogen) 1:25 und für die Mitarbeiter im pflegerischen Bereich 1:2,3 (die Sachverständigenkommision hatte einen Personalschlüssel von etwa 1:12,5 bzw. 1:1,5 empfohlen). Dabei verfügen die selbständigeren Einrichtungen meist über eine deutlich bessere personelle Besetzung als die forensischen Stationen.

Vielfach erfolgt die Unterbringung in sogenannten "festen Häusern", die vom baulichen Charakter her mehr einer streng gesicherten Justizvollzugsanstalt als einem Krankenhaus gleichen. Die Gebäude sind zumeist völlig überaltert, die in den letzten Jahren teilweise durchgeführten Umbaumaßnahmen waren vor allem unter dem Aspekt einer Verbesserung der (Ausbruchs-) Sicherung erfolgt. Es erscheint häufig zweifelhaft, ob Art und Ausmaß dieser Sicherungseinrichtungen tatsächlich notwendig und sinnvoll sind. Die Stationen selbst zeichnen sich oft durch eine bedrückende Enge aus. Es besteht für die Patienten kaum die Möglichkeit, sich zurückzuziehen. Meist müssen sich drei bis sechs Patienten einen Schlafraum teilen.

8 Behandlung

In einigen Einrichtungen sind ernsthafte Bemühungen um ein therapeutisches Gesamtkonzept zu erkennen; häufiger findet sich aber ein geradezu antitherapeutisches Klima. Das Leben der Patienten ist meist über das erforderliche Maß hinaus strengen und festen Regeln unterworfen. Den Eintragungen in der Krankengeschichte ist nicht selten eine ausgesprochen negative Voreingenommenheit dem Patienten gegenüber zu entnehmen. In anderen Krankenblättern war dagegen z.T. über mehrere Jahren hinweg keinerlei Verlaufseintrag mehr erfolgt. Die therapeutische Grundkonzeption basiert in fast allen Einrichtungen auf einem "*Stufenplan*" möglicher Vollzugslockerungen. Wie oft solche Lockerungen vorgenommen werden, ist von Bundesland zu Bundesland sehr unterschiedlich; dabei sind auch verschiedene landesrechtliche Bestimmungen von Bedeutung. So haben in Berlin mehr als die Hälfte der Untergebrachten freien Ausgang, was in Rheinland-Pfalz nur 4 % der Patienten möglich ist. In gleicher Weise unterschiedlich ist die Häufigkeit von Beurlaubungen.

Möglichkeiten einer schulischen oder beruflichen *Weiterbildung* der Patienten sind kaum vorhanden. Einen qualifizierenden Schulunterricht besuchten zum Erhebungszeitpunkt insgesamt nur 14 Patienten (0,7 %) und nur 6 Patienten (0,3 %) befanden sich in einer beruflichen Lehre. Die Möglichkeit einer beruflichen Lehre innerhalb der Einrichtung besteht nur in einem einzigen Krankenhaus. Auch das *arbeitstherapeutische*

Angebot erscheint selten genügend differenziert und beschränkt sich zumeist auf einfachste manuelle Tätigkeiten. Es entstand der Eindruck, daß Arbeitstherapie öfter lediglich dem Ausfüllen freier Zeit dient, als daß sie sinnvoll in ein therapeutisches Gesamtkonzept einbezogen wird. Die *individuelle Behandlung* des einzelnen Patienten beschränkt sich durchweg auf eine *medikamentöse* Therapie. Der Anteil der mit Psychopharmaka behandelten Patienten liegt in manchen Diagnosegruppen relativ hoch. Andere somatische Behandlungsverfahren wurden kaum angewandt. Indivduelle *Psychotherapie* erfolgt nur sehr selten; im Einzelfall ist hier weniger die spezielle Behandlungsindikation ausschlaggebend als die (mehr oder minder zufällige) Qualifikation des zuständigen Therapeuten.

Mangelhaft sind auch die Möglichkeiten einer gezielten, schrittweisen Rehablitation der Patienten. Komplementäre Einrichtungen, die in der Allgemeinpsychiatrie inzwischen beinahe selbstverständlich geworden sind, stehen den strafgerichtlich eingewiesenen Patienten kaum zur Verfügung. Wenn ein Patient entlassen werden soll, bleiben die hierfür notwendigen Hilfen oft darauf beschränkt, einen Heimplatz für ihn zu suchen. Selbst dies ist oft ausgesprochen schwierig und langwierig. Eine ambulante Nachsorge ist bisher nicht möglich, abgesehen von einer Abteilung, in der die entsprechenden Regelungen des Maßregelvollzugsgesetzes zu einer Art "ambulanter Maßregelbehandlung" genutzt werden.

9 Gefährlichkeitsprognose

Ob und mit welchen Mitteln eine Voraussage über die künftige Gefährlichkeit eines Menschen getroffen werden kann, wird wissenschaftlich intensiv diskutiert, was sich in der Praxis des Maßregelvollzugs jedoch bisher nicht niederschlägt. Die Beschlüsse der Strafvollstreckungskammern über die Fortdauer der Unterbringung basieren in den meisten Fällen auf den Stellungnahmen der Einrichtungen. Eigentliche Prognosebegutachtungen werden im Verlaufe der Unterbringung kaum noch durchgeführt. Diese "Jahresstellungnahmen" beschränken sich z.T. auf die Feststellung, daß sich am Zustand des Untergebrachten nichts geändert habe, der Zweck der Unterbringung somit noch nicht erreicht sei. Zumeist erfolgt die Prognosebeurteilung anhand äußerer Kriterien eines möglichst "anstaltskonformen" Verhaltens. Regelmäßig wird von noch bestehenden psychopathologischen Auffälligkeiten auf eine weiterbestehende Gefährlichkeit geschlossen, ohne diesen Zusammenhang im Einzelfall darzustellen. Situative oder lebensgeschichtliche Hintergründe des Unterbringungsdeliktes finden zu wenig Berücksichtigung.

10 Ausblick

Die Unterbringungs- und Behandlungsbedingungen psychisch kranker Straftäter sind in den meisten Einrichtungen der Bundesrepublik desolat. Der Gesamteindruck des Maßregelvollzuges ist deprimierend. Die baulichen Voraussetzungen und die menschliche Atmosphäre sind in den meisten Einrichtungen ebenso unzulänglich wie die personelle Ausstattung und die therapeutische Aktivität.

Nur an wenigen Stellen sind ernsthafte Bemühungen zu erkennen, die Unterbringungsmöglichkeiten zu verbessern und die Behandlung effizienter zu gestalten. Diese Ausnahmen können zwar das Gesamtbild noch nicht verbessern, dennoch sind sie von grundlegender Bedeutung. Wenigstens in einigen forensisch-psychiatrischen Institutionen wird bewiesen, daß ein anderes therapeutisches Milieu als der herkömmliche kustodiale Stil möglich ist, daß auch im forensisch-psychiatrischen Krankenhaus Arbeitstherapie, Freizeitgestaltung, Schulbildung usw. aufgebaut und weiterentwickelt werden können. Hier wird gezeigt, daß auch bei strafgerichtlich eingewiesenen Patienten eine stufenweise Rehabilitation möglich ist, und daß man den vorhandenen prognostischen Unsicherheiten mit einer sorgfältigen Risikoabwägung begegnen kann.

Diese Erfahrungen können durchaus ermutigen: Das Schicksal forensisch-psychiatrischer Patienten muß nicht hoffnungslos, die Arbeit in solchen Einrichtungen nicht frustran sein.

Wenn man die durchschnittlichen Unterbringungsbedingungen psychisch kranker Straftäter verbessern will, kommt es zuerst darauf an, diese an einzelnen Orten entwickelten Methoden auf die Gesamtheit des psychiatrischen Maßregelvollzuges auszudehnen. Erprobte sozialtherapeutischen Behandlungskonzepte müssen konsequent in den Maßregelvollzug integriert werden, damit dieser zu einer "Maßregel*behandlung*" wird. Die Frage, ob das doppelte "Handikap" dieser Patientengruppe auch weiterhin zu einer doppelten Benachteiligung führen wird, bedarf einer gesellschaftspolitischen Beantwortung.

Die wissenschaftliche Forschung muß intensiviert werden, insbesondere um fundierte Behandlungskonzepte und Prognosekriterien zu erarbeiten. Zwar können Forschungsprogramme nicht unmittelbar die z.T. menschenunwürdigen Lebensbedingungen dieser Kranken verändern. Wohl aber können sie wesentlich zu den notwendigen Voraussetzungen beitragen. Hierzu gehören insbesondere begleitende Therapieforschungen und prospektive Verlaufsuntersuchungen zur Verbesserung der Prognosekriterien.

E. LITERATUR

Alber K (1981) Zur Anwendung psychotroper Medikamente in britischen Gefängnissen. ZfStrVo 30:337-343

Albrecht P-A (1977) Zur sozialen Situation entlassener 'Lebenslänglicher'. Otto Schwartz & Co., Göttingen

Albrecht P-A (1978) Aspekte des Maßregelvollzuges im psychiatrischen Krankenhaus. MschrKrim 61:104-126

Amelang M (1986) Sozial abweichendes Verhalten. Entstehung - Verbreitung - Verhinderung. Springer, Berlin Heidelberg New York London Paris Tokyo

Amon (1896) Die Geisteskranken im Zuchthaus Kaisheim. Friedreich's Blätter f gerichtl Med 47:220-448

Aschaffenburg G (1900) Über gefährliche Geisteskranke. Allg Ztschr Psychiat 57:138-142

Aschaffenburg G (1902) Die Unterbringung geisteskranker Verbrecher. Centralbl Psychiat u Nervenheilk 25:289-305

Aschaffenburg G (1912) Die Sicherung der Gesellschaft gegen gemeingefährliche Geisteskranke. Guttenberg, Berlin

Athen D (1985) Zur gegenwärtigen Situation der Behandlung psychisch kranker Rechtsbrecher. MschrKrim 68:34-42

Baur FR (1984) Anmerkungen zum gegenwärtigen Zustand des Maßregelvollzuges - Größenordnungen, Zuständigkeiten, Organisation, Defizite. In: Blau G und Kammeier H (Hrsg): Straftäter in der Psychiatrie. Situation und Tendenzen des Maßregelvollzuges. S.17-43. Enke, Stuttgart

Benjamin D, Fränkel F (1930) Alkoholismus und Kriminalität. MschrKrim 21:705-713

Benthner H (1974) Die Resozialisierbarkeit der nach § 42b StGB seit 1945 im LKH Neustadt untergebrachten männlichen Sexualdelinquenten. Dissertation, Kiel

Berckhauer F, Hasenpusch B (1982a) Legalbewährung nach Strafvollzug. Zur Rückfälligkeit der 1974 aus dem niedersächsischen Strafvollzug Entlassenen. In: Schwind H-D, Steinhilper G (Hrsg): Modelle zur Kriminalitätsvorbeugung und Resozialisierung. Beispiele praktischer Kriminalpolitik in Niedersachsen. S 281-333. Kriminalistik Verlag, Heidelberg

Berckhauer F, Hasenpusch B (1982b) Rückfälligkeit entlassener Strafgefangener. Zusammenhänge zwischen Rückfall und Bildungsmaßnahmen im Vollzug. MschrKrim 65:318-334

Bergener M (1981) Gegenwärtige Situation und künftige Perspektiven der Behandlung und Rehabilitation psychisch kranker Rechtsbrecher. In: Bergener M (Hrsg): Psychiatrie und Rechtsstaat. S 172-188. Luchterhand, Neuwied und Darmstadt

Bergener M, Engels G, Köster H (1974) Zur künftigen Versorgung psychisch kranker Rechtsbrecher. Psychiat Prax 1:231-242

Bergh, W van den, Courth-van den Plaats L, Niemantsverdriet JR (1983) Die Behandlung psychisch gestörter Straftäter in der van der Hoeven Kliniek in Utrecht. In: Driebold R (Hrsg): Strafvollzug. Erfahrungen, Modelle, Alternativen. S.153-165. Vandenhoeck & Ruprecht, Göttingen

Bericht über die Lage der Psychiatrie in der Bundesrepublik Deutschland - Zur psychiatrischen und psychotherapeutisch/psychosomatischen Versorgung der Bevölkerung. Deutscher Bundestag - Drucksache 7/4200 ("Psychiatrie-Enquête")

Berthold HR (1964) Zur Frage des Vollzuges und der Dauer der Unterbringung sowie zur Frühentlassung straffällig gewordener Geisteskranker. In: Szewczyk H (Hrsg): Die Gerichtspsychiatrie in der neuen Rechtspflege. Bericht über das Symposium 'Über aktuelle Fragen der Gerichtspsychiatrie' (8. und 9. März 1963 Charité zu Berlin). S 111-116. VEB Fischer, Jena

Binsack H (1973) Längsschnittuntersuchungen bei nach § 42b untergebrachten männlichen Anstaltspatienten. Dissertation, Frankfurt/M.

Bischof HL (1982) Die Auswirkungen des neuen Strafrechts auf die Unterbringungsmodalitäten im psychiatrischen Krankenhaus. In: Laux G, Reimer F (Hrsg): Klinische Psychiatrie. Tendenzen, Ergebnisse, Probleme und Aufgaben heute. S 306-313. Hippokrates, Stuttgart

Bischof HL (1985a) Todesfälle im Vollzug der Unterbringung im psychiatrischen Krankenhaus. Psychiat Prax 12:84-89

Bischof HL (1985b) Exkulpation und Dekulpation im Unterbringungsverfahren (§ 63 StGB) unter besonderer Berücksichtigung der Provenienz der Gutachter. MschrKrim 68:148-156

Bischof HL (1985c) Behandlungsdauer strafrechtlich Untergebrachter im psychiatrischen Krankenhaus. MschrKrim 68:29-34

Bischof HL (1986a) Medizinische und medizinfremde Einflüsse auf bestimmte Variable der strafrechtlichen Unterbringung im psychiatrischen Krankenhaus. MschrKrim 69:85-95

Bischof HL (1986b) Straffälligkeit Untergebrachter während des Maßregelvollzugs im psychiatrischen Krankenhaus (§ 63 StGB) - Ein Beitrag zur Gratwanderung zwischen Besserung und Sicherung. Psychiat Prax 13:88-93

Bischof HL (1987) Zum weiteren Verbleib strafrechtlich Untergebrachter im psychiatrischen Krankenhaus nach Aussetzung des Maßregelvollzugs. Forensia 8:103-112

Blau G (1984) Schuld und Gefährlichkeit des psychisch abnormen Täters. Strafrechtsgeschichtliche, kriminologische und rechtsvergleichende Aspekte In: Blau G, Kammeier H (Hrsg): Straftäter in der Psychiatrie. Situation und Tendenzen des Maßregelvollzuges. S 1-16. Enke, Stuttgart

Bleuler E (1904/05) Zur Behandlung Gemeingefährlicher. MschrKrim 1:92-99

Böcker F, Weig W (1980) Untersuchung zu Grund und Dauer der Unterbringung psychisch kranker Rechtsbrecher. In: Lungershausen E, Wörtz R (Hrsg): Zeitfragen der Psychiatrie. Referate der Jahresversammlung der Bayrischen Nervenärzte 1979. S 74-91. Günzburger Schriften zur Klinischen Psychiatrie,

Böhrsch N (1927) Der Freiheitsentzug als sichernde Maßregel im tschechoslowakischen Strafgesetzentwurf. MschrKrim 18:476-480

Böker W, Häfner H (1973) Gewalttaten Geistesgestörter. Springer, Berlin Heidelberg New York

Bojanovsky J, Moschel G (1981) Kriminalitätsraten westdeutscher Großstädte. MschrKrim 63:18-29

Brauneck AE (1961) Die Entwicklung jugendlicher Straftäter. Hamburg

Bromberg R (1927) Die niederländischen Gesetzesbestimmungen gegen anomale Kriminelle. MschrKrim 18:480-484

Bürger-Prinz H, Lewrenz H (1961) Die Alterskriminalität. Enke, Stuttgart

Burghardt A, Rasch W (1985) Ausgrenzung der psychisch kranken Straftäter in Sonderkliniken - Ende des Abschiebespiels? Psychiat Prax 12:73-77

Ciompi L (1984) Zum Einfluss sozialer Faktoren auf den Langzeitverlauf der Schizophrenie. Schweizer Archiv f Neurologie Neurochirurgie u Psychiatrie 135:101-113

Creutz W (1939) Psychiatrische Erfahrungen mit §§ 42b und 42c des Gesetzes gegen gefährliche Gewohnheitsverbrecher und über Maßregeln der Sicherung und Besserung vom 24.11.33. Allg Z Psychiat 111:137-168

Delaquis E (1927) Die Verwahrung von Gewohnheitsverbrechern nach den kantonalen Rechten der Schweiz. MschrKrim 18:468-475

Dilling H, Weyerer S (1978) Epidemiologie psychischer Störungen und psychiatrischer Versorgung. Urban & Schwarzenberg, München Wien Baltimore

Dünkel F (1979) Sozialtherapeutische Behandlung und Rückfälligkeit in Berlin-Tegel. MschrKrim 62:322-337

Dünkel F (1980) Legalbewährung nach sozialtherapeutischer Behandlung. Duncker und Humblot, Berlin

Ehret A (1977) Stations- bzw. Therapiekonzept einer forensisch-psychiatrischen Station eines Psychiatrischen Krankenhauses: Organisatorische Gesichtspunkte. MschrKrim 60:297-303

Ehrhardt HE (1969) Zur Reform von Maßregelrecht und Maßregelvollzug. Fortschr Neurol Psychiat 37:660-677

Eickhoff R (1987) Die Benachteiligung des psychisch kranken Rechtsbrechers im Strafrecht. NStZ 7:65-67

Eickmann F (1984) Psychologisch-pädagogische Behandlungskonzepte bei psychisch kranken Straftätern. In: Blau G, Kammeier H (Hrsg): Straftäter in der Psychiatrie. Situation und Tendenzen des Maßregelvollzuges. S 58-76. Enke, Stuttgart

Elliot D, Ageton SS (1980) Reconciling Race and Class Differences in Self-Reported and Official Estimates of Delinquency. Am Soc R 45:95-110

Ernst K (1981) Praktische Klinikpsychiatrie für Ärzte und Pflegepersonal. Springer, Berlin, Heidelberg New York

Exner (1939) Erfahrungen mit den Maßregeln der Sicherung und Besserung, die eine Freiheitsbeschränkung beinhalten. In: Arbeitsbericht über die 1. Sitzung der Deutschen Strafrechtsgesellschaft am 28. und 29.10.1938 in München. S 91-107. de Gruyter & Co., Berlin

Fallada H (1959) Der Trinker. Rowohlt, Reinbek bei Hamburg

Fankhauser (1986) Wohin mit psychisch kranken Rechtsbrechern? MschrKrim 69:130-138

Faris REL, Dunham HW (1939) Mentals disorders in urban areas. Chicago Univ., Chicago

Fehlow P (1980) Zur Persönlichkeit des Notzuchtstraftäter. Psychiat Neurol med Psychol 32:164-169

Fenn R (1981) Kriminalprognose bei jungen Straffälligen. In: Kaiser G (Hrsg): Probleme der kriminologischen Prognoseforschung nebst einer Untersuchung zur Prognosestellung von Jugendrichtern und Jugendstaatsanwälten. Kriminologische Forschungsberichte aus dem Max-Plank-Institut für ausländisches und internationales Strafrecht. Band 5., Freiburg

Feuerlein W (1967) Der Alkoholismus in sozialpsychiatrischer Sicht. Med Klin 23:922-926

Flügge (1904/05) Einiges aus der Abteilung für irre Verbrecher in Düren. MschrKrim 1:349-357

Foerster K (1986) Die Forensische Psychiatrie an den Universitäten in der Bundesrepublik, in Österreich und in der Schweiz. In: Pohlmeier H, Deutsch E, Schreiber HL (Hrsg): Forensische Psychiatrie heute. Ullrich Venzlaff zum 65. Geburtstag. S 329-335. Springer, Berlin Heidelberg New York London Paris Tokyo

Forensische Psychiatrie im Hochschulbereich. Stellungnahme des Ständigen Arbeitskreises der für die Psychiatrie zuständigen Referenten des Bundes und der Länder (1987). Spektrum 16:33-35

Frisch W (1982) Das Marburger Programm und die Maßregeln der Besserung und Sicherung. ZStW 94:565-598

Frisch W (1983) Prognoseentscheidungen im Strafrecht. Deckers, Heidelberg Hamburg

Füllgraf G, Barbey I (Hrsg) (1978) Stereotaktische Hirnoperationen bei abweichendem Sexualverhalten. Abschlußbericht der Komission beim Gesundheitsamt. (BGA-Berichte 3/1978). Reimer, Berlin

Gabbert T (1987) Rehabilitationsergebnisse mit offenem und teilstationärem Maßregelvollzug. Forensia 8:81-89

Garfinkel H (1956) Conditions of successful degradation ceremonies Am J Sociol 61:420-424

Gibson L, Linden R, Johnson S (1980) A Situational Theory of Rape. Can J Crim 22:51-65

Gipser D (1981) Kriminalität der Frauen und Mädchen. In: Schneider HJ (Hrsg): Die Psychologie des 20. Jahrhunderts; Band XIV: Auswirkungen auf die Kriminologie. Deliquenz und Gesellschaft. S 437-451. Kindler, Zürich

Glueck S, Glueck E (1950) Unraveling juvenile delinquency. Harvard University Press, Cambridge Mass

Glueck S, Glueck E (1959) Predicting delinquency and crime. Harvard University Press, Cambridge Mass

Glueck S, Glueck E (1968) Delinquents and non-delinquents in perspective. Harvard University Press, Cambridge Mass

Göppinger H (1980) Kriminologie. Beck, München

Göppinger H (1983) Der Täter in seinen sozialen Bezügen. Springer, Berlin Heidelberg New York Tokio

Goffman E (1961) Asylums. Esseays on the social situation of mental patients and other inmates. Anchor Books, Doubleday & Co., Garden-City New York

Goldberg EM, Morrison SL (1963) Schizophrenia and social class. Brit J Psychiat 109:785

Goll A (1927) Sicherungsmaßnahmen in Dänemark. MschrKrim 18:484-502

Goydke R, Specht F (1976) Intelligenzstruktur bei jugendlichen mit dissozialem Verhalten. Z Kinder-Jugendpsychiat 4:3-24

Gretenkord L (1981) Mehrdimensionale Therapie eines Sexualdelinquenten in einer forensischen Klinik. MschrKrim 64:353-361

Gretenkord L, Heinz G (1983) Auftrag und Leistung der Klinik für gerichtliche Psychiatrie Haina. In: Heinemeyer W, Pünder T (Hrsg): 450 Jahre Psychiatrie in Hessen. S 383-394. Elwert, Marburg

Gretenkord L, Lietz J (1983) Zur Entwicklung des Maßregelvollzuges (§ 63 StGB) in Hessen. MschrKrim 66:376-388

Gross A (1969) Statistische Untersuchungen an langjährig nach § 42b StGB untergebrachten Schizophrenen. Dissertation, Göttingen

Gruhle HW (1953) Die Unterbringung psychopathischer Verbrecher. MschrKrim 36:6-10

Gruillich (1927) Der Gewohnheitsverbrecher nach dem Entwurfe des neuen Strafgesetzbuchs. MschrKrim 18: 671-678

Grunau T (1975) Grundlagen des Strafvollzugs. In: Sieverts R, Schneider HJ (Hrsg): Handwörterbuch der Kriminologie, Bd. III. de Gruyter, Berlin

Gunn J (1977) Criminal behavior and mental disorder. Brit J Psychiat 130:317-329

Guth W (1983) Untersuchungen zur Situation der psychisch kranken Rechtsbrecher in Deutschland. Psychiat Prax 10:165-169

Häfner H, Reimann R, Immich H, Martini H (1969) Inzidenz seelischer Erkrankungen in Mannheim 1965. Social Psychiatry 4:126-135

Häger-Hofferberth J (1976) Die Unterbringung nach § 42b StGB. Eine Untersuchung der in West-Berlin Untergebrachten und ihre Behandlung. Dissertation, Berlin

Haisch EO (1965) § 42b StGB - Erfahrungen aus der Sicht des Krankenhauspsychiaters. NJW 18:330-332

Hanefeld B (1978) Soziale Schicht und Kriminalität. MschrKrim 61:159-165

Harbordt S (1967) Die Subkultur des Gefängnisses. Enke, Stuttgart

Heim E (1985) Praxis der Milieutherapie. Springer, Berlin Heidelberg New York Tokyo

Heim N (1980) Die Kastration und ihre Folgen bei Sexualstraftätern. Otto Schwartz & Co., Göttingen

Heinmüller D (1982) Katamnestische Untersuchungen an Patienten im psychiatrischen Maßregelvollzug. Dissertation, Göttingen

Heinz G (1982) Fehlerquellen forensisch-psychiatrischer Gutachten. Kriminalistik Verlag, Heidelberg

Heinz G (1986) Grundlagen und Praxis des Maßregelvollzugs. Tagungsbericht: Kongreß der Deutschen Gesellschaft für Psychiatrie und Nervenheilkunde (DGPN) in Bayreuth, 2.-4.10.1986. Zbl Neuro 245:664-665

Hilbers M, Lange W (1973) Abkehr von der Behandlungsideologie. Krim J 5:52-59

Hippius H, Lauter H (Hrsg) (1976) Standorte der Psychiatrie. Zum Selbstverständnis einer angefochtenen Wissenschaft. Urban & Schwarzenberg, München Wien Baltimore

Hoekstra RC (1979) Entwicklung und Behandlungsergebnisse der Dr. S van Mesdag Klinik in Groningen. MschrKrim 62:91-98

Hoffmann H, Feest J (1986) Die "Wende" im Maßregelrecht? Anmerkungen zur Neuregelung der §§ 67 ff. StGB. Recht & Psychiatrie 2:62-65

Hollingshead AB, Redlich FC (1967) Social Class and Mental Illness. 3. Aufl. Wiley & Sons, New York London Sydney

Horstkotte H (1986) Strafrechtliche Fragen zur Entlassungspraxis nach § 67d Abs. 2 StGB. MschrKrim 69:332-341

Huber G, Gross G, Schüttler R (1979) Schizophrenie - Eine verlaufs- und sozialpsychiatrische Langzeitstudie. Springer, Berlin Heidelberg New York

Hügel CM, Hupe M (1984) Probleme und Perspektiven der Sozialarbeit in der forensischen Psychiatrie. In: Blau G, Kammeier H (Hrsg): Straftäter in der Psychiatrie. Situation und Tendenzen des Maßregelvollzuges. S 77-95. Enke, Stuttgart

Hürten F (1937) Die ersten hundert auf Grund des Gesetzes vom 24.11.33 in der Westfälischen Provinzial-Heilanstalt Eickelborn untergebrachten geistig abnormen Rechtsbrecher. Allg Z Psychiat 106:255-338

Jäger H (1977) Sozialtherapie auf psychoanalytischer Grundlage. MschrKrim 60:205-218

Jakobsen H-F (1984) Strafvollstreckung zwischen Gefängnis und Psychiatrie. Ist Führungsaufsicht neu und sinnvoll? MschrKrim 67:254-265

Jessor R, Graves TD, Hanson RC, Jessor SL (1968) Society, Personality, and Deviant Behavior. New York Chicago San Franzisko Toronto London

Keller U (1969) Praxis und Erfolg der Unterbringung seelisch gestörter Patienten nach § 42b und § 42c StGB. Dissertation, Freiburg

Kerner HJ (1981) Kriminalitätsverlauf und -Struktur in der Bunderepublik Deutschland. In: Schneider HJ (Hrsg): Die Psychologie des 20. Jahrhunderts; Band XIV. Auswirkungen auf die Kriminologie. Delinquenz und Gesellschaft. S 274-285. Kindler, Zürich

Kleining G, Moore H (1968) Soziale Selbsteinstufung (SSE). Kol Ztsch Soziol Soz Psychol 20:502-552

Kockott G (1983) Die Behandlung sexueller Delinquenz mit Antiandrogenen. Psychiat Prax 10:158-164

Köster H (1987) Strategien in der Behandlung psychisch kranker Rechtsbrecher. Maßregelvollzug in einer neuen Klinik für forensische Psychiatrie. MschrKrim 70:111-117

Kröncke G (1984) Wo das Leben versickert. Das Schicksal psychisch kranker Straftäter. Süddeutsche Zeitung Nr. 9 vom 12.1.1984

Kroiß H, Witti J (1974) Die bayrischen Überlegungen zur Schaffung einer Sondereinrichtung für Personen, die sich derzeit noch aufgrund strafgerichtlicher Entscheidung in den psychiatrischen Krankenhäusern der Bezirke befinden. Psychiat Prax 1:243-248

Kunze H (1981) Psychiatrische Übergangseinrichtungen und Heime. Thieme, Stuttgart

Kusserow R (1984) Endstation Eickelborn - Wo psychisch kranke Gewaltverbrecher mehr verwahrt als behandelt werden. Stern, Heft Nr. 40 vom 27.9.84

Lamott F (1982) Zur Heilungsideologie des Strafvollzugs. KJ 15:79-87

Lange E (1963) Der gemäß § 42b StGB untergebrachte Patient, die Bedingungen seiner Rehabilitation und die Sicherung der Öffentlichkeit. Psychiat Neurol med Psychol 15:166-174

Lange E (1964) Maßnahmen der Sicherung und Besserung (die "Heil und Pflegeanstalt", die "Trinkerheilstätte", das "Arbeitshaus"). In: Szewczyk H (Hrsg): Die Gerichtspsychiatrie in der neuen Rechtspflege. Bericht über das Symposium 'Über aktuelle Fragen der Gerichtspsychiatrie' (8. und 9. März 1963 Charité zu Berlin). S 95-99. VEB Fischer, Jena

Laschet U (1972) Schering-Symposium über Sexualdeviationen und ihre medikamentöse Behandlung. Pergamon, Oxford

Last G (1969) Zur Anwendung des § 42 StGB. NJW 22:1558-1562

Leferenz H (1972) Die Kriminalprognose. In: Göppinger H, Witter H (Hrsg): Handbuch der forensische Psychiatrie. Band 2. S 1347-1384. Springer, Berlin Heidelberg New York

Lempp R (1978) Frühkindliche Hirnschädigung und Neurosen. 3. Aufl. Huber, Bern Stuttgart

Löwenstein H (1959) Die Auswirkungen des Gesetzes vom 24.11.33 "gegen gefährliche Gewohnheitsverbrecher und über die Maßregeln der Sicherung und Besserung" und die Strafrechtsreform. In: Abt. für Gesundheitspflege des Landschaftsverbandes Rheinland (Hrsg): 1. Ärztl. Fortbildungstagung d. Landschaftsverbandes Rheinland 1959. S 23-31. hektog., Düsseldorf

Leyer E, Riedell H (1969) Die Beziehungen zwischen Familie, Patient und Klinik bei der stationären psychiatrischen und psychotherapeutischen Behandlung. Social Psychiatry 4:69-75

Leygraf N (1984) Zur aktuellen Praxis des psychiatrischen Maßregelvollzugs am Beispiel des Bundeslandes Hessen. Forensia 5:89-102

Leygraf N (1987) Alkoholabhängige Straftäter: Zur Problematik der Unterbringung nach 64 StGB. Fortschr Neurol Psychiat 55:231-237

Leygraf N, Heinz G (1984) Stationäre psychiatrische Behandlung psychisch kranker Straftäter. In: Blau G, Kammeier H (Hrsg): Straftäter in der Psychiatrie. Situation und Tendenzen des Maßregelvollzuges. S 44-57. Enke, Stuttgart

Lietz J, Gretenkord L (1985) Lockerungen und Urlaube nach dem Hessischen Maßregelvollzugsgesetz. MschrKrim 68:229-237

Liszt von F (1904/05a) Schutz der Gesellschaft gegen gemeingefährliche Geisteskranke und vermindert Zurechnungsfähige. MschrKrim 1:8-15

Liszt von F (1904/05b) Die Verwahrung gemeingefährlicher Geisteskranker und vermindert Zurechnungsfähiger. MschrKrim 1:242-244

Malzberg B (1964) Marital status and the incidence of mental disease. Int J Social Psychiatry 10:19-26

Mauch G, Mauch R (1971) Sozialtherapie und die sozialtherapeutische Anstalt. Enke, Stuttgart
"Mauersegler" - Hauszeitung des Nds. LKH Moringen (1984) 2: Heft 2
Mauz G (1984/52) "Wie man sich fühlt, wenn man kastriert ist" Der Spiegel Nr. 52 vom 24.12.84.
Mauz G (1986/5) "Ein unheimlicher Eindruck" Der Spiegel Nr. 5 vom 27.1.86.
McClintock FH (1970) The Dark Figure. In: Council of Europe (Hrsg): Collected Studies in Criminological Research. Band 5. S 7-34. Straßburg
McCord J (1980) Some Child-Rearing-Antecedents of Criminal Behavior in Adult Men. Yearbook II 2:688-693
Meggendorfer F (1940) Gesetz gegen gefährliche Gewohnheitsverbrecher, Maßregeln der Sicherung und Besserung. Fortschr Neurol Psychiat 12:140-164
Merton RK (1949) Social Therory and Social Structure. The Free Press, New York
Monahan J (1978) Prediction Research and the Emergency Commitment of Dangerous Mentally Ill Persons: A Reconsideration. Am J Psych 135:198-201
Monahan J (1984) The prediction of violent behavior: Toward a second generation of theory and policy. Am J Psych 141:10-15
Moore H, Kleining G (1960) Das soziale Selbstbild der Gesellschaftsschichten in Deutschland. Kol Ztsch Soziol Soz Psychol 12:86-119
"Moringen". Hrsg: Nds. Landeskrankenhaus Moringen, September 1984
Moser T (1971) Repressive Kriminalpsychiatrie. Suhrkamp, Frankfurt (Main)
Moser T (1980) Jugendkriminalität und Gesellschaftsstruktur. Fischer, Frankfurt (Main)
Müller C (1981) Psychische Erkrankungen und ihr Verlauf sowie ihre Beeinflussung durch das Alter. Huber, Bern Stuttgart Wien
Müller-Dietz H (1983a) Maßregelvollzugsgesetze in der Bundesrepublik Deutschland. Forensia 4: 117-133
Müller-Dietz H (1983b) Rechtsfragen der Unterbringung nach § 63 StGB. NStZ 3: 145-152 u. 203-207
Müller HU (1980) Zur Diagnose von Diagnosen. Eine epidemiologische und ökologische Untersuchung psychiatrischer Krankenhausdiagnosen. Dissertation, Wuppertal
Müller H-W, Hadamik W (1966) Die Unterbringung psychisch abnormer Rechtsbrecher. Nervenarzt 37:67-76
Nedopil N (1986) Kriterien der Kriminalprognose bei psychiatrischen Gutachten. Eine Bestandsaufnahme aufgrund praktischer Erfahrungen. Forensia 7:167-183
Ødegård Ø (1971) Hospitalized psychoses in Norway: Time trends 1926-1965. Social Psychiatry 6:53-58
Peters D (1973) Richter im Dienst der Macht. Enke, Stuttgart
Peters K (1985) Die Stellung des Arztes in dem forensisch-psychiatrischen Krankenhaus. In: Gössel KH, Kauffmann H (Hrsg): Strafverfahren im Rechtsstaat. Festschrift für Theodor Kleinknecht zum 75. Geburtstag. S 341-353. Beck, München
Pfäfflin F (1978) Vorurteilsstruktur und Ideologie psychiatrischer Gutachten über Sexualstraftäter. Enke, Stuttgart
Pittrich W et al (1985) Thesen zur Behandlung und Rehabilitation psychisch Kranker im Maßregelvollzug. Spektrum 14:311-314
Quensel E (1984) Kritische Betrachtungen zur Behandlung im Strafvollzug. In: Eisenbach-Stangl I, Stangl W (Hrsg): Grenzen der Behandlung. S 103-120. Westdeutscher Verlag, Opladen
Quensel S (1970) Wie wird man kriminell? Verlaufsmodell einer fehlgeschlagenen Interaktion zwischen Delinquenten und Sanktionsinstanz. Kritische Justiz 3:377-382
Quinsey VL (1979) Assessments of the dangerousness of mental patients held in maximum security. Int J Law Psychiat 2:389-406
Rasch W (1967) Schuldfähigkeit. In: Ponsold A (Hrsg): Lehrbuch der Gerichtlichen Medizin. Für Mediziner und Juristen. S 55-89. Thieme, Stuttgart
Rasch W (1969) Unterbringung und Behandlung psychopathischer Rechtsbrecher. Kriminalistik 23: 181-186
Rasch W (1973a) Sozialtherapie aus forensisch-psychiatrischer Sicht. Almanach. Klett, Stuttgart
Rasch W (1973b) Organisatorische Sicherung sozialtherapeutischer Orientierung: das Dürener Modell. KrimJ 5:3-15

Rasch W (1974) Formaler Aufbau und organisatorisches Grundkonzept der Modellanstalt Düren. Mschr-Krim 57:27-41

Rasch W (1975) Tötungsdelikte, nicht fahrlässige. Forensisch-psychiatrischer Beitrag. In: Sieverts R, Schneider HJ (Hrsg): Handwörterbuch der Kriminologie. S 353-398. De Gruyter, Berlin New York

Rasch W (1982a) Angst vor der Abartigkeit. Über einen schwierigen Begriff der §§ 20,21 StGB. NStZ 2:177-182

Rasch W (1982b) Richtige und falsche psychiatrische Gutachten. Anmerkungen zu dem Urteil des Oberverwaltungsgerichts Münster vom 28.10.1981 zur Tätigkeit des Gerichtsärztlichen Ausschusses Nordrhein-Westfalen. MschrKrim 65:257-269

Rasch W (1983) Zur Zuordnung der psychiatrisch-psychologischen Diagnosen zu den vier psychischen Merkmalen der §§ 20,21 StGB. Psychiat Prax 10:170-176

Rasch W (1984a) Krank und/oder kriminell? Maßregelvollzug in Westfalen-Lippe. Landschaftsverband Westfalen-Lippe (Hrsg) - Pressestelle Münster

Rasch W (1984b) Zur Praxis des Massregelvollzugs. Verhalten in der Institution als Basis der Prognosebeurteilung. In: Eisenbach-Stangl I, Stangl W (Hrsg): Grenzen der Behandlung. Soziale Kontrolle und Psychiatrie. S 128-138. Westdeutscher Verlag GmbH, Opladen

Rasch W (1985) Die Prognose im Maßregelvollzug als kalkuliertes Risiko. In: Schwind HD (Hrsg): Festschrift für Günter Blau zum 70. Geburtstag. S 309-325. De Gruyter, Berlin New York

Rasch W (1986a) Die Unterbringungsvoraussetzungen nach § 64 StGB. Psychiat Prax. 13:81-87

Rasch W (1986b) Forensische Psychiatrie. Kohlhammer, Stuttgart Berlin Köln Mainz

Rasch W, Kühl K-P (1978) Psychologische Befunde und Rückfälligkeit nach Aufenthalt in der sozialtherapeutischen Modellanstalt Düren. BewHi 25:44-57

Rauchfleisch U (1981) Zur ambulanten Psychotherapie mit Delinquenten. Psyche 36:307-326

Rauchfleisch U (1984) Zur Psychodynamik dissozialer Persönlichkeiten und therapeutische Konsequenzen. In: Haesler W (Hrsg): Psychisch abnorme und drogenabhängige Rechtsbrecher. S 283-292. Ruegger, Diessenhofen

Rauch HJ (1952) Über die Zurechnungsfähigkeit der weitgehend geheilten Psychosen. Nervenarzt 23:249-252

Rehn G (1979a) Behandlung im Strafvollzug. Ergebnisse einer vergleichenden Untersuchung der Rückfallquote bei entlassenen Strafgefangenen. Beltz, Weinheim Basel

Rehn G (1979b) Rückfall nach Sozialtherapie. Vergleichende Untersuchung aus drei Hamburger Justizvollzugsanstalten. MschrKrim 62:357-365

Rehn G (1984) Sozialtherapeutische Anstalten - zu teuer. Recht & Psychiatrie 2:7-14

Reicher JW (1976) Die Entwicklungspsychopathie und die analytische Psychotherapie von Delinquenten. Psyche 30:604-612

Reimer F (Hrsg) (1977) Arbeitstherapie - Praxis und Probleme der Psychiatrie. Hippokrates, Stuttgart

Remschmidt H, Höhner H, Walter R (1975) Zum Dunkelfeld kindlicher Delinquenz. MschrKrim 58:133-153

Rink E (1982) Tötungsdelikte schizophrener Geisteskranker unter besonderer Berücksichtigung der Sozialkontrolle im Tat-Vorfeld, der Täterpersönlichkeit und der Rehabilitationschancen. In: Laux G und Reimer F (Hrsg): Klinische Psychiatrie. Tendenzen, Ergebnisse, Probleme und Aufgaben heute. S 314-330. Hippokrates, Stuttgart

Rintelen E, Gabbert Th (1986) Rehabilitation psychisch kranker und geistig behinderter Rechtsbrecher - eine Langzeitstudie (1969-1984). Rehabilitation 25:24-29

Rittmann D (1984) Die Aufgaben der Strafvollstreckungskammer nach Anordnung der Unterbringung. In: Blau G, Kammeier H (Hrsg): Straftäter in der Psychiatrie. Situation und Tendenzen des Maßregelvollzuges. S 162-191. Enke, Stuttgart

Ritzel G (1972) Untersuchung zur Altersdelinquenz. MschrKrim 55:145-156

Ritzel G (1975) Unterbringung nach § 63 2. StrRG: Besserung oder Sicherung? MschrKrim 58:183-189

Ritzel G (1978) Unterbringung und Wiedereingliederung psychisch kranker Rechtsbrecher. Habilitationsschrift, Göttingen

Robins LN (1966) Deviant children grown up: A sociological and psychiatric study of soziopathic personality. Williams & Wilkins, Baltimore

Robins LN (1978) Study of childhood predictors of adult antisocial behavior: Replication from longitudinal studies. Psychological Medicine 8: 811-816

Rode I, Scheid S (1986) Sozialprognose bei Tötungsdelikten. Springer, Berlin Heidelberg New York London Paris Tokyo

Romkopf U (1982) Über die Anwendung von Psychopharmaka in deutschen Strafvollzugsanstalten - eine Studie aus Justizvollzugsanstalten in Nordrhein-Westfalen. ZfStrVo 31:143-149

Roßner M (1979) Zur Frage der operativen Kastration von Sexualdelinquenten - Aktuelle Literaturübersicht und der Ansatz einer Meinungsbildung. Psychiat Neurol med Psychol 31:321-328

Rotthaus KP (1971) Der alternde Gefangene. MschrKrim 54:338-344

Rotthaus KP (1975) Sozialtherapie in der Dr. van der Hoeven Kliniek in Utrecht. MschrKrim 58:83-94

Rotthaus KP (1978) Die neue Dr. van der Hoeven Kliniek in Utrecht. MschrKrim 61:127-134

Rotthaus KP (1985) Die gesetzliche Regelung des Maßregelvollzugs im Lande Nordrhein-Westfalen. NStZ 5:441-444

Sack F (1968) Neue Perspektiven in der Kriminalsoziologie. In: Sack F, König R (Hrsg): Kriminalsoziologie. S 431-375. Akademische Verlagsgesellschaft, Frankfurt

Sander W (1886) Sind besondere Anstalten für geisteskranke Verbrecher notwendig? In: Sander W, Richter A (Hrsg): Die Beziehungen zwischen Geistesstörung und Verbrechen. Nach Beobachtungen in den Irrenanstalt Dalldorf. S 327-404. Fischer, Berlin

Sander W (1904/05) Zur Frage der Versorgung der geisteskranken Verbrecher. MschrKrim 1:520-523

Schepank H (1986) Epidemiologie psychogener Störungen. In: Kisker KP, Lauter H, Meyer J-E, Müller C, Strömgren E (Hrsg): Psychiatrie der Gegenwart, Band 1: Neurosen, Psychosomatische Erkrankungen, Psychotherapie. S 1-27. Springer, Berlin Heidelberg New York Tokyo

Schepank H et al (1984) Das Mannheimer Kohortenprojekt - Die Prävalenz psychogener Erkrankungen in der Stadt. Z Psychosom Med 30:43-61

Schmidt KJ (1981) Die Rolle des Seelsorgers. In: Maßregelvollzug in einem psychiatrischen Krankenhaus. Evang. Akademie Hofgeismar, Protokoll 178:42-55

Schmitz H (1964) Die Unterbringung minderjähriger Rechtsbrecher nach § 42b StGB. MschrKrim 47:152

Schneider HJ (1979) Die Kriminalprognose. In: Elster A, Schneider HJ (Hrsg): Handwörterbuch der Kriminologie. S 273-338. De Gruyter, Berlin

Schneider HJ (1981) Kriminalprognose. In: Schneider HJ (Hrsg): Psychologie des 20. Jahrhunderts. Band XIV: Auswirkungen auf die Kriminologie. S 816-853. Kindler, Zürich

Schneider HJ (1987) Kriminologie. de Gruyter, Berlin New York

Schniedermeyer P (1985) Vergessene? - Jugendliche im Maßregelvollzug. Prax Kinderpsychol Kinderpsychiat 34:239-243

Schönhage E, Schatzmann W (1983) Therapie von Sexualstraftätern in einem psychiatrischen Landeskrankenhaus. Psychiat Prax 10:93-96

Schorsch E (1971) Sexualstraftäter. Enke, Stuttgart

Schorsch E, Galedary G, Haag A, Hauch M, Lohse H (1985) Perversion als Straftat. Dynamik und Psychotherapie. Springer, Berlin Heidelberg New York Tokyo

Schorsch E, Hauch M, Lohse H, Maisch H, Röbbeling G (1982) Ist die Gefängnispsychologie schuld? Psychologie Heute 9:39-45

Schottky J (1941) Psychiatrische und kriminalbiologische Fragen bei der Unterbringung in einer Heil- und Pflegeanstalt nach § 42 b und c des Strafgesetzbuches. Allg Z Psychiatr 117:287-355

Schreiber HL (1986) Juristische Grundlagen. In: Venzlaff U (Hrsg): Psychiatrische Begutachtung. Ein praktisches Handbuch für Ärzte und Juristen. S 3-77. Fischer, Stuttgart New York

Schubö W, Uehlinger H-M (1986) SPSS X. Handbuch der Programmversion 2.2. Fischer, Stuttgart New York

Schulte W (1954) Depressive Verstimmungen mit Erschütterungen des Selbstwerterlebens an der Schwelle ethischer Entgleisungen und krimineller Handlungen. Z Psychother med Psychol 4:122-132

Schulte W (1959) Greise als Täter unzüchtiger Handlungen an Kindern. MschrKrim 42:138-149

Schulte W (1962) Klinik der "Anstalts"-Psychiatrie. Thieme, Stuttgart

Schumann V (1983) Psychisch kranke Rechtsbrecher im Maßregelvollzug. Eine Querschnittsuntersuchung im WLK Eickelborn. Dissertation, Münster

Sigusch V (1980) Somatische Behandlungsversuche bei sexuellen Perversionen und sexueller Delinquenz. In: Sigusch V (Hrsg): Therapie sexueller Störungen. S 266-289. Thieme, Stuttgart

Sluga W (1977) Geisteskranke Rechtsbrecher. Beck, Wien München

Sluga W (1984) Die Unterbringung des geistig abnormen Rechtsbrechers In: Haesler W (Hrsg): Psychisch abnorme und drogenabhängige Rechtsbrecher. S 375-384. Ruegger, Diessenhofen

Späte HF, Rogoli H (1984) Normative und verfahrensrechtliche Voraussetzungen bei der Einweisung psychisch Kranker gemäß § 6 des Einweisungsgesetzes der DDR. Psychiat Neurol med Psychol 36:489-495

Specht F (1986) Angeborene und früherworbene Beeinträchtigungen der geistigen Entwicklung. In: Venzlaff U (Hrsg): Psychiatrische Begutachtung. Ein praktisches Handbuch für Ärzte und Juristen. S 231-265. Fischer, Stuttgart New York

Stangl W (1984) Maßnahmerecht und Rechtsstaatlichkeit. In: Eisenbach-Stangl I, Stangel W (Hrsg): Grenzen der Behandlung. Soziale Kontrolle und Psychiatrie. S 139-151. Westdeutscher Verlag, Opladen

Steadman HJ (1982) A situational approach to violence. Int J Law Psychiat 5:171-186

Steadman HJ, Cocozza JJ (1973) The Criminally Insane Patient: Who Gets Out? Social Psychiatry 8:230-238

Steadman HJ, Cocozza JJ (1974) Careers of the criminally insane. Toronto London

Stellungnahme des Ständigen Arbeitskreises der für die Psychiatrie zuständigen Referenten des Bundes und der Länder (1987): Forensische Psychiatrie im Hochschulbereich; Spektrum 16:33-35

Stemmler-Lueck M (1980) Die Behandlungsindikation bei Straffälligen. Eine Studie zur Klassifizierung nach Kriterien der subjektiven Befindlichkeit. Otto Schwartz & Co., Göttingen

Stüttgen T (1987) Die Verbalisation des delinquenten Tathergangs als prognostischer Fokus im Maßregelvollzug (§ 63 StGB). Forensia 8: 91-102

Szewcyk H (1964) Die künftigen Aufgaben des Psychiaters in der Rechtspflege In: Szewcyk H (Hrsg): Die Gerichtspsychiatrie in der neuen Rechtspflege. Bericht über das Symposium ' Über aktuelle Fragen der Gerichtspsychiatrie' (8. und 9. März 1963 Charité zu Berlin). S 23-36. VEB Fischer, Jena

Thornberry T, Jacoby J (1979) The criminally insane: A community follow up of mentally ill offenders. University of Chicago Press, Chicago

Tölle R (1966) Katamnestische Untersuchungen zur Biographie abnormer Persönlichkeiten. Springer, Berlin Heidelberg New York

Tölle R (1986) Persönlichkeitsstörungen. In: Kisker KP, Lauter H, Meyer J-E, Müller C, Strömgren E (Hrsg): Psychiatrie der Gegenwart, Band 1. Neurosen, Psychosomatische Erkrankungen, Psychotherapie. S 151-188. Springer, Berlin Heidelberg New York Tokyo

Tondorf G (1983) Die katastrophale Lage psychisch Kranker im Maßregelvollzug. ZRP 16:118-122

Tondorf G (1984) Möglichkeiten und Schwierigkeiten anwaltlicher Vertretung im Maßregelvollzug In: Blau G, Kammeier H (Hrsg): Straftäter in der Psychiatrie. Situation und Tendenzen des Maßregelvollzuges. S 121-141. Enke, Stuttgart

Treptow W (1977) Zur Tätigkeit der Strafvollstreckungskammer in Vollzugssachen. NJW 30:1037-1040

Trojan A (1978) Psychisch krank durch Etikettierung? Die Bedeutung des labeling-Ansatzes für die Sozialpsychiatrie. Urban & Schwarzenberg, München Wien Baltimore

Uchtenhagen A (1984) Soziologie und Schizophrenie. Schweizer Archiv f Neurologie Neurochirurgie u Psychiatrie 135:73-85

Venzlaff U (1974) Situation und Aspekte der Unterbringung psychisch kranker Rechtsbrecher ab 1.1.1975 nach dem 2. Strafrechtsreformgesetz (2. StRG). Psychiat Prax 1:224-230

Venzlaff U (1977a) Der psychisch kranke Rechtsbrecher im psychiatrischen Krankenhaus. Spektrum 6:3-14

Venzlaff U (1977b) Methodische und praktische Probleme nach dem 2. Strafrechtsreformgesetz. Nervenarzt 48:253-258

Venzlaff U (1978) Der psychisch Kranke im Spannungsfeld zwischen Behandlungsauftrag und Rechtsnorm. In: Lauter H, Schreiber HL (Hrsg): Rechtsprobleme in der Psychiatrie. Rheinland-Verlag, Köln

Venzlaff U (1983a) Die Mitwirkung des psychiatrischen Sachverständigen bei der Beurteilung der Schuldfähigkeit. In: Schmidt-Hieber W, Wassermann R (Hrsg): Justiz und Recht. Festschrift aus Anlass des 10-jährigen Bestehens der Deutschen Richterakademie. S 277-292. Müller, Heidelberg

Venzlaff, U. (1983b) Fehler und Irrtümer in psychiatrischen Gutachten. NStZ 3:199-203

Venzlaff U (1984) Psychiatrisch-psychologische Begutachtung bei der Unterbringung von Straftätern in einem psychiatrischen Krankenhaus und bei bedingter Entlassung In: Blau G, Kammeier H (Hrsg): Straftäter in der Psychiatrie. Situation und Tendenzen des Maßregelvollzuges. S 96-106. Enke, Stuttgart

Venzlaff U (1985) Diskriminierungstendenzen im Maßregelvollzug am Beispiel schizophrener Gewalttäter. In: Broda C, Deutsch E, Schreiber HL, Vogel HJ (Hrsg): Festschrift für Rudolf Wassermann. S 1079-1088. Luchterhand, Neuwied und Darmstadt

Venzlaff U (1986a) Methodische und praktische Probleme der forensisch-psychiatrischen Begutachtung. In: Venzlaff U (Hrsg): Psychiatrische Begutachtung. Ein Handbuch für Ärzte und Juristen. S 79-94. Fischer, Stuttgart New York

Venzlaff U (1986b) Die schizophrenen Psychosen. In: Venzlaff U (Hrsg): Psychiatrische Begutachtung. Ein praktisches Handbuch für Ärzte und Juristen. S 173-188. Fischer, Stuttgart New York

Venzlaff U, Schreiber HL (1981) Der Maßregelvollzug - Stiefkind der Strafrechtsreform? In: Bergener M (Hrsg): Psychiatrie und Rechtsstaat. S 189-199. Luchterhand, Neuwied und Darmstadt

Volbert R (1986) Zwischenfälle im Maßregelvollzug. Wie kalkulierbar isr das Risiko? MschrKrim 69:341-347

Volckart B (1984) Rechtsanspruch auf Vollzugslockerung und Urlaub im Maßregelvollzug. Recht & Psychiatrie 2:3-6

Volckart B (1986) Maßregelvollzug. 2. Aufl. Luchterhand, Neuwied und Darmstadt

Walder H (1984) Psychisch abnorme und drogenabhängige Rechtsbrecher nach der Strafgesetzgebung der Schweiz. In: Haesler WT (Hrsg): Psychisch abnorme und drogenabhängige Rechtsbrecher. S 19-30. Rüegger, Diessenhofen

Waller H (Hrsg) (1982) Zwangseinweisung in der Psychiatrie. Zur Situation in der Bundesrepublik Deutschland, in Österreich und in der Schweiz. Huber, Bern Stuttgart Wien

Warmerdam AA (1976) Soziotherapeutische Basistherapie mit Delinquenten. Psyche 30:589-598

Wechsler D (1964) Die Messung der Intelligenz Erwachsener. 3. Aufl. Huber, Bern-Stuttgart

Wegener H (1981) Einführung in die forensische Psychologie. Luchterhand, Neuwied und Darmstadt

Weyerer S, Dilling H. (1980) Der Einfluß der sozialen Schicht auf Aufenthaltsdauer und Entlassung. Social Psychiatry 15:95-101

Weyerer S, Dilling H, Kohl R, Martens H (1982) Social Class and Mental Disorders. Social Psychiatry 17:133-141

Wille R (1986) Zum heutigen Stand der Kastrationsforschung. In: Pohlmeier H, Deutsch E, Schreiber HL (Hrsg): Forensische Psychiatrie heute. Ulrich Venzlaff zum 65. Geburtstag. S 189-197. Springer, Berlin Heidelberg New York London Paris Tokyo

Wille R, Bachl S (1985) Die Sexualdelinquenz in der Kriminalstatistik der Nachkriegszeit. Forensia 6:175-184

Wing JK, Brown GW (1970) Institutionalism and Schizophrenia. A comperative study of three mental hospitals 1960-1968. Cambridge University Press, Cambridge

Woggon B (1979) Neuroleptika - Absetzversuche bei chronisch schizophrenen Patienten. I. Literaturzusammenfassung. Int Pharmacopsychiat 14:34-56

Wolf B (1977) Intelligenztestaufgaben und Sozialer Status. Beltz, Weinheim und Basel

Wynne LC, Singer M (1965) Denkstörungen und Familienbeziehung bei Schizophrenen. Psyche 19:82-160

F. ANHANG

ANHANG

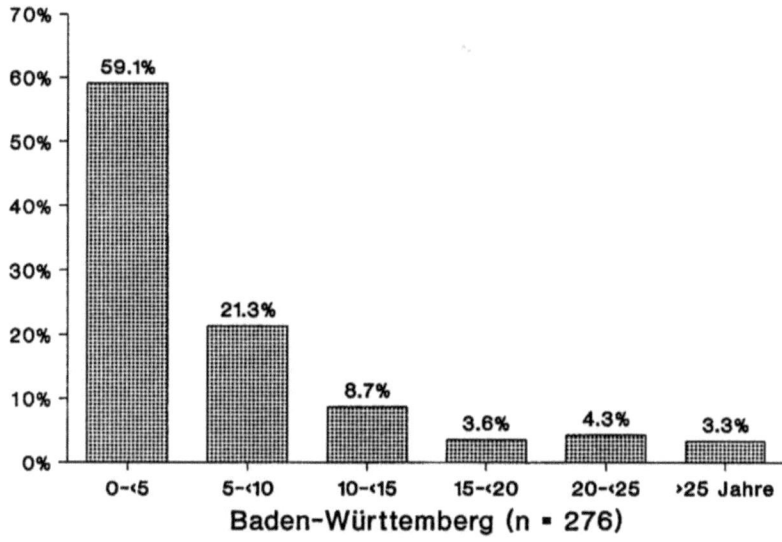

Abb. A1. Verteilung der bisherigen Unterbringungsdauer in Baden-Württemberg. M = 6,3; Median = 3,9; Min = 0,08; Max = 33,4 (in Jahren)

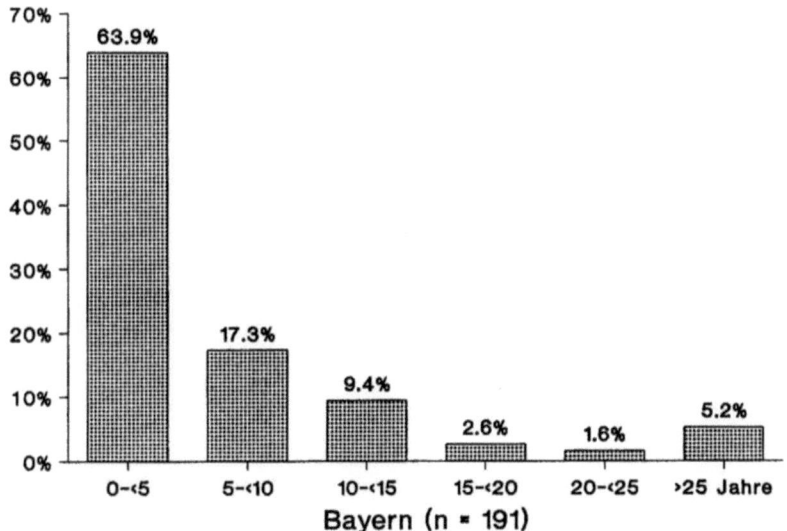

Abb. A2. Verteilung der bisherigen Unterbringungsdauer in Bayern. M = 6,1; Median = 3,0; Min = 0,08; Max = 39,0 (in Jahren)

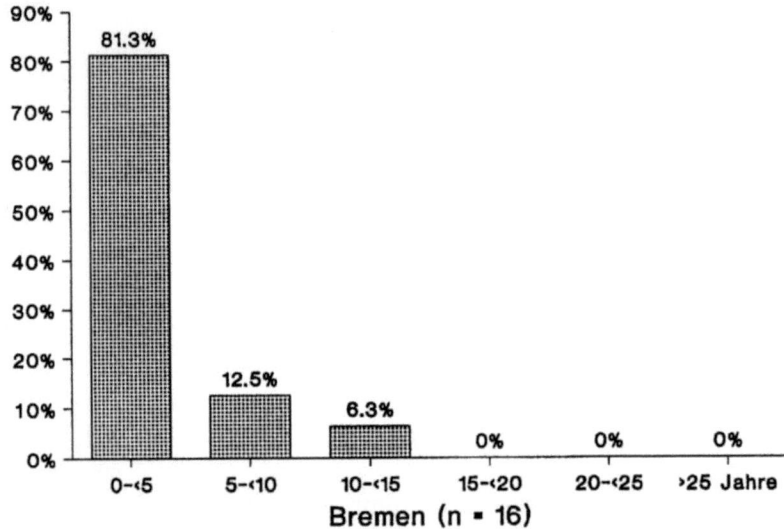

Abb. A3. Verteilung der bisherigen Unterbringungsdauer in Berlin. M = 4,8; Median = 3,3; Min = 0,25; Max = 18,0 (in Jahren)

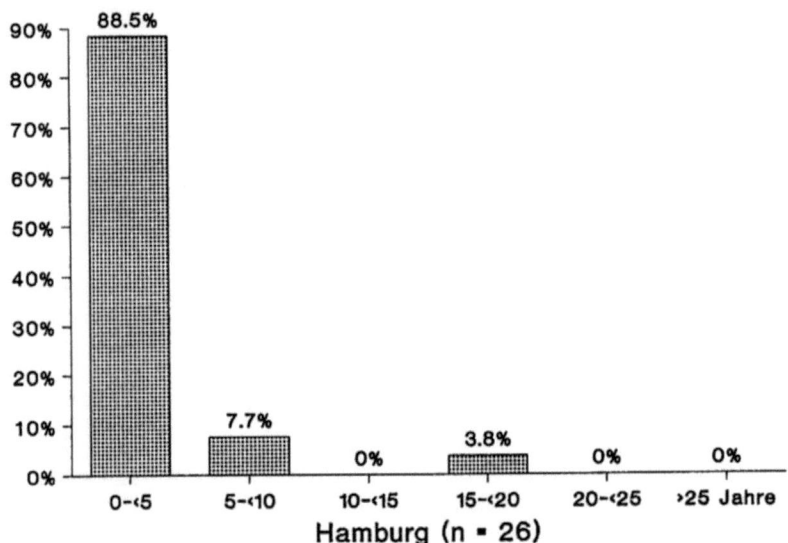

Abb. A4. Verteilung der bisherigen Unterbringungsdauer in Bremen. M = 3,4; Median = 2,1; Min = 0,08; Max = 10,3 (in Jahren)

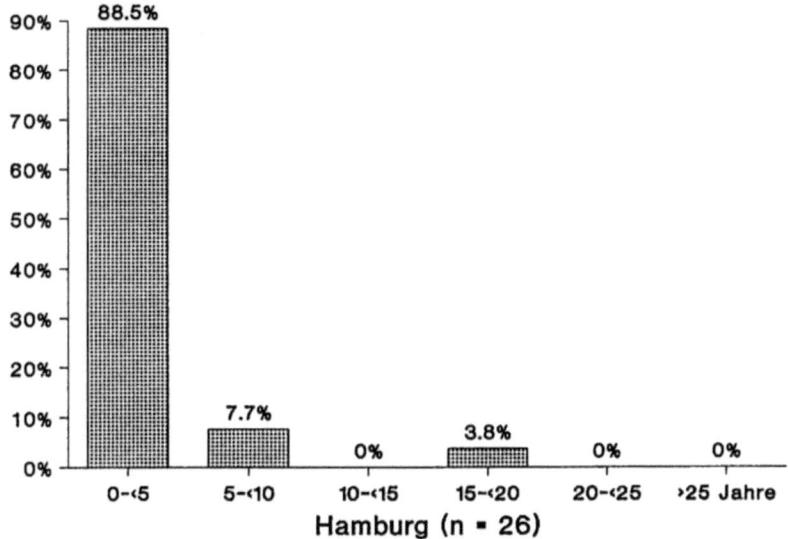

Abb. A5. Verteilung der bisherigen Unterbringungsdauer in Hamburg. M = 2,9; Median = 1,9; Min = 0,08; Max = 16,8 (in Jahren)

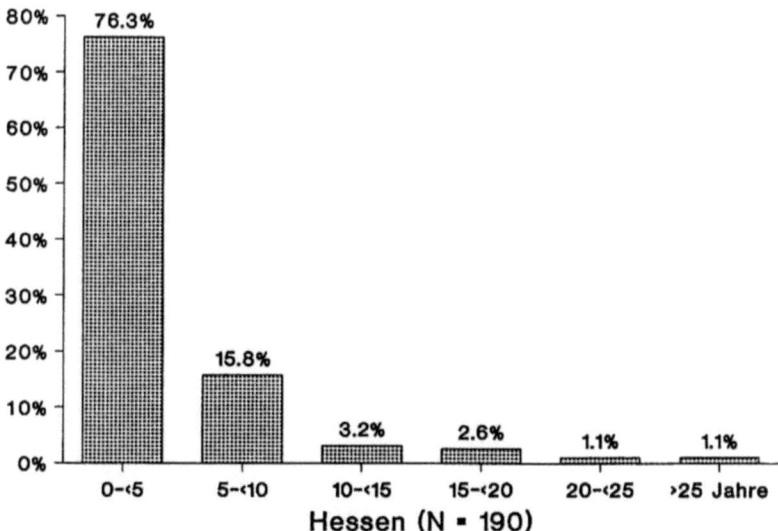

Abb. A6. Verteilung der bisherigen Unterbringungsdauer in Hessen. M = 4,1; Median = 2,8; Min = 0,08; Max = 33,2 (in Jahren)

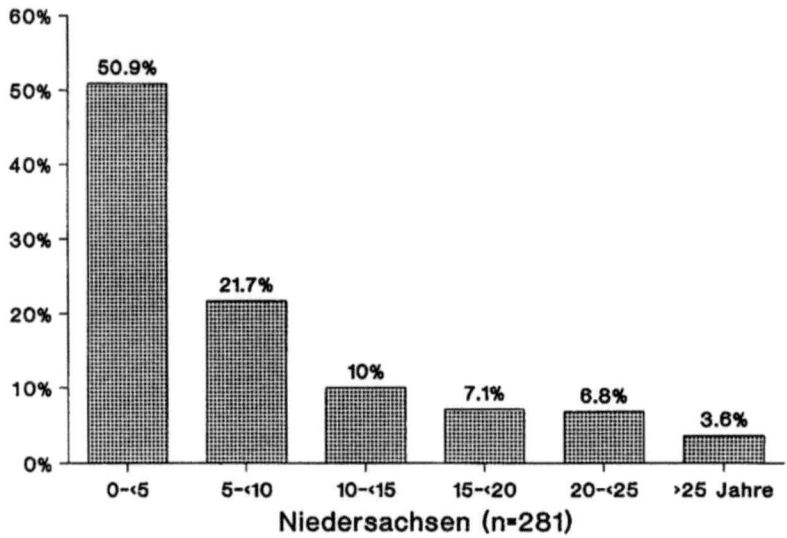

Abb. A7. Verteilung der bisherigen Unterbringungsdauer in Niedersachsen. M = 7,7; Median = 4,9; Min = 0,08; Max = 33,5 (in Jahren)

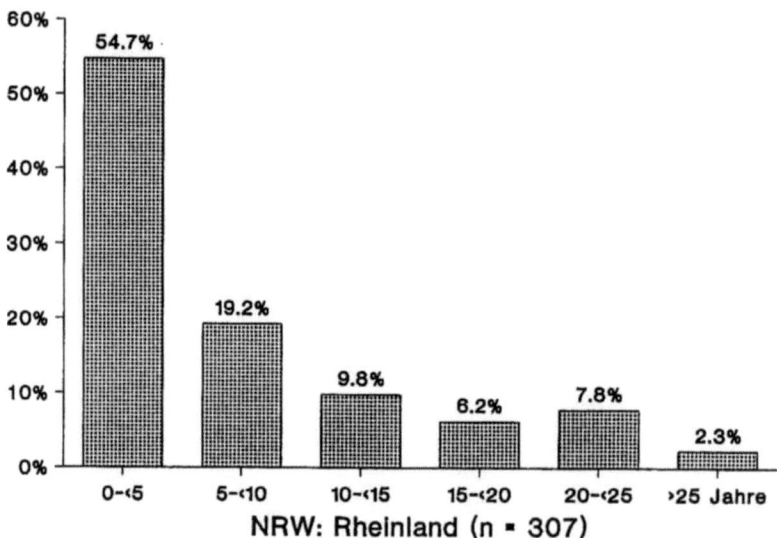

Abb. A8. Verteilung der bisherigen Unterbringungsdauer im Rheinland. M = 7,4; Median = 4,4; Min = 0,08; Max = 35,2 (in Jahren)

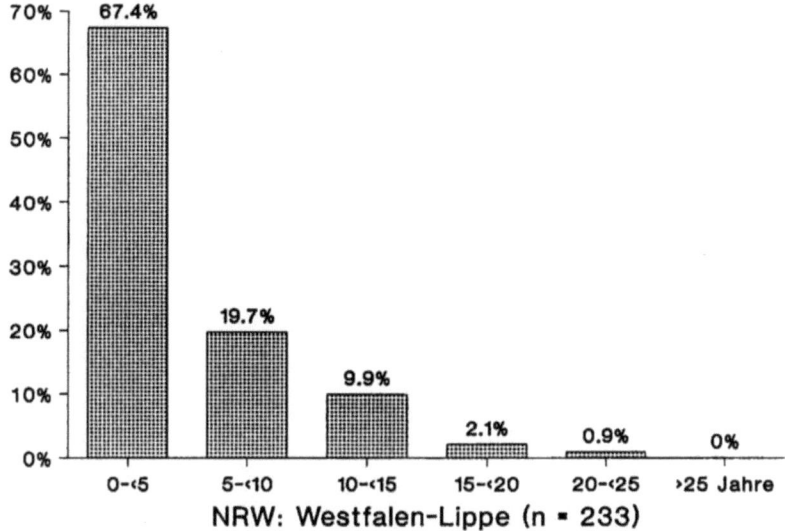

Abb. A9. Verteilung der bisherigen Unterbringungsdauer in Westfalen-Lippe. M = 4,5; Median = 3,1; Min = 0,08; Max = 24,0 (in Jahren)

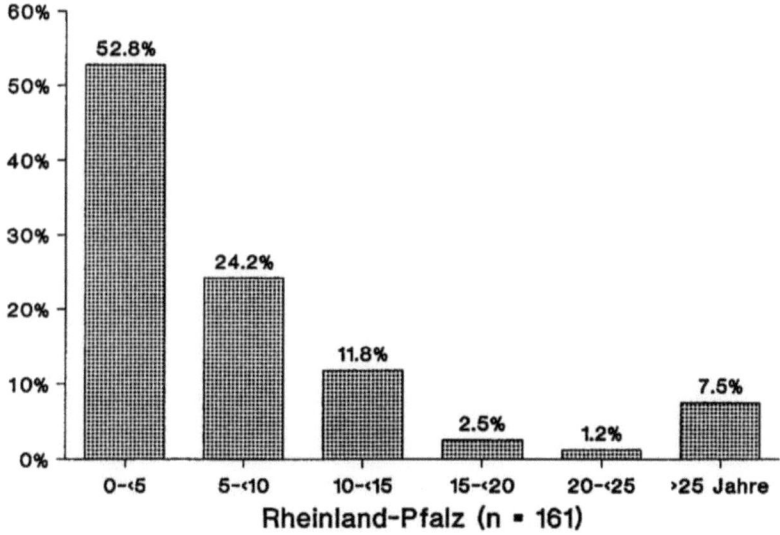

Abb. A10. Verteilung der bisherigen Unterbringungsdauer in Rheinland-Pfalz. M = 7,3; Median = 4,2; Min = 0,08; Max = 35,6 (in Jahren)

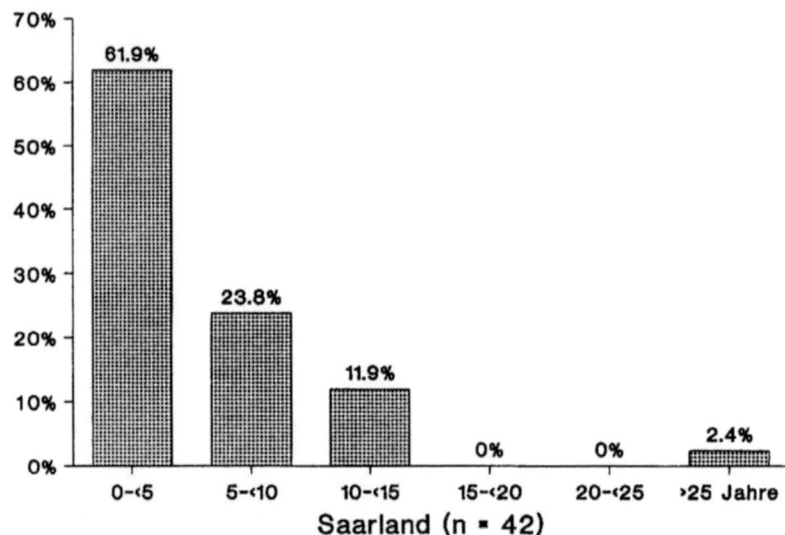

Abb. A11. Verteilung der bisherigen Unterbringungsdauer im Saarland. M = 5,1 Median = 3,9 Min = 0,58 Max = 27,4 (in Jahren)

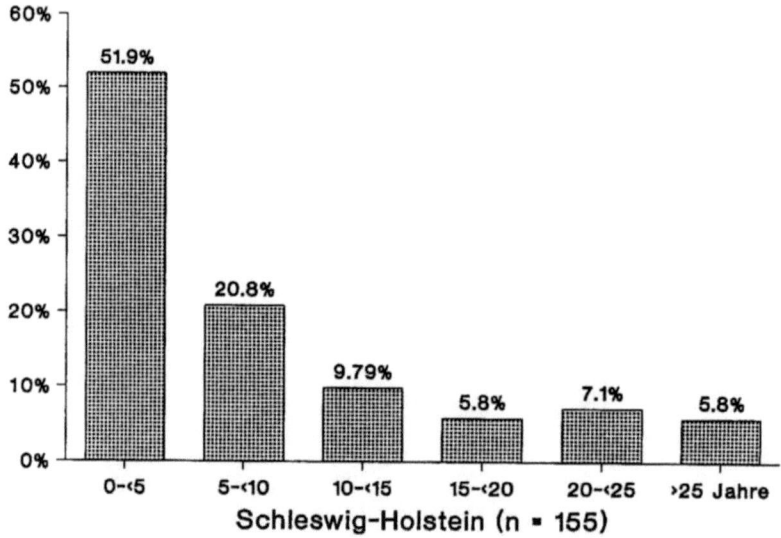

Abb. A12. Verteilung der bisherigen Unterbringungsdauer in Schleswig-Holstein. M = 8,3 Median = 4,8 Min = 0,08 Max = 35,0 (in Jahren)

Tabelle A1. Gesamtzahl der nach § 63 (42b a.F.) StGB untergebrachten Patienten (jeweils am 31.3.bzw. 31.12.; Statistisches Bundesamt Wiesbaden, Reihe: Strafvollzug)

Jahr	nach § 63 (42b a.F.) Untergebrachte			Zum Vergleich: Untergebrachte in		Straf- anstalt Summe
	Männer	Frauen	Summe	Entziehungs- anstalt Summe	Sicherungs- verwahrung* Summe	
1963	3849	299	4148	260	1339	47074
1964	4012	316	4328	286	1429	46583
1965	4155	298	4413	281	1430	48143
1966	4175	292	4467	255	1402	48171
1967	4222	271	4493	245	1347	46679
1968	4200	262	4462	214	1206	47295
1969	4177	248	4425	203	1089	45656
1970	3982	240	4222	179	718	35209
1971	3783	210	3993	164	502	32936
1972	3522	179	3701	129	382	32513
1973	3445	157	3602	154	351	35623
1974	3341	166	3507	145	376	36387
1975	3330	164	3494	183	337	34271
1976	3161	145	3306	264	301	37559
1977	3014	141	3155	383	271	39647
1978	2848	131	2979	464	268	41289
1979	2723	124	2847	504	254	41975
1980	2491	102	2593	632	208	42027
1981	2421	94	2515	727	206	42930
1982	2357	98	2455	780	190	45394
1983	2345	98	2443	834	185	48058
1984	2266	96	2362	864	182	49072

*) bis 1969 einschließlich Arbeitshaus

Tabelle A2. Häufigkeit der Unterbringung nach § 63 (42b a.F.) StGB (Statistisches Bundesamt Wiesbaden, Reihe: Strafverfolgung)

Jahr	allgemeines Strafrecht			Jugend-strafrecht			Summe			Bevölkerungszahl (in Millionen)	Jahresincidenz (je 1 Million Einwohner)
	m	w	Summe	m	w	Summe	m	w	Summe		
1967	260	23	283	10	-	10	270	23	293	59,873	4,89
1968	306	17	323	34	2	36	340	19	359	60,184	5,97
1969	280	20	300	28	-	28	308	20	328	60,848	4,72
1970	237	20	257	28	1	29	265	21	286	60,651	5,76
1971	283	12	295	54	4	58	337	16	353	61,284	5,82
1972	289	14	303	51	5	56	340	19	359	61,672	5,82
1973	285	20	305	54	5	59	339	25	364	61,976	5,87
1974	296	14	310	66	3	69	362	17	379	62,054	6,11
1975	323	16	339	23	3	26	346	19	355	61,829	5,74
1976	326	20	346	63	1	64	389	21	410	61,531	6,66
1977	296	23	319	59	4	63	355	27	382	61,401	6,22
1978	291	33	324	46	3	49	340	36	376	61,327	6,13
1979	284	19	303	62	1	63	346	20	366	61,359	5,96
1980	298	12	310	44	6	50	342	18	360	61,566	5,85
1981	296	28	324	64	3	67	360	31	391	61,682	6,35
1982	342	22	364	41	1	42	383	23	406	61,638	6,59
1983	332	29	361	52	1	53	384	30	414	61,423	6,74
1984	362	21	383	35	3	38	397	24	421	61,175	6,88
	Mittelwert der Jahre 1967 - 1974:								340,1		5,58
	Mittelwert der Jahre 1975 - 1984:								388,1		6,33

Tabelle A3. Liste der in die Untersuchung einbezogenen Krankenhäuser

	Stichtag	erfasste Patienten § 63 abs.	erfasste Patienten § 64 abs.	einbezogene Krankengeschichten § 63 abs.	einbezogene Krankengeschichten § 63 %	einbezogene Krankengeschichten § 64 abs.	einbezogene Krankengeschichten § 64 %
Baden-Württemberg:							
PLK Emmendingen	10.09.85	43	19	42	97,7	14	73,7
PLK Weissenau	10.10.85	71	1	71	100,0	1	100,0
PLK Kirchgrund (Wiesloch)	03.03.86	163	3	163	100,0	3	100,0
Bayern:							
BKH Gabersee	26.08.85	27	5	27	100,0	5	100,0
BKH Erlangen	03.09.85	53	3	53	100,0	3	100,0
Nervenkrankenhaus Bayreuth	14.10.85	28	22	28	100,0	22	100,0
Berlin:							
Karl-Bonhoeffer-Nervenklinik	04.02.86	96	68	95	99,0	65	95,6
Bremen:							
ZK Bremen-Ost	01.05.86	20	8	16	80,0	5	62,5
Hamburg:							
AK Hamburg-Ochsenzoll	01.12.84	26	3	26	100,0	2	66,7
Hessen:							
Klinik f. gerichtl. Psychiatrie Haina	15.10.84	190	0	190	100,0	0	0,0
PKH Hadamar	22.10.85	0	42	0	0,0	42	100,0
Niedersachsen:							
Fachabteilung Bad Rehburg des NLKH Wunstorf	07.11.84	0	30	0	0,0	29	96,7
NLKH Göttingen	17.09.84	30	3	30	100,0	2	66,7
NLKH Mooringen	03.09.84	254	22	251	98,8	22	100,0
NLKH Braul	30.07.85	0	33	0	0,0	33	100,0
Nordrhein-Westfalen:							
a: Rheinland:							
RLK Bonn	30.06.84	5	0	5	100,0	0	0,0
RLK Bedburg-Hau	30.06.84	137	34	133	87,1	32	94,1
RLK Düren	30.06.84	61	8	55	90,2	8	100,0
RLK Düsseldorf	30.06.84	22	4	20	90,9	4	100,0
RLK Langenfeld	30.06.84	35	0	34	97,1	0	0,0
RLK Viersen	30.06.84	63	26	60	95,2	22	84,6
b: Westfalen-Lippe:							
Westf. Zentrum für forensische Psychiatrie Lippstadt	06.06.84	240	87	233	97,1	85	97,7
Westf. Klinik Schloß Haldem	01.10.84	0	156	0	0,0	143	91,7
Therapiezentrum Niedermarsberg	17.03.86	0	30	0	0,0	30	100,0
Rheinland-Pfalz:							
LNK Andernach	20.01.86	92	8	89	96,7	7	87,5
LNK Alzey	24.02.86	29	16	29	100,0	16	100,0
Pfalzklinik Landeck	28.04.86	43	19	43	100,0	19	100,0
Saarland:							
LKH Merzig	12.03.86	43	2	42	97,7	2	100,0
Schleswig-Holstein:							
LKH Neustadt	30.11.84	150	0	150	100,0	0	0,0
LKH Schleswig	06.04.86	7	31	5	71,4	26	83,9

Tabelle A4. Altersverteilung der untergebrachten psychisch kranken Straftäter (N = 1973). Zum Vergleich: a) Gesamtgruppe der Häftlinge im Strafvollzug (31.3.1984, Statistisches Bundesamt; N = 49.072); b) nicht delinquente Patienten im psychiatrischen Krankenhaus (Vergleichsgruppe "Geistesgestörte Nichttäter" von Böker/Häfner 1973; N = 3392. Ein Vergleich mit den von Dilling u. Weyerer ermittelten Prävalenzdaten war hier wegen unterschiedlicher Gruppeneinteilung nicht möglich); c) Strafmündige Bevölkerung (Statistisches Bundesamt, N = 53.282.016)

Alter in Jahren von...bis unter...	nach § 63 StGB Untergebrachte abs.	%	Strafgefangene abs.	%	Patienten im psychiatrischen Krankenhaus abs.	%	strafmündige Bevölkerung abs.	%
14 - 21	52	2,6	4612	9,4	250	7,4	7.688.544	14,6
21 - 25	185	9,4	8695	17,7	158	4,6	4.162.557	7,8
25 - 30	309	15,7	10925	22,3	271	8,0	4.616.943	8,7
30 - 40	605	30,7	13778	28,1	603	17,8	8.034.795	15,1
40 - 50	453	23,0	8308	16,9	566	16,7	9.139.349	17,1
50 - 60	241	12,2	2293	4,7	716	21,1	7.267.819	13,6
> 60	128	6,5	461	0,9	828	24,4	12.372.000	23,2
Summe	1973	100,0	49072	100,0	3392	100,0	53.282.016	100,0

Tabelle A5. Altersverteilung der Maßregelvollzugspatienten zum Untersuchungszeitpunkt, bei Beginn der Unterbringung sowie zum Zeitpunkt des Deliktes, das zur Unterbringung Anlaß gab (N = 1973)

Alter in Jahren von...bis unter...	zum Zeitpunkt der Untersuchung abs.	%	bei Beginn der Unterbringung abs.	%	bei Begehung des Unterbringungsdeliktes abs.	%
14 - 21	52	2,6	198	10,0	403	20,4
21 - 25	185	9,4	328	16,6	394	20,0
25 - 30	309	15,7	408	20,7	372	18,9
30 - 40	605	30,7	563	28,5	472	23,9
40 - 50	453	23,0	323	16,4	215	10,9
50 - 60	241	12,2	104	5,3	83	4,2
> 60	128	6,5	49	2,5	34	1,7
Summe	1973	100,0	1973	100,0	1973	100,0
Mittel	39,3 Jahre		33,0 Jahre		30,5 Jahre	
Median	38 Jahre		31 Jahre		28 Jahre	
Minimum	16 Jahre		14 Jahre		14 Jahre	
Maximum	83 Jahre		76 Jahre		75 Jahre	

Tabelle A6. Familienstand der Maßregelvollzugspatienten bei Beginn der Unterbringung (N=1973). Zum Vergleich: a) Gesamtgruppe der Häftlinge im Strafvollzug (31.3.1984, Statistisches Bundesamt, N=49.072); b) nicht delinquente Patienten im psychiatrischen Krankenhaus (Dilling/Weyerer 1978, N=623); c) strafmündige Bevölkerung (31.12.1984, Statistisches Bundesamt, N=52.516.280)

Familienstand	nach § 63 StGB Untergebrachte abs.	%	Strafgefangene abs.	%	Patienten im psychiatrischen Krankenhaus abs.	%	strafmündige Bevölkerung abs.	%
ledig	1526	77,3	27617	56,3	345	55,4	15.526.280	29,6
verheiratet	186	9,4	11658	23,7	127	20,4	29.533.796	56,3
geschieden	233	11,9	9141	18,7	46	7,4	5.397.840	10,3
verwitwet	28	1,4	656	1,3	105	16,9	2.013.484	3,8
Summe	1973	100,0	49072	100,0	623	100,0	52.516.280	100,0

Tabelle A7. Geschlechterrelation der untergebrachten psychisch kranken Straftäter (N=1973). Die Daten des statistischen Bundesamtes weisen für das Jahr 1984 mit 4,1 % einen etwas höheren Frauenanteil auf. Dies bestätigt die Vermutung, daß in unserer Erhebung eine etwas erhöhte Ausfallsquote bei weiblichen Maßregelvollzugspatienten zu erwarten war. Aber auch bei dieser höheren Ziffer bleibt das Ungleichgewicht der Geschlechterrelation unverändert. Zum Vergleich: a) Gesamtgruppe der Häftlinge im Strafvollzug (31.3. 1984, Statistisches Bundesamt, N=49.072); b) nicht delinquente Patienten im psychiatrischen Krankenhaus (Dilling/Weyerer, 1978; N=639); c) Strafmündige Bevölkerung (Statistisches Bundesamt, N=53.282.016)

Geschlecht	nach § 63 StGB Untergebrachte abs.	%	Strafgefangene abs.	%	Patienten im psychiatrischen Krankenhaus abs.	%	strafmündige Bevölkerung abs.	%
männlich	1914	97,0	47425	96,6	262	41,0	24.819.055	46,8
weiblich	59	3,0	1647	3,4	377	59,0	28.462.961	53,2
Summe	1973	100,0	49072	100,0	639	100,0	53.282.016	100,0

Tabelle A8. Soziale Herkunft der Maßregelvollzugspatienten (N = 1946, da bei 27 Patienten die Sozialschicht der Herkunftsfamilie nicht erhebbar war). Patienten, die von Geburt an in Heimen aufgewachsen waren, wurden der untersten Sozialschicht zugeordnet. Zum Vergleich: a: Soziale Herkunft bei nicht erkrankten Strafgefangenen ("Häftlingsgruppe" von Göppinger, 1983; N = 196; hier wurde zwischen den beiden oberen Sozialschichten nicht differenziert); b: nicht delinquente Patienten im psychiatrischen Krankenhaus (Dilling u. Weyerer, 1978; N = 639); c: allgemeine Bevölkerung (Kleining u. Moore, 1968; N = 14.375)

Sozialschicht	nach § 63 StGB Untergebrachte (Herkunftsfamilie) abs.	%	Strafhäftlinge (Herkunftsfamilie) %	Patienten im psychiatrischen Krankenhaus %	allgemeine Bevölkerung %
Oberschicht und obere Mittelschicht (I)	9	2,0	0,0	2,2	6,0
Mittlere Mittelschicht (II)	5	4,9	4,6	3,3	11,0
Untere Mittelschicht (III)	47	17,8	14,8	23,5	38,0
Obere Unterschicht (IV)	02	25,8	35,7	35,8	30,0
Untere Unterschicht und sozial Verachtete (V)	63	49,5	44,9	35,2	15,0
Summe	946	100,0	100,0	100,0	100,0

Tabelle A9. Sozialschichten der Maßregelvollzugspatienten im biographischen Verlauf: a) Sozialschicht der Herkunftsfamilie (N = 1946, da bei 27 Patienten die Sozialschicht der Herkunftsfamilie nicht erhebbar war); b) höchster vom Patienten selbst erreichter sozioökonomischer Status (N = 1973); c) Sozialschicht bei Begehung des Unterbringungsdeliktes. Signifikanz der Unterschiede: $chi^2 = 279,5$; $df = 16$; $p < 0,001$ (a zu b) und $chi^2 = 1013,9$; $df = 16$; $p < 0,001$ (b zu c)

Sozialschicht	Herkunftsfamilie abs.	%	höchste selbst erreichte abs.	%	z.Z. des Unterbringungsdeliktes abs.	%
Oberschicht und obere Mittelschicht (I)	39	2,0	7	0,4	5	0,3
Mittlere Mittelschicht (II)	95	4,9	15	0,8	16	0,8
Untere Mittelschicht (III)	347	17,8	81	4,2	54	2,8
Obere Unterschicht (IV)	502	25,9	387	19,9	146	7,5
Untere Unterschicht und sozial Verachtete (V)	963	49,5	1456	74,8	1725	88,6
Summe	1946	100,0	1973	100,0	1973	100,0

Tabelle A10. Häufigkeit der Teildiagnosen (entsprechend der vierstelligen ICD-Klassifikation) laut Gutachtendiagnose im Erkennungsverfahren (N = 1973)

		Patienten* abs.	%
ICD Nr.: 290	senile Demenz	15	0,4
ICD Nr.: 291.1	alkoholbedingtes Korsakow-Syndrom	6	0,2
ICD Nr.: 291.2	andere Alkoholdemenz	24	0,6
ICD Nr.: 291.3	Alkohol-Halluzinose	6	0,2
ICD Nr.: 291.4	pathologischer Rausch	4	0,1
ICD Nr.: 292.2	pathologischer Drogenrausch	9	0,2
ICD Nr.: 293	vorübergehende organische Psychose	13	0,3
ICD Nr.: 294	andere (chronische) organische Psychosen	75	1,9
ICD Nr.: 295.0	Schizophrenia simplex	63	1,6
ICD Nr.: 295.1	hebephrene Form der Schizophrenie	106	2,7
ICD Nr.: 295.2	katatone Form der Schizophrenie	7	0,2
ICD Nr.: 295.3	paranoide Form der Schizophrenie	462	11,7
ICD Nr.: 295.4	akute schizophrene Episode	4	0,1
ICD Nr.: 295.5	latente Schizophrenie	5	0,1
ICD Nr.: 295.6	schizophrene Residualsymptomatik	28	0,7
ICD Nr.: 295.7	schizoaffektive Psychose	8	0,2
ICD Nr.: 296.0	Manie, bisher nur monopolar	10	0,3
ICD Nr.: 296.1	Melancholie, bisher nur monopolar	2	0,1
ICD Nr.: 296.2	Manie, (bipolarer Erkrankungsverlauf)	8	0,2
ICD Nr.: 296.3	Melancholie, (bipolarer Erkrankungsverlauf)	1	0,0
ICD Nr.: 297	Paranoide Syndrome	23	0,6
ICD Nr.: 300	Neurosen	23	0,6
ICD Nr.: 301	Persönlichkeitsstörungen	661	16,8
ICD Nr.: 302.0	Homosexualität	6	0,2
ICD Nr.: 302.1	Sodomie	1	0,0
ICD Nr.: 302.2	Pädophilie	42	1,1
ICD Nr.: 302.4	Exihibitionismus	10	0,3
ICD Nr.: 302.9	andere bzw. sonstige sexuelle Deviation	85	2,2
ICD Nr.: 303	Alkoholabhängigkeit bzw. -mißbrauch	178	4,5
ICD Nr.: 304.0	Sucht/Mißbrauch vom Morphintyp	7	0,2
ICD Nr.: 304.4	Sucht/Mißbrauch vom Amphetamintyp	1	0,0
ICD Nr.: 304.7	Politoxikomanie einschl. Morphintyp	18	0,5
ICD Nr.: 304.8	Politoxikomanie ohne Morphintyp	6	0,2
ICD Nr.: 310	Spez. Störungen nach Hirnschädigungen	241	6,1
ICD Nr.: 317	leichter Schwachsinn	529	13,4
ICD Nr.: 318.0	deutlicher Schwachsinn	174	4,4
ICD Nr.: 318.1	schwerer Schwachsinn	10	0,3
Summe		2871	100,0

*) Summe der Diagnosen > 1973, da bis zu 2 verschiedene Diagnosen aufgeführt werden konnten.

Tabelle A11. Verteilung der einzelnen Zweitdiagnosen (laut Gutachten) auf die jeweiligen Erstdiagnosen (N=1973)

Erstdiagnose	Zweitdiagnose													Summe 1	
	keine Zweit- diagnose		hirnorga- nische Störung		schizophrene u. affektive Psychose		Persönlichkeits- störung (incl. Neurose und sex. Deviation)		Sucht		Oligo- phrenie			
	abs.	%	abs.	%	abs.	%	abs.	%	abs.	%	abs.	%	abs.	%
hirnorganische Störung	59	45,1	8	6,1	1	0,8	18	13,7	24	18,3	21	16,0	131	100,0
schizophrene und affektive Psychose	640	89,0	12	1,7	5	0,7	3	0,4	31	4,3	28	3,9	719	100,0
Persönlichkeitsstörung (incl. Neurose und sex. Deviation	195	41,6	79	16,8	2	0,4	60	12,8	46	9,8	87	18,6	469	100,0
Sucht	25	29,4	28	33,0	0	0,0	24	28,2	0	0,0	8	9,4	85	100,0
Oligophrenie	156	27,4	135	23,7	0	0,0	254	44,7	24	4,2	0	0,0	569	100,0
Summe 2	1075	54,5	262	13,3	8	0,4	359	18,2	125	6,3	144	7,3	1973	100,0

Tabelle A12. Übersicht der Hauptdiagnosen der nach § 42b a.F./§ 63 StGB anhand der von 1941 bis 1986 veröffentlichten Studien. Die Arbeiten von Creutz (1939) und Keller (1969) werden nicht mit aufgeführt, da hier auch nach § 42c StGB a.F. untergebrachte Patienten mit einbezogen waren. Chronologische Reihenfolge entsprechend dem jeweiligen Erhebungszeitraum

Autor	Untersuchte Region	Zeitraum der Erhebung	hirnorganische Störung %	schizophrene Psychose %	affektive Psychose %	Persönlichkeitsstörung (incl. sex. Deviation) %	Persönlichkeitsstörung und Oligophrenie %	Oligophrenie %	Sucht %	Sonstiges %
Eigene Erhebung	BRD	1.6.84 - 31.5.86	6,3	37,9	1,2	18,6	25,4	6,1	4,4	-
Schottky (1941)	Thüringen	1934 - 1940	14,7	29,9	-	11,8	-	44,1	-	-
Ritzel* (1978)	Niedersachsen	1.1.55 - 31.12.74	22,6	14,0	-	23,8	10,2	18,1	3,4	7,9
Lewenstein (1959)	Rheinland	1.9.59	22,4	23,4	0,3	4,8	8,4	38,2	2,4	-
Bischof (1986)	München	31.12.61	12,7	50,0	-	7,0	-	20,4	4,9	4,9
Müller/Hadamik (1966)	Rheinland	17.5.64	21,7	24,3	0,7	5,9	-	46,1	1,3	-
Gross (1969)	Niedersachsen	15.10.64	17,3	29,2	-	17,7	-	31,5	2,7	1,5
Binsack (1973)	Hessen	1971	27,0	46,0	-	21,0	-	6,0	-	-
Häger-Hofferberth (1976)	Berlin	15.1.72	16,0	34,0	-	5,1	-	16,7	28,2	-
Bergener et al. (1974)	Rheinland	1974	11,3	32,6	0,6	2,5	-	46,6	6,1	0,2
Albrecht (1978)	Niedersachsen	1976	7,0	33,0	-	6,1	-	51,3	2,6	-
Gretenkord/Lietz (1983)	Hessen	1.3.76	15,6	26,9	-	4,5	-	52,2	-	0,7
Schumann (1983)	Westfalen	1.7.79	17,0	28,8	-	51,3	-	-	2,9	-
Bischof (1986)	München	31.12.81	10,5	48,3	-	14,0	-	11,4	10,5	0,9
Gretenkord/Lietz (1983)	Hessen	25.1.82	2,8	38,3	-	18,3	-	35,5	-	0,7

*) katamnestische Erhebung

Tabelle A13. Verteilung der "aktuellen Diagnose" (N = 1973)

aktuelle Diagnose	Patienten abs.	%
hirnorganische Störung	125	6,3
schizophrene Psychose	748	37,9
affektive Psychose	24	1,2
Persönlichkeitsstörung (ohne Minderbegabung)	367	18,6
Persönlichkeitsstörung (bei Minderbegabung)	501	25,4
intellektuelle Behinderung mit deutlichen Verhaltensstörungen	121	6,1
primäre Suchterkrankung	87	4,4
Summe	1973	100,0

Tabelle A14. Hauptdiagnosen der Gutachten im Erkennungsverfahren (N = 1973)

Hauptdiagnose	Patienten abs.	%
hirnorganische Störung	131	6,6
schizophrene Psychose (einschl. paranoider Syndrome)	700	35,4
affektive Psychose	21	1,1
Persönlichkeitsstörung (ohne Minderbegabung)	301	15,3
Persönlichkeitsstörung (mit Minderbegabung)	420	21,3
intellektuelle Behinderung mit deutlichen Verhaltenstörungen	315	16,0
primäre Suchterkrankung	85	4,3
Summe	1973	100,0

Tabelle A15. Vergleich der Hauptdiagnosen laut Gutachten im Erkennungsverfahren mit den aktuellen Diagnosen (N = 1973)

Hauptdiagnose laut Einweisungsgutachten	Aktuelle Diagnose																
	hirnorganische Störung		schizophrene Psychose		affektive Psychose		Persönlichkeitsstörung (ohne Minderbegabung)		Persönlichkeitsstörung (mit Minderbegabung)		intellektuelle Behinderung		primäre Sucht		Summe 1	
	abs.	%	abs.	%	abs.	%	abs.	%	abs.	%	abs.	%	abs.	%	abs.	%
hirnorganische Störung	99	75,6	11	8,4	0	0,0	7	5,3	6	4,6	2	1,5	6	4,6	131	100,0
schizophrene Psychose	7	1,0	670	95,7	3	0,4	9	1,3	5	0,7	0	0,0	6	0,9	700	100,0
affektive Psychose	0	0,0	0	0,0	20	95,2	1	4,8	0	0,0	0	0,0	0	0,0	21	100,0
Persönlichkeitsstörung (ohne Minderbegabung)	4	1,3	14	4,7	0	0,0	198	65,8	77	25,5	0	0,0	8	2,7	301	100,0
Persönlichkeitsstörung (mit Minderbegabung)	5	1,0	27	6,5	0	0,0	103	24,5	262	62,4	19	4,6	4	1,0	420	100,0
intellektuelle Behinderung	4	1,3	19	6,0	0	0,0	43	13,7	147	46,7	100	31,7	2	0,6	315	100,0
primäre Sucht	6	7,1	7	8,2	1	1,2	6	7,1	4	4,7	0	0,0	61	71,7	85	100,0
Summe 2	125	6,3	748	37,9	24	1,2	367	18,6	501	25,4	121	6,1	87	4,4	1973	100,0

Tabelle A16. Verteilung der Intelligenzquotienten auf einzelne Diagnosen (N = 1139, da bei 834 Patienten kein testpsychologisch ermittelter Intelligenzbefund erhebbar war)

Diagnose	< 50 abs.	< 50 %	50-59 abs.	50-59 %	60-69 abs.	60-69 %	70-79 abs.	70-79 %	80-89 abs.	80-89 %	90-99 abs.	90-99 %	100-110 abs.	100-110 %	> 110 abs.	> 110 %	Summe 1 abs.	Summe 1 %
hirnorganische Störung	1	1,4	2	2,9	3	4,3	17	24,6	21	30,4	17	24,6	5	7,2	3	4,3	69	6,1
schizophrene Psychose	0	0,0	8	2,8	17	5,9	32	11,1	72	25,0	62	21,5	65	22,6	32	11,1	288	25,3
affektive Psychose	0	0,0	0	0,0	1	11,1	1	11,1	1	11,1	2	22,2	4	44,4	0	0,0	9	0,8
Persönlichkeitsstörung (ohne Minderbegabung)	0	0,0	0	0,0	2	0,7	6	2,1	55	19,6	107	38,1	83	29,5	28	9,9	281	24,7
Persönlichkeitsstörung (bei Minderbegabung)	0	0,0	10	2,6	101	26,3	151	39,4	109	28,4	13	3,4	0	0,0	0	0,0	384	33,7
intellektuelle Behinderung	15	22,7	44	66,7	4	6,1	2	3,0	1	1,5	0	0,0	0	0,0	0	0,0	66	5,8
primäre Suchterkrankung	0	0,0	1	2,4	1	2,4	5	11,9	11	26,2	15	35,7	9	21,4	0	0,0	42	3,7
Summe 2	16	1,4	65	5,7	129	11,3	214	18,8	270	23,7	216	19,0	166	14,6	63	5,5	1139	100,0

Tabelle A17. Verteilung der Intelligenzquotienten auf Patienten mit einer "Oligophrenie" als Gutachtendiagnose (Erst- oder Zweitdiagnose; N=517 da bei 196 Patienten mit einer solchen Gutachtendiagnose kein testpsychologisch ermittelter Intelligenzbefund erhebbar war)

Oligophrenie als	Intelligenzquotient														Summe 1	
	< 50		50-59		60-69		70-79		80-89		90-99		> 99			
	abs.	%	abs.	%	abs.	%	abs.	%	abs.	%	abs.	%	abs.	%	abs.	
Erstdiagnose	13	3,2	57	14,0	95	23,4	121	29,8	77	19,0	25	6,2	18	4,4	406	
Zweitdiagnose	1	0,9	4	3,6	11	9,9	28	25,2	33	29,7	19	17,1	15	13,5	111	
Summe 2	14	2,7	61	11,8	106	20,5	149	28,8	110	21,3	44	8,5	33	6,4	517	

Tabelle A18. Häufigkeit einer zusätzlichen Suchtproblematik, gegliedert nach Diagnosen (N=1973).

Suchtproblematik	Aktuelle Diagnose														Summe 1	
	hirnorganische Störung		schizophrene Psychose		affektive Psychose		Persönlichkeitsstörung (ohne Minderbegabung)		Persönlichkeitsstörung (mit Minderbegabung)		intellektuelle Behinderung		primäre Sucht			
	abs.	%	abs.	%	abs.	%	abs.	%	abs.	%	abs.	%	abs.	%	abs.	%
keine Sucht oder Mißbrauch	73	58,4	527	70,5	16	66,6	238	64,9	322	64,3	104	86,0	0	0,0	1280	64,9
Alkoholabhängigkeit	26	20,8	57	7,6	3	12,5	41	11,1	57	11,3	3	2,5	74	86,2	262	13,3
(zeitweiliger) Alkoholmißbrauch	22	17,6	99	13,2	4	16,7	70	19,1	115	23,0	14	11,5	0	0,0	324	16,4
sonstige Sucht/ Mißbrauch	4	3,2	65	8,7	1	4,2	18	4,9	7	1,4	0	0,0	12	13,8	107	5,4
Summe 2	125	100,0	748	100,0	24	100,0	367	100,0	501	100,0	121	100,0	87	100,0	1973	100,0

chi^2=533,9; df=18; p<0,001 (ohne Berücksichtigung der Diagnose "primäre Sucht": chi^2 = 96,6; df=15; p<0,001)

Tabelle A19. Zahl der Patienten mit einer stationären psychiatrischen Behandlung vor der ersten Unterbringung in den Maßregelvollzug, gegliedert nach Diagnosen (N=1973)

Diagnose	vorangegangene stationäre Behandlung				Summe 1	
	ja		nein			
	abs.	%	abs.	%	abs.	%
hirnorganische Störung	91	72,8	34	27,2	125	100,0
schizophrene Psychose	521	69,7	227	30,3	748	100,0
affektive Psychose	18	75,0	6	25,0	24	100,0
Persönlichkeitsstörung (ohne Minderbegabung)	150	40,9	217	59,1	367	100,0
Persönlichkeitsstörung (mit Minderbegabung)	297	59,3	204	40,7	501	100,0
intellektuelle Behinderung	74	61,2	47	38,8	121	100,0
primäre Suchterkrankung	58	66,7	29	33,3	67	100,0
Summe 2	1209	61,3	764	38,7	1973	100,0

$chi^2 = 97,3; df = 6; p < 0,001$

Tabelle A20. Alter z.Z. der ersten stationären psychiatrischen Behandlung (N=1208, da bei bei 765 Patienten keine solche Behandlung der Unterbringung nach § 63 StGB vorausgegangen war). M = 22,9 Median = 21 Min = 6 Max = 67 (in Jahren)

Alter in Jahren von ... bis unter	Patienten	
	abs.	%
6-10	50	4,1
10-15	137	11,4
15-20	334	27,6
20-25	284	23,5
25-30	161	13,3
30-35	90	7,5
35-40	74	6,1
40-45	30	2,5
45-50	24	2,0
50-55	13	1,1
55-60	5	0,4
> 60	6	0,5
Summe	1209	100,0

Tabelle A21. Rechtgrundlage der ersten stationären psychiatrischen Vorbehandlung (N=1187, da bei 22 Patienten keine entsprechenden Angaben dokumentiert waren)

Rechtsgrundlage	Patienten abs.	%
eigenes Einverständnis	308	25,9
Landesunterbringungsrecht	520	43,8
vormundschaftsgerichtlich	318	26,8
gerichtliche Weisung/Auflage	41	3,5
Summe	1187	100,0

Tabelle A22. Rechtsgrundlage der ersten stationären psychiatrischen Vorbehandlung, gegliedert nach der Sozialschicht der Herkunftsfamilie (N=1170, da bei 39 Patienten keine entsprechenden Angaben dokumentiert waren)

	Rechtsgrundlage					
	eigenes Einverständnis		"Zwangseinweisung"		Summe 1	
Sozialschicht	abs.	%	abs.	%	abs.	%
Oberschicht, obere und mittlere Mittelschicht (I und II)	38	42,7	51	57,3	89	100,0
untere Mittelschicht (III)	88	39,8	133	60,2	221	100,0
obere Unterschicht (IV)	82	30,1	190	69,9	272	100,0
untere Unterschicht und sozial Verachtete (V)	98	16,7	490	83,3	588	100,0
Summe 2	306	26,2	864	73,8	1170	100,0

$chi^2 = 63,6$; $df = 3$; $p < 0,001$

Tabelle A23. Geschlecht, gegliedert nach Diagnosen (N=1973)

Geschlecht	\multicolumn{14}{c}{Diagnose}													
	hirnorganische Störung		schizophrene Psychose		affektive Psychose		Persönlichkeitsstörung (ohne Minderbegabung)		Persönlichkeitsstörung (mit Minderbegabung)		intellektuelle Behinderung		primäre Sucht		Summe 1	
	abs.	%	abs.	%	abs.	%	abs.	%	abs.	%	abs.	%	abs.	%	abs.	%
männlich	121	96,8	722	96,5	19	79,2	359	97,8	487	97,2	120	99,2	86	98,9	1914	97,0
weiblich	4	3,2	26	3,5	5	20,8	8	2,2	14	2,8	1	0,8	1	1,1	59	3,0
Summe 2	125	100,0	748	100,0	24	100,0	367	100,0	501	100,0	121	100,0	87	100,0	1973	100,0

chi² = 30,8; df = 6; p < 0,001

Tabelle A24. Familienstand, gegliedert nach Diagnosen (N=1973)

Familienstand	hirnorganische Störung		schizophrene Psychose		affektive Psychose		Persönlichkeitsstörung (ohne Minderbegabung)		Persönlichkeitsstörung (mit Minderbegabung)		intellektuelle Behinderung		primäre Sucht		Summe 1	
	abs.	%	abs.	%	abs.	%	abs.	%	abs.	%	abs.	%	abs.	%	abs.	%
ledig	83	66,4	550	73,5	12	50,0	272	74,1	447	89,2	117	96,7	45	51,7	1526	77,3
verheiratet	15	12,0	86	11,5	5	20,8	38	10,4	28	5,6	0	0,0	14	16,1	186	9,4
geschieden	21	16,8	97	13,0	7	29,2	54	14,7	23	4,6	4	3,3	27	31,0	233	11,8
verwitwet	6	4,8	15	2,0	0	0,0	3	0,8	3	0,6	0	0,0	1	1,1	28	1,4
Summe 2	125	100,0	748	100,0	24	100,0	367	100,0	501	100,0	121	100,0	87	100,0	1973	100,0

chi² = 146,1; df = 18; p < 0,001

Tabelle A25. Altersverteilung zum Zeitpunkt des Unterbringungsdeliktes, gegliedert nach Diagnosegruppen (N=1973)

Alter in Jahren	hirnorganische Störung		schizophrene Psychose		affektive Psychose		Persönlichkeitsstörung (ohne Minderbegabung)		Persönlichkeitsstörung (mit Minderbegabung)		intellektuelle Behinderung		primäre Sucht		Summe 1	
	abs.	%	abs.	%	abs.	%	abs.	%	abs.	%	abs.	%	abs.	%	abs.	%
14 - 21	20	16,0	75	10,1	1	4,2	82	22,4	176	35,1	48	39,7	1	1,1	403	20,5
21 - 25	22	17,6	136	18,2	4	16,7	74	20,2	120	24,0	27	22,3	11	12,6	394	20,0
25 - 30	16	12,8	171	22,9	5	20,8	63	17,2	85	17,0	19	15,7	13	14,9	372	18,9
30 - 40	23	18,4	227	30,3	11	45,8	97	26,4	71	14,2	18	14,9	25	28,7	472	23,9
40 - 50	23	18,4	92	12,3	2	8,3	33	9,0	36	7,2	8	6,6	21	24,1	215	10,9
50 - 60	11	8,8	34	4,5	1	4,2	14	3,8	11	2,2	0	0,0	12	13,8	83	4,2
> 60	10	8,0	13	1,7	0	0,0	4	1,1	2	0,4	1	0,8	4	4,6	34	1,7
Summe 2	125	100,0	748	100,0	24	100,0	367	100,0	501	100,0	121	100,0	87	100	1973	100,0

$chi^2 = 311,3$; df = 42; p < 0,001

	hirnorg.	schizophr.	affektive	Pers. o.M.	Pers. m.M.	intellekt.	primäre Sucht	Summe 1
Mittel	35,7	32,4	32,0	29,7	26,5	25,6	39,3	30,5 Jahre
Median	31	30	31	27	24	23	39	28 Jahre
Minimum	14	14	21	14	14	14	17	14 Jahre
Maximum	72	75	51	72	66	66	66	75 Jahre

Kruskal-Wallis Test: $chi^2 = 1345$; p < 0,001

Tabelle A26. Schulische Bildung und berufliche Qualifikation, gegliedert nach Diagnosen (N = 1973).

schulische Bildung	hirnorganische Störung		schizophrene Psychose		affektive Psychose		Persönlichkeitsstörung (ohne Minderbegabung)		Persönlichkeitsstörung (mit Minderbegabung)		intellektuelle Behinderung		primäre Sucht		Summe 1	
	abs.	%	abs.	%	abs.	%	abs.	%	abs.	%	abs.	%	abs.	%	abs.	%
kein Schulbesuch	2	1,6	0	0,0	0	0,0	1	0,3	14	2,8	19	15,7	0	0,0	36	1,8
Sonderschule ohne Abschluß	30	24,0	39	5,2	0	0,0	39	10,6	253	50,5	78	64,5	6	6,9	445	22,6
Sonderschule mit Abschluß	9	7,2	47	6,3	0	0,0	44	12,0	82	16,4	5	4,1	5	5,7	192	9,7
Hauptschule ohne Abschluß	33	26,4	165	22,0	2	8,3	97	26,4	127	25,3	19	15,7	22	25,3	465	23,6
Hauptschule mit Abschluß	46	36,8	364	48,7	17	70,8	153	41,7	25	5,0	0	0,0	47	54,0	652	33,0
mehr als Hauptschule	5	4,0	133	17,8	5	20,8	33	9,0	0	0,0	0	0,0	7	8,0	193	9,3
Summe 2	125	100,0	748	100,0	24	100,0	367	100,0	501	100,0	121	100,0	87	100,0	1973	100,0

$chi^2 = 978,6$; df = 31; p < 0,001

Berufsausbildung																
nicht vorhanden	89	71,2	460	61,5	10	41,7	258	70,3	492	98,2	121	100,0	61	70,1	1491	75,6
vorhanden	36	28,8	288	38,5	14	58,3	109	29,7	9	1,8	0	0,0	26	29,9	482	24,4
Summe 2	125	100,0	748	100,0	24	100,0	367	100,0	501	100,0	121	100,0	87	100,0	1973	100,0

$chi^2 = 281,5$; df = 6; p < 0,001

Tabelle A27. Psychische Störungen und disssoziale Verhaltensweisen bei weiteren Angehörigen der Herkunftsfamilie, gegliedert nach Diagnosen (N = 1973)

Psychische Störungen	hirnorganische Störung		schizophrene Psychose		affektive Psychose		Persönlichkeitsstörung (ohne Minderbegabung)		Persönlichkeitsstörung (mit Minderbegabung)		intellektuelle Behinderung		primäre Sucht		Summe 1	
	abs.	%	abs.	%	abs.	%	abs.	%	abs.	%	abs.	%	abs.	%	abs.	%
vorhanden	32	25,6	167	22,3	6	25,0	80	21,8	154	30,7	45	37,2	19	21,8	503	25,5
nicht vorhanden	93	74,4	581	77,7	18	75,5	287	78,2	347	69,3	76	62,8	68	78,2	1470	74,5
Summe 2	125	100,0	748	100,0	24	100,0	367	100,0	501	100,0	121	100,0	87	100,0	1973	100,0

chi^2 = 23,2; df = 6; p < 0,001

dissoziales Verhalten																
vorhanden	10	8,0	31	4,1	0	0,0	39	10,6	67	13,4	13	10,7	6	6,9	166	8,4
nicht vorhanden	115	92,0	717	95,9	24	100,0	328	89,4	434	86,6	108	89,3	81	93,1	1807	91,6
Summe 2	125	100,0	748	100,0	24	100,0	367	100,0	501	100,0	121	100,0	87	100,0	1973	100,0

chi^2 = 39,4; df = 6; p < 0,001

Tabelle A28. Sozialschichtverteilung (entsprechend der Sozialschicht der Primärfamilie) nach Diagnosegruppen (N=1946, da bei 27 Patienten die Sozialschicht der Herkunftsfamilie nicht erhebbar war)

Sozialschicht der Herkunftsfamilie	Diagnose														
	hirnorganische Störung		schizophrene Psychose		affektive Psychose		Persönlichkeitsstörung (ohne Minderbegabung)		Persönlichkeitsstörung (mit Minderbegabung)		intellektuelle Behinderung		primäre Sucht		Summe 1	
	abs.	%	abs.	%	abs.	%	abs.	%	abs.	%	abs.	%	abs.	%	abs.	%
Oberschicht u. obere Mittelschicht (I)	2	1,6	25	3,4	-	-	7	1,9	3	0,6	1	0,8	1	1,2	39	2,0
mittlere Mittelschicht (II)	7	5,7	61	8,3	3	13,0	18	4,9	4	0,8	-	-	2	2,4	95	4,9
untere Mittelschicht (III)	20	16,3	173	23,5	6	26,1	77	21,0	43	8,7	9	7,6	19	22,6	347	17,8
Obere Unterschicht (IV)	36	29,3	219	29,8	10	43,5	94	25,7	101	20,4	15	12,6	27	32,1	502	25,8
Untere Unterschicht u. sozial Verachtete (V)	58	47,2	257	35,0	4	17,4	170	46,4	345	69,6	94	79,0	35	41,7	963	49,5
Summe 2	123	100,0	735	100,0	23	100,0	366	100,0	496	100,0	119	100,0	84	100	1946	100,0

chi^2 = 228,6; df = 24; p < 0,001

Tabelle A29. Vergleich einzelner Diagnosegruppen hinsichtlich sozialer Auf- bzw. Abstiege von der Sozialschicht der Herkunftsfamilie zur eigenen Sozialschicht vor der Unterbringung (N = 1946, da bei 27 Patienten die soziale Herkunft nicht erhebbar war)

aktuelle Diagnose	in der Sozialschicht							
	aufgestiegen		gleichgeblieben		abgestiegen		Summe 1	
	abs.	%	abs.	%	abs.	%	abs.	%
hirnorganische Störung	4	3,3	49	39,8	70	56,9	123	100,0
schizophrene Psychose	26	3,5	213	29,0	496	67,5	735	100,0
affektive Psychose	1	4,3	7	30,4	15	65,2	23	100,0
Persönlichkeitsstörung (ohne Minderbegabung)	12	3,3	226	61,7	128	35,0	366	100,0
Persönlichkeitsstörung (mit Minderbegabung)	1	0,2	383	77,2	112	22,6	496	100,0
intellektuelle Behinderung	0	0,0	100	84,0	19	16,0	119	100,0
primäre Sucht	1	1,2	34	40,5	49	58,3	84	100,0
Summe 2	45	2,3	1033	53,1	868	44,6	1946	100,0

$chi^2 = 198,5$; df = 12; p < 0,001

Tabelle A30. Häufigkeit einzelner Unterbringungsdelikte (N = 1973)

Unterbringungsdelikt	Patienten	
	abs.	%
Widerstand gegen die Staatsgewalt (§§ 111 - 121 StGB) :		
Widerstand gegen Vollstreckungsbeamte	10	0,3
Straftaten gegen die öffentliche Ordnung (§§ 123 - 145 StGB) :		
(Schwerer) Hausfriedensbruch	12	0,3
Vortäuschen einer Straftat	1	0,0
Straftaten gegen den Personenstand, die Ehe und die Familie (§§ 169 - 173 StGB :		
Beischlaf zwischen Verwandten	4	0,1
Straftaten gegen die sexuelle Selbstbestimmung (§§ 174 - 184 StGB) :		
Sexueller Mißbrauch von Schutzbefohlenen	6	0,2
Homosexuelle Handlungen	15	0,4
Sexueller Mißbrauch von Kindern	313	7,9
Vergewaltigung	208	5,3
Sexuelle Nötigung	122	3,1
Exhibitionistische Handlungen	26	0,9
Zuhälterei	1	0,0
Beleidigung (§§ 185 - 200 StGB) :		
Beleidigung	4	0,1
Straftaten gegen das Leben (§§ 211 - 222 StGB) :		
Mord	200	5,0
Totschlag	334	8,5
Fahrlässige Tötung	2	0,1

Tabelle A30. (Fortsetzung) Häufigkeit einzelner Unterbringungsdelikte (N = 1973)

Unterbringungsdelikt	Patienten abs.	%
Körperverletzung (§§ 223 - 233 StGB):		
Körperverletzung	96	2,4
Gefährliche/Schwere Körperverletzung	212	5,3
Körperverletzung mit Todesfolge	16	0,4
Fahrlässige Körperverletzung	1	0,0
Straftaten gegen die persönliche Freiheit (§§ 234 - 241 StGB):		
Entführung	20	0,1
Freiheitsberaubung	8	0,2
Erpresserischer Menschenraub und Geiselnahme	8	0,2
Nötigung	22	0,6
Bedrohung	26	0,7
Diebstahl und Unterschlagung (§§ 242 - 248):		
Diebstahl	191	4,8
Besonders schwerer Fall des Diebstahls	132	3,3
Diebstahl mit Waffen, Bandendiebstahl	2	0,1
Unterschlagung	4	0,1
Haus- und Familiendiebstahl	2	0,1
Diebstahl und Unterschlagung geringwertiger Sachen	8	0,2
Unbefugter Gebrauch eines Fahrzeuges	2	0,1
Raub und Erpressung (§§ 249 - 256):		
Raub	46	1,2
Schwerer Raub	62	1,6
Raub mit Todesfolge	2	0,1
Räuberischer Diebstahl	36	0,9
Erpressung	8	0,2
Räuberische Erpressung	22	0,6
Betrug und Untreue (§§ 263 - 266 StGB):		
Betrug	38	1,0
Urkundenfälschung (§§ 267 - 282 StGB):		
Urkundenfälschung	8	0,2
Sachbeschädigung (§§ 303 - 305):		
Sachbeschädigung	25	0,6
Gemeingefährliche Straftaten (§§ 306 - 323 StGB):		
(Besonders schwere) Brandstiftung	229	5,8
Trunkenheit im Verkehr	6	0,2
Vollrausch	19	0,5
sonstige gemeingefährliche Straftaten	4	0,1
Vergehen gegen das Straßenverkehrsgesetz	18	0,5
Vergehen gegen das Betäubungsmittelgesetz	16	0,4
Verstoß gegen das Waffengesetz	4	0,1
sonstige Straftaten	6	0,2
Summe*	**3946**	**100,0**

*) Zahl der Unterbringungsdelikte > 1973, da bis zu 2 verschiedene Unterbringungsdelikte aufgeführt werden konnten.

Tabelle A31. Übersicht der Unterbringungsdelikte der nach § 42b a.F./§ 63 StGB Untergebrachten anhand der von 1941 bis 1986 veröffentlichten Studien. Die Arbeiten von Creutz (1939) und Keller (1969) werden nicht mit aufgeführt, da hier auch nach § 42c StGB a.F. untergebrachte Patienten mit einbezogen waren. Chronologische Reihenfolge entsprechend dem jeweiligen Erhebungszeitraum

Autor	Untersuchte Region	Zeitraum der Erhebung	Patienten N	Unterbringungsdelikte					
				Gewalt-delikte %	Eigentums-delikte %	Sexual-delikte %	Brand-stiftung %	sonstige Delikte %	Summe1 %
Eigene Erhebung	BRD	1.6.84 - 31.5.86	1973	38,9	20,7	26,7	10,8	2,7	100,0
Schottky (1941)	Thüringen	1934-1940	38	18,0	32,0	37,0	8,0	5,0	100,0
Ritzel* (1978)	Niedersachsen	1.1.55 - 31.12.74	501	11,7	38,9	39,1	2,4	7,9	100,0
Lewenstein (1959)	Rheinland	1.9.59	581	10,0	25,0	54,0	2,0	12,0	100,0
Bischof (1986)	München	31.12.61	142	23,9	23,3	38,0	3,5	11,3	100,0
Müller/Hadamik (1966)	Rheinland	17.5.64	675	11,8	27,1	54,5	3,0	3,6	100,0
Binsack (1973)	Hessen	1971	100	25,0	26,0	41,0	5,0	3,0	100,0
Häger-Hofferberth (1976)	Berlin	15.1.72	150	24,0	22,0	21,3	6,0	26,7	100,0
Bergener et al. (1974)	Rheinland	1974	650	18,9	22,5	48,0	2,3	8,3	100,0
Albrecht (1978)	Niedersachsen	1976	115	21,8	20,9	41,7	15,6	-	100,0
Gretenkord/Lietz (1983)	Hessen	1.3.76	134	32,9	14,1	44,0	7,5	1,4	100,0
Schumann (1983)	Westfalen	1.7.79	312	32,1	28,5	28,8	9,3	1,3	100,0
Bischof (1986)	München	31.12.81	114	31,6	35,1	14,9	8,8	9,6	100,0
Gretenkord/Lietz (1983)	Hessen	25.1.82	141	48,2	18,4	20,6	7,8	5,0	100,0

*) katamnestische Erhebung; die Prozentzahlen beziehen sich auf N=742, da bis zu zwei Delikte pro Patient berücksichtigt wurden.

Tabelle A32. Verteilung der Unterbringungsdelikte, gegliedert nach Diagnosen (N = 1973)

Unterbringungsdelikt	hirnorganische Störung		schizophrene Psychose		affektive Psychose		Persönlichkeitsstörung (ohne Minderbegabung)		Persönlichkeitsstörung (mit Minderbegabung)		intellektuelle Behinderung		primäre Sucht		Summe 1	
	abs.	%	abs.	%	abs.	%	abs.	%	abs.	%	abs.	%	abs.	%	abs.	%
Straftaten gegen Leib und Leben:																
Tötungsdelikte	42	33,6	313	41,8	3	12,5	74	20,2	79	15,8	15	12,4	20	23,0	546	27,7
Körperverletzungen	21	16,8	107	14,3	4	16,7	33	9,0	37	7,4	6	5,0	13	14,9	221	11,2
Sexualdelikte:																
ohne Gewalt	13	10,4	47	6,3	-	-	70	19,1	72	14,4	44	36,4	5	5,7	251	12,7
mit Gewalt	12	9,6	46	6,1	2	8,3	92	25,1	99	19,8	17	14,0	9	10,3	277	14,0
Eigentumsdelikte:																
ohne Gewalt	15	12,0	84	11,2	11	45,8	34	9,3	94	18,8	14	11,6	18	20,7	270	13,7
mit Gewalt	6	4,8	64	8,6	1	4,2	20	5,4	39	7,8	8	6,6	4	4,6	142	7,2
Brandstiftungen	14	11,2	63	8,4	2	8,3	38	10,4	70	14,0	16	13,2	10	11,5	213	10,8
sonstige Delikte	2	1,6	24	3,2	1	4,2	6	1,7	11	2,2	1	0,8	8	9,2	53	2,7
Summe 2	125	100,0	748	100,0	24	100,0	367	100,0	501	100,0	121	100,0	87	100,0	1973	100,0

chi^2 = 380,7; df = 42; p < 0,001

Tabelle A33. Altersverteilung zum Zeitpunkt des Unterbringungsdeliktes, gegliedert nach Deliktgruppen (N=1973)

Alter in Jahren von.... bis unter ...	Unterbringungsdelikt													
	Tötungs-delikte		Körperver-letzungen		Sexualdelikte ohne Gewalt		Sexualdelikte mit Gewalt		Eigentumsdelikte ohne Gewalt		Eigentumsdelikte mit Gewalt		Brand-stiftung		sonstige Delikte		Summe 1	
	n	%	n	%	n	%	n	%	n	%	n	%	n	%	n	%	n	%
14 - 21	85	15,2	34	15,4	47	18,7	80	28,9	67	24,8	35	24,6	46	21,6	9	17,0	403	20,5
21 - 25	95	17,4	29	13,1	39	15,5	77	27,8	62	23,0	33	23,2	50	23,5	9	17,0	394	20,0
25 - 30	100	18,3	43	19,5	49	19,5	45	16,2	52	19,3	33	23,2	40	18,8	10	18,9	372	18,9
30 - 40	154	28,2	63	28,5	69	27,5	48	17,3	53	19,6	26	18,3	45	21,1	14	26,4	472	23,9
40 - 50	62	11,4	36	16,3	20	8,0	26	9,4	26	9,6	11	7,7	25	11,7	9	17,0	215	10,9
50 - 60	33	6,0	13	5,9	17	6,8	-	-	9	3,3	4	2,8	5	2,3	2	3,8	83	4,2
> 60	17	3,1	3	1,4	10	4,0	1	0,4	1	0,4	-	-	2	0,9	-	-	34	1,7
Summe 2	546	100,0	221	100,0	251	100,0	277	100,0	270	100,0	142	100,0	213	100,0	53	100,0	1973	100,0

$chi^2 = 132,1$; df = 49; P < 0,001

	Tötungs-delikte	Körperver-letzungen	Sexualdelikte ohne Gewalt	Sexualdelikte mit Gewalt	Eigentumsdelikte ohne Gewalt	Eigentumsdelikte mit Gewalt	Brand-stiftung	sonstige Delikte	Summe 1
Mittel (Jahre)	32,5	32,6	32,3	26,7	28,8	28,1	29,6	31,2	30,5
Median (Jahre)	30,0	31,0	29,0	24,0	26,0	26,0	27,0	30,0	29,0
Minimum (Jahre)	14,0	14,0	15,0	14,0	14,0	14,0	14,0	14,0	14,0
Maximum (Jahre)	75,0	67,0	72,0	68,0	72,0	55,0	66,0	53,0	75,0

Kruskal-Wallis-Test: $chi^2 = 83,5$; p < 0,001

Tabelle A34. Sozialschichtverteilung (entsprechend der Sozialschicht der Primärfamilie), gegliedert nach Deliktgruppen (N=1946, da bei 27 Patienten die Sozialschicht der Herkunftsfamilie nicht erhebbar war)

Sozialschicht der Herkunftsfamilie	Tötungsdelikte		Körperverletzungen		Unterbringungsdelikt								Summe 1	
					Sexualdelikte				Eigentumsdelikte					
					ohne Gewalt		mit Gewalt		ohne Gewalt		mit Gewalt			
												Brandstiftung		sonstige Delikte	
	n	%	n	%	n	%	n	%	n	%	n	%	n	%	n	%

Sozialschicht der Herkunftsfamilie	Tötungsdelikte n	%	Körperverletzungen n	%	Sexualdelikte ohne Gewalt n	%	Sexualdelikte mit Gewalt n	%	Eigentumsdelikte ohne Gewalt n	%	Eigentumsdelikte mit Gewalt n	%	Brandstiftung n	%	sonstige Delikte n	%	Summe 1 n	%
Oberschicht und Obere Mittelschicht (I)	17	3,1	2	0,9	7	2,8	1	0,4	7	2,6	2	1,4	2	1,0	1	2,6	39	2,0
Mittlere Mittelschicht (II)	47	8,7	9	4,1	5	2,0	8	2,9	16	6,0	4	2,8	4	1,9	2	3,9	95	4,9
Untere Mittelschicht (III)	116	21,5	43	19,8	28	11,4	40	14,5	30	11,3	26	18,4	46	21,9	18	35,3	347	17,8
Obere Unterschicht (IV)	147	27,2	64	29,5	61	24,8	74	26,8	69	26,0	33	23,4	49	23,3	5	9,8	502	25,8
Untere Unterschicht und sozial Verachtete (V)	213	39,4	99	45,6	145	58,9	153	55,4	143	54,0	76	53,9	109	51,9	25	49,0	963	49,5
Summe 2	540	100,0	217	100,0	246	100,	276	100,0	265	100,0	141	100,0	210	100,0	51	100,0	1946	100,0

$chi^2 = 96,5$; df = 28; p < 0,001

Tabelle A35. Schulische Bildung und berufliche Qualifikation, gegliedert nach Delikten (N = 1973)

Schulische Bildung	Tötungs- delikte		Körperver- letzungen		Sexualdelikte ohne Gewalt		Sexualdelikte mit Gewalt		Eigentumsdelikte ohne Gewalt		Eigentumsdelikte mit Gewalt		Brand- stiftung		sonstige Delikte		Summe 1	
	n	%	n	%	n	%	n	%	n	%	n	%	n	%	n	%	n	%
kein Schulbesuch	2	0,4	5	2,3	16	6,4	2	0,7	3	1,1	3	2,1	7	2,3	-	-	36	1,8
Sonderschule ohne Abschluß	68	12,5	36	16,4	66	26,4	84	30,3	85	31,5	43	30,3	55	25,8	8	15,1	445	22,6
Sonderschule mit Abschluß	39	7,1	13	5,9	30	12,0	38	13,7	29	10,7	16	11,3	24	11,3	3	5,7	192	9,7
Hauptschule ohne Abschluß	121	22,2	58	25,9	70	27,6	64	23,1	58	21,5	25	17,6	54	25,4	15	28,3	465	23,5
Hauptschule mit Abschluß	236	43,2	80	36,4	62	24,8	76	27,4	76	28,1	43	30,3	63	29,6	16	30,2	652	33,1
mehr als Hauptschule	80	14,7	29	13,2	7	2,8	13	4,7	19	7,0	12	8,5	12	5,6	11	20,8	183	9,3
Summe 2	546	100,0	221	100,0	251	100,0	277	100,0	270	100,0	142	100,0	213	100,0	53	100,0	1973	100,0

chi² = 192,4; df = 35; p < 0,001

Berufsausbildung																		
nicht vorhanden	344	63,0	148	67,0	214	85,3	232	83,8	213	78,9	120	84,5	179	84,0	41	77,4	1491	75,6
vorhanden	202	37,0	73	33,0	37	14,7	45	16,2	57	21,1	22	15,5	34	16,0	12	22,6	482	24,4
Summe 2	546	100,0	221	100,0	251	100,0	277	100,0	270	100,0	142	100,0	213	100,0	53	100,0	1973	100,0

chi² = 94,5; df = 7; p < 0,001

Tabelle A36. Psychische Erkrankungen und disssoziale Verhaltensweisen bei weiteren Angehörigen der Herkunftsfamilie, gegliedert nach Delikten (N = 1973)

Psychische Störung	Tötungs-delikte		Körperver-letzungen		Sexualdelikte ohne Gewalt		Sexualdelikte mit Gewalt		Eigentumsdelikte ohne Gewalt		Eigentumsdelikte mit Gewalt		Brand-stiftung		sonstige Delikte		Summe 1	
	n	%	n	%	n	%	n	%	n	%	n	%	n	%	n	%	n	%
vorhanden	126	23,1	48	21,7	58	23,1	74	26,7	81	30,0	51	35,9	52	24,4	13	24,5	503	25,5
nicht vorhanden	420	76,9	173	78,3	193	76,9	203	73,3	189	70,0	91	64,1	161	75,6	40	75,5	1470	74,5
Summe 2	546	100,0	221	100,0	251	100,0	277	100,0	270	100,0	142	100,0	213	100,0	53	100,0	1973	100,0

$chi^2 = 15,5$; df = 7; p < 0,05

dissoziales Verhalten

	n	%	n	%	n	%	n	%	n	%	n	%	n	%	n	%	n	%
vorhanden	32	5,9	13	5,9	19	7,6	32	11,6	34	12,6	17	12,0	15	7,0	4	7,5	166	8,4
nicht vorhanden	514	94,1	208	94,1	232	92,4	245	88,4	236	87,4	125	88,0	198	93,0	49	92,5	1807	100,0
Summe 2	546	100,0	221	100,0	251	100,0	277	100,0	270	100,0	142	100,0	213	100,0	53	100,0	1973	100,0

$chi^2 = 19,3$; df = 7; p < 0,01

Tabelle A37. Häufigkeit einzelner Vordelikte (N = 1474)

Vordelikt	Patienten abs.	%
Widerstand gegen die Staatsgewalt (§§ 111 - 121 StGB)		
Widerstand gegen Vollstreckungsbeamte	13	0,6
Straftaten gegen die öffentliche Ordnung (§§ 123 - 145 StGB)		
(Schwerer) Hausfriedensbruch	16	0,7
Vortäuschen einer Straftat	3	0,1
Straftaten gegen den Personenstand, die Ehe und die Familie (§§ 169 - 173 StGB)		
Beischlaf zwischen Verwandten	2	0,1
Straftaten gegen die sexuelle Selbstbestimmung (§§ 174 - 184 StGB)		
Homosexuelle Handlungen	16	0,7
Sexueller Mißbrauch von Kindern	221	9,5
Vergewaltigung	119	5,1
Sexuelle Nötigung	183	3,6
Exhibitionistische Handlungen	53	2,3
Zuhälterei	3	0,1
Beleidigung (§§ 185 - 200 StGB)		
Beleidigung	11	0,5
Straftaten gegen das Leben (§§ 211 - 222 StGB)		
Mord	20	0,9
Totschlag	21	0,9
Fahrlässige Tötung	2	0,1
Körperverletzung (§§ 223 - 233 StGB)		
Körperverletzung	162	6,9
Gefährliche/Schwere Körperverletzung	146	6,3
Körperverletzung mit Todesfolge	5	0,2
Fahrlässige Körperverletzung	5	0,2
Straftaten gegen die persönliche Freiheit (§§ 234 - 241 StGB)		
Entführung	1	0,0
Erpresserischer Menschenraub und Geiselnahme	1	0,0
Nötigung	13	0,6
Bedrohung	43	1,8
Diebstahl und Unterschlagung (§§ 242 - 248)		
Diebstahl	608	26,1
Besonders schwerer Fall des Diebstahls	190	8,1
Diebstahl mit Waffen, Bandendiebstahl	8	0,3
Unterschlagung	13	0,6
Haus- und Familiendiebstahl	1	0,0
Diebstahl und Unterschlagung geringwertiger Sachen	12	0,5
Unbefugter Gebrauch eines Fahrzeuges	2	0,1
Raub und Erpressung (§§ 249 - 256)		
Raub	25	1,1
Schwerer Raub	64	2,6
Räuberischer Diebstahl	13	0,6
Erpressung	5	0,2
Räuberische Erpressung	13	0,6
Betrug und Untreue (§§ 263 - 266 StGB)		
Betrug	72	3,1

Fortsetzung Tabelle A37. Häufigkeit einzelner Vordelikte (N = 1474)

Vordelikt	Patienten abs.	%
Urkundenfälschung (§§ 267 - 282 StGB)		
Urkundenfälschung	7	0,3
Sachbeschädigung (§§ 303 - 305)		
Sachbeschädigung	34	1,5
Gemeingefährliche Straftaten (§§ 306 - 323 StGB)		
(Besonders schwere) Brandstiftung	103	4,4
Trunkenheit im Verkehr	28	1,2
Vollrausch	18	0,8
sonstige gemeingefährliche Straftaten	4	0,2
Vergehen gegen das Straßenverkehrsgesetz	76	3,3
Vergehen gegen das Betäubungsmittelgesetz	36	1,5
Verstoß gegen das Waffengesetz	14	0,6
sonstige Straftaten	48	2,0
Summe	2332*	100,0

*) Zahl der Vordelikte > 1474, da bis zu 2 verschiedene Vordelikte aufgeführt werden konnten.

Tabelle A39. Sozialschichtverteilung (entsprechend der Sozialschicht der Primärfamilie) gegliedert nach Erst-/Vordelinquenz (N = 1946, da bei 27 Patienten die Sozialschicht der Herkunftsfamilie nicht erhebbar war)

Sozialschicht der Herkunftsfamilie	Patienten ohne Vordelinquenz		Patienten mit Vordelinquenz		Summe 1	
	n	%	n	%	n	%
Oberschicht und obere Mittelschicht (I)	15	3,0	24	1,7	39	2,0
mittlere Mittelschicht (II)	32	6,5	63	4,3	95	4,9
untere Mittelschicht (III)	113	22,9	234	16,1	347	17,8
Obere Unterschicht (IV)	129	26,2	373	25,7	502	25,8
Untere Unterschicht und sozial Verachtete (V)	204	41,4	759	52,2	963	49,5
Summe 2	493	100,0	1453	100,0	1946	100,0

$chi^2 = 25,4$; df = 4; p < 0,001

Tabelle A38. Häufigkeit einzelner Vordelikte, gegliedert nach Unterbringungsdelikten (N=1474, da bei 499 Patienten keine früheren Delikte vorlagen)

Vordelikte	Tötungs-delikte		Körperver-letzungen		Sexualdelikte ohne Gewalt		Sexualdelikte mit Gewalt		Eigentumsdelikte ohne Gewalt		Eigentumsdelikte mit Gewalt		Brand-stiftung		sonstige Delikte		Summe 1*)	
	n	%	n	%	n	%	n	%	n	%	n	%	n	%	n	%	n	%
Straftaten gegen Leib und Leben:																		
Tötungsdelikte	28	6,3	11	4,0	3	1,0	2	0,5	1	0,3	1	0,5	2	0,9	-	-	48	2,1
Körperverletzungen	89	20,0	82	29,6	17	5,7	38	9,4	18	4,5	32	15,8	22	9,6	16	21,1	314	13,5
Sexualdelikte:																		
ohne Gewalt	34	7,6	12	4,3	156	52,3	61	15,0	14	3,5	5	2,5	8	3,5	5	6,6	295	12,7
mit Gewalt	21	4,7	15	5,4	19	6,4	131	32,3	4	1,0	7	3,4	4	1,8	1	1,3	202	8,7
Eigentumsdelikte:																		
ohne Gewalt	140	31,5	86	31,0	77	25,8	116	28,6	281	70,4	91	44,8	94	41,2	19	25,0	904	38,8
mit Gewalt	19	4,3	12	4,3	6	2,0	18	4,4	12	3,0	27	13,3	3	1,3	6	7,9	103	4,4
Brandstiftung	17	3,8	5	1,8	5	1,7	3	0,7	12	3,0	3	1,5	57	25,0	1	1,3	103	4,4
sonstige Delikte	97	21,8	54	19,5	15	5,0	37	9,1	57	14,3	37	18,2	38	16,7	28	36,8	363	15,8
Summe 2	445	100,0	277	100,0	298	100,0	406	100,0	399	100,0	203	100,0	228	100,0	76	100,0	2332	100,0

*) Summe der Vordelikte > 1474, da jeweils bis zu 2 Vordelikte berücksichtigt wurden

Tabelle A40. Schulische Bildung und berufliche Qualifikation, gegliedert nach Erst-/Vordelinquenz (N = 1973)

Schulische Bildung	Patienten ohne Vordeliquenz		Patienten mit Vordeliquenz		Summe 1	
	n	%	n	%	n	%
kein Schulbesuch	10	2,0	26	1,8	36	1,8
Sonderschule ohne Abschluß	83	16,7	362	24,6	445	22,6
Sonderschule mit Abschluß	43	8,7	149	10,1	192	9,7
Hauptschule ohne Abschluß	89	17,5	376	25,5	465	23,5
Hauptschule mit Abschluß	202	40,6	450	30,5	652	33,1
mehr als Hauptschule	72	14,5	111	7,5	183	9,3
Summe 2	499	100,0	1474	100,0	1973	100,0

$chi^2 = 52,1$; df = 5; p < 0,001

Berufsausbildung						
nicht vorhanden	*334*	*66,9*	*1157*	*78,5*	*1491*	*75,6*
vorhanden	165	33,1	317	21,5	482	24,4
Summe 2	499	100,0	1474	100,0	1973	100,0

$chi^2 = 26,4$; df = 1; p < 0,001

Tabelle A41. Psychische Erkrankungen und disssoziale Verhaltensweisen bei weiteren Angehörigen der Herkunftsfamilie, gegliedert nach Erst-/Vordelinquenz (N = 1973)

Psychische Störungen	Patienten ohne Vordeliquenz		Patienten mit Vordeliquenz		Summe 1	
	n	%	n	%	n	%
vorhanden	101	20,2	402	27,3	503	25,5
nicht vorhanden	398	79,8	1072	72,7	1470	74,5
Summe 2	499	100,0	1474	100,0	1973	100,0

$chi^2 = 9,7$; df = 1; p < 0,005

dissoziales Verhalten						
vorhanden	22	4,4	144	9,8	166	8,4
nicht vorhanden	477	95,6	1330	90,2	1807	91,6
Summe 2	499	100,0	1474	100,0	1973	100,0

$chi^2 = 13,9$; df = 1; p < 0,001

Tabelle A42. Altersverteilung zum Zeitpunkt der ersten Delinquenz, gegliedert nach Deliktgruppen (N=1973)

Alter in Jahren von ... bis unter ...	Tötungsdelikte		Körperverletzungen		Sexualdelikte ohne Gewalt		Sexualdelikte mit Gewalt		Eigentumsdelikte ohne Gewalt		Eigentumsdelikte mit Gewalt		Brandstiftung		sonstige Delikte		Summe 1	
	n	%	n	%	n	%	n	%	n	%	n	%	n	%	n	%	n	%
6-14	54	9,9	25	11,3	27	10,8	59	21,3	55	20,4	21	14,8	17	8,0	2	3,8	260	13,2
14-21	149	27,3	74	33,5	111	44,2	146	52,7	137	50,7	77	54,2	92	43,2	26	49,1	812	41,2
21-25	71	13,0	36	16,3	39	15,5	28	10,1	28	10,4	17	12,0	35	16,4	7	13,2	261	13,2
25-30	72	13,2	30	13,6	32	12,7	17	6,1	19	7,0	12	8,5	20	9,4	10	18,9	212	10,7
30-40	110	20,1	29	13,1	27	10,8	21	7,6	20	7,4	11	7,7	26	12,2	16	11,3	250	12,7
40-50	60	11,0	20	9,0	7	2,8	5	1,8	6	2,2	3	2,1	14	6,6	1	1,9	116	5,9
50-60	19	3,5	5	2,3	5	2,0	-	-	5	1,9	1	0,7	7	3,3	1	1,9	43	2,2
>60	11	2,0	2	0,9	3	1,2	1	0,4	-	-	-	-	2	0,9	-	-	19	1,0
Summe 2	546	100,0	221	100,0	251	100,0	277	100,0	270	100,0	142	100,0	213	100,0	53	100,0	1973	100,0

$chi^2 = 224,2$; $df = 49$; $p < 0,001$

	Tötungsdelikte	Körperverletzungen	Sexualdelikte ohne Gewalt	Sexualdelikte mit Gewalt	Eigentumsdelikte ohne Gewalt	Eigentumsdelikte mit Gewalt	Brandstiftung	sonstige Delikte
Mittel (Jahre)	27,4	24,9	22,7	19,1	19,8	20,4	23,9	22,3
Median (Jahre)	26,0	23,0	21,0	17,0	17,0	19,0	20,0	20,0
Minimum (Jahre)	6,0	8,0	7,0	7,0	7,0	6,0	7,0	8,0
Maximum (Jahre)	75,0	63,0	69,0	68,0	60,0	55,0	66,0	41,0

Kruskal-Wallis-Test: $chi^2 = 176,2$; $p < 0,001$

Tabelle A43. Altersverteilung zum Zeitpunkt der ersten Delinquenz, gegliedert nach Diagnosegruppen (N=1973)

Alter in Jahren von ... bis unter ...	hirnorganische Störung		schizophrene Psychose		affektive Psychose		Persönlichkeitsstörung (ohne Minderbegabung)		Persönlichkeitsstörung (mit Minderbegabung)		intellektuelle Behinderung		primäre Sucht		Summe 1	
	abs.	%	abs.	%	abs.	%	abs.	%	abs.	%	abs.	%	abs.	%	abs.	%
6 - 14	14	11,2	39	5,2	-	-	68	18,5	116	23,2	19	15,7	4	4,6	260	13,2
14 - 21	40	32,0	220	29,4	6	25,0	196	53,4	262	52,3	59	48,8	29	33,3	812	41,2
21 - 25	16	12,8	117	15,6	1	4,2	47	12,8	53	10,6	15	12,4	12	13,8	261	13,2
25 - 30	13	10,4	115	15,4	6	25,0	24	6,5	32	6,4	11	9,1	11	12,6	212	10,7
30 - 40	21	16,8	160	21,4	729,2	17	4,6		22	4,4	11	9,1	12	13,8	250	12,7
40 - 50	9	7,2	66	8,8	4	16,7	11	3,0	11	2,2	4	3,3	11	12,6	116	5,9
50 - 60	7	5,6	22	2,9	-	-	3	0,8	4	0,8	1	0,8	6	6,9	43	2,2
> 60	5	4,0	9	1,2	-	-	1	0,3	1	0,2	1	0,8	2	2,3	19	1,0
Summe 2	125	100,0	748	100,0	24	100,0	367	100,0	501	100,0	121	100,0	87	100	1973	100,0

$chi^2 = 361,0$; df = 42; p < 0,001

Mittel (Jahre)		27,7		26,9		27,2		19,6		19,1		20,8		28,5		23,3
Median (Jahre)		24,0		22,0		26,0		17,0		16,0		18,0		28,0		19,0
Minimum (Jahre)		10,0		6,0		15,0		7,0		6,0		7,0		10,0		6,0
Maximum (Jahre)		69,0		75,0		45,0		70,0		66,0		66,0		66,0		75,0

Kruskal-Wallis-Test: $chi^2 = 312,1$; p < 0,001

Tabelle A44. Verteilung der aktuellen Diagnosen in einzelnen Bundesländern (N=1973)

Bundesland	hirnorganische Störung		schizophrene Psychose		affektive Psychose		Persönlichkeitsstörung (ohne Minderbegabung)		Persönlichkeitsstörung (mit Minderbegabung)		intellektuelle Behinderung		primäre Sucht		Summe 1	
	abs.	%	abs.	%	abs.	%	abs.	%	abs.	%	abs.	%	abs.	%	abs.	%
Baden-Württemberg	15	5,4	120	43,5	1	0,4	50	18,1	66	23,9	10	3,6	14	5,1	276	100,0
Bayern	9	4,7	90	47,1	3	1,6	26	13,6	39	20,4	8	4,2	16	8,4	191	100,0
Berlin	4	4,2	39	41,1	2	2,1	24	25,3	9	9,5	1	1,1	16	16,8	95	100,0
Bremen	-	-	6	37,5	1	6,3	4	25,0	2	12,5	-	-	3	18,8	16	100,0
Hamburg	4	15,4	11	42,3	1	3,8	7	26,9	1	3,8	1	3,8	1	3,8	26	100,0
Hessen	8	4,2	85	44,7	-	-	42	22,1	42	22,1	12	6,3	1	0,5	190	100,0
Niedersachsen	14	5,0	99	35,2	2	0,7	62	22,1	72	25,6	21	7,5	11	3,9	281	100,0
NRW: Rheinland	27	8,8	116	37,8	2	0,7	35	11,4	94	30,6	27	8,8	6	2,0	307	100,0
NRW: Westfalen/Lippe	19	8,2	61	26,2	5	2,1	61	26,2	71	30,5	10	4,3	6	2,6	233	100,0
Rheinland/Pfalz	10	6,2	51	31,7	3	1,9	24	14,9	52	32,3	12	7,5	9	5,6	161	100,0
Saarland	5	11,9	11	26,2	1	2,4	6	14,3	13	31,0	2	4,8	4	9,5	42	100,0
Summe 2	125	6,3	748	37,9	24	1,2	367	18,6	501	25,4	121	6,1	87	4,4	1973	100,0

$chi^2 = 196{,}3$; df = 66; p < 0,001

Tabelle A45. Anteil einzelner Diagnosegruppen an der Unterbringungsprävalenz ("Bestand") und der errechneten Jahreshäufigkeit der Einweisungen ("Zugänge/Jahr"; es handelt sich hierbei um rechnerisch ermittelte Werte, die nur als Annäherungswerte angesehen werden dürfen), gegliedert nach Bundesländern. Angaben jeweils in Prozent sowie bezogen auf 1 Million Einwohner

Bundesland	schizophrene Psychose				Persönlichkeitsstörung und/oder intellektuelle Behinderung				sonstige Diagnosen			
	Bestand %	auf 1 M. Einwohner	Zugänge %	auf 1 M. Einwohner	Bestand %	auf 1 M. Einwohner	Zugänge %	auf 1 M. Einwohner	Bestand %	auf 1 M. Einwohner	Zugänge %	auf 1 M. Einwohner
Baden-Württemberg	43,5	a)	33,2	a)	45,7	a)	56,2	a)	10,8	a)	10,6	a)
Bayern	47,1	a)	41,1	a)	38,2	a)	37,2	a)	14,7	a)	21,7	a)
Berlin	41,1	21,3	34,5	3,7	35,8	18,6	50,3	5,5	23,1	12,0	15,2	1,6
Bremen	37,5	11,3	49,6	4,4	37,5	11,3	25,4	2,2	25,0	7,5	25,0	2,1
Hamburg	42,3	6,9	30,8	1,7	34,6	5,7	36,9	2,1	23,1	3,7	32,3	1,8
Hessen	44,7	15,4	46,0	3,9	50,5	17,3	47,2	4,0	4,8	1,6	6,8	0,5
Niedersachsen	35,2	13,9	25,1	1,3	55,2	21,7	68,5	3,5	9,6	3,8	6,4	0,3
NRW: Rheinland	37,8	13,4	32,6	1,6	50,8	18,0	59,4	2,8	11,4	4,1	8,0	0,4
NRW: Westfalen/Lippe	26,2	8,3	25,2	1,8	60,9	19,3	68,4	4,8	12,9	4,1	6,4	0,4
Rheinland/Pfalz	31,7	14,3	24,2	1,5	54,7	24,7	65,6	4,1	13,6	6,3	10,2	0,7
Saarland	26,2	10,7	42,0	3,4	50,0	20,5	36,1	2,9	23,8	9,7	21,9	1,7
Schleswig-Holstein	38,1	22,9	36,1	2,6	53,6	32,2	52,0	3,8	8,3	5,0	11,9	0,8
BRD insgesamt b)	37,9	14,7	31,0	1,9	50,1	19,4	46,7	3,4	12,0	4,6	22,3	0,8

a) Erhebung unvollständig
b) N = 2362 am 31.3.1984, Statistisches Bundesamt Wiesbaden

Tabelle A46. Verteilung der Unterbringungsdelikte in einzelnen Bundesländern (N=1973)

Bundesland	Tötungsdelikte n	%	Körperverletzungen n	%	Sexualdelikte ohne Gewalt n	%	Sexualdelikte mit Gewalt n	%	Eigentumsdelikte ohne Gewalt n	%	Eigentumsdelikte mit Gewalt n	%	Brandstiftung n	%	sonstige Delikte n	%	Summe 1 n	%
Baden-Württemberg	75	27,2	41	14,9	29	10,5	33	12,0	29	10,5	19	6,9	39	14,1	11	3,9	276	100,0
Bayern	49	25,7	27	14,1	27	14,1	25	13,1	24	12,6	15	7,9	9	9,5	3	3,6	191	100,0
Berlin	33	34,7	10	10,5	6	6,3	10	10,5	16	16,8	8	8,4	9	9,5	3	3,2	95	100,0
Bremen	8	50,0	-	-	-	-	4	15,0	1	6,3	1	6,3	1	6,3	1	6,3	16	100,0
Hamburg	11	42,3	5	19,2	2	7,7	1	3,8	1	3,8	1	3,8	5	19,2	-	-	26	100,0
Hessen	56	29,3	18	9,5	11	5,8	33	17,4	33	17,4	21	11,1	13	6,8	5	2,6	190	100,0
Niedersachsen	81	28,8	19	6,8	36	12,8	51	18,1	37	13,2	11	3,9	43	15,3	3	1,1	281	100,0
NRW: Rheinland	85	27,7	31	10,1	53	17,3	37	12,1	43	14,0	17	5,5	27	8,8	14	4,6	307	100,0
NRW: Westfalen/Lippe	55	23,6	28	12,0	36	15,5	32	13,7	39	16,7	26	11,2	14	6,0	3	1,3	233	100,0
Rheinland/Pfalz	38	23,6	16	9,9	26	16,1	24	14,9	23	14,3	9	5,6	21	13,0	4	2,5	161	100,0
Saarland	14	33,3	6	14,3	5	11,9	5	11,9	4	9,5	1	2,4	7	16,7	-	-	42	100,0
Schleswig-Holstein	41	26,5	20	12,9	20	12,9	22	14,2	20	12,9	13	8,4	17	11,0	2	1,3	155	100,0
Summe 2	546	27,7	221	11,2	251	12,7	277	14,0	270	13,7	142	7,2	213	10,8	53	3,7	1973	100,0

Tabelle A47. Prozentualer Anteil einzelner Deliktgruppen an der Unterbringungsprävalenz Bestand = B) und der errechneten Jahreshäufigkeit der Einweisungen (Zugänge/Jahr = Z; es handelt sich hierbei um rechnerisch ermittelte Werte, die nur als Annäherungswerte angesehen werden dürfen), gegliedert nach Bundesländern (N = 1973)

Bundesland	Summe abs.	Unterbringungsdelikte							
		Straftaten gegen Leib und Leben		Sexual- delikte		Eigentums- delikte		sonstige Delikte	
		B	Z	B	Z	B	Z	B	Z
Baden-Württemberg	276	42,0	34,7	22,5	24,0	17,4	21,1	18,1	20,2
Bayern	191	39,8	40,5	27,2	20,6	20,4	28,7	12,6	14,4
Berlin	95	45,3	34,9	16,8	14,0	25,3	35,5	12,6	15,6
Bremen	16	50,0	27,3	25,0	13,8	12,5	50,0	12,5	8,9
Hamburg	26	61,5	60,1	11,5	3,3	7,7	4,5	19,2	32,1
Hessen	190	38,9	33,8	23,2	23,8	28,4	33,5	9,5	8,9
Niedersachsen	281	35,6	30,3	31,0	26,0	17,1	22,2	16,4	21,5
NRW: Rheinland	307	37,8	32,2	29,3	23,5	19,5	26,6	13,4	17,7
NRW: Westfalen/Lippe	233	35,6	29,0	29,2	33,9	27,9	30,0	7,3	7,0
Rheinland/Pfalz	161	33,5	30,9	31,1	25,5	19,9	25,6	15,5	18,0
Schleswig-Holstein	155	39,4	36,3	27,1	19,5	21,3	30,3	12,3	13,9
Summe	1973	38,9	34,7	26,8	22,7	20,9	27,3	13,5	15,4

Tabelle A48. Jahreshäufigkeit der Einweisungen in den psychiatrischen Maßregelvollzug (je 1 Million Einwohner), berechnet nach Hauptdeliktsgruppen, gegliedert nach Bundesländern. Es handelt sich hierbei um rechnerisch ermittelte Werte, die nur als Annäherungswerte angesehen werden dürfen. Wegen Unvollständigkeit der Erhebung ist für Baden-Württemberg und Bayern eine Berechnung nicht möglich

Bundesland	Einweisungen auf 1 Million Einwohner				
	Straftaten gegen Leib und Leben	Sexual- delikte	Eigentums- delikte	sonstige Delikte	Summe 1
Berlin	3,8	1,5	3,8	1,7	10,8
Bremen	2,4	1,2	4,3	0,8	8,7
Hamburg	3,4	0,2	0,3	1,7	5,6
Hessen	2,8	2,0	2,8	0,8	8,4
Niedersachsen	1,5	1,3	1,1	1,2	5,1
NRW: Rheinland	1,5	1,1	1,3	0,9	4,8
NRW: Westfalen/Lippe	2,0	2,4	2,1	0,5	7,0
Rheinland/Pfalz	1,9	1,6	1,6	1,2	6,3
Saarland	4,2	1,6	1,3	0,9	8,0
Schleswig-Holstein	2,6	1,4	2,2	1,0	7,2
Summe BRD	2,1	1,4	1,7	1,0	6,2

Tabelle A49. Häufigkeit des Alkoholeinflusses beim Unterbringungsdelikt, gegliedert nach Deliktsgruppen

Unterbringungsdelikt	Alkoholeinfluß beim Unterbringungsdelikt					
	Ja		nein		Summe 1	
	abs.	%	abs.	%	abs	%
Straftaten gegen Leib und Leben:						
Tötungsdelikte	178	32,6	368	67,4	546	100,0
Körperverletzungen	79	35,7	142	64,3	221	100,0
Sexualdelikte:						
ohne Gewalt	61	24,3	190	75,7	251	100,0
mit Gewalt	124	44,8	153	55,2	277	100,0
Eigentumsdelikte:						
ohne Gewalt	101	37,4	169	62,6	270	100,0
mit Gewalt	63	44,4	79	55,6	142	100,0
Brandstiftungen	131	62,9	79	37,1	213	100,0
sonstige Delikte	17	32,1	36	67,9	53	100,0
Summe 2	757	38,4	1216	61,6	1973	100,0

$chi^2 = 91,5$; df = 7; p < 0,001

Tabelle A50. Vergleich der Suchtproblematik mit der Häufigkeit des Alkoholeinflusses bei Begehung des Unterbringungsdeliktes (N = 1973)

Suchtproblematik	Alkoholeinfluß beim Unterbringungsdelikt					
	Ja		nein		Summe 1	
	abs.	%	abs.	%	abs	%
keine Sucht oder Mißbrauch	229	17,9	1051	82,1	1280	100,0
Alkoholabhängigkeit	233	88,9	29	11,1	262	100,0
(zeitweiliger) Alkoholmißbrauch	262	80,9	62	19,1	324	100,0
sonstige Sucht/Mißbrauch	33	31,1	74	68,9	107	100,0
Summe 2	757	38,4	1216	61,6	1973	100,0

$chi^2 = 760,5$; df = 3; p < 0,001

Tabelle A51. Mittlere Unterbringungsdauer bei zusätzlicher Suchtproblematik, gegliedert nach Diagnosen (N = 1973)

aktuelle Diagnose	mittlere Verweildauer in Jahren					
	zusätzliche Suchtproblematik				Summe 1	
	ja		nein			
	abs.	Jahre	abs.	Jahre	abs.	Jahre
hirnorganische Störung	52	4,4	73	4,9	125	4,7
schizophrene Psychose	221	5,2	527	8,7	748	7,7
affektive Psychose	8	2,5	16	3,7	24	3,3
Persönlichkeitsstörung (ohne Minderbegabung)	129	3,3	238	4,0	367	3,8
Persönlichkeitsstörung (mit Minderbegabung)	179	4,9	322	6,0	501	5,6
intellektuelle Behinderung mit deutlichen Verhaltensstörungen	17	7,5	104	12,2	121	11,5
(primäre Suchterkrankung*	87	4,4	-	-	87	4,4)
Summe 2	693	4,7	1280	7,2	1973	6,3

Kruskal-Wallis-Test: $chi^2 = 23{,}0$; $p < 0{,}001$

*) bei Signifikanzberechnung nicht berücksichtigt

Tabelle A52. Aktuelle Diagnosen, gegliedert nach Früh-/Spätdelinquenz (N = 1973)

aktuelle Diagnose	frühdelinquente		spätdelinquente		Summe 1	
	Patienten					
	abs.	%	abs.	%	abs.	%
hirnorganische Störung	83	5,4	42	9,8	125	6,3
schizophrene Psychose	491	31,8	257	60,0	748	34,4
affektive Psychose	13	0,8	11	2,6	24	1,2
Persönlichkeitsstörung (ohne Minderbegabung)	335	21,7	32	7,5	367	18,6
Persönlichkeitsstörung (mit Minderbegabung)	463	30,0	38	8,9	501	25,4
intellektuelle Behinderung mit deutlichen Verhaltensstörungen	104	6,7	17	4,0	121	6,1
primäre Sucht	56	3,6	31	7,2	87	4,4
Summe 2	1545	100,0	428	100,0	1973	100,0

$chi^2 = 198{,}5$; $df = 6$; $p < 0{,}001$

Tabelle A53. Unterbringungsdelikte, gegliedert nach Früh-/Spätdelinquenz (N = 1973)

Unterbringungsdelikt	frühdelinquente Patienten		spätdelinquente Patienten		Summe 1	
	abs.	%	abs.	%	abs.	%
Straftaten gegen Leib und Leben:						
Tötungsdelikte	346	22,4	200	46,7	546	27,7
Körperverletzungen	165	10,7	56	13,1	221	11,2
Sexualdelikte:						
ohne Gewalt	209	13,5	42	9,8	252	12,7
mit Gewalt	250	16,2	27	6,3	277	14,0
Eigentumsdelikte:						
ohne Gewalt	239	15,5	31	7,2	270	13,7
mit Gewalt	127	8,2	15	3,5	142	7,2
Brandstiftung	164	10,6	49	11,4	213	10,8
sonstige Delikte	45	2,9	8	1,9	53	2,7
Summe 2	1545	100,0	428	100,0	1973	100,0

$chi^2 = 128,9; df = 7; p < 0,001$

Tabelle A54. Sozialschichtverteilung (entsprechend der Sozialschicht der Primärfamilie) gegliedert nach Früh-/Spätdelinquenz (N = 1946, da bei 27 Patienten die Sozialschicht der Herkunftsfamilie nicht erhebbar war)

Sozialschicht der Herkunftsfamilie	frühdelinquente Patienten		spätdelinquente Patienten		Summe 1	
	abs.	%	abs.	%	abs.	%
Oberschicht und obere Mittelschicht (I)	25	1,6	14	3,3	39	2,0
Mittlere Mittelschicht (II)	62	4,1	33	7,9	95	4,9
Untere Mittelschicht (III)	229	15,0	118	28,2	347	17,8
Obere Unterschicht (IV)	382	25,0	120	28,6	502	25,8
Untere Unterschicht und sozial Verachtete (V)	829	54,3	134	32,0	963	49,5
Summe 2	1527	100,0	419	100,0	1946	100,0

$chi^2 = 81,3; df = 4; p < 0,001$

Tabelle A55. Schulische Bildung und berufliche Qualifikation, gegliedert nach Früh-/Spätdelinquenz (N = 1973)

schulische Bildung	frühdelinquente Patienten		spätdelinquente Patienten		Summe 1	
	abs.	%	abs.	%	abs.	%
kein Schulbesuch	32	2,1	4	0,9	36	1,8
Sonderschule ohne Abschluß	420	27,2	25	5,8	445	22,6
Sonderschule mit Abschluß	184	11,9	8	1,9	192	9,7
Hauptschule ohne Abschluß	360	23,2	105	24,3	465	23,5
Hauptschule mit Abschluß	436	28,2	216	50,5	652	33,1
mehr als Hauptschule	113	7,3	70	16,4	183	9,3
Summe 2	1545	100,0	428	100,0	1973	100,0

$chi^2 = 85,5; df = 5; p < 0,001$

Berufsausbildung						
nicht vorhanden	1259	81,5	232	54,2	1491	75,6
vorhanden	286	18,5	196	45,8	482	24,4
Summe 2	1545	100,0	428	100,0	1973	100,0

$chi^2 = 28,7; df = 1; p < 0,001$

Abbildung A56. Geburtstatus, gegliedert nach Früh-/Spätdelinquenz (N = 1973)

Geburtsstatus	frühdelinquente Patienten		spätdelinquente Patienten		Summe 1	
	abs.	%	abs.	%	abs.	%
ehelich	278	2,7	404	94,4	1682	5,5
nicht ehelich	67	17,3	24	5,6	291	14,7
Summe 2	545	100,0	28	100,0	1973	100,0

$chi^2 = 35,4; df = 1; p < 0,001$

Tabelle A57. Psychische Erkrankungen und disssoziale Verhaltensweisen bei weiteren Angehörigen der Herkunftsfamilie, gegliedert nach Früh-/Spätdelinquenz (N = 1973)

psychische Störungens	frühdelinquente Patienten		spätdelinquente Patienten		Summe 1	
	abs.	%	abs.	%	abs.	%
vorhanden	430	27,8	73	17,1	503	25,5
nicht vorhanden	1115	72,2	355	82,9	1470	74,5
Summe 2	1545	100,0	428	100,0	1973	100,0

$chi^2 = 19,9$ df = 1 p < 0,001

dissoziales Verhalten						
vorhanden	152	9,8	14	3,3	166	8,4
nicht vorhanden	1393	90.2	414	96,7	1807	91,6
Summe 2	1545	100,0	428	100,0	1973	100,0

$chi^2 = 17,9$; df = 1; p < 0,001

Tabelle A58. Häufigkeit einer Heimunterbringung, gegliedert nach Früh-/Spätdelinquenz (N = 1973).

(zeitweilige) Heimunterbringung	frühdelinquente Patienten		spätdelinquente Patienten		Summe 1	
	abs.	%	abs.	%	abs.	%
ja	603	39,0	34	7,9	637	32,3
nein	942	61,0	394	92,1	1336	67,7
Summe 2	1545	100,0	428	100,0	1973	100,0

$chi^2 = 146,7$; df = 1; p < 0,001

Tabelle A59. Beziehung zwischen Erstdelikt und Krankheitsbeginn (M = 221 Patienten mit Vordelinquenz und zeitlich definierbarem Krankheitsbeginn)

Patienten mit	Erstdelikt vor Krankheitsbeginn		Erstdelikt nach Krankheitsbeginn		Summe 1	
	abs.	%	abs.	%	abs.	%
frühem Delinquenzbeginn	102	63,0	60	37,0	162	100,0
spätem Delinquenzbeginn	9	15,3	50	84,7	59	100,0
Summe 2	111	50,2	110	49,8	121	100,0

$chi^2 = 37,5$; df = 1; p < 0,001

Tabelle A60. Bisherige Unterbringungsdauer aller Patienten (N = 1973); M = 6,3 Jahre; Median = 3,8 Jahre; Min = 1 Monat; Max = 39 Jahre

Unterbringungsdauer in Jahren (von ... bis unter ...)	Patienten abs.	%	Unterbringungsdauer in Jahren (von ... bis unter ...)	Patienten abs.	%
0 - 1	331	16,8	20 - 21	23	1,2
1 - 2	281	14,2	21 - 22	17	0,9
2 - 3	227	11,5	22 - 23	8	0,4
3 - 4	210	10,6	23 - 24	15	0,8
4 - 5	137	6,9	24 - 25	12	0,6
5 - 6	116	5,9	25 - 26	5	0,3
6 - 7	95	4,8	26 - 27	4	0,2
7 - 8	71	3,6	27 - 28	9	0,5
8 - 9	56	2,8	28 - 29	6	0,3
9 - 10	54	2,7	29 - 30	7	0,4
10 - 11	48	2,4	30 - 31	8	0,4
11 - 12	39	2,0	31 - 32	2	0,1
12 - 13	40	2,0	32 - 33	3	0,2
13 - 14	25	1,3	33 - 34	6	0,3
14 - 15	27	1,4	34 - 35	5	0,3
15 - 16	23	1,2	35 - 36	3	0,2
16 - 17	21	1,1	36 - 37	1	0,2
17 - 18	15	0,8	37 - 38	0	0,0
18 - 19	10	0,5	38 - 39	1	0,1
19 - 20	12	0,6			

Tabelle A61. Aufteilung der Unterbringungszeiten nach einzelnen Diagnosen (N=1973)

aktuelle Diagnose	Unterbringungszeit in Jahren (von ... bis unter ...)												Summe 1	
	0 - 5		5 - 10		10 - 15		15 - 20		20 - 25		> 25			
	abs.	%	abs.	%	abs.	%	abs.	%	abs.	%	abs.	%	abs.	
hirnorganische Störung	82	65,6	29	23,2	8	6,4	5	4,0	-	-	1	0,8	125	
schizophrene Psychose	394	52,7	151	20,2	79	10,6	41	5,5	46	6,1	37	4,9	748	
affektive Psychose	18	75,0	5	20,8	1	4,2	-	-	-	-	-	-	24	
Persönlichkeitsstörung (ohne Minderbegabung)	284	77,4	58	15,8	13	3,5	8	2,2	2	0,5	2	0,5	367	
Persönlichkeitsstörung (mit Minderbegabung)	304	60,7	108	21,6	55	11,0	17	3,4	12	2,4	5	1,0	501	
intellektuelle Behinderung mit deutlichen Verhaltensstörungen	42	34,7	26	21,5	17	14,0	7	5,8	15	12,4	14	11,6	121	
primäre Suchterkrankung	62	71,3	15	17,2	6	6,9	3	3,4	-	-	1	1,1	87	
Summe 1	1186	60,1	392	19,9	179	9,1	81	4,1	75	3,8	60	3,0	1973	

chi^2 = 189,6; df = 30; p < 0,001

Tabelle A62. Mittlere Verweildauer bei einzelnen Deliktsgruppen, gegliedert nach Diagnosen (N=1973)

Mittlere Verweildauer in Jahren, gegliedert nach Diagnosen

Geschlecht	hirnorganische Störung		schizophrene Psychose		affektive Psychose		Persönlichkeitsstörung (ohne Minderbegabung)		Persönlichkeitsstörung (mit Minderbegabung)		intellektuelle Behinderung		primäre Sucht		Summe 1	
	n	Jahre	n	Jahre	n	Jahre	n	Jahre	n	Jahre	n	Jahre	n	Jahre	n	Jahre
Straftaten gegen Leib und Leben:																
Tötungsdelikte	42	4,7	313	7,7	3	5,3	74	4,4	79	7,4	15	9,8	20	5,3	546	6,9
Körperverletzungen	21	5,7	107	8,3	4	1,6	33	3,9	37	5,8	6	10,0	13	4,3	221	6,7
Sexualdelikte:																
ohne Gewalt	13	6,8	47	13,8	-	-	70	5,0	72	7,6	44	15,5	5	6,7	251	9,4
mit Gewalt	12	3,8	46	7,6	2	2,7	92	3,4	99	5,0	17	11,8	9	6,1	277	5,3
Eigentumsdelikte:																
ohne Gewalt	15	4,5	84	6,2	11	3,6	34	2,9	94	4,7	14	8,4	18	4,2	270	5,1
mit Gewalt	6	2,3	64	4,7	1	0,5	20	3,8	39	3,4	8	3,3	4	3,6	142	4,0
Brandstiftungen	14	3,3	63	8,2	2	4,4	38	2,6	70	5,0	16	9,8	10	2,3	213	5,6
sonstige Delikte	2	4,2	24	5,1	1	3,0	6	1,3	11	4,1	1	5,3	8	2,8	53	4,1
Summe 2	125	4,7	748	7,7	24	3,3	367	3,8	501	5,6	121	11,5	87	4,4	1973	6,3

Tabelle A63. Häufigkeit einer verwandschaftlichen Beziehung zum Opfer bei Tötungsdelikten, gegliedert nach Diagnosen (N = 546)

Diagnose	verwandschaftliche Beziehung zum Opfer beim Tötungsdelikt					
	ja		nein		Summe 1	
	abs.	%	abs.	%	abs.	%
hirnorganische Störung	19	45,2	23	54,8	42	100,0
schizophrene Psychose	187	59,7	126	40,3	313	100,0
affektive Psychose	2	66,7	1	33,3	3	100,0
Persönlichkeitsstörung (ohne Minderbegabung)	9	12,2	65	87,8	74	100,0
Persönlichkeitsstörung (mit Minderbegabung)	13	16,5	66	83,5	79	100,0
intellektuelle Behinderung mit deutlichen Verhaltensstörungen	2	13,3	13	86,7	15	100,0
primäre Sucht	10	50,0	10	50,0	20	100,0
Summe 2	242	44,3	304	55,7	546	100,0

$chi^2 = 92,8$; df = 6; p < 0,001

Tabelle A64. Häufigkeit eines sexuellen Hintergrundes bei Tötungsdelikten, gegliedert nach Diagnosen (N = 546)

Diagnose	sexuelle Motivation beim Tötungsdelikt					
	ja		nein		Summe 1	
	abs.	%	abs.	%	abs.	%
hirnorganische Störung	6	14,3	36	85,7	42	100,0
schizophrene Psychose	16	5,1	297	94,9	313	100,0
affektive Psychose	-	-	3	100,0	3	100,0
Persönlichkeitsstörung (ohne Minderbegabung)	48	64,9	26	35,1	74	100,0
Persönlichkeitsstörung (mit Minderbegabung)	45	57,0	34	43,0	79	100,0
intellektuelle Behinderung deutlichen Verhaltensstörungen	6	40,0	9	60,0	15	100,0
primäre Sucht	-	-	20	100,0	20	100,0
Summe 2	121	22,2	425	77,8	546	100,0

$chi^2 = 197,3$ df = 6 p < 0,001

Tabelle A65: Aufteilung der Unterbringungszeiten auf einzelne Deliktsgruppen (N=1973)

Unterbringungsdelikt	Unterbringungszeit in Jahren (von ... bis unter ...)											Summe 1
	0 - 5		5 - 10		10 - 15		15 - 20		20 - 25		> 25	
	abs.	%	abs.	%	abs.	%	abs.	%	abs.	%	abs.	%	abs.
Straftaten gegen Leib und Leben:													
Tötungsdelikte	295	54,0	116	21,2	72	13,2	27	4,9	23	4,2	13	2,4	546
Körperverletzungen	136	61,5	39	17,6	17	7,7	7	3,3	9	4,2	13	5,9	221
Sexualdelikte:													
ohne Gewalt	115	45,8	51	20,3	25	10,0	19	7,6	20	8,0	21	8,4	251
mit Gewalt	184	66,4	55	19,9	19	6,9	8	2,9	6	2,2	5	1,8	277
Eigentumsdelikte:													
ohne Gewalt	172	63,7	56	20,7	25	9,3	10	3,7	5	1,9	2	0,7	270
mit Gewalt	101	71,1	35	24,6	2	1,4	1	0,7	3	2,1	-	-	142
Brandstiftung	145	68,1	29	13,6	17	8,0	7	3,3	9	4,2	6	2,8	213
sonstige Delikte	38	71,7	11	20,8	2	3,8	1	1,9	1	1,9	-	-	53
Summe 2	1186	60,1	392	19,9	179	9,1	81	4,1	75	3,8	60	3,0	1973

$chi^2 = 125,9$; df = 35; p < 0,001

Tabelle A66: Vorstrafenhäufigkeit bei einzelnen Unterbringungsdelikten

Unterbringungsdelikt	Anzahl der Vorstrafen bezogen auf			
	vorbestrafte Patienten (n = 1260)		alle Patienten (N = 1973)	
	n	Vorstrafen	n	Vorstrafen
Straftaten gegen Leib und Leben:				
Tötungsdelikte	232	4,2	546	1,8
Körperverletzungen	147	6,1	221	4,1
Sexualdelikte:				
ohne Gewalt	163	5,4	251	3,5
mit Gewalt	217	5,5	277	4,3
Eigentumsdelikte:				
ohne Gewalt	230	6,6	270	5,6
mit Gewalt	112	6,6	142	5,2
Brandstifungen	116	4,8	213	2,6
sonstige Delikte	43	6,5	53	5,3
Summe	1260	5,6	1973	3,6

Kruskal-Wallis-Test (bezogen auf n = 1260): chi^2 = 55,4; p < 0,001

Tabelle A67. Dauer vorangegangener Strafverbüßungen bei einzelnen Unterbringungsdelikten

Unterbringungsdelikt	Mittlere Dauer verbüßter Strafhaften bezogen auf			
	vorinhaftierte Patienten (n = 764)		alle Patienten (N = 1973)	
	n	Jahre	n	Jahre
Straftaten gegen Leib und Leben:				
Tötungsdelikte	136	3,3	546	0,8
Körperverletzungen	88	3,5	221	1,4
Sexualdelikte:				
ohne Gewalt	98	4,2	251	1,6
mit Gewalt	134	4,1	277	2,0
Eigentumsdelikte:				
ohne Gewalt	149	4,1	270	2,3
mit Gewalt	61	4,4	142	1,9
Brandstifung	64	3,0	213	0,9
sonstige Delikte	34	3,7	53	2,4
Summe	764	3,8	1973	1,5

Kruskal-Wallis-Test (bezogen auf n = 764): chi^2 = 9,5; n.s.

Tabelle A68. Vergleich der gleichzeitig verhängten Haftstrafe mit der bisherigen Unterbringungsdauer, gegliedert nach Delikten (N=686)

Unterbringungsdelikt	abs.	Mittlere Dauer der gleichzeitigen Freiheitsstrafe Jahre	Mittlere Dauer der bisherigen Unterbringung Jahre
Straftaten gegen Leib und Leben:			
Tötungsdelikte	136	8,3	5,3
Körperverletzungen	51	1,9	4,4
Sexualdelikte:			
ohne Gewalt	105	1,9	5,9
mit Gewalt	160	3,2	3,8
Eigentumsdelikte:			
ohne Gewalt	98	1,7	4,5
mit Gewalt	45	2,7	3,2
Brandstifung	72	2,5	3,6
sonstige Delikte	19	2,2	3,1
Summe	686	3,6	4,5

(Tabellen A69 - A71 s. folgende Seiten)

Tabelle A72. Unterbringungsdauer, gegliedert nach Sozialschichten der Herkunftsfamilie (N=1946)

Sozialschicht	n	mittlere Unterbringungsdauer Jahre
Oberschicht und obere Mittelschicht (I)	39	7,0
Mittlere Mittelchicht (II)	95	6,5
Untere Mittelschicht (III)	347	6,0
Obere Unterschicht (IV)	502	5,3
Unter Unterschicht und sozial Verachtete (V)	963	6,8
Summe	1946	6,3

Tabelle A69. Aufteilung der bisherigen Unterbringungszeiten in den einzelnen Bundesländern (N=1973)

Unterbringungszeit in Jahren (von ... bis unter ...)

Bundesland	0 - 5 abs.	%	5 - 10 abs.	%	10 - 15 abs.	%	15 - 20 abs.	%	20 - 25 abs.	%	> 25 abs.	%	Summe 1 abs.
Bayern	122	63,9	33	17,3	18	9,4	5	2,6	3	1,6	10	5,2	191
Baden-Württemberg	163	59,1	58	21,0	24	8,7	10	3,6	12	4,3	9	3,3	276
Berlin	61	64,2	21	22,1	10	10,5	3	3,2	-	-	-	-	95
Bremen	13	81,3	2	12,5	1	6,3	-	-	-	-	-	-	16
Hamburg	23	88,5	2	7,7	-	-	1	3,8	-	-	-	-	26
Hessen	145	76,3	30	15,8	6	3,2	5	2,6	2	1,1	2	1,1	190
Niedersachsen	143	50,9	61	21,7	28	10,0	20	7,1	19	6,8	10	3,6	281
NRW: Rheinland	168	54,7	59	19,2	30	9,8	19	6,2	24	7,8	7	2,3	307
NRW: Westfalen-Lippe	157	67,4	46	19,7	23	9,9	5	2,1	2	0,9	-	-	233
Rheinland-Pfalz	85	52,8	39	24,2	19	11,8	4	2,5	2	1,2	12	7,5	161
Saarland	26	61,9	10	23,8	5	11,9	-	-	-	-	1	2,4	42
Schleswig-Holstein	80	51,6	31	20,0	15	9,7	9	5,8	11	7,1	9	5,8	155
Summe 2	1186	60,1	392	19,9	179	9,1	81	4,1	75	3,8	60	3,0	1973

Chi^2 = 140,2; df = 55; p < 0,001

Tabelle A70. Mittlere Unterbringungsdauer bei einzelnen Diagnosegruppen, gegliedert nach Bundesländern (N=1973).

Mittlere Unterbringungsdauer in Jahren, gegliedert nach Diagnosen

Bundesland	hirnorganische Störung		schizophrene Psychose		affektive Psychose		Persönlichkeitsstörung (ohne Minderbegabung)		Persönlichkeitsstörung (mit Minderbegabung)		intellektuelle Behinderung		primäre Sucht		Summe 1	
	n	Jahre	n	Jahre	n	Jahre	n	Jahre	n	Jahre	n	Jahre	n	Jahre	n	Jahre
Baden-Württemberg	15	3,6	120	8,2	1	1,6	50	3,6	66	5,5	10	9,9	14	2,5	276	6,3
Bayern	9	3,5	90	7,0	3	3,1	26	3,9	39	5,9	8	15,9	16	2,3	191	6,1
Berlin	4	5,3	39	5,7	2	4,1	24	3,4	9	3,2	1	5,5	16	5,5	95	4,8
Bremen	-	-	6	2,6	1	4,6	4	3,3	2	8,5	-	-	3	1,5	16	3,4
Hamburg	4	1,3	11	4,0	1	1,3	7	2,8	1	3,4	1	1,5	1	0,8	26	2,9
Hessen	8	3,1	85	4,0	-	-	42	2,7	42	4,8	12	8,9	1	1,4	190	4,1
Niedersachsen	14	5,7	99	10,8	2	5,2	62	4,4	72	6,3	21	11,3	11	3,9	281	7,7
NRW: Rheinland	27	5,4	116	9,4	2	4,2	35	5,3	94	5,5	27	10,7	6	5,7	307	7,4
NRW: Westfalen/Lippe	19	5,3	61	5,3	5	1,2	61	3,4	71	4,4	10	5,0	6	7,9	233	4,5
Rheinland/Pfalz	10	6,2	51	9,4	3	2,5	24	3,1	52	5,6	12	13,8	9	9,3	161	7,2
Saarland	5	2,9	11	3,2	1	3,3	6	4,6	13	8,6	2	4,8	4	3,0	42	5,1
Schleswig-Holstein	10	4,5	59	8,8	3	6,1	26	4,3	40	7,3	17	18,0	-	-	155	8,3
Summe 2	125	4,7	748	7,7	24	3,3	367	3,8	501	5,6	121	11,5	87	4,4	1973	6,3

Tabelle A71. Mittlere Unterbringungsdauer bei einzelnen Unterbringungsdelikten, gegliedert nach Bundesländern (N=1973)

| Bundesland | Tötungs-delikte | | Körperver-letzungen | | Mittlere Unterbringungsdauer in Jahren ||||||| Brand-stiftung | | sonstige Delikte | | Summe 1 | |
| | | | | | Sexualdelikte ohne Gewalt | | Sexualdelikte mit Gewalt | | Eigentumsdelikte ohne Gewalt | | Eigentumsdelikte mit Gewalt | | | | | | | |
	n	Jahre	n	Jahre	n	Jahre	n	Jahre	n	Jahre	n	Jahre	n	Jahre	n	Jahre	n	Jahre
Baden-Württemberg	75	8,8	41	4,7	29	5,6	33	5,8	29	5,6	19	4,1	39	6,0	11	3,4	276	6,3
Bayern	49	5,2	27	6,8	27	10,8	25	4,6	24	5,5	15	4,0	9	6,3	3	2,5	191	6,1
Berlin	33	6,5	10	3,4	6	7,5	10	4,2	16	3,5	8	2,7	9	2,4	3	7,5	95	4,8
Bremen	8	4,0	-	-	-	-	4	3,9	1	0,1	1	1,0	1	4,6	1	1,5	16	3,4
Hamburg	11	2,4	5	2,2	2	9,8	1	4,2	1	4,3	1	3,4	5	1,4	-	26	2,9	
Hessen	56	4,7	18	4,7	11	3,7	33	4,1	33	3,8	21	13,0	13	4,4	5	4,3	190	4,1
Niedersachsen	81	8,6	19	9,2	36	12,2	51	6,4	37	5,9	11	5,1	43	5,7	3	4,0	281	7,7
NRW: Rheinland	85	8,3	31	8,0	53	10,6	37	6,0	43	5,3	17	4,7	27	5,5	14	4,9	307	7,4
NRW: Westfalen/Lippe	55	5,7	28	4,7	36	3,5	32	4,1	39	4,7	26	13,1	14	4,5	3	4,9	233	4,5
Rheinland/Pfalz	38	6,6	16	10,0	26	12,2	24	4,5	23	5,8	9	4,5	21	6,6	4	3,1	161	7,2
Saarland	14	4,9	6	3,3	5	3,9	5	7,7	4	4,4	1	0,8	7	7,0	-	-	42	5,1
Schleswig-Holstein	41	7,0	20	11,6	20	16,5	22	5,8	20	5,1	13	6,2	17	7,4	2	3,3	155	8,3
Summe 2	546	6,9	221	6,7	251	9,4	277	5,3	270	5,1	142	4,0	213	5,6	53	4,1	1973	6,3

Tabelle A73. Vergleich der mittleren Unterbringungsdauer bei einzelnen Hauptdiagnosengruppen, gegliedert nach sozialer Herkunft (N = 1946)

aktuelle Diagnose	Sozialschicht der Herkunftsfamilie				Signifikanz (Kruskal-Wallis-Test)	
	Schicht I-V		Schicht V		$chi^2 =$	$p <$
	n	Jahre	n	Jahre		
hirnorganische Störung	65	4,1	58	5,2	3,0	n.s
schizophrene und affektive Psychose	497	6,8	261	8,9	14,4	0,001
Persönlichkeitsstörung (einschließlich Minderbegabung)	347	4,4	515	5,1	13,2	0,001
intellektuelle Behinderung mit deutlichen Verhaltensstörungen	25	10,9	94	11,8	1,0	n.s.
primäre Suchterkrankung	49	4,0	35	5,0	0,1	n.s.
Summe	983	5,8	963	6,8	22,3	0,001

Tabelle A74. Vergleich der mittleren Unterbringungsdauer in einzelnen Bundesländern, gegliedert nach sozialer Herkunft (N = 1946)

Bundesland	Sozialschicht der Herkunftsfamilie				Signifikanz (Kruskal-Wallis-Test)	
	Schicht I-V		Schicht V		$chi^2 =$	$p <$
	n	Jahre	n	Jahre		
Baden-Württemberg	164	5,8	105	7,1	1,5	n.s.
Bayern	95	4,9	90	7,5	4,2	0,05
Berlin	64	4,6	31	5,3	0,6	n.s.
Bremen	13	3,5	3	3,1	0,1	n.s.
Hamburg	18	3,5	8	1,5	2,6	n.s.
Hessen	90	3,1	98	5,1	14,9	0,001
Niedersachsen	124	7,9	155	7,5	0,2	n.s.
NRW: Rheinland	127	7,2	179	7,6	0,1	n.s.
NRW: Westfalen/Lippe	100	3,8	131	5,1	5,8	0,05
Rheinland/Pfalz	83	6,5	75	7,6	3,2	n.s.
Saarland	22	3,8	19	6,5	1,5	n.s.
Schleswig-Holstein	83	8,9	69	7,5	0,9	n.s.
Summe	983	5,8	963	6,8	22,3	0,001

Tabelle A75. Zeitdauer zwischen letzter bedingter Entlassung und Beginn der jetzigen Unterbringung (N=323, da bei 16 Patienten keine entsprechenden Angaben erhebbar waren). M=2,4 Jahre; Median=1,3 Jahre; Min=1 Monat; Max=23,5 Jahre

Zeitdauer	Patienten abs.	%
1 - 6 Monate	65	20,1
7 - 12 Monate	68	21,1
13 - 18 Monate	46	14,2
19 - 24 Monate	35	10,8
25 - 30 Monate	20	6,2
31 - 36 Monate	17	5,3
37 - 42 Monate	10	3,1
43 - 48 Monate	12	3,7
49 - 54 Monate	9	2,8
55 - 60 Monate	10	3,1
> 60 Monate	31	9,6
Summe	323	100,0

Tabelle A76. Vergleich der bisherigen Unterbringungsdauer bei Erstunterbringung (n=1634) und Wiederunterbringung (n=339)

Unterbringungs-dauer in Jahren (von ... bis zu ...)	Patienten mit erstmaliger Unterbringung abs.	%	erneuter Unterbringung abs.	%	Summe 1 abs.	%
0 - 1	258	15,8	73	21,5	331	16,8
1 - 2	234	14,3	47	13,9	281	14,2
2 - 3	171	10,5	56	16,5	227	11,5
3 - 4	171	10,5	39	11,5	210	10,6
4 - 5	110	6,7	27	8,0	137	6,9
5 - 6	96	5,9	20	5,9	116	5,9
6 - 7	75	4,6	20	5,9	95	4,8
7 - 8	56	3,4	15	4,4	71	3,6
8 - 9	52	3,2	4	1,2	56	2,8
9 - 10	48	2,9	6	1,8	54	2,7
10 - 15	165	10,1	14	4,1	179	9,1
15 - 20	71	4,3	10	2,9	81	4,1
30 - 40	28	1,7	1	0,3	29	1,5
Summe 2	1634	100,0	339	100,0	1973	100,0
Mittelwert	6,7 Jahre		4,4 Jahre		6,3 Jahre	
Median	4,0 Jahre		3,0 Jahre		3,8 Jahre	
Minimum	1 Monat		1 Monat		1 Monat	
Maximum	39,0 Jahre		33,2 Jahre		39,0 Jahre	

Siginikanz der Mittelwertsdifferenz zwischen Erst- und Zweitunterbringung: Kruskal-Wallis-Test: $chi^2 = 24,2$; $p < 0,001$

Tabelle A77. Häufigkeit von Erst- und Wiederunterbringung (N = 1973), gegliedert nach Deliktsgruppen

Unterbringungsdelikt	Patienten mit				Summe 1
	erstmaliger Unterbringung		erneuter Unterbringung		
	abs.	%	abs.	%	abs.
Straftaten gegen Leib und Leben:					
Tötungsdelikte	494	90,5	52	9,5	546
Körperverletzungen	193	87,3	28	12,7	221
Sexualdelikte:					
ohne Gewalt	186	74,1	65	25,9	251
mit Gewalt	225	81,2	52	18,8	277
Eigentumsdelikte:					
ohne Gewalt	196	72,6	74	27,4	270
mit Gewalt	113	79,6	29	20,4	142
Brandstiftung	186	87,3	27	12,7	213
sonstige Delikte:	41	77,4	12	22,6	53
Summe 2	1634	82,4	339	17,2	1973

$Chi^2 = 64,6$; df = 7; p < 0,001

Tabelle A78. Häufigkeit von Erst- und Wiederunterbringung (N = 1973), gegliedert nach Krankheitsformen

Diagnose	Patienten mit				Summe 1
	erstmaliger Unterbringung		erneuter Unterbringung		
	abs.	%	abs.	%	abs.
hirnorganische Störungen	112	89,6	13	10,4	125
schizophrene Psychosen	675	90,2	73	9,8	748
affektive Psychosen	18	75,0	6	25,0	24
Persönlichkeitsstörung (ohne Minderbegabung)	282	76,8	85	23,2	367
Persönlichkeitsstörung (mit Minderbegabung)	373	74,5	128	25,5	501
intellektuelle Behinderung mit deutlichen Verhaltensstörungen	101	83,5	20	16,5	121
primäre Suchterkrankung	73	83,9	14	16,1	87
Summe 2	1634	82,8	339	17,2	1973

$Chi^2 = 68,0$; df = 6; p < 0,001

Tabelle A79. Verteilung der Widerrufsdelikte (N=231). Lag bei einem Patienten mehr als ein Widerrufsdelikt vor, ist hier das jeweils schwerwiegenste aufgeführt

Widerrufsdelikt	Patienten abs.	%
Straftaten gegen Leib und Leben:		
Tötungsdelikte	7	3,0
Körperverletzungen	25	10,8
Sexualdelikte:		
ohne Gewalt	41	17,7
mit Gewalt	33	14,3
Eigentumsdelikte:		
ohne Gewalt	80	34,6
mit Gewalt	11	4,8
Brandstiftung	19	8,2
sonstige Delikte	15	6,6
Summe:	231	100,0

(Tabelle 80 s. folgende Seite)

Tabelle A81. Häufigkeit "einschlägiger" Rückfälligkeit beim Vergleich der Widerrufsdelikte mit den jeweiligen Unterbringungsdelikten. (N=222, da ein Vergleich bei "sonstigen Delikten" nicht sinnvoll erscheint). Sexual- sowie Eigentumsdelikte sind zu jeweils einer Gruppe zusammengefaßt

Unterbringungsdelikt	Widerrufsdelikt					
	einschlägig		unterschiedlich		Summe 1	
	abs.	%	abs.	%	abs.	%
Tötungsdelikte	2	11,8	15	88,2	17	100,0
Körperverletzung	8	40,0	12	60,0	20	100,0
Sexualdelikte	57	75,0	19	25,0	76	100,0
Eigentumsdelikte	70	79,5	18	20,5	88	100,0
Summe 2	150	67,6	72	32,4	222	100,0

Tabelle A80. Vergleich der Widerrufsdelikte mit den Straftaten, die bei diesen Patienten zur Unterbringung Anlaß gegeben hatten (Unterbringungsdelikte); (N=231)

Unterbringungsdelikt	Widerrufsdelikt													
	Tötungs-delikte		Körperver-letzungen		Sexualdelikte ohne Gewalt		Sexualdelikte mit Gewalt		Eigentumsdelikte ohne Gewalt		Eigentumsdelikte mit Gewalt		Brand-stiftung		sonstige Delikte		Summe 1	
	abs.	%	abs.	%	abs.	%	abs.	%	abs.	%	abs.	%	abs.	%	abs.	%	abs.	%
Straftaten gegen Leib und Leben:																		
Tötungsdelikte	2	28,6	5	20,0	1	2,4	3	9,1	3	3,7	-	-	-	-	3	20,0	17	7,7
Körperverletzungen	-	-	8	32,0	-	-	3	9,1	6	7,5	-	-	-	-	3	20,0	20	8,7
Sexualdelikte:																		
ohne Gewalt	2	28,6	3	12,0	30	73,2	3	9,1	3	3,7	-	-	1	5,3	-	-	42	18,2
mit Gewalt	2	28,6	3	12,0	8	19,5	16	48,5	2	2,5	1	9,1	-	-	2	13,3	34	14,7
Eigentumsdelikte:																		
ohne Gewalt	1	14,2	3	12,0	2	4,9	2	6,1	50	62,5	4	36,4	2	10,5	1	6,7	65	28,1
mit Gewalt	-	-	2	8,0	-	-	4	12,1	11	13,8	5	45,4	1	5,3	-	-	23	9,9
Brandstiftung	-	-	1	4,0	-	-	1	3,0	5	6,3	-	-	13	68,4	1	6,7	21	9,1
sonstige Delikte	-	-	-	-	-	-	-	-	-	-	1	9,1	2	10,5	5	33,3	9	3,9
Summe	7	100,0	25	100,0	41	100,0	33	100,0	80	100,0	11	100,0	19	100,0	15	100,0	231	100,0

Tabelle A82. Straftaten während der Unterbringung (N = 39, da deliktbezogen)

Unterbringungsdelikt	Widerrufsdelikt		Summe 1	
	einschlägig abs.	unterschiedlich abs.	abs.	%
Straftaten gegen Leib und Leben:				
Tötungsdelikte	2	0	2	5,1
Körperverletzungen	1	2	3	7,7
Sexualdelikte:				
ohne Gewalt	3	2	5	12,8
mit Gewalt	9	2	11	28,2
Eigentumsdelikte:				
ohne Gewalt	3	5	8	20,6
mit Gewalt	1	1	2	5,1
Brandstiftung	3	0	3	7,7
sonstige Delikte	0	5	5	12,8
Summe 2	22 56,4%	17 43,6%	39	100,0

Tabelle A83. Häufigkeit einer Straftat während der Unterbringung, gegliedert nach Diagnosen (N = 31, da patientenbezogen)

Diagnose	Patienten abs.	
schizophrene Psychose	9	29,0
Persönlichkeitsstörung (ohne Minderbegabung)	5	16,1
Persönlichkeitsstörung (mit Minderbegabung)	15	48,5
intellektuelle Behinderung mit deutlichen Verhaltensstörungen	1	3,2
primäre Suchterkrankung	1	3,2
Summe	31	100,0

Tabelle A84. Häufigkeit einer medikamentösen Behandlung, gegliedert nach Diagnosen (N = 1973)

medikamentöse Behandlung mittels

Diagnose	Psychopharmaka abs. %	Antikonvulsiva abs. %	Antiandrogene abs. %	Disulfiram abs. %	keine abs. %	Summe1* abs.
hirnorganische Störung (n = 125)	30 24,0	44 35,2	5 4,0	- -	50 40,0	129
schizophrene Psychose (n = 748)	689 92,1	1 0,1	5 0,7	3 0,4	55 7,4	753
affektive Psychose (n = 24)	21 87,5	- -	- -	- -	3 12,5	24
Persönlichkeitsstörung ohne Minderbegabung (n = 367)	32 8,7	1 0,3	38 10,4	- -	302 82,3	373
Persönlichkeitsstörung mit Minderbegabung (n = 501)	60 12,0	12 2,4	25 5,0	4 0,8	405 80,8	506
intellektuelle Behinderung mit deutlichen Verhaltensstörungen (n = 121)	32 26,4	1 0,8	11 9,1	5 4,1	76 62,8	125
primäre Suchterkrankung (n = 87)	5 5,7	2 2,3	- -	11 12,6	69 79,3	87
Summe 2 (N = 1973)	869 43,5	61 3,1	84 4,2	23 1,2	960 48,1	1997

*) Summe z.T. > n, da je Patient die Nennung von bis zu 2 Medikationen möglich war

Tabelle A85. Häufigkeit noch bestehender Besuchskontakte (zumindest 1 Besuch von Angehörigen/Bekannten innerhalb der letzten 6 Monate), gegliedert nach der Unterbringungsdauer (N = 1973)

Unterbringungsdauer in Jahren (von ... bis unter ...)	Besuchskontakte				Summe 1	
	vorhanden		nicht vorhanden			
	abs.	%	abs.	%	abs.	%
0 - 1	197	59,5	134	40,5	331	100,0
1 - 2	185	65,8	96	34,2	281	100,0
2 - 3	150	66,1	77	33,9	227	100,0
3 - 4	140	66,7	69	33,3	210	100,0
4 - 5	87	63,5	50	36,5	137	100,0
5 - 6	67	57,8	49	42,2	116	100,0
6 - 7	60	63,2	35	36,8	95	100,0
7 - 8	45	63,4	26	36,6	71	100,0
8 - 9	30	53,6	26	46,4	56	100,0
9 - 10	28	51,9	26	48,1	54	100,0
10 - 15	85	47,5	94	52,5	179	100,0
15 - 20	38	46,9	43	53,1	81	100,0
20 - 30	48	45,3	58	54,7	106	100,0
30 - 40	6	20,7	23	79,3	29	100,0
Summe 2	1167	59,1	806	40,9	1973	100,0

$chi^2 = 59,4$; df = 13; p < 0,001

Mittelwert der Unterbringungsdauer:	5,6 Jahre	7,2 Jahre	6,3 Jahre

Signifikanz der Mittelwertsdifferenz: Kruskal-Wallis-Test: $chi^2 = 5,1$; p < 0,05

Tabelle A86. Häufigkeit einer Zwischenbegutachtung, gegliedert nach der Unterbringungsdauer (N = 954)

Unterbringungsdauer (von ... bis zu ...)	zwischenzeitlich erfolgte Prognosegutachten				Summe 1	
	ja		nein			
	abs.	%	abs.	%	abs.	%
1 - 5 Jahre	81	14,6	473	85,4	554	58,1
5 - 10 Jahre	36	19,7	147	80,3	183	19,2
> 10 Jahre	34	15,7	183	84,3	217	22,7
Summe 2	151	15,8	803	84,2	954	100,0

PATIENTENBEZOGENER ERHEBUNGSBOGEN

I. BASISDATEN:

1) Laufende Nr.:

2) Geburtsjahr:

3) Geburtsland:
1 = BRD und Westberlin; 2 = DDR und Ostberlin; 3 = ehemalige deutsche Ostgebiete; 4 = sonstige

4) Staatsangehörigkeit:
0 = Staatenlos; 1 = Deutscher; 3 = Ausländer; 9 = unbekannt

5.) Geschlecht:
1 = männlich; 2 = weiblich

6.) Familienstand:
1 = ledig; 2 = verheiratet; 3 = geschieden; 4 = verwitwet; 9 = unbekannt

7.) Rechtsgrundlage der jetzigen Unterbringung:
01 = erstmalig ausgesprochener § 63 StGB; 02 = Widerruf eines primär zur Bewährung ausgesetzten § 63 StGB; 03 = Widerruf eines nach vorangegangener Unterbringung zur Bewährung ausgesetzten § 63 StGB; 04 = erneut ausgesprochener § 63 StGB; 05 = Widerruf eines zur Bewährung ausgesetzten und gleichzeitig wieder erneut ausgesprochenen § 63 StGB; 06 = erstmalig ausgesprochener § 64 StGB; 07 = Widerruf eines zur Bewährung ausgesetzten § 64 StGB; 08 = Unterbringung in einem psychiatrischen Krankenhaus bei ausgesprochenem § 64 i.V.m. § 67 a StGB; 09 = Unterbringung in einer Entziehungsanstalt bei ausgesprochenem § 63 i.V.m. § 67 a StGB; 10 = Unterbringung in einem psychiatrischen Krankenhaus bei angeordneter Sicherungsverwahrung (§ 66 i.V.m. § 67 a StGB); 11 = Unterbringung in einer Entziehungsanstalt bei angeordneter Sicherungsverwahrung (§ 66 i.V.m. § 67 a StGB); 12 = Unterbringung nach §§ 93 a JGG i.V.m. § 64 StGB; 13 = erneut ausgesprochener § 64 StGB; 99 = sonstige Rechtsgrundlage

8.) Einrichtungskategorie:
01 = Eigenständige Klinik für nach § 63 StGB untergebrachte Pat.; 02 = Eigenständige Klinik für nach § 64 StGB untergebrachte Pat.; 03 = Eigenständige Abteilung mit mehr als 100 Plätzen für nach § 63 StGB untergebrachte Pat.; 04 = Eigenständige Abteilung mit mehr als 50 Plätzen für nach § 64 StGB untergebrachte Pat.; 05 = Eigenständige Abteilung mit weniger als 100 Plätzen für nach § 63 StGB untergebrachte Pat.; 06 = Eigenständige Abteilung mit weniger als 50 Plätzen für nach § 64 StGB untergebrachte Pat.; 07 = Eigenständige Klinik, in der nach § 63 StGB und § 64 StGB untergebrachte Pat. gemeinsam untergebracht sind; 08 = Eigenständige Abteilung, in der nach § 63 StGB und § 64 StGB untergebrachte Pat. gemeinsam untergebracht sind; 09 = Spezielle Abteilung für Pat., die nach § 93 a JGG i.V.m. § 64 StGB untergebracht sind; 10 = Psychiatrisches Krankenhaus ohne Sonderabteilung; 11 = Außenstelle einer der vorgenannten Einrichtungen; 99 = sonstige

9.) Bundesland:
01 = Baden-Württemberg; 02 = Bayern; 03 = Berlin; 04 = Bremen; 05 = Hamburg; 06 = Hessen; 07 = Niedersachsen; 08 = Rheinland; 09 = Westfalen-Lippe; 10 = Rheinland-Pfalz; 11 = Saarland; 12 = Schleswig-Holstein

II. ALLGEMEINE ANAMNESE

10.) Geburtsstatus:
1 = ehelich; 2 = unehelich; 9 = unbekannt

11.) Psychiatrische Erkrankungen in der Primärfamilie:
a:) Sucht:
b:) Minderbegabung:
c:) Persönlichkeitsstörung:
d:) Psychose:
e:) sonstiges:

Angabe jeweils für die aufgeführte Erkrankungsart (nur bei Verwandtschaft 1. Grades): 0 = nicht bekannt; 1 = ja

12.) Straftaten in der Primärfamilie:

a:) Eigentumsdelikte:
b:) Gewaltdelikte:
c:) Sexualdelikte:
d:) sonstiges:
Angabe jeweils für die aufgeführte Deliktart (nur bei Verwandschaft 1. Grades): 0 = nicht bekannt; 1 = ja

13.) Beruf des Vaters:

Verschlüsselung entsprechend Schlüssel Nr. 5; 00 = ohne Vater aufgewachsen; 98 = keine Berufstätigkeit des Vaters; 99 = Beruf des Vaters nicht bekannt

14.) Beruf der Mutter:

Verschlüsselung entsprechend Schlüssel Nr. 5; 00 = ohne Mutter aufgewachsen; 98 = keine Berufstätigkeit der Mutter; 99 = Beruf der Mutter nicht bekannt

15.) Sozialschicht der Herkunftsfamilie:

Verschlüsselung entsprechend Schlüssel Nr. 4; Patienten mit primärer Heimaufnahme werden der Gruppe 5 zugeordnet; 9 = primäre Sozialschicht unbekannt

16.) Geschwisterposition:

In der ersten Spalte Angabe der Position des Patienten innerhalb der Geschwisterreihe. In der zweiten Spalte Angabe der Gesamtgeschwisterzahl. 99 = unbekannt

17.) Heimaufenthalte:

0 = kein Heimaufenthalt; 1 = primärer Heimaufenthalt; 2 = sekundärer Heimaufenthalt wegen Störung der Primärfamilie; 3 = sekundärer Heimaufenthalt wegen eigener Verhaltensauffälligkeiten; 9 = unbekannt

18.) Erste Heimaufnahme im Jahre:

Angabe des Jahres, in dem der Patient erstmalig in ein Heim aufgenommen wurde. 00 = eine Heimaufnahme ist nicht bekannt; 99 = Jahr der ersten Heimaufnahme nicht bekannt

19.) Fürsorgeerziehung:

Wurde für den Patienten richterlicherseits eine Fürsorgeerziehung angeordnet: 0 = nein; 1 = ja; 9 = nicht bekannt

20.) Schulbildung:

Angabe der schulischen Bildung des Patienten vor Beginn der aktuellen Unterbringung: 01 = kein Schulbesuch; 02 = Sonderschule ohne Abschluß; 03 = Sonderschule mit Abschluß; 04 = Volks-/Hauptschule ohne Abschluß; 05 = Volks-/Hauptschule mit Abschluß; 06 = Realschule ("Mittlere Reife") ohne Abschluß; 07 = Realschule ("Mittlere Reife") mit Abschluß; 08 = Gymnasium (Abitur) ohne Abschluß; 09 = Gymnasium (Abitur) mit Abschluß; 10 = Technikerschule ohne Abschluß; 11 = Technikerschule mit Abschluß; 12 = Berufs-/ Fachschule ohne Abschluß; 13 = Berufs-/ Fachschule mit Abschluß; 14 = Ingenieurschule ohne Abschluß; 15 = Ingenieurschule mit Abschluß; 16 = Hochschule ohne Abschluß; 17 = Hochschule mit Abschluß; 99 = unbekannt

21.) Analphabet:

0 = kein Analphabet; 1 = Analphabet; 9 = nicht bekannt

22.) Berufsqualifikation:

Angabe der höchsten Berufsqualifikation, in der der Pat. bisher tätig gewesen ist. Verschlüsselung entsprechend Schlüssel Nr. 5

23.) Intelligenzquotient:

01 = IQ unter 40; 02 = IQ zwischen 40 - 49; 03 = IQ zwischen 50 - 59; 04 = IQ zwischen 60 - 69; 05 = IQ zwischen 70 - 79; 06 = IQ zwischen 80 - 89; 07 = IQ zwischen 90 - 99; 08 = IQ zwischen 100 - 109; 09 = IQ zwischen 110 - 119; 10 = IQ über 120; 99 = IQ nicht bekannt

24.) Krankheitsbeginn im Jahre:

Angabe des Jahres, in dem die jetzige (forensisch-psychiatrisch relevante) Erkrankung begann: 00 = Krankheitsbeginn unbekannt bzw. nicht exakt definierbar.

25.) Suchtproblematik:
0 = keine Suchtproblematik; 1 = Alkoholabhängigkeit; 2 = sporadischer Alkoholmißbrauch; 3 = Cannabismißbrauch; 4 = Mißbrauch von Schlaf- bzw. Beruhigungsmedikamenten; 5 = Mißbrauch vom Morphintyp; 6 = Mißbrauch vom Cocaintyp; 7 = Mißbrauch vom Amphetamintyp; 9 = anderer, kombinierter und nicht näher bezeichneter Medikamenten-/Drogenmißbrauch

III. PSYCHIATRISCHE ANAMNESE

26.) 1. stat. psychiatrische Vorbehandlung im Jahre:
Falls vor der ersten strafgerichtlichen Unterbringung überhaupt eine stationäre psychiatrische Behandlung stattfand, Angabe des Jahres, in dem diese Behandlung erstmals stattfand: 00 = keine stationäre Vorbehandlung; 99 = Jahr der ersten stationären Vorbehandlung unbekannt

27.) Rechtsgrundlage der 1. stat. Vorbehandlung:
0 = keine stationäre Vorbehandlung; 1 = freiwillig; 2 = nach Landesunterbringungsrecht; 3 = vormundschaftsrechtliche Unterbringung; 4 = aufgrund gerichtlicher Auflage; 9 = Rechtsgrundlage der 1. stat Vorbehandlung unbekannt

28.) Erwerbstätigkeit vor der 1. stat. Vorbehandlung:
Verschlüsselung entsprechend Schlüssel Nr. 6; 00 = keine stat. Vorbehandlung

29.) Art der Berufstätigkeit vor der 1. stat. Vorbehandlung:
Verschlüsselung entsprechend Schlüssel Nr. 5; 00 = keine stationäre Vorbehandlung; 98 = keine berufliche Tätigkeit vor der 1. stat. Behandlung; 99 = Art der letzten berufliche Tätigkeit unbekannt

30.) Wohnsituation vor der 1. stat. Vorbehandlung:
Verschlüsselung entsprechend Schlüssel Nr. 7; 00 = keine stat. Vorbehandlung

31.) Sozialschicht vor der 1. stat. Vorbehandlung:
Verschlüsselung entsprechend Schlüssel Nr. 4; 0 = keine stat. Vorbehandlung; 9 = unbekannt

32.) Erstdiagnose:
Angabe der Diagnose, die bei der Entlassung aus der ersten stat. psychiatrischen Behandlung gestellt wurde. Verschlüsselung entsprechend Schlüssel Nr. 2; 00 = keine ambulante/stationäre Vorbehandlung; 99 = Erstdiagnose unbekannt

IV. FORENSISCHE ANAMNESE

33.) Vordelikt 1 und Vordelikt 2:
Angabe eventueller Delikte vor dem jetzigen Unterbringungsdelikt entsprechend Schlüssel Nr. 3. Bei verschiedenartigen Vordelikten wird in die erste Spalte das Erstdelikt, in die zweiten Spalte das jeweils schwerwiegenste Vordelikt eingetragen. 00 = keine Vordelinquenz; 99 = Art der Vordelinquenz unbekannt

34.) Alkoholeinfluß bei Vordelikten:
0 = keine Vordelikte bzw. kein Alkoholeinfluß; 1 = Vordelikte unter Alkoholeinfluß; 9 = unbekannt

35.) Erstmaliges delinquentes Verhalten im Jahre:
Angabe des Jahres, in dem der Patient erstmalig aktenkundig durch ein delinquentes Verhalten auffällig geworden ist. 00 = keine Vordelinquenz; 99 = Beginn der Vordelinquenz unbekannt

36.) Erwerbstätigkeit vor der 1. Delinquenz:
Verschlüsselung entsprechend Schlüssel Nr. 6. 00 = keine Vordelinquenz

37.) Art der Berufstätigkeit vor der 1. Delinquenz:
Verschlüsselung entsprechend Schlüssel Nr. 5; 00 = keine Vordelinquenz; 98 = keine Berufstätigkeit; 99 = unbekannt

38.) Wohnsituation vor der 1. Delinquenz:
Verschlüsselung entsprechend Schlüssel Nr. 7. 00 = keine Vordelinquenz

39.) Sozialschicht vor der 1. Delinquenz:
Verschlüsselung entsprechend Schlüssel Nr. 4; 00 = keine Vordelinquenz

40.) 1. Aburteilung im Jahre:
Angabe des Jahres, in dem (vor der aktuellen Unterbringung) erstmals eine gerichtliche Aburteilung erfolgte. 00 = keine vorangegangenen Aburteilungen; 99 = Jahr der 1. Aburteilung unbekannt

41.) Erwerbstätigkeit vor der 1. Aburteilung:
Verschlüsselung entsprechend Schlüssel Nr. 6. 00 = keine Voraburteilung

42.) Art der Berufstätigkeit vor der 1. Aburteilung:
Verschlüsselung entsprechend Schlüssel Nr. 5. 00 = keine Voraburteilung; 98 = keine Berufstätigkeit; 99 = unbekannt

43.) Wohnsituation vor der 1. Aburteilung:
Verschlüsselung entsprechend Schlüssel Nr. 7. 00 = keine Voraburteilung

44.) Sozialschicht vor der 1. Aburteilung:
Verschlüsselung entsprechend Schlüssel Nr. 4. 00 = keine Voraburteilung

45.) Häufigkeit bisheriger Aburteilungen:
Angabe der Anzahl der Aburteilungen vor dem der aktuellen Unterbringung zugrunde liegendem Urteil. 00 = keine vorangegangenen Aburteilungen; 99 = unbekannt

46.) Bei welcher Aburteilung erste De-/Exculpation:
Angabe, bei wievielter der oben aufgeführten Voraburteilungen erstmalig von einer verminderten oder aufgehobenen Schuldfähigkeit ausgegangen wurde. 00 = keine Voraburteilungen; 98 = bisher immer voll schuldfähig; 99 = unbekannt

47.) 1. Inhaftierung im Jahre:
Angabe des Jahres, in dem der Patient erstmalig inhaftiert wurde (nur Strafhaft). 00 = keine Inhaftierung vor den jetzigen Unterbringungsdelikten; 99 = unbekannt

48.) Dauer bisheriger Inhaftierungszeiten:
Angabe (in Monaten) der Zeit, die der Patient vor der aktuellen Unterbringung bisher insgesamt inhaftiert gewesen ist (nur Strafhaften). Untersuchungshaft wird mitgerechnet, falls es zu einer späteren Aburteilung kam. Nicht mitgerechnet wird die Zeit, in der der Patient eine beim der jetzigen Unterbringung zugrundeliegendem Urteil mitverhängte Haftstrafe verbüßte. Einbezogen wird ebenfalls die Zeit vorangegangener Sicherungsverwahrung. 00 = keine vorangegangenen Inhaftierungen; 99 = unbekannt

V. AKTUELLE UNTERBRINGUNG

49.) Unterbringungsdelikte 1 und 2:
Angabe von höchstens 2 Unterbringungsdelikten (in der Reihenfolge ihrer Wertigkeit). Bei mehr als 2 verschiedenen Unterbringungsdelikten Angabe der beiden schwerwiegensten. Verschlüsselung entsprechend Schlüssel Nr. 3

50.) Unterbringungsdelikt im Jahre:
Angabe des Jahres, in dem die Unterbringungsdelikte begangen wurden. Bei mehreren zeitlich auseinanderliegenden Unterbringungsdelikten wird das Jahr zu Beginn des Tatzeitraumes angegeben.

51.) Alkoholeinfluß beim Unterbringungsdelikt:
0 = Unterbringungsdelikt nicht unter Alkoholeinfluß; 1 = Unterbringungsdelikt unter Alkoholeinfluß; 9 = unbekannt

52.) Erwerbstätigkeit vor dem Unterbringungsdelikt:
Verschlüsselung entsprechend Schlüssel Nr. 6

53.) Art der Berufstätigkeit vor dem Unterbringungsdelikt:
Verschlüsselung entsprechend Schlüssel Nr. 5; 98 = keine Berufstätigkeit; 99 = unbekannt

54.) Wohnsituation vor dem Unterbringungsdelikt:
Verschlüsselung entsprechend Schlüssel Nr. 7

55.) Sozialschicht vor dem Unterbringungsdelikt:
Verschlüsselung entsprechend Schlüssel Nr. 4

56.) Art des Gutachtens:
Einordnung des psychiatrischen Gutachtens, daß dem der jetzigen Unterbringung zugrundeliegendem Urteil zugrunde lag. Bei mehreren im Ergebnis divergierenden Gutachten wird dasjenige berücksichtigt, dem das Gericht in seinem Urteil efolgt ist. 0 = keine Begutachtung; 1 = schriftliches Gutachten und mündliche Stellungnahme nach vorhergehender Untersuchung; 2 = schriftliches Gutachten und mündliche Stellungnahme ohne vorangegangene Untersuchung (Aktengutachten); 3 = mündliche Stellungnahme ohne schriftliches Gutachten unter Bezugnahme auf frühere Begutachtungen; 4 = mündliche Stellungnahme ohne jedwedes schriftliche Gutachten nach vorausgegangener Untersuchung; 5 = mündliche Stellungnahme ohne jedwedes schriftliche Gutachten ohne vorausgegangene Untersuchung; 6 = im Urteil wird lediglich auf frühere Begutachtungen Bezug genommen; 9 = sonstiges bzw. nicht bekannt

57.) Gutachten-/Einweisungsdiagnose 1 und 2:
Angabe von höchstens 2 Diagnosen, in der Reihenfolge ihrer Gewichtung. Aufgeführt werden hier die Diagnosen, die in dem der aktuellen Unterbringung zugrundeliegendem Verfahren vom Gutachter festgestellt wurden, bzw. von denen das Gericht ausgegangen ist. Verschlüsselung entsprechend Schlüssel Nr. 1

58.) Aktuelle Diagnose:
Verschlüsselung entsprechend Schlüssel Nr. 2

59.) Exculpationsgrad:
0 = voll verantwortlich; 1 = vermindert schuldfähig (§ 21 StGB bzw. § 51,2 StGB a.F.); 2 = schuldunfähig (§ 20 StGB bzw. § 51,1 StGB a.F.)

60.) Gleichzeitig verhängte Haftstrafe:
Angabe der Höhe (in Monaten) einer eventuell neben der Verhängung der Maßregel für die Unterbringungsdelikte verhängten Haftstrafe. 000 = keine gleichzeitig verhängte Haftstrafe; 999 = lebenslänglich

61.) Angeordnete Vollzugsreihenfolge:
0 = keine gleichzeitig verhängte Haftstrafe; 1 = Vorwegvollzug der Maßregel; 2 = Vorwegvollzug der Haftstrafe; 3 = Haftstrafe durch Untersuchungshaft verbüßt

62.) Änderung der Vollzugsreihenfolge:
0 = keine gleichzeitig verhängte Haftstrafe bzw. keine Änderung der Vollzugsreihenfolge; 1 = Bei angeordnetem Vorwegvollzug der Maßregel zwischenzeitlich Haftverbüßung; 2 = Bei angeordnetem Vorwegvollzug der Strafe zwischenzeitlich Überführung in den Maßregelvollzug

63.) Unterbringungszeit nach § 126 a StPO:
Angabe (in Monaten) des Zeitraumes, während dem der Patient im Rahmen des jetzigen Unterbringungsverfahrens gemäß § 126 a StPO vorläufig untergebracht war. 00 = keine Unterbringung nach § 126 a StPO; 99 = unbekannt

64.) Dauer der aktuellen Unterbringung:
Angabe (in Monaten) der bisherigen Dauer der aktuellen Unterbringung (beginnend ab deren Rechtskraft) gemäß den §§ 63 und 64 StGB, § 66 StGB i.V.m. § 67 a StGB oder § 93 a JGG i.V.m. § 64 StGB.

65.) Somatische Behandlung 1 und 2:
Maßgebend sind die Verhältnisse zum Zeitpunkt der Untersuchung. Es sind jeweils 2 Nennungen möglich. 0 = keine; 1 = medikamentös mit Psychopharmaka; 2 = medikamentös mit Androcur o.ä.; 3 = medikamentös mit Antabus o.ä.; 4 = medikamentös mit Antikonvulsiva o.ä.; 5 = operative Kastration während der aktuellen Unterbringung; 6 = operative Kastration vor der aktuellen Unterbringung; 9 = sonstiges

66.) Psychotherapie:
0 = keine; 1 = spezielle Einzel-/Gruppentherapie; 2 = regelmäßige Gespräche; 9 = sonstige

67.) Schulische Förderung:
0 = keine; 1 = schulische Förderung bestimmter Fähigkeiten (z.B. Lesen/Schreiben); 2 = schulische Förderung zur Erlangung einer Qualifikation (z.B. Hauptschulabschluß); 9 = sonstiges

68.) Berufliche Förderung:
0 = keine; 1 = gezielte Förderung spezieller beruflicher Fähigkeiten; 2 = systematische Förderung zur Erlangung einer beruflichen Qualifikation; 9 = sonstiges

69.) Arbeitstherapie:

Maßgebend ist die Tätigkeit des Patienten zum Zeitpunkt der Untersuchung. 00 = keine Arbeits-/Beschäftigungstherapie; 01 = unqualifizierte Stationsarbeit; 02 = qualifizierte Stationsarbeit; 03 = einfachste industrieähnliche Tätigkeiten intramural; 04 = angelernte industrieähnliche Tätigkeiten intramural; 05 = gelernte industrieähnliche Tätigkeiten intramural; 06 = handwerkliche Tätigkeiten intramural; 07 = landwirtschaftliche/gärtnerische Tätigkeiten intramural; 08 = sonstige unqualifizierte Tätigkeiten intramural; 09 = sonstige qualifizierte Tätigkeiten intramural; 10 = ungelernte industrieähnliche Tätigkeiten extramural; 11 = angelernte industrieähnliche Tätigkeiten extramural; 12 = gelernte industrieähnliche Tätigkeiten extramural; 13 = sonstige unqualifizierte Tätigkeiten extramural; 14 = sonstige qualifizierte Tätigkeiten extramural; 15 = Beschäftigungstherapie (im engeren Sinn); 99 = unbekannt

70.) Lockerungsbedingungen:

Angabe der dem Patienten zum Zeitpunkt der Untersuchung gegebenen Möglichkeiten bzw. des Sicherungsgrades der Unterbringung. 1 = streng geschlossene Unterbringung; 2 = Ausgang mit Schwestern/Pflegern; 3 = Ausgang mit Angehörigen; 4 = Ausgang mit Mitpatienten; 5 = Einzelausgang im Gelände des Krankenhauses; 6 = Einzelausgang auch außerhalb des Krankenhauses; 9 = unbekannt

71.) Urlaube:

Befand sich der Patient in den der Untersuchung vorangegangenen 6 Monaten einmal (für mindestens eine Nacht) auf Urlaub außerhalb der Klinik: 0 = nein; 1 = ja

72.) Außenkontakte:

0 = keine Außenkontakte; 1 = Außenkontakte durch Besuche von Angehörigen oder Bekannten in den letzten 6 Monaten vor der Untersuchung; 2 = briefliche bzw. telefonische Außenkontakte

73.) Pflegschaft/Entmündigung:

0 = keine Pflegschaft oder Entmündigung; 1 = Pflegschaft schon vor der aktuellen Unterbringung; 2 = Pflegschaft während aktueller Unterbringung eingeleitet; 3 = Vormundschaft schon vor der aktuellen Unterbringung; 4 = Vormundschaft während aktueller Unterbringung eingeleitet

VI. VORUNTERBRINGUNGEN

74.) nach § 63 StGB:

Angabe der Anzahl vorangegangener Unterbringungen nach § 63 StGB (bzw. § 42 b StGB a.F.). 00 = keine Vorunterbringung

75.) nach § 64 StGB:

Angabe der Anzahl vorangegangener Unterbringungen nach § 64 StGB. 00 = keine Vorunterbringung

76.) Gesamtdauer bisheriger Vorunterbringungen:

Angabe (in Monaten) der Gesamtdauer der unter 74 und 75 aufgeführten Vorunterbringungen. 000 = keine Vorunterbringungen.

77.) Praktische Unterbringungsdauer:

Angabe des Zeitraumes (in Monaten), während der der Patient zum Zeitpunkt der Untersuchung zusammenhängend (d.h. ohne Unterbrechung von mehr als 3 Monaten Dauer) in einer Einrichtung des Maßregelvollzugs oder einem anderen psychiatrischen Krankenhaus unfreiwillig (nach den unter 81 und 82 genannten Paragraphen, nach § 126 a StPO, aufgrund eines Sicherungshaftbefehls, aufgrund gerichtlicher Weisung, nach Landesunterbringungsrecht, nach Vormundschaftsrecht etc.) untergebracht ist. 000 = keine Vorunterbringungen

78.) 1. Unterbringung im Jahre:

Angabe des Jahres, in dem der Patient erstmals nach einem der unter 74 und 75 genannten Paragraphen untergebracht worden ist. 00 = keine Vorunterbringung

79.) Erwerbstätigkeit vor der 1. Unterbringung:

Verschlüsselung entsprechend Schlüssel Nr. 6. 00 = keine Vorunterbringung

80.) Art der Berufstätigkeit vor der 1. Unterbringung:

Verschlüsselung entsprechend Schlüssel Nr. 5; 00 = keine Vorunterbringung; 98 = keine Berufstätigkeit; 99 = unbekannt

81.) Wohnsituation vor der 1. Unterbringung:
Verschlüsselung entsprechend Schlüssel Nr. 7; 00 = keine Vorunterbringung

82.) Sozialschicht vor der 1. Unterbringung:
Verschlüsselung entsprechend Schlüssel Nr. 4. 00 = keine Vorunterbringung

83.) Zeitraum zwischen letzter Entlassung und akt. Freiheitsentzug:
Angabe des Zeitraumes (in Monaten) zwischen der letzten Entlassung aus einer Unterbringung nach den unter 74 und 75 genannten Paragraphen und dem Beginn des aktuellen Freiheitsentzugs. 000 = keine Vorunterbringung; 999 = unbekannt

84.) Widerrufsgründe 1 und 2:
Begründung des erfolgten Bewährungswiderrufes (2 Nennungen möglich): 0 = keine Widerrufsunterbringung; 1 = erneute Deliquenz; 2 = Krankheitsrezidiv; 3 = Verstoß gegen gerichtliche Weisungen; 4 = Alkoholmißbrauch; 9 = sonstiges

85.) Widerrufsdelikte 1 und 2:
Angabe von höchstens 2 Widerrufsdelikten (in der Reihenfolge Ihrer Gewichtung): Verschlüsselung entsprechend Schlüssel Nr. 3. 00 = kein Widerrufsdelikt

86.) Alkoholeinfluß bei Widerrufsdelikten:
0 = keine Widerrufsdelikte bzw. kein Alkoholeinfluß; 1 = Widerrufsdelikte unter Alkoholeinfluß; 9 = unbekannt

87.) Erwerbstätigkeit vor jetzigem Widerruf:
Verschlüsselung entsprechend Schlüssel Nr. 6. 00 = keine Widerrufsunterbringung

88.) Art der Berufstätigkeit vor jetzigem Widerruf:
Verschlüsselung entsprechend Schlüssel Nr. 5; 00 = keine Widerrufsunterbringung; 98 = keine Berufstätigkeit; 99 = unbekannt

89.) Wohnsituation vor jetzigem Widerruf:
Verschlüsselung entsprechend Schlüssel Nr. 7; 00 = keine Widerrufsunterbringung

90.) Sozialschicht vor jetzigem Widerruf:
Verschlüsselung entsprechend Schlüssel Nr. 4. 0 = keine Widerrufsunterbringung

Zusatzfrage A:
Angabe der Anzahl von Prgonosegutachten während der jetzigen Unterbringung sowie des jeweiligen Jahres, in dem die Erstellung dieser Gutachten erfolgte.

Zusatzfrage B:
Angabe sämtlicher Delikte, die der Patient im Verlaufe der jetzigen Unterbringung begangen hat (Verschlüsselung entsprechend Schlüssel Nr. 3). Beschreibung der jeweiligen Deliktumstände.

SCHLÜSSEL NR. 1: DIAGNOSESCHLÜSSEL 1

01 = einfache (prä-)senile oder arteriosklerotische Demenz (ICD Nr. 290.1, 290.0, 290.1, 290.4); 02 = senile Demenz mit paranoidem Erscheinungsbild oder akutem Verwirrtheitszustand (ICD Nr. 290.2, 290.3); 03 = alkoholbedingtes Delirium tremens (ICD Nr. 291.0); 04 = alkoholbedingtes Korsakow-Syndrom (ICD Nr. 291.1); 05 = andere Alkoholdemenz (ICD Nr. 291.2); 06 = Alkohol-Halluzinose (ICD Nr. 291.3); 07 = pathologischer Rausch (ICD Nr. 291.4); 08 = Drogenentzugssyndrom (ICD Nr. 292.0); 09 = drogeninduzierte paranoid-halluzinatorische Zustandsbilder (ICD Nr. 292.1); 10 = pathologischer Drogenrausch (ICD Nr. 292.2); 11 = vorübergehende organische Psychose (ICD Nr. 293); 12 = andere (chronische) organische Psychosen (ICD Nr. 294); 13 = Schizophrenia simplex (ICD Nr. 295.0); 14 = hebephrene Form der Schizophrenie (ICD Nr. 295.1); 15 = katatone Form der Schizophrenie (ICD Nr. 295.2); 16 = paranoide Form der Schizophrenie (ICD Nr. 295.3); 17 = akute schizophrene Episode (ICD Nr. 295.4); 18 = latente Schizophrenie (ICD Nr. 295.5); 19 = schizophrene Residualsymptomatik (ICD Nr. 295.6); 20 = schizoaffektive Psychose (ICD Nr. 295.7); 21 = Manie, bisher nur monopolar (ICD Nr. 296.0); 22 = Melancholie, bisher nur monopolar (ICD Nr. 296.1); 23 = Manie, bei bipolarem Erkrankungsverlauf (ICD Nr. 296.2); 24 = Melancholie, bei bipolarem Erkrankungsverlauf (ICD Nr. 296.3); 25 = Mischzustand bei bipolar verlaufender affektiver Psychose (ICD Nr. 296..4); 26 = Neurosen (ICD Nr. 300); 27 = Persönlichkeitsstörungen (ICD Nr. 301); 28 = Homosexualität (ICD Nr. 302.0); 29 = Sodomie (ICD Nr. 302.1); 30 = Pädophilie (ICD Nr. 302.2); 31 = Exhibitionismus (ICD Nr. 302.4); 32 = Alkoholabhängigkeit bzw. -mißbrauch (ICD Nr. 303, 305.0); 33 = Sucht/Mißbrauch vom Morphintyp (ICD Nr. 304.0, 305.5); 34 = Sucht/Mißbrauch vom Barbiturattyp (ICD Nr. 304.1, 305.4); 35 = Sucht/Mißbrauch vom Cocaintyp (ICD Nr. 304.2, 305.6); 36 = Sucht/Mißbrauch vom Amphetamintyp (u.a. Psychostimulantien) (ICD Nr. 304.4, 305.7); 37 = Sucht/Mißbrauch von Halluzinogenen (ICD Nr. 304.5, 305.3); 38 = Cannabismißbrauch (ICD Nr. 305.2); 39 = Sucht/Mißbrauch von anderen Medikamenten oder Drogen (ICD Nr. 304.6, 305.9); 40 = Politoxikomanie einschließlich Morphintyp (ICD Nr. 304.7, 305.9); 41 = Politoxikomanie ohne Morphintyp (ICD Nr. 304.8, 305.9); 42 = "psychogene Reaktionen" (ICD Nr. 308, 309); 43 = Spezifische nichtpsychotische psychische Störungen nach Hirnschädigungen (ICD Nr. 310); 44 = leichter Schwachsinn (ICD Nr. 317); 45 = deutlicher Schwachsinn (ICD Nr. 318.0); 46 = schwerer Schwachsinn (ICD Nr. 318.1); 48 = andere bzw. sonstige sexuelle Deviation (ICD Nr. 302.9); 49 = Paranoide Syndrome (ICD Nr. 297); 99 = sonstiges

SCHLÜSSEL NR. 2: DIAGNOSESCHLÜSSEL 2

1 = organische Psychosen und Persönlichkeitsveränderungen (ICD Nr. 290 - 294, 310); 2 = Schizophrene Psychosen einschlieslich paranoider Syndrome (ICD Nr. 295, 297); 3 = affektive Psychosen (ICD Nr. 296); 4 = Persönlichkeitsstörung ohne Minderbegabung (einschließlich Neurosen und sexueller Deviationen, ICD Nr. 300 - 302, sofern nicht gleichzeitig eine intellektuelle Minderbegabung vorliegt); 5 = Persönlichkeitsstörung mit Minderbegabung (einschließlich Neurosen und sexueller Deviationen, ICD Nr. 300 - 302, sofern gleichzeitig eine intellektuelle Minderbegabung vorliegt); 6 = intellektuelle Behinderung mit deutlichen Verhaltensstörungen (ICD Nr. 300-302, sofern zusätzliche Faktoren einer intellektuellen Behinderung - ICD Nr. 317, 318 - überwiegen); 7 = primäre Suchterkrankung (ICD Nr. 303 - 305, sofern die Sucht nicht eine vorwiegend sekundäre Entwicklung im Rahmen eines der o.g. Krankheitsformen darstellt)

SCHLÜSSEL NR. 3: DELIKTSCHLÜSSEL

01 = Widerstand gegen die Staatsgewalt (§§ 110 - 121 StGB); 02 = (Schwerer) Hausfriedensbruch (§ 123,124 StGB); 03 = Beischlaf zwischen Verwandten (§ 173 StGB); 04 = Sexueller Mißbrauch von Schutzbefohlenen etc. (§§ 174, 179 StGB); 05 = Homosexuelle Handlungen (§ 175 StGB); 06 = Sexueller Mißbrauch von Kindern (§ 176 StGB); 07 = Vergewaltigung (§ 177 StGB); 08 = Sexuelle Nötigung (§ 178 StGB); 09 = Exhibitionistische Handlungen (§ 183 StGB); 10 = sonstige Straftaten gegen die sexuelle Selbstbestimmung (§§ 180, 181, 182, 184 StGB); 11 = Beleidigung (§§ 185 - 200 StGB); 12 = Mord (§ 211 StGB); 13 = versuchter Mord (§ 211 StGB); 14 = Totschlag (§ 212, 213 StGB); 15 = versuchter Totschlag (§ 212, 213 StGB); 16 = Fahrlässige Tötung.(§ 222 StGB); 17 = Körperverletzung (§ 223 StGB); 18 = Gefährliche Körperverletzung (§ 223a StGB); 19 = Schwere Körperverletzung (§ 224 StGB); 20 = Körperverletzung mit Todesfolge (§ 226 StGB); 21 = Menschenraub und Verschleppung (§ 234 StGB); 22 = Entführung (§§ 236, 237 StGB); 23 = Freiheitsberaubung (§ 239 StGB); 24 = Erpresserischer Menschenraub und Geiselnahme (§§ 239a, 239b StGB); 25 = Nötigung (§ 240 StGB); 26 = Bedrohung (§ 241 StGB); 27 = Diebstahl (§ 242 StGB); 28 = Besonders schwerer Fall des Diebstahls (§ 243 StGB); 29 = Diebstahl mit Waffen, Bandendiebstahl (§ 244 StGB); 30 = Unterschlagung (§ 246 StGB); 31 = Haus- und Familiendiebstahl (§ 247 StGB); 32 = Diebstahl und Unterschlagung geringwertiger Sachen (§ 248a StGB); 33 = Raub (§ 249 StGB); 34 = Schwerer Raub (§ 250 StGB); 35 = versuchter (schwerer) Raub (§ 249, 250 StGB); 36 = Raub mit Todesfolge (§ 251 StGB); 37 = Räuberischer Diebstahl, (räuberische) Erpressung (§§ 252 - 255 StGB); 38 = Betrug (§ 263 StGB); 39 = Sachbeschädigung (§§ 303 - 305 StGB); 40 = (Besonders schwere) Brandstiftung (§§ 306 - 308 StGB); 41 = Trunkenheit im Verkehr (§ 316 StGB); 42 = Vollrausch (§ 323a StGB); 43 = sonstige gemeingefährliche Straftaten (§§ 310 - 330 StGB); 44 = Vortäuschen einer Straftat (§ 145d StGB); 45 = Fahrlässige Körperverletzung (§ 230 StGB); 46 = Urkundenfälschung (§ 267 StGB); 47 = Unbefugter Gebrauch eines Kraftfahrzeuges (§ 248b StGB); 48 = Vergehen gegen das StVG; 49 = Vergehen gegen das BtMG; 50 = Vergehen gegen das WiStG; 51 = Verstoß gegen das Waffengesetz; 98 = sonstiges; 99 = unbekannt

Tötungsdelikte werden weiter aufgeschlüsselt:
Spalte 3: 0 = nicht aus bzw. im Zusammenhang mit sexuellen Motiven; 1 = aus bzw. im Zusammenhang mit sexuellen Motiven
Spalte 4: 0 = Opfer kein Verwandter 1. Grades; 1 = Opfer Verwandter 1. Grades

SCHLÜSSEL NR. 4: SOZIALSCHICHTEN

1 = Oberschicht und obere Mittelschicht; 2 = Mittlere Mittelschicht; 3 = Untere Mittelschicht; 4 = Obere Unterschicht; 5 = Untere Unterschicht und sozial Verachtete; 9 = unbekannt

SCHLÜSSEL NR. 5: BERUFSTÄTIGKEIT

01 = ungelernter Arbeiter ohne Schulbildung; 02 = ungelernter Arbeiter mit Schulbildung; 03 = angelernter Arbeiter ohne Schulbildung; 04 = angelernter Arbeiter mit Schulbildung; 05 = gelernter Arbeiter (Geselle, Facharbeiter u.ä. Qualifikation); 06 = gelernter Arbeiter (Meister u.ä. Qualifikation); 07 = nicht leitender Angestellter ohne Berufsausbildung; 08 = nicht leitender Angestellter mit Berufsausbildung; 09 = leitender Angestellter ; 10 = nicht leitender Beamter; 11 = leitender Beamter mit Berufsausbildung; 12 = leitender Beamter mit Fachschulausbildung; 13 = leitender Beamter mit Hochschulausbildung; 14 = Selbständiger (Kleingewerbe); 15 = Selbsständiger (Klein- und Mittelbetrieb); 16 = Selbsständiger (Großbetrieb); 98 = Keine Arbeit bzw. Arbeit ohne Erwerbscharakter; 99 = unbekannt

SCHLÜSSEL NR. 6: STELLUNG IM ERWERBSLEBEN:

01 = vollbeschäftigt; 02 = arbeitslos; 03 = in schulischer Ausbildung; 04 = in beruflicher Ausbildung; 05 = in stationärer Arbeitstherapie o.ä.; 06 = in beschützender Werkstatt o.ä.; 07 = häufig wechselnde Gelegenheitsarbeit; 08 = Rentner; 09 = Hausfrau; 98 = sonstige; 99 = unbekannt

SCHLÜSSEL NR. 7: WOHNSITUATION:

1 = alleinstehend; 2 = mit Angehörigen der Primärfamilie; 3 = mit Angehörigen der eigenen Familie; 4 = stationär im Krankenhaus; 5 = in komplementären Einrichtungen, Heimen etc.; 6 = nichtseßhaft; 8 = sonstige; 9 = unbekannt

INSTITUTSFRAGEBOGEN

1.) Institutskategorie:

1 = forensisch-psychiatrische Station; 2 = forensisch-psychiatrische Abteilung; 3 = forensisch-psychiatrisches Spezialkrankenhaus

2.) Versorgungskonzept:

Beschreibung des Versorgungskonzeptes der jeweiligen Klinik/Abteilung, z.B. § 63 und/oder § 64 StGB; Gesamtversorgung für ein ganzes Bundesland oder eine bestimmte Region, Aufnahme nur bestimmter Patientengruppen (z.B. Oligophrene), Verlegungsmöglichkeiten "unliebsamer" und/oder gefährlicher Patienten; Zusammenarbeit mit allgemeiner Psychiatrie

Beschreibung:

3.) Bundesland:

01 = Baden-Württemberg, 02 = Bayern, 03 = Berlin, 04 = Bremen, 05 = Hamburg, 06 = Hessen, 07 = Niedersachsen, 08 = Rheinland (NRW), 09 = Westfalen-Lippe (NRW), 10 = Rheinland-Pfalz, 11 = Saarland, 12 = Schleswig-Holstein

4.) Anzahl der offiziellen Plätze:

a: nach § 63 StGB:
b:) nach § 64 StGB:
c:) sonstige:

5.) aktuelle Belegung:

Summe:
davon:
nach § 63 StGB:
nach § 64 StGB:
nach § 126a StPO:
sonstige:

6.) Zimmeraufteilung:

1 - Bett - Zimmer:
2 - Bett - Zimmer:
2-4 - Bett - Zimmer:
4-8 - Bett - Zimmer:
Bettensäle (mehr als 8 Betten):
Beschreibung der räumlichen Bedingungen:

7.) Mitarbeiter (Ist):

Fachärzte (inkl. ärztlichem Leiter):
Assistenzärzte:
Dipl.-Psych.:
sonstige akademische Mitabeiter (Dipl.-Päd.,Dipl.-Soz.,Dipl.Soz.Päd.):
Sozialarbeiter:
ausgebildetete Arbeits-/Beschäftigunstherapeuten:
Schwestern/Pfleger:
sonstiges:

8.) Schulische Förderungsmöglichkeiten:

innerhalb der Klinik:
außerhalb der Klinik:
0 = keine; 1 = Förderung spezieller Fähigkeiten (z.B. Lese- Rechtschreibkurse); 2 = Förderung zum qualifizierenden Abschluß (z.B. Hauptschulabschluß); Angabe jeweils getrennt für innerhalb/außerhalb der Klinik.

Beschreibung:

9.) Berufliche Förderungsmöglichkeiten:
innerhalb der Klinik:
außerhalb der Klinik:
0 = keine; 1 = Förderung spezieller Fähigkeiten(z.B. Schweißerkurse); 2 = Förderung zum qualifizierenden Abschluß (z.B. Lehrabschluß); Angabe jeweils getrennt für innerhalb/außerhalb der Klinik.
Beschreibung:

10.) Vollzugslockerungen:
Beschreibung der Lockerungs-/Erprobungsmöglichkeiten im Rahmen der Unterbringung, z.B. Pflegerausgang, Ausgang mit Angehörigen, Ausgang in Patientengruppen, Einzelausgang, Freigang, offener Vollzug, Beurlaubungen. Formaler Entscheidungsablauf bezüglich derartiger Lockerungen (z.B. stationsintern, Gesamtkonferenz, ärztlicher Leiter), Vorliegen eines systematischen Stufenplans, usw..
Beschreibung:

11.) Komplementäre Einrichtungen:
Nein:
Ja:
Plätze insgesamt:
davon:
Plätze für Pat. nach § 63 StGB:
Plätze für Pat. nach § 64 StGB:
Beschreibung:

12.) Arbeits- und Beschäftigungstherapie:
Beschreibung der Möglichkeiten der Arbeits- und Beschäftigungstherapie anhand verschiedener Kriterien, z.B. einfachste manuelle Routinetätigkeiten ("Klammerboden"), industrieähnliche Routinetätigkeiten, qualifiziertere (z.B. handwerkliche) Tätigkeiten, klinikinterne Tätigkeiten (z.B. "Stationsarbeiter"). Möglichkeiten der Arbeitstherapie außerhalb der Klinik, Art des Entlohnungssystems, usw..
Beschreibung:

14.) Freizeit-"Therapie":
Beschreibung der Möglichkeiten der Freizeitgestaltung (ggfls. in Abhängigkeit von einzelnen Lockerungsgraden), des Stellenwertes von Freizeitgestaltung im Therapieplan, Vorliegen einer strukturierten "Freizeittherapie", usw..
Beschreibung:

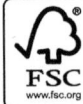

MIX
Papier aus verantwortungsvollen Quellen
Paper from responsible sources
FSC® C105338

If you have any concerns about our products,
you can contact us on
ProductSafety@springernature.com

In case Publisher is established outside the EU,
the EU authorized representative is:
**Springer Nature Customer Service Center GmbH
Europaplatz 3, 69115 Heidelberg, Germany**

Printed by Libri Plureos GmbH
in Hamburg, Germany